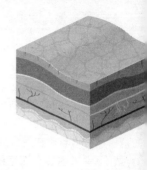

XINBIAN PIFUBING
ZHENLIAO SHOUCE

新编皮肤病
诊疗手册

汪海珍　张予晋　罗美俊子　主编

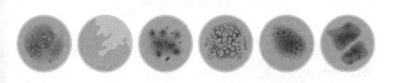

 化学工业出版社
·北京·

内容简介

本书主要内容为各种皮肤病诊疗，第一章总论主要介绍皮肤病症状、常用实验室诊断方法、药物治疗、物理治疗等，第二章至第二十三章分别介绍了250多种皮肤病的诊断要点、鉴别诊断、治疗方法、预防与护理等内容，在最后的附录中将皮肤病常用中医方药依笔画列出，以作参考。本书内容全面系统、简明实用，中医、西医并重，诊疗知识条目清晰，治疗部分详细列出各种西药、中药的用法用量，具有较强的临床实用性。可供皮肤专业临床医师、全科医师或基层社区医师、医学专业学生和患者参考阅读。

图书在版编目（CIP）数据

新编皮肤病诊疗手册 / 汪海珍，张予晋，罗美俊子主编． -- 北京 ：化学工业出版社，2024.8
ISBN 978-7-122-45682-3

Ⅰ．①新…　Ⅱ．①汪…②张…③罗…　Ⅲ．①皮肤病－诊疗－手册　Ⅳ．①R751-62

中国国家版本馆CIP数据核字（2024）第098625号

责任编辑：赵兰江　　　　　　　　　　文字编辑：张晓锦
责任校对：张茜越　　　　　　　　　　装帧设计：张　辉

出版发行：化学工业出版社（北京市东城区青年湖南街13号　邮政编码100011）
印　　刷：北京云浩印刷有限责任公司
装　　订：三河市振勇印装有限公司
850mm×1168mm　1/32　印张19¾　字数467千字
2024年9月北京第1版第1次印刷

购书咨询：010-64518888　　　　　售后服务：010-64518899
网　　址：http://www.cip.com.cn
凡购买本书，如有缺损质量问题，本社销售中心负责调换。

定　　价：98.00元　　　　　　　　　　版权所有　违者必究

前言

在医学领域中，皮肤病学是一门重要的临床学科，其涉及的疾病种类繁多，临床表现各异，诊断与治疗方法也各具特色。对于广大医务工作者，尤其是住院医生、全科医生、实习医生来说，熟练掌握皮肤病的诊疗方法及预防调护至关重要。因此，我们编写了本书，旨在为医务工作者提供一本内容丰富、实用便捷的参考书。为了便于读者查阅、参考和学习，本书的编写以简明、实用为原则，内容全面系统，中医、西医并重，条目清晰。

本书共分为三部分。第一部分为第一章总论，该部分系统、详细地介绍了皮肤病的症状、常用实验室诊断方法和药物治疗、物理治疗等；第二部分为第二章至第二十三章，重点介绍了250多种皮肤疾病的诊治要点，每一种疾病都详细介绍了其诊断要点、鉴别诊断、治疗方法、预防与护理等内容。第三部分为附录，主要内容为皮肤病常用中医方药汇编。

在编写过程中，我们力求做到文字简洁、可读性及可操作性强。同时，我们也注重了内容的实用性和前瞻性，既包括了传统的治疗方法，也介绍了最新的临床研究成果和治疗方法。我们相信，这本手册将会成为广大医务工作者在皮肤病诊疗过程中的得力助手。

感谢所有为本书编写付出辛勤劳动的编者，他们的专业知识和无私奉献使得这本手册得以顺利出版。同时，我们也要感谢广大读者对本书的支持和信任，我们将继续努力，为读者提供更多更好的医学知识服务。由于编写人员较多，编者水平及编写时间有限，本书在内容上可能存在不妥及疏漏之处。诚望读者及同行提出宝贵的意见和建议，以便日后修正。

汪海珍

湖南中医药大学第二附属医院

（湖南省中医院）

2024 年 2 月

目 录
CONTENTS

第一章 | 总论 **001**

第一节 皮肤病的症状 / 001 　　　　　诊断方法 / 006

第二节 皮肤病常用实验室 　　　　第三节 皮肤病的治疗 / 014

第二章 | 病毒性皮肤病 **052**

第一节 单纯疱疹 / 052 　　　　第九节 风疹 / 067

第二节 带状疱疹 / 054 　　　　第十节 卡波西水痘样疹 / 069

第三节 寻常疣 / 057 　　　　第十一节 巨细胞包涵体病 / 071

第四节 跖疣 / 059 　　　　第十二节 麻疹 / 073

第五节 扁平疣 / 060 　　　　第十三节 传染性红斑 / 076

第六节 疣状表皮发育不良 / 062 　　　　第十四节 幼儿急疹 / 078

第七节 传染性软疣 / 063 　　　　第十五节 传染性单核细胞

第八节 水痘 / 065 　　　　　　　　增多症 / 079

第三章 | 细菌性皮肤病 **082**

第一节 脓疱疮 / 082 　　　　第三节 葡萄球菌烫伤样皮肤

第二节 深脓疱疮 / 084 　　　　　　　综合征 / 086

第四节　毛囊炎 / 088
第五节　疖与疖病 / 090
第六节　痈 / 092
第七节　蜂窝织炎 / 094
第八节　丹毒 / 096
第九节　急性淋巴结炎 / 099
第十节　化脓性汗腺炎 / 100
第十一节　甲沟炎 / 102
第十二节　皮肤结核 / 104
第十三节　麻风 / 109
第十四节　类丹毒 / 116
第十五节　下疳样脓皮病 / 117
第十六节　面部脓皮病 / 119

第四章 | 真菌性皮肤病   121

第一节　头癣 / 121
第二节　须癣 / 124
第三节　体癣和股癣 / 125
第四节　手癣和足癣 / 127
第五节　甲真菌病 / 129
第六节　花斑癣 / 130
第七节　马拉色菌毛囊炎 / 132
第八节　念珠菌病 / 133
第九节　癣菌疹 / 136
第十节　孢子丝菌病 / 138
第十一节　着色芽生菌病 / 140
第十二节　叠瓦癣 / 141
第十三节　掌黑癣 / 142
第十四节　红癣 / 142

第五章 | 寄生虫及动物引起的皮肤病   144

第一节　疥疮 / 144
第二节　螨虫皮炎 / 146
第三节　桑毛虫皮炎 / 148
第四节　松毛虫皮炎 / 150
第五节　隐翅虫皮炎 / 152
第六节　虱病 / 154
第七节　匐行疹 / 155
第八节　尾蚴皮炎 / 157
第九节　丝虫病 / 158
第十节　蛔虫病 / 160
第十一节　蛲虫皮炎 / 161
第十二节　滴虫病 / 163
第十三节　弓形体病 / 164
第十四节　虫咬皮炎 / 166
第十五节　水蛭咬伤 / 168
第十六节　毒蜘蛛咬伤 / 169
第十七节　毒蛇咬伤 / 170

第六章 | 过敏性或变应性皮肤病 173

第一节　接触性皮炎 / 173

第二节　湿疹 / 175

第三节　特应性皮炎 / 178

第四节　传染性湿疹样皮炎 / 181

第五节　自身敏感性皮炎 / 182

第六节　淤滞性皮炎 / 184

第七节　荨麻疹 / 186

第八节　丘疹性荨麻疹 / 190

第九节　痒疹 / 192

第十节　药物性皮炎 / 194

第十一节　激素依赖性皮炎 / 197

第十二节　口周皮炎 / 199

第十三节　尿布皮炎 / 201

第七章 | 物理性皮肤病 204

第一节　日晒伤 / 204

第二节　光敏性皮肤病 / 205

第三节　多形性日光疹 / 207

第四节　日光性荨麻疹 / 209

第五节　激光损伤 / 210

第六节　热激红斑 / 212

第七节　痱子 / 212

第八节　夏季皮炎 / 214

第九节　冻疮 / 215

第十节　皲裂 / 217

第十一节　鸡眼和胼胝 / 218

第十二节　压疮 / 220

第十三节　褶烂 / 222

第十四节　摩擦红斑 / 223

第十五节　足跟瘀斑 / 225

第十六节　放射性皮炎 / 226

第八章 | 瘙痒性皮肤病 228

第一节　瘙痒症 / 228

第二节　慢性单纯性苔藓 / 231

第三节　结节性痒疹 / 234

第四节　色素性痒疹 / 235

第九章 | 红斑及红斑鳞屑性皮肤病 238

第一节　多形性红斑 / 238
第二节　环状红斑 / 240
第三节　银屑病 / 242
第四节　副银屑病 / 248
第五节　单纯糠疹 / 250
第六节　玫瑰糠疹 / 252
第七节　石棉状糠疹 / 254

第八节　连圈状秕糠疹 / 256
第九节　扁平苔藓 / 258
第十节　光泽苔藓 / 260
第十一节　念珠状红苔藓 / 262
第十二节　硬化萎缩性苔藓 / 263
第十三节　线状苔藓 / 266
第十四节　红皮病 / 268

第十章 | 职业性皮肤病 271

第一节　工业职业性皮炎 / 271
第二节　稻田皮炎 / 272

第三节　油彩皮炎 / 274

第十一章 | 结缔组织病 277

第一节　红斑狼疮 / 277
第二节　皮肌炎 / 283
第三节　硬皮病 / 286

第四节　嗜酸性筋膜炎 / 290
第五节　混合性结缔组织病 / 293
第六节　重叠结缔组织病 / 296

第十二章 | 疱疹性皮肤病 299

第一节　天疱疮 / 299
第二节　类天疱疮 / 303
第三节　疱疹样皮炎 / 306
第四节　妊娠疱疹 / 308

第五节　线状 IgA 大疱性
　　　　皮肤病 / 311
第六节　获得性大疱性表皮
　　　　松解症 / 314

第七节　慢性家族性良性
　　　　天疱疮 / 316
第八节　疱疹样脓疱病 / 318

第九节　掌跖脓疱病 / 320
第十节　连续性肢端皮炎 / 323
第十一节　角层下脓疱病 / 325

第十三章 | 营养及代谢障碍性皮肤病　328

第一节　维生素A缺乏症 / 328
第二节　维生素B_1缺乏症 / 330
第三节　核黄素缺乏症 / 332
第四节　维生素B_{12}缺乏症 / 335
第五节　维生素C缺乏症 / 337
第六节　维生素D缺乏症 / 339
第七节　叶酸缺乏症 / 341

第八节　烟酸缺乏症 / 343
第九节　钙质沉着症 / 346
第十节　黄瘤病 / 349
第十一节　皮肤淀粉样变 / 351
第十二节　痛风 / 353
第十三节　黏液性水肿 / 355
第十四节　胶样粟丘疹 / 358

第十四章 | 皮下脂肪组织疾病　360

第一节　结节性脂膜炎 / 360
第二节　糖皮质激素后脂膜炎 / 362
第三节　寒冷性脂膜炎 / 363
第四节　皮下脂肪肉芽肿病 / 364

第五节　创伤性脂肪坏死 / 366
第六节　亚急性结节性游走性
　　　　脂膜炎 / 367

第十五章 | 渐进性坏死性疾病　369

第一节　环状肉芽肿 / 369
第二节　类脂质渐进性坏死 / 371
第三节　多形性肉芽肿 / 373

第四节　嗜酸性粒细胞增多
　　　　综合征 / 375

第十六章 | 色素障碍性皮肤病 377

第一节 雀斑 / 377

第二节 黄褐斑 / 379

第三节 瑞尔黑变病 / 381

第四节 文身 / 383

第五节 雀斑样痣 / 384

第六节 蒙古斑 / 386

第七节 太田痣 / 387

第八节 白癜风 / 389

第九节 晕痣 / 392

第十节 白化病 / 394

第十一节 老年性白斑 / 395

第十二节 继发性色素减退 / 397

第十七章 | 血管性皮肤病 400

第一节 过敏性紫癜 / 400

第二节 变应性白细胞破碎性血管炎 / 402

第三节 皮肤变应性结节性血管炎 / 405

第四节 结节性红斑 / 407

第五节 结节性多动脉炎 / 409

第六节 变应性肉芽肿 / 411

第七节 白塞病 / 413

第八节 化脓性肉芽肿 / 416

第九节 毛细血管扩张症 / 417

第十节 色素性紫癜性皮炎 / 419

第十一节 匐行性血管瘤 / 421

第十二节 贫血痣 / 423

第十三节 雷诺病 / 424

第十四节 红斑性肢痛病 / 426

第十五节 持久性隆起性红斑 / 428

第十六节 网状青斑和青斑性血管炎 / 430

第十七节 肢端发绀症 / 433

第十八节 红绀病 / 435

第十九节 掌红斑 / 436

第二十节 血栓闭塞性脉管炎 / 437

第二十一节 闭塞性动脉硬化症 / 442

第二十二节 静脉曲张 / 446

第二十三节 血栓性静脉炎 / 448

第十八章 | 角化性及萎缩性皮肤病 451

第一节 毛周角化病 / 451

第二节 小棘苔藓 / 453

第三节 毛发红糠疹 / 455

第四节 毛囊角化病 / 457

第五节　黑棘皮病 / 460

第六节　疣状肢端角化病 / 462

第七节　汗孔角化病 / 464

第八节　进行性对称性红斑
　　　　角化病 / 466

第九节　萎缩纹 / 468

第十节　斑萎缩 / 469

第十一节　糖皮质激素局部注射引起
　　　　　的皮下组织萎缩 / 471

第十九章 | 皮脂腺及汗腺疾病　473

第一节　痤疮 / 473

第二节　酒渣鼻 / 476

第三节　皮脂溢出症 / 478

第四节　脂溢性皮炎 / 480

第五节　多汗症 / 482

第六节　臭汗症 / 485

第七节　色汗症 / 487

第二十章 | 毛发病　490

第一节　多毛症 / 490

第二节　早秃 / 492

第三节　斑秃 / 493

第二十一章 | 黏膜疾病　496

第一节　接触性唇炎 / 496

第二节　剥脱性唇炎 / 498

第三节　光化性唇炎 / 500

第四节　腺性唇炎 / 502

第五节　阿弗他口炎 / 504

第六节　黏膜白斑 / 507

第七节　龟头炎 / 510

第八节　珍珠状阴茎丘疹 / 511

第九节　糜烂性龟头包皮炎 / 513

第二十二章 | 遗传性皮肤病　　　　515

第一节　鱼鳞病 / 515

第二节　掌跖角化病 / 517

第三节　着色性干皮病 / 519

第四节　大疱性表皮松解症 / 521

第五节　肠病性肢端皮炎 / 524

第六节　皮肤松弛症 / 526

第七节　遗传性血管性水肿 / 528

第二十三章 | 皮肤肿瘤　　　　531

第一节　表皮痣 / 531

第二节　黑头粉刺痣 / 533

第三节　脂溢性角化病 / 534

第四节　表皮内上皮瘤 / 537

第五节　Paget病 / 538

第六节　基底细胞癌 / 540

第七节　鳞状细胞癌 / 543

第八节　表皮囊肿 / 545

第九节　纤维上皮瘤 / 547

第十节　粟丘疹 / 548

第十一节　毛囊瘤 / 549

第十二节　皮脂腺毛囊瘤 / 551

第十三节　毛发上皮瘤 / 552

第十四节　皮脂腺痣 / 554

第十五节　皮脂腺腺瘤 / 556

第十六节　汗腺癌 / 558

第十七节　汗管瘤 / 560

第十八节　皮肤纤维瘤 / 561

第十九节　软纤维瘤 / 563

第二十节　指节垫 / 564

第二十一节　瘢痕疙瘩 / 566

第二十二节　纤维肉瘤 / 567

第二十三节　血管瘤 / 569

第二十四节　血管球瘤 / 572

第二十五节　疣状血管瘤 / 574

第二十六节　卡波西肉瘤 / 576

第二十七节　脂肪瘤 / 578

第二十八节　脂肪肉瘤 / 579

第二十九节　神经纤维瘤病 / 581

第三十节　恶性黑色素瘤 / 583

第三十一节　蕈样肉芽肿 / 585

附录 | 皮肤病常用中医方药　　　　588

参考文献　　　　618

第一章

总论

　　皮肤位于人体表面，是人体的第一道防线，具有十分重要的功能；从重量和面积来看，皮肤是人体最大的器官，其总重量约占体重的16%。人体的皮肤和其他器官及组织一样，参与全身的功能活动，以维持机体和外界环境的相对平衡，维护人体的健康。

　　皮肤病大多数发生在人体体表。凡是生于人体体表、能够用肉眼直接诊察到的、有局部症状可凭的皮肤和黏膜疾病及皮肤 - 内脏反应的病变，统称为皮肤病。皮肤病学则是研究、探索皮肤病的致病因素、病理机制、临床症状、组织病理及相关实验室指标等，以求得正确诊断和治疗皮肤病的一门临床学科。随着现代社会的发展，环境污染的加重，气候的改变，皮肤病的发病率呈上升趋势，皮肤病的防治将越来越受到人们的重视。

第一节　皮肤病的症状

一、皮肤病的自觉症状

　　皮肤病的自觉症状也称主观症状，是皮肤病患者自己主观感觉到的症状。主要与皮肤病的性质、严重程度及患者个体特异性有关。主要有瘙痒、疼痛、灼热、麻木等。

1. **瘙痒** 是"一种不愉快的皮肤感觉或引起搔抓或摩擦皮肤的欲望"。瘙痒的发生与许多的内外因素有关。瘙痒是皮肤病的常见症状，许多皮肤病均有皮肤瘙痒的感觉，典型的有皮肤瘙痒症、神经性皮炎、湿疹、荨麻疹、扁平苔藓等。

2. **疼痛** 是因疾病或创伤所致的苦楚感觉，为辨别伤害机体刺激强度的感觉。任何形式的物理和化学刺激达到一定强度都能引起疼痛，常见的有带状疱疹、结节性红斑、红斑性肢痛症、鸡眼等。

3. **灼热** 是皮肤上的一种烫热的感觉。可单独出现，也可与疼痛、瘙痒等同时出现。常见的有接触性皮炎、隐翅虫皮炎等。

4. **麻木** 是由于末梢神经受损致感觉减退或丧失所致。多见于麻风、神经病变患者。

皮肤病患者除出现以上症状外，还有异物感等。

二、皮肤病的客观症状

皮肤病的客观症状又称他觉症状，是指可看到或扪及到的皮肤黏膜损害，故又称皮肤损害，简称皮损或皮疹。皮损分为原发性与继发性两类，原发性皮损是由于皮肤病理变化直接产生的皮损；继发性皮损是由原发性皮损演变或因搔抓、摩擦、感染等所产生的皮损。但二者不能决然分开。

（一）原发性皮肤损害

原发性皮肤损害即皮肤病理变化所产生的首发症状。

1. **斑疹** 为局限性，既不高出皮面，也不凹下的色素变化性皮肤损害，范围不超过 2cm。超过 2cm 者称斑片。斑疹分为炎症性斑疹，如红斑和瘀斑；非炎症性斑疹，如黄褐斑、色素痣、白癜风、紫癜及文身等。

2. **丘疹**　为局限性的突出于皮肤表面的坚实性皮肤损害，范围为直径小于 1cm，呈扁平、尖形、圆形及多角形。较大者称斑块。丘疹多由真皮局限性细胞浸润、代谢异常、表皮或真皮成分的局限性增殖所致。

3. **风团**　系高出于皮面的暂时性局限性水肿，淡红或带白色，小者直径仅 3～4mm，大者可超过 10cm，呈圆形、椭圆或不规则形。常突然发生，数小时内自行消退，数目可以是数个至数十个不等。如发生于真皮或皮下组织，肿胀明显，境界不清、消退缓慢，称此为血管性水肿。

4. **结节**　为可触及的圆形、椭圆形或不规则的局限性的坚实皮损。其大小、形状、颜色及硬度常不一致。结节位于真皮深层及皮下组织中，有时可稍高于皮肤表面，但较丘疹深而大。结节可由炎症引起，也可为非炎症引起。

5. **水疱和大疱**　为突出于皮面的含有液体的空腔性皮损，水疱直径一般小于 1cm。大于 1cm 者称大疱。形状可以是圆锥形、半圆形、扁形或不规则形。疱内容物清澈或混浊；如为血性则称为血疱。按其形成位置，可分为表皮内和表皮下两类。

6. **脓疱**　为内含脓液的局限性空腔性皮损。脓疱颜色可呈黄色、黄绿色或带白色。脓疱大小形状不一，可呈圆形、椭圆形、球形或中央有脐窝。脓疱深浅不一，浅者不留瘢痕，深者可留有瘢痕。脓疱可由细菌或病毒引起，也可由非感染因素引起。

7. **囊肿**　为真皮内或皮下组织的含有液体或半液体物质囊形损害，为球形或卵圆形，扪之有弹性。常见的有表皮囊肿及皮脂腺囊肿等。

（二）继发性皮肤损害

可由原发性皮肤损害演变而来，也可由机械性损伤（如搔抓）及治疗所引起。

1. 鳞屑　系脱落的表皮细胞。在病理情况下，由于角化不全、角化过度及水疱、脓疱的干涸等，常发生脱屑。鳞屑可有各种形状，如粉状、糠秕状、云母状或长片状。有的干燥呈灰白色，有的油腻呈黄色。

2. 抓痕　为搔抓所致表皮的浅表缺失。皮损呈线状或点状。有血清或血液渗出时，干燥后有黄色痂或血痂，见于各种瘙痒性皮肤病；有时摩擦亦可引起类似损害。痂皮脱落后自愈。

3. 角化　是堆集在皮肤上的角质细胞，常见的有鳞屑、棘刺、角化物或毛孔的栓塞等。角化可位于表皮及毛孔，罕见于汗孔。表皮角化可与表皮平行排列，如鳞屑，或垂直排列，如棘刺。

4. 浸渍　皮肤长时间泡水或处于潮湿状态，变白、变软、起皱和肿胀为浸渍。久受浸渍的表皮容易脱落形成糜烂面，有疼痛感。

5. 糜烂　表皮失去一部分或全部而露出的潮湿面，称为糜烂。常由水疱、脓疱或浸渍后表皮脱落而引起，亦可为丘疹或小结节表皮的破损所致。愈后不留瘢痕。

6. 皲裂　皮肤出现线状裂隙称为皲裂。常发于掌跖、关节伸侧、口角及肛门周围等处。主要由于皮肤干燥或慢性炎症，致使皮肤弹力减退或消失，加上外力而形成。皲裂有时与皮纹一致，短者 1cm，长的可超过 2cm，浅的伤及表皮，深的累及真皮，引起疼痛或出血。

7. 坏疽　为边缘鲜明的黑紫色组织损害，常见于指趾末端。可继发于组织坏死，由小动脉阻塞所引起，局部疼痛明显。

8. 溃疡　可以穿透表皮层，深入到真皮层，甚至达到皮下组织。溃疡的大小、形状、颜色、边缘、基底深浅、分泌物及发展过程随病因不同而异。

9. **痂**　系皮损渗出的浆液、脓液或血液与坏死组织、药物等混合干涸而成的物质。痂可薄可厚，柔软或脆，可呈黄褐色或暗红色等不同颜色，并且与皮肤粘连。

10. **苔藓样变**　皮肤浸润肥厚，皮纹加深，增厚，似皮革或树皮状，主要由于反复搔抓所引起。常见于神经性皮炎、湿疹或其他伴有瘙痒的疾病。

11. **硬化**　为局限性或弥漫性皮肤变硬。主要由于真皮和皮下组织水肿、细胞浸润和胶原纤维增殖所引起。常见于硬皮病，表皮可能萎缩，并紧贴于其下组织上，整个皮肤触之坚实、发亮，它亦可见于慢性淤积性皮炎和慢性淋巴水肿及瘢痕疙瘩中。

12. **萎缩**　可分为表皮及真皮，甚至皮下组织或相隔两层同时萎缩。表皮萎缩表现为表皮变薄、透明，伴表皮细胞数目的减少。正常的表皮纹理可保持或消失。真皮萎缩是由乳头层或网状层真皮结缔组织减少所致，皮肤可有凹陷，但表皮外观正常，皮纹仍然存在。表皮、真皮同时发生萎缩，如妊娠，库欣（Cushing）综合征中的萎缩纹，表皮菲薄透明，可见其下的血管，皮纹完全消失，皮肤容易推动。皮下组织萎缩，如脂肪营养不良，真皮和皮下组织均萎缩，有脂质渐进性坏死。

13. **瘢痕**　为真皮或深部组织因外伤或疾病所破坏后经新生结缔组织修复而成，其轮廓与先前存在的损害一致。其表皮甚薄，无正常皮纹或皮肤附属器。表面低凹者为萎缩性瘢痕；高于皮肤表面者为增生性瘢痕，系因胶原过度增生而形成，但不侵犯周围正常皮肤。

14. **皮肤异色**　伴有皮肤色素沉着、萎缩及毛细血管扩张的损害。

第二节　皮肤病常用实验室诊断方法

一、真菌检查

（一）直接检查

1. **标本的采取**　头癣可用拔毛镊子拔取脆而无光泽或带有白色菌鞘的病损部毛发，手足癣及体股癣宜用外科圆头钝刀轻轻刮取损害部边缘或指（趾）间皮屑；花斑癣刮取褐色的皱纹皮屑，甲癣可用小刀刮取病损指（趾）甲深层碎屑。皮肤及指甲病损部位，若先经 1：10000 新洁尔灭洗涤后再刮取标本更好。

2. **标本片制备**　取标本少许于载玻片上，加 1 滴 10% 氢氧化钾溶液，覆盖一盖玻片，置火焰上微微加热（加速角质溶化，使标本透明），轻轻加压使成薄片，驱去气泡，用滤纸吸去周围溢液。毛发标本勿加热及加压过甚，以保持其原形，利于鉴别。亦可使用真菌染色法：取一洁净的载玻片，加染液（结晶酚 20g，乳酸 20ml，甘油 40ml，蒸馏水 20ml，加温溶解后，加入甲基蓝 0.05g 混匀即成）1 滴，然后取培养物或标本少许于其中，用接种针将其推匀，加盖玻片，微微加温并稍压盖玻片除去气泡后镜检，结果真菌呈蓝色。

3. **显微镜检查**　一般先用低倍镜检查，检查有无真菌菌丝或孢子。然后用高倍镜观察菌丝和孢子的特征。皮屑及甲屑阳性标本常可查见分枝菌丝。毛发标本若为小孢子菌属感染，可见毛发外围有许多圆形小孢子，作镶嵌状排列；毛癣菌属紫色癣菌或断发毛癣菌感染，常可见发内有多量呈链状排列的孢子；黄癣菌感染，则发内常有不规则菌丝及空泡。花斑癣菌感染可见香蕉形短粗菌丝及成群孢子。

4. 注意事项

（1）检查真菌及孢子时，应注意与各种假菌丝如纤维、表皮细胞间隙及气泡、油点等的鉴别。

（2）镜检找到菌丝或孢子，常可确立癣症的诊断，但1次检查阴性结果，不能完全排除，有时须做多次检查。

（3）取材前皮损最好不要涂药。

（4）除少数菌种外，大部分真菌仅根据镜下形态不能确定菌种，必要时可进一步做培养。

（二）分离培养

1. 方法　取标本（如毛发、皮屑、甲屑、耵聍等）于70%乙醇中浸泡数分钟杀死杂菌后，以无菌手续接种于葡萄糖蛋白胨琼脂斜面培养基上，置于20℃左右孵育，每周观察2～3次，通常7～14日生长良好。某些标本应分别置于37℃和25℃培养。如疑为放线菌，需用不加抗生素的培养基，且需厌氧培养，观察至少2～3周。菌落出现后，需经常观察和检查。

2. 菌种鉴定　根据菌落生长速度、菌落大小、表面形态、质地、颜色（是否产生色素）、有无下沉、菌落边缘形状、镜下结构，特别是孢子和产孢结构的特点可鉴定菌种，有时需配合其他鉴别培养基和生化反应方法确定。

3. 注意事项

（1）严格无菌操作，尽量避免污染。

（2）培养阳性既可确立癣症的诊断，阴性者须孵育3周方可报告。

（3）同时培养数管或多次培养，以确保菌种的可靠性。

（三）滤过紫外线检查

1. **方法**　在紫外线灯上装上一种含镍的紫外线滤色片，获得320~400nm 的长波紫外线。在暗室中用这种光线照射某些皮肤病的头发及皮损等，可以产生特殊的荧光，有助于这些皮肤病的诊断和治疗。

2. **临床意义**

（1）头癣检查　在滤过紫外线灯下黄癣的病发呈暗绿色荧光，白癣的病发呈亮绿色荧光。

（2）其他真菌病和细菌病的诊断　在滤过紫外线灯下花斑癣菌患处皮肤呈棕黄色，红癣菌患处皮肤呈红色或珊瑚色，腋毛癣菌患处可呈现暗绿色荧光，铜绿假单胞菌患处呈黄绿色荧光。

（3）卟啉类物质的检查　呈淡红、红色或橙红色荧光。

（4）有助于色素性皮肤病的诊断　在滤过紫外线灯下，某些皮肤病的色素减退斑较易与正常皮肤的颜色相区别。

3. **注意事项**

（1）这种检查必须在暗室进行。

（2）要注意无机物或有机物如凡士林及水杨酸等亦现荧光，白发亦可呈现荧光。

（3）头癣患者检查前 3 日，最好停止擦药，以免误诊。

（4）检查时禁止患者眼睛直视紫外线灯，以免损伤结合膜。

二、麻风分枝杆菌检查

麻风分枝杆菌检查为麻风病诊断手段之一。麻风病人以瘤型为主的皮肤和黏膜内常含有大量麻风杆菌，凡疑为麻风病或确诊麻风病者均应查菌。

1. **取材部位**　一般主张 6~8 处，其中包括眶上、耳垂、颧部和颌部皮肤。皮损取材应选浸润显著、色黄、红黄或红色处，必要时做鼻黏膜查菌。一般取皮肤损害6处，加两鼻孔黏膜共8处，称为标准检查法。

2. 皮肤查菌法　取材部位以75%乙醇消毒后，用拇指与示指捏紧皮肤，使皮肤呈苍白色，另一手持消毒小尖刀，在捏紧的皮肤上切开一长约5mm、深2～3mm的切口，然后用刀尖刮取切口底部和边缘的组织液，立即涂在玻璃片上成一圆形薄膜，干燥固定后抗酸染色镜检。切口用干棉球止血。

3. 鼻黏膜菌法　取材部位以鼻中隔前下部较为适宜。用小刀刮取少量黏膜组织，最好不含血液，然后涂片，干燥固定抗酸染色后镜检。消毒干棉球止血。

4. 临床意义　在可疑皮损处查到革兰氏阴性麻风分枝杆菌，配合病史及体征，可以确定麻风的诊断。结核样型麻风查菌常阴性，故查菌阴性不能排除麻风病。

5. 注意事项　查菌时应戴手套，手术完毕后，所有器械应严格消毒。

三、淋病奈瑟菌（简称淋球菌）检查

（一）分泌物的涂片检查

1. 方法　用灭菌等渗盐水拭净尿道口，用手指挤出脓液，用接种环或棉拭子蘸取少许分泌物轻轻涂于载玻片上。待其自然干燥后，加热固定，做革兰染色，然后镜检。如脓液少，可用棉拭子轻轻插入尿道口取材。

2. 结果　急性患者在多形核白细胞内找到革兰氏阴性、呈肾形对称的双球菌。治疗不正规的患者在细胞外可见类似双球菌。

3. 注意事项

（1）涂片时用棉拭子在载玻片上轻轻滚动，不要用力拭擦，以防细胞损伤变形。涂片厚薄要合适。

（2）女性宫颈分泌物、咽和直肠标本由于杂菌较多，宜用培养法。

（二）淋球菌的分离培养

1. **方法**　于男性患者尿道取材时，可用接种环或小棉拭子伸入尿道 2～4cm，转动后取出分泌物（应略带黏膜）。从女性患者取材时，先用鸭嘴器暴露宫颈口，用棉拭子揩去宫颈口的脓性分泌物后，再用第二个棉拭子插入宫颈管 1cm，转动并停留10～20s，让棉拭子充分吸附分泌物。标本取后立即接种于培养基中。目前国内多用桂敏培养基或金鸡培养基。

初代培养分离时应使用 5%～10% 二氧化碳环境（烛缸），温度为 35～36℃，相对湿度大于 80%，培养 24～48h 观看结果。

2. **结果**　淋球菌于培养分离后，可形成圆形、凸起、湿润、光滑、半透明或灰色黏性的菌落，边缘呈花瓣状，直径 0.5～1.0cm。继续培养增大，表面毛糙，周边起皱，再继续则萎缩、脱落。

3. **鉴定**

（1）培养物涂片检查　有 2 个、4 个、8 个革兰氏阴性双球菌。

（2）生化反应　① 氧化酸试验：用 0.5%～1.0% 盐酸四甲基对苯二胺滴在菌落上，颜色变成紫色。黑色为阳性。② 糖发酵试验：适用于咽及直肠部采样的标本，以区别脑膜炎双球菌。

4. **注意事项**

（1）取材时伸入尿道或宫颈的深度一定要够。

（2）标本离体时间越短越好。

（3）对症状不典型的男患者，最好在晨起首次排尿前或排尿后 2～3h 采取标本。

四、疥虫检查

根据疥虫在皮肤角质啮掘隧道的特性，常可在隧道的盲端或水疱中找到疥虫、虫卵或疥粪。

1. **方法**　一般在手指间、腹股沟等处选择未经搔抓的皮损，用消毒针尖或刮刀将疱挑破或把隧道盲端的小白点挑出；如未见隧道或小白点时，也可用刮刀轻轻刮出可疑角质层组织。将其置于载玻片上，加 1 滴 10%～20% 氢氧化钾溶液，盖以盖玻片，微加热，再将盖玻片压紧。用棉棒吸去周围多余溶液，用低倍显微镜检查。

2. **临床意义**　镜检发现疥虫、虫卵或疥粪，即可确定疥疮诊断。疥疮检查阴性，而临床症状及体征符合疥疮，则不能除外该诊断。

五、阴虱虫卵检查

1. **方法**　于患部体毛或皮面发现卵圆形灰色或红色的虱，或灰白色虱卵后，用针尖挑起虱或拔下体毛，将其置于载玻片上，覆以盖玻片，用低倍镜直接观察。

2. **临床意义**　发现虱或虱卵即可确定阴虱的诊断。

六、皮肤斑贴试验

斑贴试验是用于测定迟发型变态反应的一种皮肤试验方法。根据Ⅳ型变态反应原理，将可疑致敏物贴敷于患者皮肤上，以此诱发变态反应性接触性皮炎的临床症状。此试验是帮助确定皮炎湿疹类皮肤病外源性致病原因的常用辅助诊断手段之一。

1. **试验物制备**

（1）斑贴试验标准筛选抗原系列的制备　因可引起接触性

皮炎的物质很多，有些患者不能提供可疑致敏原，所以不同国家或地区根据对周围环境中常见的致敏原的调查分析，组合成斑试抗原系列并实行标准化，称为标准筛选抗原系列，供临床医师应用。我国部分地区已制备了此抗原系列。

（2）可疑物品过敏试验物的制备　① 必须根据患者提供的可疑致敏物的化学性质，用梯度浓度稀释法进行测试。如初用原接触物 0.1%～1% 浓度测试，若阴性，再逐渐提高浓度斑试。如为刺激性物质，宜从更低浓度做起。② 对日常接触物，如护肤化妆品及外用药制剂等，用原物直接斑试。③ 对纺织品、皮革及皮毛等，应将原物剪成碎屑，蒸馏水浸湿后直接应用。④ 稀释剂的选择，水溶性物质用蒸馏水，脂溶性物质宜用植物油或石蜡油，粉末则使用医用白凡士林。

2. 应用

（1）试验部位常规选择上背部脊柱两侧正常皮肤，有时用前臂屈侧。

（2）斑贴过筛试验，将加有抗原的斑试器胶带贴于上背部脊柱两侧皮肤，并做标记。

（3）将受试物置于叠成 4 层 1cm^2 大小的纱布块上，贴敷于上背部脊柱两侧皮肤或前臂屈侧。在纱布块上盖以 4cm^2 大小的玻璃纸，然后四边用胶布固定于皮肤上。每两个斑试之间的距离至少应为 4cm，同时应设对照。

3. 结果判断　在贴敷斑试物后 48h 揭除试验物，分别于 48h、72h 和 96h 各观察 1 次结果，必要时 1 周后再次观察结果，结果判断标准如下：

－（阴性反应）：贴敷部位无反应。

±（可疑反应）：仅有微弱的（不清楚的）红斑。

+（弱阳性反应）：红斑、浸润，可能有小丘疹。

++（强阳性反应）：红斑、浸润、丘疹及小水疱。

+++（极强阳性反应）：红肿并有大疱。

IR（不同类型的刺激反应）。

4. 临床意义

（1）阳性反应 通常表示患者对试验物过敏。真正的过敏反应，在试验物除去后24～48h一般是增强而不是减弱。如果试验物除去后，反应很快消退为假阳性。

（2）阴性反应 通常表示对试验无敏感性，但亦存在假阳性。

5. 应用范围 此试验通常用于接触性皮炎、原因不明的皮炎湿疹或继发皮炎、职业性皮肤病及特殊工种的招工体格检查。

6. 注意事项

（1）配制的受试物质，需质地纯净、浓度精确，且由低到高使用。所用斑试物浓度对正常人应不引起反应。不用高浓度及有原发刺激的物质做试验。

（2）敷贴部位应无皮损。斑试期间不宜洗澡、饮酒及搔抓斑试部位，不宜过度活动，出汗太多可导致斑试物移位或脱落。

（3）斑贴试验宜在皮炎急性期后2周以上进行。患者受试前2周及受试期间不要内服糖皮质激素，试验前2日及受试期间停用抗组胺类药物。

（4）观察及判断结果时应力求及时、正确且应详细记录，结果的判断应有统一标准，注意区别假阳性及假阴性反应。

（5）受试期间，若敷贴局部剧痒或刺激，应及时去除受试物，并用清水清洗，对症处理。

第三节　皮肤病的治疗

一、药物疗法

（一）全身用药

1. 抗生素类

（1）青霉素及半合成青霉素类

【不良反应】肌注部位疼痛、硬结，有时发生过敏性休克、药疹、血清病样反应、血管炎及血管性水肿等。

【禁忌证】该药皮试阳性或有青霉素过敏史者禁用。

【常用药】①青霉素钾（钠）盐用法：肌内注射（肌注）40万~80万U/次，2次/日或静脉滴注（静滴）400万~1000万U/日，分2次。②普鲁卡因青霉素用法：淋病，480万U/次，肌注；梅毒，80万~240万U/次，1次/日，肌注。③苄星青霉素用法：梅毒，240万U/次，肌注，每周1次；其他，120万U/次，肌注，每周1次。④氨苄西林（氨苄青霉素）用法：口服1~4g/日，分4次；或肌注、静滴，2~6g/日，分2次。⑤羧苄西林（羧苄青霉素）用法：肌注，4g/日，分4次；严重感染时10~20g/日，静滴。⑥阿莫西林（羟氨苄青霉素）用法：口服，成人每次0.3~0.6g，3次/日，儿童20~40mg/（kg·d），分3次。⑦美西林（氮卓脒青霉素）用法：肌注或静脉注射，成人每日1.6~2.0g，分3~4次给药。⑧哌拉西林（氧哌嗪青霉素）用法：成人每日4g，分3~4次静脉滴注或注射给药，儿童每日0.08~0.2g/kg，分2~4次静脉滴注或注射。⑨美洛西林（甲磺咪唑青霉素）用法：肌注或静脉注射（静注），成人0.2~0.3g/（kg·d），分4~6次给药；⑩阿洛西林（氧咪苄青霉素）用法：静滴，成人12~16g/日，儿童200~250mg/（kg·d），分3~4次给药。

（2）氨基糖苷类

【抗菌作用】对结核杆菌、多数革兰氏阴性杆菌及某些金黄色葡萄球菌（简称金葡菌）有抗菌作用。

【适应证】皮肤结核、放线菌病及兔热病；用于金葡菌及革兰阴性杆菌所致的各种感染。

【不良反应】口麻、眩晕、耳鸣、耳聋、药疹，偶可引起过敏性休克、耳毒性、肾毒性、胃肠道反应、转氨酶升高，皮疹也有少数发生。

【禁忌证】对该药有过敏史者、年老听力差及肝肾功能差者慎用。

【常用药】① 链霉素用法：肌注 0.75～1g/ 日，分 1～2 次，总量 30～60g，疗程 2～3 个月。② 卡那霉素用法：肌注或静滴，成人 1～1.5g，小儿 15mg/ 日（kg·d），分 2～3 次，疗程不超过 10～14 日。③ 阿米卡星（丁胺卡那霉素）用法：肌注或静注，0.2～0.4g，分 2 次；小儿 4～8mg/（kg·d）。④ 妥布霉素用法：肌注或静注，成人每日 3～5mg/kg，分 2～3 次给药，儿童 2～3mg/ 日，分次给药。⑤ 庆大霉素用法：肌注，120～240mg/日，分 2 次肌内注射；静滴适用于较严重的感染，160～320mg/日，小儿 4～8mg/（kg·d）。

（3）四环素类

【抗菌作用】对许多革兰氏阳性和阴性菌、立克次体、支原体、衣原体、放线菌、阿米巴原虫、螺旋体等有抑制作用。

【适应证】非淋菌性尿道炎、性病性淋巴肉芽肿、淋病、梅毒、痤疮、酒渣鼻及放线菌病等。

【不良反应】胃肠道反应大，大量可引起肝损害；孕妇及小儿应用可引起儿童四环素牙。

【禁忌证】孕妇、8 岁以下儿童禁用，对四环素过敏者禁用，肝肾功能差者慎用，对本药过敏者禁用。

【常用药】① 四环素用法：口服，0.25～0.5g/ 次，3～4 次 / 日。② 多西环素（强力霉素）用法：口服，0.1g/ 次，2 次 / 日，首次剂量加倍；3 岁以下小儿不宜服用。③ 米诺环素（美满霉素）用法：口服，0.1～0.2g/ 日，分服（饭前 1h 或饭后 2h 服）。

（4）大环内酯类

【抗菌作用】对革兰氏阳性菌有较强的抑制作用，对革兰氏阴性菌、立克次体及螺旋体等有一定的抑制作用；对青霉素耐药的菌株亦敏感。

【适应证】用于敏感菌引起的泌尿生殖系统及皮肤软组织感染，特别适用于耐青霉素葡萄球菌的感染。

【不良反应】胃肠道症状、药物热、皮疹、血管神经性水肿及静脉炎等。

【禁忌证】肝肾疾病患者慎用，对本药过敏者忌用。

【常用药】① 红霉素用法：口服，0.2～0.4g/ 次，4 次 / 日；静滴，0.9～1.2g/ 日；局部应用软膏制剂。② 乙酰螺旋霉素用法：口服，0.2g/ 次，4～6 次 / 日；儿童 30mg/（kg·d）。③ 麦迪霉素用法：口服，0.8～1.2g/ 日，分 3～4 次用。④ 罗红霉素用法：口服，成人 0.3g/ 日，分 1～2 次口服；儿童 5～10mg/（kg·d），分 2 次口服。⑤ 阿奇霉素用法：口服，成人首次 0.5g，以后 0.25g/ 次，1 次 / 日，连用 3 日；儿童 10mg/（kg·d），连用 3 日，体重 25～40kg 的儿童每日 0.125g，连用 5 日，首日加倍；性病可每次 1g 顿服。⑥ 多黏菌素 B 用法：静脉或肌内注射，50 万～100 万 U/ 日，分 2～3 次用药；儿童 1.5 万～2 万 U/（kg·d），分 2～3 次用药，不与氨基糖苷类药物合用。⑦ 交沙霉素用法：口服，0.2～0.4g/ 次，3～4/ 日；儿童 300mg/ 日。

（5）林可霉素

【抗菌作用】对革兰氏阳性球菌有较好作用，特别对厌氧菌、金葡菌、肺炎球菌有效；与红霉素有不完全交叉耐药性。

【适应证】主要作用于敏感菌引起的各种感染；有人认为对放线菌病及 Reiter 病亦有效，治疗痤疮有效，尚可用于慢性淋巴肉芽肿、腹股沟肉芽肿、软下疳及鹦鹉热。

【不良反应】胃肠道反应，偶可引起白细胞减少、血清转氨酶升高及假膜性肠炎。

【禁忌证】肝肾功能减退患者慎用。

【常用药】① 盐酸林可霉素用法：1.5～2g/ 日，小儿 10～30mg/（kg・d），分 3～4 次服；肌注 0.6～1.8g/ 日；小儿 10～30mg/（kg・d），分 1～3 次，静滴 1.2～1.8g/ 日；不可静推。② 盐酸克林霉素（氯林霉素）用法：口服，成人 0.6～1.8g/ 日，儿童 10～30mg/（kg・d），分 3～4 次。

（6）氯霉素

【抗菌作用】本品为广谱抗生素，对革兰阳性与阴性细菌以及立克次体都有抑制作用。

【适应证】用于各种细菌感染，尚可用于慢性淋巴肉芽肿、腹股沟肉芽肿、软下疳及鹦鹉热；有报道治疗脓疱性银屑病有效。

【不良反应】抑制骨髓造血功能，引发粒细胞及血小板减少症、皮疹、药物热、幻觉、谵妄、胃肠道反应。

【禁忌证】婴儿、肝肾功能减退者及妊娠末期妇女慎用；哺乳期妇女不用。

【常用药】① 氯霉素用法：口服，1～2g/ 日，儿童 50～100mg/（kg・d），分 2～4 次；肌注，0.5～1g/ 次，2 次 / 日，儿童 25～50mg/（kg・d），分 2 次。② 甲砜霉素用法同氯霉素。

（7）头孢菌素

【抗菌作用】对革兰氏阳性的金葡菌、耐青霉素金葡菌、溶血性链球菌及一些革兰氏阴性菌有抗菌作用。

【适应证】用于耐青霉素金葡菌及一些革兰氏阴性杆菌引起

的感染。

【不良反应】偶见恶心、腹泻及食欲不振、药疹，肾肝功能异常、血小板或白细胞减少。

【禁忌证】青霉素皮试阳性者慎用，部分交叉过敏及对头孢菌素类过敏者禁用。

【常用药】① 头孢氨苄（先锋霉素Ⅳ）用法：空腹口服，$0.25\sim0.5g$/次，4次/日，儿童 $25\sim50mg$/（kg·d）。② 头孢唑林钠（先锋霉素Ⅴ）用法：静滴，$4\sim6g$/日，分2次，儿童 $20\sim40mg$/（kg·d）。③ 头孢拉定（头孢环己烯先锋霉素Ⅵ）用法：口服，$2\sim4g$/日，分4次服，静滴 $4\sim6g$/日，分2次；儿童 $50\sim100mg$/（kg·d）。④ 头孢呋辛（头孢呋肟）用法：静滴，$3\sim6g$/日，分2次。⑤ 头孢曲松（头孢噻肟三嗪）用法：深部肌注或静注，$1g$/次，1次/日；静滴，$2g$/日，溶于 40ml 生理盐水中 15min 滴入。⑥ 头孢吡肟用法：肌注、静注、静滴，成人及13岁以上儿童每次 $1g$，每 12h 用药 1 次，疗程一般为 $7\sim10$ 日，严重感染每次 $2g$，$2\sim3$ 次/日。

（8）磺胺

【抗菌作用】对脑膜炎双球菌、肺炎链球菌、淋球菌及溶血性链球菌的抑制作用较强，对葡菌球菌的抑制作用稍差；与增效剂甲氧苄啶（TMP）联合应用时，其抗菌作用明显增强。

【适应证】为流脑的首选药物，用于各种敏感菌引起的感染及对多种药物耐药的细菌的感染。

【不良反应】严重胃肠道反应、白细胞减少、药疹、光敏性皮炎、肝肾功能损害及周围神经炎等。

【禁忌证】早产儿、新生儿、孕妇及肾功能差者忌用；对任何一种磺胺类药过敏者忌用。

【常用药】① 磺胺嘧啶用法：口服，$1g$/次，2次/日；静注、静滴，$1\sim2g$/次，$3\sim4$ 次/日；双嘧啶每片含磺胺嘧啶 0.4g 和甲氧苄啶（TMP）50mg。② 磺胺甲基异噁唑（新诺明，SMZ）用法：复方新诺明片每片含 SMZ 0.4g、TMP 0.08g；口服，2 片 / 次，2 次 / 日，饭后服。③ 泰利必妥用法：口服，0.3～0.6g/ 日，分 2～3 次。

（9）喹诺酮

【抗菌作用】 广谱抗菌，对革兰氏阳性和阴性菌均有抵抗作用，尤其对革兰阴性菌作用强。

【适应证】 用于各种敏感菌引起的感染，皮肤科主要用于淋病。

【不良反应】 消化道不适、皮疹、血清转氨酶升高、血肌酐升高。

【禁忌证】 儿童、孕妇、哺乳期妇女及肝肾功能障碍者、喹诺酮过敏者禁用。

【常用药】 ① 诺氟沙星（氟哌酸）用法：淋病，800mg，1 次口服。② 环丙沙星（环丙氟哌酸）用法：口服，0.25g/ 次，2 次 / 日，静滴 0.2g/ 次，2 次 / 日；淋病，250mg，1 次口服。③ 洛美沙星用法：口服，成人 0.6g/ 日，分 2 次服用。④ 芦氟沙星用法：口服，成人 200mg/ 日，首剂加倍。

2. 抗麻风药

（1）氨苯砜（DDS）

【作用】 对麻风分枝杆菌有抑制作用，有抑制白细胞趋化因子的作用。

【适应证】 麻风病及疱疹样皮炎等。

【不良反应】 早期注意过敏反应，长期服用注意毒性反应，包括贫血、精神病、肝炎及剥脱性皮炎等。

【禁忌证】 重度贫血、严重肝肾及造血系统病、胃及十二指肠溃疡以及对砜类药物过敏。

【用法】 治疗麻风，开始口服，12.5～25mg/ 日，以后逐渐加量，3 个月后增至 100mg/ 日，每周服药 6 日，停药 1 日；其他皮肤病，口服 25～50mg/ 次，2～3 次 / 日，症状控制后减量。

（2）氯法齐明（氯苯吩嗪）

【作用】抑制麻风分枝杆菌，有抗炎作用。

【适应证】麻风病及麻风反应，对 DDS 产生耐药性或引起急性麻风反应而不能继续用药的病例。

【不良反应】恶心、头晕、皮肤瘙痒及皮肤红染。

【禁忌证】肾病。

【用法】麻风病：口服 100mg/ 日，每周服药 6 日，停药 1 日；或每周服药 1 日，300mg/ 次。麻风反应：口服 20～40mg/ 日，反应控制后减量，连用 2～4 周。

（3）利福平（RFP）

【作用】对结核分枝杆菌高度敏感，对革兰氏阳性球菌也有很强的抗菌作用，对革兰氏阴性菌、麻风分枝杆菌、病毒、衣原体也有一定作用。

【适应证】麻风病、皮肤结核、其他敏感菌引起的各种感染。

【不良反应】胃肠道反应、肝肾功能异常、血常规异常及多种过敏反应。服药后尿液等排泄物带红色。

【禁忌证】孕妇、婴儿及肝肾功能不全者。

【用法】麻风病，每月服 1 次，60mg/ 次；结核病，450～600mg/ 次，1 次 / 日；其他感染，600～1200mg/ 日，分 2～3 次服，饭前 1h 服下。

（4）氨硫脲（TB_1）

【作用】本品能抑制结核分枝杆菌及麻风分枝杆菌。

【适应证】可用于各型活动性结核病、麻风病，主要用于结核样型麻风神经炎者。

【不良反应】胃肠道反应、肝肾损害、抑制骨髓、过敏反应及神经系统反应。

【禁忌证】肝肾功能不全者。

【用法】口服，开始 25mg/ 日，2 周后增至 50mg/ 日，直至

100mg/日，为维持量，每周服药 6 日，停药 1 日，连服 3 个月，停药 2 周。

（5）硫安布新（丁氨苯硫脲）

【作用】本品能抑制麻风分枝杆菌及结核菌。

【适应证】用于结核样型麻风以及对砜类药不耐受的麻风病例。

【不良反应】有消化道反应及头痛、皮肤瘙痒。

【禁忌证】孕妇、婴儿及肝肾功能不全者。

【用法】口服，开始 0.25g/日，缓慢增高至 1.5～2g/日为维持量，每周服药 6 日，停药 1 日，连服 3 个月，可休药 1 周。

3. 抗病毒药

（1）阿昔洛韦（无环鸟苷）

【作用】抑制病毒 DNA 聚合酶，主要防止疱疹病毒 DNA 的合成。

【适应证】单纯疱疹、带状疱疹，预防疱疹病毒感染。

【不良反应】一过性血清肌酐升高、皮疹、出汗、头痛、恶心及低血压等。

【用法】口服，0.1～0.2g/日，3 次/日，小儿 10mg/（kg•d）。

（2）伐昔洛韦

【作用】抑制病毒 DNA 聚合酶，抑制病毒的复制。

【适应证】主要用于疱疹病毒感染，包括带状疱疹、初发和复发生殖器疱疹、巨细胞病毒（CMV）、乳头瘤病毒。

【不良反应】轻度头痛、头晕、胃部不适、腹痛、腹泻等。

【用法】口服，600mg/日，分 2 次饭前服。

（3）泛昔洛韦

【作用】抑制病毒 DNA 聚合酶，抑制病毒的复制。

【适应证】适用于乙型肝炎、急性带状疱疹、初发生殖器疱疹等。

【**不良反应**】恶心、呕吐、腹泻和头痛。

【**用法**】口服，成人 250mg，3 次 / 日。

（4）更昔洛韦

【**作用**】抑制病毒 DNA 聚合酶，抑制病毒的复制。

【**适应证**】艾滋病、器官移植、恶性肿瘤患者，严重的 CMV 感染所致的肺炎、肠炎及视网膜炎。

【**不良反应**】骨髓抑制所致的粒细胞和血小板减少、全身不适、胃肠道综合征、皮肤瘙痒、荨麻疹、脱发等。

【**用法**】静滴，5～10mg/（kg•d），分 2 次，连用 14～21 日；维持量 5mg/（kg•d）。

4. 抗真菌药

（1）制霉菌素

【**作用**】对各种真菌如白念珠菌、隐球菌、组织胞浆菌及球孢子菌等有抑制作用。

【**适应证**】消化道、气管、皮肤、阴道及膀胱念珠菌病。

【**不良反应**】轻微恶心及食欲减退，大剂量时可出现呕吐和腹泻。

【**禁忌证**】对本品过敏者忌用。

【**用法**】口服：成人 50 万～100 万 U/次，4 次 / 日；儿童 5 万～10 万 U/（kg•d）；局部外用：阴道栓剂、雾化吸入及膀胱灌注。

【**注意事项**】口服不易吸收，常用于防治胃肠道真菌感染；目前妇科常用本品。

（2）两性霉素 B

【**作用**】对各种真菌如白念珠菌、隐球菌、组织胞浆菌及球孢子菌等有抑制作用。

【**适应证**】隐球菌、念珠菌、毛霉菌及曲菌等引起的系统感染。

【**不良反应**】即刻反应，如寒战、高热、头痛及胃肠反应等，心肌损害、肝肾功能损害、贫血、低血钾、药疹、静脉炎及神经精神反应等。

【**禁忌证**】严重心、肝、肾疾病及对本药过敏、高热禁用。

【**用法**】静滴：开始 0.1mg/（kg·d），以后递增至 1mg/（kg·d），加入 10 倍 5% 葡萄糖液，缓慢滴入不少于 6h，最高剂量不超过 50mg/日；鞘内、关节内、腔内及眼房内都可注射；还可雾化吸入及作为阴道栓剂。

【**注意事项**】静滴前半小时，应用阿司匹林、抗组胺类药或激素来减轻不良反应。发生不良反应后要减量，稀释缓滴，加氢化可的松 25～50mg，辅以支持疗法。

（3）氟胞嘧啶（5-FC）

【**作用**】干扰真菌核酸的合成，能抑制真菌的生长；在治疗念珠菌、隐球菌及球拟酵母感染时易发生耐药，故常与两性霉素 B 合用。

【**适应证**】同两性霉素 B。

【**不良反应**】胃肠道反应、白细胞减少及肝肾功能异常。

【**禁忌证**】肝肾功能不良，白细胞低、严重病及孕妇忌用。

【**用法**】100～150mg/（kg·d），分 3 次口服，单用 1 个疗程不超过 3 周，联合治疗可用 6～8 周。

【**注意事项**】肾功能差时可减少用量；发生不良反应时，应减少用量，或停药。

（4）克霉唑

【**作用**】是一种广谱真菌药物，其作用机制可能是作用于真菌细胞壁而发挥作用。

【**适应证**】浅部真菌病、念珠菌病及曲霉病等。

【**不良反应**】胃肠道反应、白细胞减少及肝肾功能异常，尿道灼热感。

【禁忌证】肝功能不良、白细胞低及呕吐明显者忌用。

【用法】口服，1～3g/日，分 3 次服；儿童按 20～60mg/（kg·d）；可雾化吸入、阴道栓剂及局部外用。

（5）酮康唑

【作用】阻滞真菌细胞色素 P450 介导的羊毛固醇的脱甲基作用，干扰麦角固醇的生物合成，抑制其生长，对皮肤真菌、酵母菌和一些深部真菌有效。

【适应证】浅部和深部真菌病及免疫抑制患者真菌感染的预防。

【不良反应】肝损害、胃肠道不适、男性乳房女性化、精液缺乏及秃发。

【禁忌证】急慢性肝病患者、此类药过敏者、孕妇及哺乳期妇女忌用。

【用法】成人 200～400mg/日，分 1～2 次服；儿童 4～8mg/（kg·d），1 次/日，与饭同服；可供局部外用。

【注意事项】用药期间，每 2 周监测 1 次肝功能，有异常立即停药，不推荐用本品治疗甲癣。

（6）伊曲康唑

【作用】同"酮康唑"。但对真菌细胞色素 P450 酶系统有高效选择性，既可抗浅部、深部真菌，又可抗细菌和某些原虫。

【适应证】浅部和深部真菌病，免疫抑制患者真菌感染的预防。

【不良反应】偶有恶心、头痛、胃脘痛、排尿困难、脱发及一过性转氨酶升高。

【禁忌证】孕妇、哺乳期妇女及肝功能异常者忌用。

【用法】对浅部真菌病，100～200mg/日，口服 1 周，与饭同服，1 次/日；对甲癣，100mg/日，服 3 个月，或 400mg/日，分 2 次口服，每月服药 1 周，连续 2～3 个月；对深部真菌病用药 3 个月以上。

【注意事项】无女性化不良反应；甲癣可用本品治疗，仍需定期复查肝功能。

（7）氟康唑

【作用】同"伊曲康唑"。

【适应证】主治皮肤深部念珠菌病及隐球菌病，也可治疗浅部真菌病，为免疫抑制患者真菌感染的预防用药。

【不良反应】耐受性良好，可有恶心、头痛、腹痛、腹泻及一过性转氨酶异常。

【禁忌证】肝肾疾病患者慎用。

【用法】口服或静滴，儿童按 3～6mg/（kg·d）；对咽部和食管念珠菌病，50～100mg/ 日，1 次 / 日，共 1～4 周；对严重念珠菌病及隐球菌脑膜炎，开始用 400mg/ 日，以后 200mg/ 日，前者在 CSF（脑脊液）培养阴转后再治疗 10～12 周；急性阴道念珠菌病，150mg/ 日，用 1 次；皮肤癣菌病，50mg/ 日，或 150mg/ 周，连续 3～12 周。

【注意事项】对肾功能差的患者，当肌酐清除率大于 50ml/min 用全剂量，在 21～50ml/min，用 1/2 剂量，在 11～20ml/min，用 1/4 剂量。

（8）特比萘芬

【作用】是一种杀菌药，其机制是高选择性抑制真菌鲨烯环氧化酶及抑制羊毛固醇的形成，从而干扰麦角固醇的生物合成。

【适应证】浅部真菌病，是甲癣的首选药物。

【不良反应】轻至中度胃肠不适、皮疹、荨麻疹及乏力。

【禁忌证】无明显的禁忌证。

【用法】甲癣，250mg/ 次，1 次 / 日或隔日 1 次口服，疗程 4～6 周；其他严重真菌病，250～500mg/ 日。

【注意事项】晚餐后服药吸收好。

5. 抗疟药

【作用】在皮肤病中一般作避光剂使用，其作用机制不十分清楚，可能有抑制抗体形成、抑制某些酶的活性和与核蛋白结合等作用，以及抗炎、抗乙酰胆碱和抗组胺作用。

【适应证】多形性日光疹、日光性荨麻疹、盘状红斑狼疮、麻风反应、迟发性皮肤卟啉病及系统性红斑狼疮。

【不良反应】胃肠道症状、转氨酶异常、精神神经症状、皮肤黏膜色素异常、视网膜病变及血白细胞减少等。

【禁忌证】孕妇、有眼疾及肝病患者慎用。

【用法】常用氯喹，口服 0.5g/ 日，4～6 周后减量至 0.25g/日维持；或用小剂量，每日或隔日口服 0.25g。

6. 抗组胺药

【作用】因为组胺与大多数抗组胺药均有乙胺基团的化学结构，所以抗组胺药能与组胺竞争性争夺效应细胞上的组胺受体和某种酶原物，致使组胺失活，从而减少渗出和减轻炎症，对平滑肌有解痉作用。

【适应证】H_1 受体拮抗剂：在皮肤科主要用于治疗 I 型变态反应性疾病，也适用于与 II～IV 型变态反应有关的皮肤病，对有些非变态反应性皮肤病也有治疗作用。H_2 受体拮抗剂：慢性荨麻疹、血管性水肿、皮肤划痕症、色素性荨麻疹、真性红细胞增多症、女性雄激素性多毛症及带状疱疹等。

【不良反应】H_1 受体拮抗剂：中枢抑制作用，思睡、疲乏及眩晕等；类似阿托品样作用，口干及心悸等；胃肠作用，恶心及腹痛等；长期服用有促进食欲和增加体重的倾向；致敏作用。H_2 受体拮抗剂：头痛、腹泻、肝肾功能异常、男性乳房发育及白细胞减少等。

【**禁忌证**】H_1 受体拮抗剂：昏迷患者或服用大剂量中枢神经系统抑制剂、青光眼、狭窄性胃溃疡、幽门十二指肠梗阻及对抗组胺药过敏者禁用；对患肝肾或脑病（癫痫）者、司机及高空作业等需注意力高度集中的人员慎用；孕妇慎用。H_2 受体拮抗剂：年老或肝肾功能障碍者易引起精神失常，应减少用量。孕妇及哺乳妇女慎用。

【**常用药**】（1）H_1 受体拮抗剂 ① 氯苯那敏（扑尔敏）用法：口服 4～8mg/ 次，3 次 / 日，肌注 10mg/ 次，1 次 / 日，小儿 0.35mg/（kg·d），分 3～4 次服。② 苯海拉明用法：口服 25～50mg/ 次，3 次 / 日，肌注 20mg/ 次，小儿用 0.2% 糖浆，1～4mg/（kg·d），分 3～4 次口服。③ 羟嗪（安他乐）用法：口服 25～50mg/ 次，3 次 / 日，6 岁以上儿童 50～100mg/ 日。④ 赛庚啶用法：口服 2～4mg/ 次，3 次 / 日。⑤ 异丙嗪（非那根）用法：口服 12.5～25mg，1～3 次 / 日，小儿每次 0.5～1mg/kg，1～3 次 / 日；肌注或静滴 25～50mg/kg，小儿每次 0.5～1mg/kg。

（2）H_2 受体拮抗剂 ① 西咪替丁用法：口服，0.2～0.4g/ 次，3～4 次 / 日。② 雷尼替丁用法：口服，150mg/ 次，2 次 / 日。

（3）H_1 和 H_2 受体拮抗剂 多塞平（多虑平）用法：口服，25mg/ 次，2～3 次 / 日。

（4）新一代抗组胺药 ① 盐酸左西替利嗪用法：成人每日一次，一次 1 片；2～6 岁儿童每日 1 次，每次半片。② 依巴斯汀用法：成人用量为每日 1 次，每次 1 片（10mg）。③ 地氯雷他定用法：成人及 12 岁以上的青少年口服，一次 5mg，每日 1 次。④ 盐酸奥洛他定片，一次 5mg，一天 2 次。⑤ 咪唑斯汀（皿治林）用法：口服，成人和 12 岁以上儿童 10mg，1 次 / 日。

7.激素类

（1）糖皮质激素（表 1-1）

表 1-1　糖皮质激素类别表

类别	药物	生物作用半衰期 /h	抗炎效价	成人一般用量 /mg	用法	等效剂量 /mg
短效	可的松	≥ 12	0.8	100～300	口服	25
	氢化可的松		1.0	100～300	静滴	20
中效	泼尼松	12～36	3.5	20～40	口服	5
	泼尼松龙		4.0	20～40	口服	5
	甲泼尼龙		5.0	20～40	静滴	4
	曲安西龙（去炎松）		5.0	8～16	口服	4
长效	地塞米松	48	30.0	2～10	口服、肌注 /静注及静滴	0.75
	倍他米松	48	30.0	2～6	口服	0.6

【作用】与皮肤科有关的作用主要有抗炎作用、抗过敏和免疫抑制作用、抗休克作用、抗核分裂作用。此外可提高中枢神经系统的应激性，影响蛋白质、糖和脂肪代谢，影响水和电解质代谢，影响血细胞形成，增加胃蛋白酶及胃酶的分泌。

【适应证】① 系统用药：过敏性休克、急性荨麻疹或血管神经性水肿伴喉头水肿、重症多形红斑、重症药疹、中毒性表皮坏死松解症、急性放射性皮炎、严重泛发性湿疹、麻风反应、天疱疮、大疱性类天疱疮、系统性红斑狼疮、皮肌炎、疱疹样脓疱病及淋巴瘤等。② 局部注射用药：瘢痕疙瘩及增生性瘢痕、环状肉芽肿、扁平苔藓、斑秃、结节性痒疹、局限性神经性皮炎及皮肤淀粉样变等疾病的小片早期损害。

【禁忌证】① 系统用药：肾上腺皮质功能亢进症、急性病毒感染、细菌感染、活动期结核、糖尿病、高血压、精神病及骨质疏松等。②局部用药：皮肤结核、病毒性疾病及局部细菌和真菌感染。

【应用方法】①系统用药：激素剂量及疗程长短应根据病变的性质、病情轻重、治疗效果及个体内在的各种因素而有所不同。一般将疗程分为阶段性，短程用药可分治疗和减量阶段，长程用药可分为治疗、减量及维持3个阶段。分次疗法：多用于新开始治疗的患者，以泼尼松（强的松）为例，轻者用20～30mg/日，中者40～80mg/日，重者100～200mg/日，分3～4次口服。隔日疗法：多用于减量及维持阶段患者，采取早晨顿服。一种方法为分次疗法逐渐过渡到隔日疗法，保持每48h的总量不变，即第1日的剂量渐增，第2日剂量渐减。另一种方法为每48h给药1次。冲击疗法：多用于激素常规治疗无效的皮肤病。最常用的是甲基泼尼松龙琥珀酸钠0.5～1g溶于5%葡萄糖溶液或生理盐水中，于3～12h静滴，1次/日，连用3～5次为1个疗程。也可用氢化可的松琥珀酸钠2～6g/日，分3～4次静滴，或地塞米松150～300mg/日，氢化可的松磷酸钠800mg/日，冲击疗法结束后，可立即口服原剂量泼尼松。②局部注射用法：常用制剂有2.5%醋酸泼尼松龙（强的松龙）混悬液（25mg/ml）及1%曲安西龙（去炎松）混悬液（10mg/ml）。在皮损处进行表皮内点状局部注射或在真皮浅层做浸润注射，使注射处皮肤呈边界清楚的皮丘，皮损直径为1～2cm，通常每次用2.5%泼尼松龙及1%曲安西龙（去炎松）各0.3～0.5ml，再加等量1%～2%普鲁卡因注射液混合均匀，每周1～2次，共4～8次。对损害面积较大、数目较多者，可分次、分区交替治疗，但每次局部注射总量不宜超过泼尼松龙或曲安西龙（去炎松）各2ml。

【不良反应】系统用药：类肾上腺皮质功能亢进症、继发性细菌、病毒及真菌感染、皮质功能抑制。局部用药：暂时性皮肤萎缩、出血、溃疡及脓肿。

（2）性激素

① 雄激素

【作用】促进组织蛋白质的合成，影响大脑皮质和皮脂腺活动，影响黑色素形成。

【适应证】纠正糖皮质激素引起的负氮平衡、老年瘙痒症、围绝经期角化病、萎缩硬化性苔藓。

【禁忌证】孕妇、小儿、癌症、心肝肾疾病、内分泌功能紊乱。

【用法】甲睾酮：5～20mg/日，分 2～3 次口服。丙酸睾酮：25～50mg/次，每周 1～2 次肌注。

【不良反应】男性化改变，月经紊乱，皮脂腺活动亢进。

② 同化激素

【作用】睾酮的衍生物，保持蛋白质同化作用，但男性化作用轻。

【适应证】纠正糖皮质激素引起的负氮平衡、老年瘙痒症、更年期角化病、萎缩硬化性苔藓。

【禁忌证】孕妇、小儿、癌症、心肝肾疾病、内分泌功能紊乱。

【用法】苯丙酸诺龙，25mg/次，肌注，每周 1～2 次；美雄酮（大力补），10～30mg/日，分 2～3 次口服；司坦唑醇（康力龙），2mg/次，2～3 次/日。

【不良反应】水钠潴留、肝脏损害、月经紊乱、轻微男性化。

③ 抗雄激素

【作用】干扰皮肤雄激素受体及抗雄性激素作用，使皮脂腺分泌明显降低。

【适应证】寻常痤疮、多毛症。

【禁忌证】肝功能不良、孕妇。

【用法】西咪替丁（甲氰咪胍），800mg/日，分 4 次服；黄体酮，20mg/ 次，肌注每周 1 次。

【不良反应】男性乳房发育，偶见恶心及呕吐等。

④ 雌激素

【作用】抗雄激素作用，抑制皮脂腺活动。

【适应证】顽固性痤疮及皮脂溢出症，老年性瘙痒症及围绝经期角化病。

【禁忌证】肝病、子宫肌瘤、乳房肿瘤。

【用法】己烯雌酚，月经最后 1 日开始服，每晚 1mg，3 周为 1 个疗程。

【不良反应】早孕反应及月经紊乱、黄褐斑、男性乳房女性化。

⑤ 绒毛膜促性腺激素

【作用】抑制皮脂腺活动。

【适应证】痤疮、脂溢性皮炎及皮脂溢出症、疱疹样脓疱病。

【禁忌证】同雄激素及雌激素。

【用法】500～1000U/ 次，肌注，每周 1 次，女性避免于月经来潮前 5～10 日内使用。

【不良反应】偶有过敏反应，若连续用药 8 周无效应停药。

8. 免疫增强剂

（1）左旋咪唑

【作用】调节免疫功能，提高对细菌及病毒等感染抵抗力。

【适应证】各种慢性感染、自身免疫性疾病、恶性肿瘤辅助治疗等。

【用法】每两周连服药 3 日，150mg/ 日，分 3 次服；儿童 2.5mg/（kg·d），每日给药可能发生免疫抑制，目前常采用此法服药。

【不良反应】头晕、肠胃不适、粒细胞减少及肝损害等。孕妇、肝肾功能差者慎用。

【注意事项】孕妇、肝肾功能差者慎用。

（2）转移因子

【作用】提高细胞免疫功能。

【适应证】治疗某些抗生素难以控制的病毒性或真菌性细胞内感染、自身免疫性疾病及恶性肿瘤辅助治疗。

【不良反应】全身酸胀痛感，一过性眩晕及全身不适。

【用法】在上臂内侧或大腿内侧腹股沟下端皮下注射，1次注射1U，每周注射1次，1月后改为每2周注射1次。带状疱疹一般只需注射1次，3个月为1个疗程。

（3）丙种球蛋白

【作用】有增强机体抵抗力以预防感染的作用。

【适应证】免疫缺陷病及各种病毒感染及细菌感染的防治。

【不良反应】注射部位疼痛及暂时性体温升高。

【用法】肌注，3ml/次，每周1次，或更长间隔。

（4）胸腺素

【作用】增强细胞免疫功能。

【适应证】免疫缺陷病、自身免疫性疾病、伴有细胞免疫功能低下的疾病等。

【不良反应】发热，偶有皮疹及头晕。

【注意事项】注射前或停药后再次注射时须做皮试。

【用法】肌注，2～10mg/次，每日或隔日1次，对于胸腺不良症幼儿做长期替代治疗。

（5）干扰素诱导剂

【作用】是一种抗病毒物质，在细胞内抗RNA或DNA病毒，也可抑制快速分裂的细胞，包括肿瘤细胞。

【适应证】预防或治疗病毒感染，肿瘤的辅助治疗。

【不良反应】少数患者可发生一过性低热。

【用法】聚肌胞最常用，肌注 1～2mg/ 次，每 2～3 日 1 次。

（6）卡提素

【作用】促进单核巨噬细胞的增生，有效激活巨噬细胞，提高其吞噬与消化异物的能力；激活 T 淋巴细胞，使之释放各种淋巴因子，能抑制细胞脱颗粒，有对抗 I 型变态反应的作用。

【适应证】皮肤科可用于小儿湿疹、慢性湿疹、异位性皮炎、慢性荨麻疹、银屑病、尖锐湿疣、寻常疣等，内科用于慢支、哮喘等。

【不良反应】未见不良反应的报道，对本品过敏者禁用。

【用法】肌注，1mg/ 次，2～3 次 / 周，3 个月为 1 个疗程，小儿用量酌减。

（7）咪喹莫特

【作用】诱导 IFN-α 上调选择性细胞引导的免疫应答，抗病毒、抗肿瘤等。

【适应证】尖锐湿疣、单纯疱疹。

【不良反应】局部红斑，通常可以耐受。

【用法】口服，100mg/ 次，3 次 / 日；外用，涂患处，2 次 / 日。

9. 免疫抑制剂

（1）烷化剂

【常用药】环磷酰胺。

【作用】能抑制细胞增殖，非特异性地杀伤抗原敏感性小淋巴细胞，限制其转化为免疫母细胞，对 T 细胞和 B 细胞有相同作用，兼有抗炎作用。

【适应证】各种自身免疫性疾病、蕈样肉芽肿。

【禁忌证】年老体弱者、孕妇及哺乳期妇女、有感染病灶、白细胞计数偏低及肾功能差者。

【不良反应】脱发较多见，出血性膀胱炎是其特有的毒性反应，骨髓抑制、肝损伤等。

【用法】口服，50～150mg/日，分 2 次服，静注 100～200mg/日，每日或隔日 1 次，静滴 600mg/次，每两周 1 次，疗程总量约 8g。

（2）抗嘌呤代谢类

【常用药】硫唑嘌呤

【作用】具有嘌呤拮抗作用，抑制 DNA 的合成，从而抑制淋巴细胞的增殖，对 T 细胞的抑制作用较强。

【适应证】同环磷酰胺，但疗效不及前者，故本品不作为首选药物。

【禁忌证】年老体弱者、孕妇及哺乳期妇女、有感染病灶、白细胞计数偏低及肾功能差者。

【不良反应】骨髓抑制、中毒性肝炎、胰腺炎、脱发、黏膜溃疡及胃肠道不适。

【用法】口服，1～4mg/（kg·d），或 100mg/日，分 2 次服。

（3）抗叶酸代谢类

① 甲氨蝶呤

【作用】为叶酸拮抗剂，具有很强的免疫抑制作用，对 B 细胞的抑制作用尤强，兼有很强的抗炎作用。

【适应证】各种自身免疫性疾病、蕈样肉芽肿、银屑病及毛发红糠疹。

【禁忌证】年老体弱者、孕妇及哺乳期妇女、有感染病灶、白细胞计数偏低及肾功能差者。

【不良反应】胃肠道反应、骨髓抑制、肝肾功能损害、脱发、皮炎及色素沉着。

【用法】口服，2.5mg/次，1 次 /12h，每周 3 次为 1 个疗程，肌注 5～15mg/次，每周 1 次。

② 氨基蝶呤（白血宁）

【作用】为叶酸拮抗剂，具有很强的免疫抑制作用，对 B 细胞的抑制作用尤强，兼有很强的抗炎作用。

【适应证】银屑病。

【禁忌证】年老体弱者，孕妇及哺乳期妇女、有感染病灶、白细胞计数偏低及肾功能差者。

【不良反应】白细胞减低及口腔溃疡。

【用法】口服，0.5mg/ 日，每周服药 3～5 日。

（4）生物碱类

秋水仙碱

【作用】为有丝分裂毒素，使细胞停止于分裂期，兼有消炎止痛作用。

【适应证】Behcet 病，特别伴有眼疾者，痛风。

【禁忌证】年老体弱者、孕妇及哺乳期妇女、有感染病灶、白细胞计数偏低及肾功能差者。

【不良反应】胃肠道症状及骨髓抑制。

【用法】口服，0.5mg/ 次，2 次 / 日。

（5）淋巴细胞抑制剂

① 泼尼松和泼尼松龙

【作用】对淋巴组织有破坏作用，明显地抑制自身抗体的产生，抑制单核巨噬系统的吞噬功能。

【适应证】各种自身免疫性疾病。

【禁忌证】参见糖皮质激素。

【不良反应】参见糖皮质激素。

【用法】10～20mg/ 日，分 3～4 次口服，隔日口服或顿服法，10～20mg/ 日维持。

② 环孢素

【作用】抑制核酸前体的掺入和 RNA 的合成，抗白细胞介素 2 的释放，从而阻止由抗原激活的辅助性和细胞毒性 T 细胞 RNA

的合成。

【适应证】严重难治的各型银屑病、天疱疮、结节病及结缔组织疾病，如红斑狼疮、皮肌炎及硬皮病等。

【禁忌证】对环孢素过敏者禁用；服用他克莫司者禁用；有病毒感染时禁用。

【不良反应】长期应用有牙龈增生、多毛、震颤、厌食、恶心、呕吐、一过性转氨酶异常，严重的毒性反应为肾毒性及高血压。

【用法】一般为 4～5mg/（kg・d），分 2～3 次口服，至少连续用 2～3 个月，同时仅需口服少量激素。

③乙亚胺

【作用】抑制细胞去氧核糖核酸的合成，从而产生抑制细胞生长的作用。

【适应证】银屑病。

【禁忌证】同环磷酰胺。

【不良反应】骨髓抑制、乏力、头晕及消化道反应等。

【用法】口服，300～400mg/日，分 3～4 次服。

（6）其他

①昆明山海棠

【作用】具有免疫抑制作用，但不引起胸腺、脾脏等免疫器官的萎缩；具有良好抗炎作用，但不具有糖皮质激素样作用。

【适应证】系统性红斑狼疮等自身免疫性疾病，银屑病、脉管炎及麻风反应等，作为辅助治疗。

【禁忌证】孕妇慎用。

【不良反应】胃痛、经闭、心悸及面部色素沉着。

【用法】口服，2～3 片/次，3 次/日。

②雷公藤总苷

【作用】显著抗炎作用，对体液免疫及细胞免疫均有抑制作用。

【适应证】自身免疫性疾病，Ⅰ～Ⅳ型及混合型变态反应性疾病，对激素禁忌、耐药、依赖及停用激素后复发的病例。

【禁忌证】孕妇慎用，肝肾功能差时慎用。

【不良反应】月经紊乱、精子活力降低、数目减少、胃肠反应、白细胞减少、血小板减少及转氨酶异常。

【用法】口服，30～60mg/日，分 3 次服。

（二）外用药物治疗

1. 外用药物剂型和主要组成及作用、适应证、注意事项

（1）粉剂

【药物组成】（氧化锌 10%～20%、滑石粉 20%、植物淀粉 10%～20%）+ 药物。

【作用】干燥、护肤、散热。

【适应证】急性、亚急性皮炎而无渗液。

【注意事项】表皮糜烂、渗液处禁用，口腔附近及有毛发处禁用。

（2）水溶液

【药物组成】药物溶于水内。

【作用】吸潮、散热、消炎及清洁。

【适应证】急性皮炎有大量渗液或脓性分泌物。

【注意事项】溶液须新鲜配制，保持湿敷纱布潮湿和清洁，大面积湿敷时，不超过全身总面积的 1/3。

（3）洗剂（水粉剂）

【药物组成】（炉甘石、氧化锌、滑石粉）总量＜ 40%+ 水 + 药物。

【作用】散热、消炎、干燥、护肤、止痒。

【适应证】急性皮炎无渗液或脓液者。

【注意事项】用前摇匀，有毛发部位不用。

（4）酊剂（包括搽剂）

【药物组成】乙醇 + 溶于乙醇的药物。

【作用】消炎、杀菌、止痒消毒。

【适应证】慢性皮炎及瘙痒病。

【注意事项】口腔附近黏膜、皮肤破损处及损害范围广泛者不宜用。

（5）糊剂

【药物组成】25%～50% 粉剂加入基质软膏。

【作用】消炎、护肤、干燥，皮肤穿透性较软膏弱。

【适应证】亚急性皮炎伴有少量渗液。

【注意事项】毛发部位禁用，油脂可将糊剂洗去。

（6）软膏

【药物组成】（凡士林、羊毛脂）+ 药物。

【作用】同乳剂，但穿透皮肤作用强。

【适应证】慢性皮炎或无渗液的湿疹、溃疡。

【注意事项】急性皮炎禁用。

（7）乳剂

【药物组成】水相（用 W 表示）、油相（用 O 表示）和乳化剂。

【作用】消炎、护肤、止痒、润滑、软化痂皮。

【适应证】亚急性或慢性皮炎、瘙痒病。

【注意事项】偶有过敏者。

（8）油剂

【药物组成】（植物流、动物油、矿物油）+ 药物。

【作用】软化痂皮、清洁、消炎、止痒、润滑、保护。

【适应证】急性皮炎伴有厚痂者、糜烂、溃疡。

【注意事项】勿用于毛发部位。

（9）硬膏

【药物组成】常用松香或橡胶为基质配成。

【作用】有利于药物穿透皮肤吸收。

【适应证】慢性局限性、浸润肥厚性皮肤病。

【注意事项】急性、亚急性皮炎及糜烂渗出时禁用，有毛发部位不宜应用。

（10）涂膜剂

【药物组成】（成膜材料、挥发性溶剂）+ 药物。

【作用】防护剂、止痒、消炎，作用持久。

【适应证】慢性、无渗出皮损。

【注意事项】急性、亚急性皮炎及糜烂渗出时禁用，有毛发部位不宜应用。

（11）火棉胶

【药物组成】成膜材料由硝化纤维素配成。

【作用】防护剂、止痒、消炎，作用持久。

【适应证】胼胝、鸡眼、疣及结节性痒疹。

【注意事项】急性、亚急性皮炎及糜烂渗出时禁用，有毛发部位不宜应用。

2. 外用药物的浓度及性能见表 1-2。

表 1-2　外用药物的常用浓度及性能

类别	药名	常用浓度	性能
保护剂	炉甘石	8% ～ 15%	主要含碳酸锌，有止痒、收敛和保护作用，不溶于水
	氧化锌	5% ～ 50%	不溶于水和乙醇，有消炎、干燥、保护和弱吸收作用
	滑石粉	10% ～ 70%	不溶于水和乙醇，有吸收、干燥及保护作用

续表

类别	药名	常用浓度	性能
止痒抗炎剂	薄荷	0.5%～5%	溶于乙醇，不溶于水，与樟脑可互溶
	樟脑	1%～5%	溶于乙醇及油类，不溶于水，10%～20%软膏，治冻疮
	碳酸	1%～2%	溶于乙醇、水和甘油，并有防腐作用
	苯佐卡因	3%～5%	溶于热水、乙醇及脂肪油等，能麻痹感觉神经末梢
	达可罗宁	1%～2%	溶于水和乙醇，可用于黏膜，有一定刺激性，作用机制同上
	醋酸氢化可的松	0.5%～1%	为糖皮质激素，可制成乳剂及涂膜软膏等
	曲安西龙	0.025%～1%	为糖皮质激素，可制成乳剂及涂膜软膏等
	泼尼松	0.5%	为糖皮质激素，可制成乳剂及涂膜软膏等
	丙酸倍氯米松	0.025%～0.05%	为糖皮质激素，可制成乳剂及涂膜软膏等
	地塞米松	0.025%～0.075%	为糖皮质激素，可制成乳剂及涂膜软膏等
抗真菌及抗寄生虫剂	苯甲酸	6%～12%	溶于热水、乙醇、甘油和脂肪油，常与水杨酸合用
	冰醋酸	10%～30%	溶于水，30%有角质剥离作用，纯酸有腐蚀作用
	硫黄	5%～20%	微溶于乙醇，有杀细菌、真菌及疥虫作用，有止痒、脱脂及角质形成作用

续表

类别	药名	常用浓度	性能
消毒杀菌剂	硼酸	3%～4%（溶液）	溶于水和甘油，有清洁作用，常用于冷湿敷
	硼酸	4%～10%（软膏）	溶于水和甘油，有清洁作用，常用于冷湿敷
	甲紫（龙胆紫）	1%～2%	紫色结晶，溶于水，有一定吸收作用
	鱼石脂	10%～20%	溶于水和乙醇，兼有活血、消炎及角质促成作用
	高锰酸钾	1：5000～1：8000	溶于水，兼有除臭及收敛作用
	依沙吖啶（雷佛奴尔）	0.1%	溶于热水
	氧化氨基汞（白降汞）	2%～10%	不溶于水和乙醇
	小檗碱（黄连素）	1：2000	单纯片剂，溶于热水，供湿敷用
角质促成剂	糠馏油	3%～5%	灰黑色黏稠液体，溶于乙醇及油类，兼有消炎、止痒作用
	黑馏油	5%～10%	性能同糠馏油，兼有角质剥离及促进作用
	间苯二酚（雷琐辛）	2%～5%	无色结晶，溶于水和乙醇，遇光过久转棕色
	煤焦油	10%～40%（酊剂）	黑褐色黏稠液体，部分溶于水和乙醇，兼能止痒、消炎
	煤焦油	2%～10%（软膏）	黑褐色黏稠液体，部分溶于水和乙醇，兼能止痒、消炎

续表

类别	药名	常用浓度	性能
角质剥离剂	水杨酸	6%～15%	透明结晶，溶于乙醇，3%以下有角质促成作用，20%以上则有腐蚀作用
	间苯二酚（雷琐辛）	6%～15%	白色结晶性粉末，易溶于水、乙醇、乙醚，具有杀菌作用
	冰醋酸	30%以上	见抗真菌剂
蚀剂	碳酸	纯	见止痒消炎剂
	冰醋酸	纯	见抗真菌剂
	水杨酸	20%以上	见角质剥离剂
	三氯乙酸	33.5%～50%	无色透明结晶，溶于水和乙醇，有吸湿性
收敛剂	硝酸银	0.5%～1%	无色透明或白色板状结晶，溶于水，10%以上有腐蚀作用
	碱式硝酸铋（次硝酸铋）	5%～10%	白色结晶性粉末，不溶于水和乙醇，兼有促进肉芽生长的作用
细胞毒类药	氟尿嘧啶（5-氟尿嘧啶）	2.5%～5%	白色粉末，溶于水
	氮芥	0.01%～0.05%	溶于水和乙醇，常配成10～50mg/100ml 酊剂，或2.5mg/100g基质软膏
遮光剂	对氨基苯甲酸（PABA）	5%	溶于乙醇和沸水，以5%PABA酊剂效果较好
	二氧化钛	5%	不溶于水，有吸收紫外线和止痒作用，常配成乳剂
脱色剂	氢醌	2%～5%	无色晶体或白色粉末，溶于热水、丙酮和乙醇，常配成乳剂
	壬二酸	20%	无色至淡黄色晶体或结晶粉末，易溶于热水或乙酸

二、物理疗法

（一）紫外线疗法

常用于紫外线疗法的波长为 300～400nm，可由人工光源获得。

【作用】① 杀菌作用，直接杀灭病原体或改变微生物生存环境；② 红斑形成，促进局部血液循环和上皮新生；③ 色素增加；④ 镇痛和止痒作用。

【适应证】带状疱疹、毛囊炎、疖、痈、丹毒、玫瑰糠疹、白癜风、斑秃和早秃、局限性瘙痒症等。

【禁忌证】对光敏感、活动性肺结核、心肝肾功能不全、甲状腺功能亢进症及进行期银屑病。

【注意事项】① 医务人员和患者需戴防护眼镜；② 开灯后需待灯源稳定后再开始治疗，皮损周围非照区需用白布遮盖；③ 照射剂量过大，造成明显的红斑，甚至出现水疱者暂停治疗，并作对症处理。

（二）光化学疗法

光化学疗法（PUVA）是一种内服或外涂光敏药物结合长波紫外线照射来治疗疾病的方法。皮肤常用的光敏剂是甲氧沙林（8- 甲氧基补骨脂素，8-MOP）和三甲基补骨脂素（TMP）。

【作用】① 抑制表皮细胞 DNA 合成；② 影响色素形成；③ 可能改变机体的免疫力。

【适应证】银屑病、蕈样肉芽肿、异位性皮炎、白癜风、毛发红糠疹、斑秃、多形日光疹及色素性荨麻疹等。

【禁忌证】同紫外线疗法。

【不良反应】① 胃肠道反应，如恶心及呕吐等；② 引起红斑及瘙痒；③ 可诱发皮肤癌，应慎重使用；④ 对眼睛有损伤。

【注意事项】① 治疗期间患者应避免强烈日晒，外出应戴墨镜；② 外用 8-MOP，应从 0.1% 开始，逐渐递增，一旦出现红斑及水疱反应，应暂停治疗作对症处理。

（三）红外线疗法

红外线为不可见光，光波长为 760nm 至 400μm。治疗主要利用其产生的温热作用。

【作用】改善局部血液循环，增强新陈代谢，促进炎症消散，加快细胞的再生与修复，并能解痉和止痛。

【适应证】疖、毛囊炎、化脓性汗腺炎、慢性溃疡、冻疮及静脉炎等。

【注意事项】① 可引起眼的损害，故治疗时应避免对眼直接照射，如必须治疗面部时可用湿纱布遮盖眼部；② 对局部感觉障碍的患者，应避免烫伤的发生。

（四）微波疗法

微波是波长为 1mm～1m，频率为 300～300000MHz 的一种高频电磁波，目前在治疗上最常用的微波频率为 2400MHz，波长为 12.5cm。微波较其他高频电疗法（短波、超短波等）相比，具有产热均匀、在较深的肌层仍有较显著作用、剂量准确及操作方便等优点。

【作用】由于微波的电效应，可达到止痛、降低神经肌肉组织的兴奋性、改善局部血液循环、营养、促进新陈代谢及消炎等作用。

【适应证】各部位炎症，尤其是慢性炎症、扭伤后肿胀、神经炎及麻痹症等。

【注意事项】治疗区域及其邻近不应有金属物品，否则容易引起烧伤，对感觉迟钝或丧失者治疗应审慎，剂量应偏小，头面部治疗时应戴防护眼镜，阴囊部位不宜治疗。

（五）音频电疗法

音频电疗法按现代种类划分，属于中频电疗，目前国产音频机的正弦交流电的频率为2000Hz±100Hz。

【作用】音频电疗具有消炎、消肿、镇痛、松解粘连及促进瘢痕组织吸收等作用。瘢痕疙瘩效果较为显著。

【适应证】血栓性静脉炎、闭塞性脉管炎、淋巴结炎、系统性红斑狼疮所引起的水肿、带状疱疹所致神经痛、瘢痕粘连及急性皮炎时毛细血管扩张等。

【注意事项】电极不能在治疗区对置或晃动，不能放置于孕妇腹部、腰部及邻近部位。治疗过程中患者感到疼痛应检查电极或夹子有无直接接触皮肤，包裹电极的纱布是否太薄，电极是否不整齐，应找出原因予以纠正。

（六）电烙疗法

电烙疗法是利用电能产生的热量直接破坏或去除病变组合。

【适应证】各种疣、化脓性肉芽肿，较小的皮肤良性肿瘤及皮角等。

【注意事项】① 术中须将病变组织彻底烙除，避免损伤周边神经与血管；② 皮损过多或特殊部位（如阴茎系带等），可分次烙除。

【不良反应】可能遗留瘢痕。

（七）高频电刀疗法

【作用】电流通过振荡电路，在靶组织瞬间产电热火花，使病变组织发生电干燥、电凝，从而可起到切割、干燥、凝结、气化、炭化及封闭小血管淋巴管等效果。

【适应证】疣类表皮赘生物、皮脂腺痣、皮角、肉芽肿、粟丘疹、瘢痕增生、雀斑、汗管瘤、单纯性血管瘤、皮下囊肿、睑黄疣及跖疣等，尚可穿耳孔及永久性拔毛。

【注意事项】① 仪器使用须按操作程序进行；② 接通电源后，操作者不要接触输出针极部分；③ 治疗过程中勿用乙醇擦洗患部。

（八）离子喷雾术

【作用】水蒸气通过臭氧灯，能产生蒸汽喷雾和离子喷雾，作用于皮肤能杀菌，促进氧化还原反应。水蒸气作用于表皮，改善血液循环，使皮肤新陈代谢良好。

【注意事项】离子喷雾器的喷头距面部要有适当距离以防烫伤皮肤。

（九）浅层 X 线疗法

【作用】主要是消炎、止痒及镇痛；抑制分化不良或异生的细胞，抑制皮肤表面的真菌和细菌的繁殖；减少汗腺、皮脂腺的分泌；使微小血管闭塞；脱毛。

【适应证】头癣的脱发、多毛症、多汗症、汗腺瘤、慢性神经性皮炎、深部真菌病、单纯疱疹、尖锐湿疣、瘢痕疙瘩样肉芽肿及各种皮肤肿瘤等。

【禁忌证】① 阴囊和卵巢部位皮肤病；② 继发性皮肤萎缩症或皮肤过分干燥；③ 全身性疾病，体质较差。

【注意事项】选用 X 线疗法时，只限于病程较长，其他无效而更为严重时，一般急性皮肤病及轻症的慢性皮肤病宜选用。

（十）冷冻疗法

目前临床常用液氮作为冷冻材料，液氮为无色、无臭、无味的液体，温度为 $-196℃$。

【作用】将低温作用于人体组织，引起细胞的炎症、变性和坏死，以此达到治疗目的。

【适应证】各种皮肤癌瘤、寻常疣、跖疣、尖锐湿疣、扁平疣、传染性软疣、痣、结节性痒疹、肥厚性扁平苔藓及汗孔角化病等。

【禁忌证】严重的寒冷性荨麻疹、冷球蛋白血症、雷诺现象（雷诺病）及年老体弱对冷冻治疗不耐受者。

【注意事项】① 治疗后局部组织肿胀、起水疱，可用 0.1% 依沙吖啶（雷佛奴尔）溶液湿敷；② 治疗后可引起局部组织疼痛，多于 1～2 日内消失，如疼痛剧烈可服去痛片；③ 需再次治疗者，须在痂皮脱落后进行。

【不良反应】疼痛、水肿、水疱、皮下气肿、色素脱失、色素沉着、感染及瘢痕形成等。

（十一）激光疗法

目前皮肤科应用较多的激光器有以下几种类型。

1.连续式二氧化碳激光

【作用】波长为 10600nm，是不可见中红外激光，连续输出，常用功率为 10～40W。作用较表浅，主要产生热效应，随温度的升高其在皮肤组织上可有热刺激、红斑、变性、凝固、炭化、气化等生物学作用。

【适应证】病毒性疣、疣状痣、皮脂腺痣、皮角、脂溢性角化、皮赘及基底细胞癌、鳞癌、皮肤原位癌、湿疹样癌、浅表性局限性的皮肤恶性肿瘤。

【注意事项】烧灼后的创面要保持干燥，勿入于水，待痂皮干燥自动脱落，勿人为剥脱，以免形成瘢痕。

2. 脉冲式二氧化碳激光

【作用】波长 10600nm，单脉冲能量 100～1500MJ，脉冲频率持续时间 100μs 至 1ms，光斑直径 3、5、6、9mm，脉冲频率 1～ 20Hz。由于脉冲持续时间小于皮肤热弛豫时间，因而对治疗靶周围皮肤组织的热损伤较少。

【适应证】面部或暴露部位的皮肤浅表性、局限性良性皮肤肿瘤，如雀斑、脂溢性角化、毛发上皮瘤、汗管瘤、色素痣、睑黄疣、扁平疣、丝状疣、痤疮等引起的萎缩性瘢痕等。

【注意事项】① 小而浅、数量少的损害尽可能不做局麻，以免影响治疗效果；② 术中及时以生理盐水或蘸新霉素溶液的棉签清除烧灼后的碳化物；③ 保持创面干燥至落痂，避免日晒。

3. 氦氖激光

【作用】波长 632.8nm，是可见的红色光，输出功率 10～40MW。可改善皮肤局部微循环，加强新陈代谢，促使组织愈合和毛发生长；能消除炎症，加强吸收，减轻炎症区域充血和水肿，提高局部免疫功能；能加速致痛的化学物质（钾离子、氨类物质等）的吸收，故有镇痛作用。

【适应证】各种原因所致的皮肤黏膜溃疡，如烫伤、烧伤、化学烧伤、电击伤、外伤、糖尿病伴发的皮肤溃疡等；带状疱疹、单纯疱疹、疖肿、甲沟炎等感染；斑秃、全秃；冻疮、冷性多形红斑、雷诺现象（雷诺病），局限性硬皮病等。

【注意事项】疗程之间休息 3～5 日为宜；恶性肿瘤、急性感染禁止照射；眼睛不能直视光束。

4. 掺钕钇铝石榴石激光

【作用】波长 1060nm，常用功率 10～80W，是近红外光谱，在皮肤组织上的作用主要是热效应，因该波长的光在水中引起散射，所以在皮肤组织中的深度可达 1～6mm，比二氧化碳激光深。

【适应证】海绵状血管瘤、淋巴血管瘤、血管角皮瘤、化脓性肉芽肿、血管内皮瘤、木村病等。

【注意事项】大而深在的血管性损害治疗的间隔期需防止痂膜脱落出血。

5. 氩激光

【作用】波长为 488nm 或 514.5nm，输出功率 2～10W。该光谱被色素和血红蛋白吸收较多，对浅表性血管损害可起到封闭、凝固作用，且在皮肤组织上作用浅表，故多用于浅表的色素增生性皮肤病和浅表的毛细血管增生性疾病。

【适应证】雀斑、咖啡斑、脂溢性角化、文身等色素性疾病及毛细血管扩张、酒渣鼻、草莓状血管瘤、蜘蛛痣等血管性损害。

【注意事项】同氦氖激光。

6. 铜蒸气激光

【作用】波长为 510.6nm（绿光）和 578.2nm（黄光），输出光为混合光，黄绿光比率为 1：2，功率为 1～6W。主要为血红蛋白的吸收峰值，能量大部分进入真皮，作用深度较氩激光为深。

【适应证】化脓性肉芽肿、酒渣鼻、蜘蛛痣、鲜红斑痣、红色文身等。

【注意事项】避免剂量过大，出现水疱而致瘢痕。

7. 调 Q 铒激光

【作用】波长 2940nm，单脉冲能量 0.06～2.0J，脉冲持续时间 300μs，光斑直径 1、6、3、5mm，脉冲频率 1～20Hz。脉冲持续时间小于皮肤组织热弛豫时间，对靶外邻组织的热损伤大大减少；比常用的 CO_2 激光皮肤组织吸收更好，作用更浅表。

【适应证】同脉冲式 CO_2 激光。

【注意事项】术后可出现创面红肿 1～2 日，属正常反应，可自行消退；面部损害区照射后不可化妆、敷面膜，并避免日晒。

8.脉冲染料激光

【作用】波长510nm（绿光）为黑色素颗粒的吸收峰值，波长585nm（黄光）为血红蛋白的吸收峰值，均可透过表皮作用至真皮，且脉冲形式输出可限制光照对靶外组织的损伤。

【适应证】波长510nm（绿光）用于治疗雀斑、咖啡斑、脂溢性角化、Becker痣等；波长585nm（黄光）可用于治疗鲜红斑痣、毛细血管扩张、血管角皮瘤、酒渣鼻、蜘蛛痣、肥厚性瘢痕等。

【注意事项】① 治疗时有轻微疼痛，一般不需麻醉，治疗后有短暂红肿、紫癜，无须特殊处理，可以自行消退；② 痂膜脱落前，每日薄涂抗生素软膏1～2次，避免进水、揉擦、敷面膜、化妆及剧烈运动；③ 痂膜脱落后尽量避免日晒，以免色素沉着。

9.调Q紫翠宝石激光

【作用】波长755nm，治疗剂量4～10J/cm^2，光斑直径3mm，脉冲持续时间0.5～1ms，脉冲频率1～15Hz。为色素颗粒吸收波段，能透入真皮深层，脉宽小于黑素体的热弛豫时间，对周围正常组织无损伤。

【适应证】太田痣、伊腾痣、雀斑样痣、文身、异物色素沉着等。

【注意事项】痂皮脱落后色素的消退过程缓慢，可长达半年至1年，尽量避免日晒。

10.调Q红宝石激光

【作用】波长694nm，输出能量1～98J/cm^2，光斑直径2～8mm，调Q脉宽20～40ns，长脉宽1～2ns，脉冲频率1nz。为真皮黑色素细胞吸收，脉宽小于黑素体的热弛豫时间，对周围正常组织热损伤较少。

【**适应证**】口周色素沉着肠道息肉综合征、雀斑样痣、雀斑、太田痣、伊藤痣、文身、蓝痣、毛痣、多毛症等。

【**注意事项**】同调 Q 紫翠宝石激光。治疗后产生的短暂色素沉着或减退，一般可自行恢复。

第二章

病毒性皮肤病

第一节 单纯疱疹

单纯疱疹是一种由单纯疱疹病毒感染所致的病毒性皮肤病。好发于皮肤、黏膜交界处，以局限性、簇集性小水疱为特征。中医称之为"热疮"。

【诊断要点】

1. 皮疹好发于皮肤、黏膜交界处，如口周、唇缘、眼睑、鼻孔附近及外阴部；亦可见于颜面、口腔及眼等部位。

2. 局部先有灼热感，随即出现红斑，在红斑或正常皮肤上出现簇集性小水疱群，疱液清澈透明，后变为混浊，擦破后出现糜烂、渗液、结痂，后脱痂而愈，愈后可遗留暂时的色素沉着斑。

3. 局部自觉瘙痒或灼热紧张感，一般无全身症状；发生在外生殖器时，可因糜烂或继发化脓性感染而疼痛，可伴淋巴结炎、膀胱炎及前列腺炎等。

4. 病程1～2周，愈后易于复发。

5. 实验室检查：疱液病毒培养、抗原抗体检测阳性。

【鉴别诊断】

1. 面部带状疱疹　皮损多数沿三叉神经或面神经的分支分

布，基底炎症明显，呈带状排列，伴有神经痛。

2. 脓疱疮　皮损为散在性脓疱，周围红晕明显，有黄色脓痂，多见于儿童暴露部位，夏秋季节多见。

【治疗方法】

1. 西医治疗

本病有自限性，约 2 周即可自愈。一般给予对症治疗，无须特殊处理。

（1）局部治疗　以干燥、收敛和预防感染为原则。① 外用 1%～5% 阿昔洛韦软膏、1% 喷昔洛韦软膏、0.1% 碘苷（疱疹净）或阿昔洛韦眼药水等抗病毒，2～5 次 / 日；3% 膦甲酸钠乳膏、1% 氯锌油、紫草油也可选用，3～4 次 / 日。② 如继发细菌感染，可外用红霉素软膏、莫匹罗星软膏（百多邦软膏）、0.5% 新霉素软膏、外用应急软膏。

（2）全身治疗　① 抗病毒：病情较重者，可酌情选用阿昔洛韦 200mg/ 次，5 次 / 日；泛昔洛韦 250mg/ 次，3 次 / 日；伐昔洛韦 300mg/ 次，2 次 / 日；新生儿单纯疱疹应早期静脉滴注阿昔洛韦 30～60mg/（kg·d）或阿糖胞苷 30mg/（kg·d），疗程 10～21 日。② 免疫调节：对少数严重者可选用干扰素 100U 肌内注射，1 次 / 日或 300U 肌内注射，1 次 / 隔日；其他如左旋咪唑、聚肌胞、干扰素诱导剂、转移因子、胎盘或丙种免疫球蛋白等也可酌情选用。③ 继发细菌感染，酌情选用抗生素。

2. 中医治疗

（1）辨证施治　① 热盛证，治以清热散风，方用辛夷清肺饮加减：辛夷 3.5g，生甘草、石膏、知母、枇杷叶、升麻、百合、麦冬各 10g，水煎服。② 肝胆湿热证，治以清泻肝经湿热，方用龙胆泻肝汤加减：龙胆、黄芩、栀子、泽泻、当归、柴胡各 10g，板蓝根、大青叶各 15g，甘草 5g，水煎服。③ 反复发作者，可选用板蓝根、马齿苋各 15g、生薏苡仁 25g、紫草 8g，水煎服。

（2）中成药 ① 板蓝根冲剂，10g/ 次，3 次 / 日；② 抗病毒冲剂，10g/ 次，3 次 / 日；③ 银黄口服液，10ml/ 次，3 次 / 日；④ 珍黄片，2 片 / 次，3 次 / 日。

（3）外治疗法 ① 紫金锭磨水或黄连膏、青黛膏外搽，2 次 / 日；② 马齿苋 30g、冰片 10g（后下），水煎待凉，用纱布蘸水湿敷患处，每次 15min，2 次 / 日；③ 青黛散外用，每日 1～2 次。

此外还有物理疗法，顽固反复发作者，局部紫外线照射。

【预防与护理】

1. 反复发作者，应去除诱发因素。

2. 忌食肥甘厚味及辛辣之品。

3. 局部保持清洁，防止继发感染。

第二节　带状疱疹

带状疱疹是由水痘 - 带状疱疹病毒所引起的急性疱疹性皮肤病。以沿一侧周围神经呈带状分布的簇集性水疱和神经痛为特征。好发于春秋季节，成人多见。中医称之为"火带疮""蛇串疮""缠腰火丹""蜘蛛疮"。

【诊断要点】

1. 发疹前往往有发热、倦怠及食欲不振等前驱症状。

2. 好发于胸肋、腰背及颜面等部位。

3. 发病前局部皮肤有感觉过敏或神经痛，2～3 日后出现米粒大小簇集性小水疱，严重时可见血疱，甚至发生坏死溃疡。皮损沿一侧周围神经所属皮肤分布区分批出现，依次排列成带状。

4. 患处皮肤灼热、刺痛，老年尤甚，常持续至皮损完全消失后；部分患者皮损消失后疼痛仍可持续数月或更久，称带状疱疹遗留神经痛。

5. 特殊临床类型有眼带状疱疹、耳带状疱疹（带状疱疹面瘫综合征）、带状疱疹性脑炎、运动性麻痹及内脏带状疱疹等，会出现相应的临床症状。

6. 病程2～3周，一般愈后不复发。

【鉴别诊断】

1. 单纯疱疹　好发于皮肤、黏膜交界处，不沿神经分布，自觉轻度灼热瘙痒，反复发作，多见于高热、胃肠功能紊乱及月经不调等患者。

2. 接触性皮炎　有接触史，皮损多发生在接触部位，呈多形性，与神经分布无关，自觉烧灼剧痒，无神经痛。

3. 在前驱期及无疹型带状疱疹神经痛显著者，需与肋间神经痛、胸膜炎及急性阑尾炎等相鉴别。

【治疗方法】

1. 西医治疗

（1）局部治疗　以止痛、消炎、干燥、收敛防止继发感染为原则，可选用：① 如疱疹未破时可外涂硫黄炉甘石洗剂，每日多次或阿昔洛韦软膏、喷昔洛韦软膏，2～3次/日；② 若疱疹已破溃，需酌情以3%硼酸液或雷佛奴尔溶液湿敷、黏膜溃疡膏、新霉素软膏等外涂，2～3次/日；③ 眼部皮损可用0.1%～0.5%碘苷（疱疹净）眼药水、阿昔洛韦眼药水滴眼；④ 后期可行富血小板血浆（PRP）治疗，以促进神经炎症消退，缓解疼痛。

（2）全身治疗　① 抗病毒药物：可选用阿昔洛韦200mg/次，5次/日；泛昔洛韦250mg/次，3次/日；阿糖胞苷10～15mg/（kg·d），200mg药物需加入500ml的5%葡萄糖溶液稀释后，连续缓慢静脉滴注，1次/日，连用15天；溴夫定125mg/次，1

次 / 日，连服 7 日。② 止痛剂：可选用普瑞巴林、加巴喷丁、吲哚美辛（消炎痛）、卡马西平等，严重的尚可做普鲁卡因局部封闭。③ 免疫调节剂：可选用白细胞干扰素（α- 干扰素）100U/ 次，肌内注射，1 次 / 日或 300U/ 次，肌内注射，1 次 / 隔日；聚肌胞 4mg/ 次，肌内注射，1 次 / 隔日；卡介菌多糖核酸注射液（斯奇康）2ml/ 次，肌内注射，1 次 / 隔日等以增强机体的免疫能力，缩短病程，减轻疼痛；斯奇康注射液 1ml，肌内注射，每周两次。④ 糖皮质激素：对老年和眼受累患者，早期给予强的松 30～60mg 口服，可减轻病毒对神经节的毒性及坏死作用，缩短病程、缓解神经痛，但有明显禁忌证则不用。⑤ 神经营养治疗：维生素 B_1 100mg/ 次，肌内注射，1 次 / 日；维生素 B_{12} 500mg/ 次，肌内注射，1 次 / 日；甲钴胺片 0.5mg/ 次，3 次 / 天，口服。

（3）物理疗法　氦氖激光照射、紫外线照射及频谱电疗等均有一定的消炎、止痛效果。

2. 中医治疗

（1）辨证论治　① 肝经湿热，治以清肝泻火，利湿解毒，方选龙胆泻肝汤加减：龙胆、黄芩、栀子、泽泻、当归、柴胡各 10g、板蓝根、大青叶各 15g，甘草 5g，水煎服。② 脾虚湿盛，治以健脾利湿通络，方选除湿胃苓汤加减：苍术、厚朴、陈皮、泽泻、白术、防风、栀子、木通各 10g，猪苓、滑石各 15g，甘草 5g，肉桂 3g，水煎服。③ 气滞血瘀，治以活血化瘀止痛，方选桃红四物汤加减：桃仁、川芎、赤芍各 10g，当归、生地黄各 15g，红花 3g，水煎服。

（2）中成药　① 龙胆泻肝丸 15 粒 / 次，3 次 / 日；② 南通蛇药片 2 片 / 次，3 次 / 日；③ 珍黄片 2 片 / 次，3 次 / 日；④ 六神丸 10 粒 / 次，2 次 / 日。

（3）针刺疗法　有明显的消炎止痛作用，对后遗神经痛亦有效。① 体针：取内关、足三里、曲池、合谷、三阴交，针刺后采用提插捻转，留针20～30min，1次/日。② 耳针：取穴肝区、神门，1次/日，直至疼痛消失为止。③ 火针：于水疱紧张处行火针治疗，后期水疱消退后亦可行火针治疗，有助于缓解疼痛。

（4）外治疗法　① 早期水疱明显时用钳子夹破水疱，外散红升丹，一般用药1～2次，皮损即可收敛。但此药刺激性较强，可导致局部疼痛加剧，甚至接触性皮炎，老年体弱及易敏体质者慎用。② 疱液干后皮损区干燥疼痛，可用青黛散调香油外搽；亦可使用外用应急软膏。

【预防与护理】

1. 保持局部皮肤清洁，注意休息。

2. 忌食辛辣、酒、鱼和肥甘厚味之品。

第三节　寻常疣

寻常疣是由人乳头瘤病毒所引起的慢性病毒性赘生物。以乳头状角质隆起、无自觉症状为特征。多见于儿童和青少年。属中医"千日疮""枯筋箭"的范畴。

【诊断要点】

1. 发于手足背、手指、足缘或甲廓等处，亦可见于头面。

2. 皮损初为针头大小的扁平隆起性丘疹，渐增大至豌豆，呈圆形或椭圆形乳头状角质隆起，表面干燥、粗糙角化明显，触之硬，为灰黄、灰褐或黄褐色，顶端可呈花蕊状或刺状。

3. 多无自觉症状，偶有压痛，撞击或摩擦时易出血。

4. 病程缓慢，可自愈，愈后不留痕迹。

5. 组织病理：表皮角化过度，棘层显著肥厚，表皮突向下延伸，真皮乳头呈乳头瘤样生长，变细。

6. 特殊临床类型有：① 甲周疣，发于甲廓部，易出现裂口，继发化脓性感染，可向甲下蔓延；② 指状疣，为多个参差不齐的指状突起，其尖端为角质样物质，好发于头皮，亦可见于趾间及面部；③ 丝状疣，为单一柔软细长的丝状突起，顶端被有干燥角质，正常皮色或棕灰色，好发于眼睑、颈及颏部。

【鉴别诊断】

1. 传染性软疣　皮损为半球状隆起，表面呈蜡样光泽，不呈刺状，中央有脐窝状凹陷，可查见软疣小体。

2. 疣状表皮发育不良　常自幼发病，单个皮损为米粒至黄豆大扁平疣状丘疹，呈暗红、紫红或褐色，广泛而对称分布，常伴有掌跖角化、指甲改变、雀斑样痣及智力发育迟缓，易发生癌变。

【治疗方法】

1. 西医治疗

（1）局部治疗　① 用刮匙将疣刮除，CO_2 激光、电烙或液氮冷冻；② 腐蚀剂如纯水杨酸、乳酸、纯石炭酸（苯酚）及苛性钾（氢氧化钾）外涂，但注意保护周围健康皮肤；③ 疣体内注射，可选用 2.5% 碘酊、盐酸平阳霉素普鲁卡因稀释液及硫酸博来霉素等；④ 2%～4% 甲醛溶液、10% 水杨酸软膏、5% 氟尿嘧啶软膏、0.2% 喜树碱霜外搽，1～2 次 / 日；⑤ 较大者可直接手术切除。

（2）全身治疗　疗效难以肯定，可酌情选用：① 干扰素 100U/ 次，肌内注射，1 次 / 日或 300U/ 次，肌内注射，1 次 / 隔日；② 聚肌胞 2～4ml/ 次，肌内注射，1 次 / 隔日；③ 左旋咪唑 50mg/ 次，3 次 / 日，连服 3 天，停 11 天，连用 3 个月。

2. 中医治疗

（1）辨证施治　① 肝胆风热证，治以清肝泻火，方用清肝益荣汤加减：柴胡、栀子、木瓜、白芍、龙胆、白术各 10g，熟地黄、当归各 15g，炙甘草 5g，水煎服。② 肾气不荣证，治以滋补肾水，方用六味地黄汤加减：熟地黄、茯苓各 15g，山药、泽泻、山茱萸各 10g，牡丹皮 6g，甘草 5g，水煎服。

（2）中成药　① 板蓝根注射液 2～4ml/ 次，肌内注射，3 次/日；② 柴胡注射液 2～4ml/ 次，肌内注射，3 次 / 日。

（3）外治疗法　① 五妙水仙膏、水晶膏及鸦胆子油外涂，注意保护正常皮肤；② 结扎疗法，对头大蒂小的疣或丝状疣用丝线或头发丝结扎；③ 木贼、香附、生牡蛎各 30g 及蜂房 10g，煎水洗患部。

【预防与护理】

避免摩擦、撞击，以防出血。

第四节　跖疣

跖疣为发生在足部的寻常疣，属中医"足瘊"的范畴。

【诊断要点】

1. 好发于足跖前后受压处及趾部。

2. 初起为小的发亮丘疹，渐增大，表面粗糙角化，灰黄或污灰色，圆形，周围绕以增厚的角质环。因足底受压，皮损常不高出皮面，除去角质层后可见疏松的角质软芯，边缘可见散在小的、紫黑色出血点，数目从几个到几十个不等。

3. 局部压痛明显。

【鉴别诊断】

1. 鸡眼　好发于足底、足缘及趾缘受压部位，为一单发的表皮角质层过厚所构成的圆锥形角质栓，尖端伸入皮内，底呈圆锥形露于皮外，如鸡眼状，有压痛。

2. 胼胝　好发于足底受压处，为表皮角质层成片增厚，中心部最厚，愈向边缘愈薄，无明显压痛，表面光滑，皮纹清晰。

【治疗方法】

1.西医治疗

（1）全身治疗　一般不需要全身治疗。

（2）局部治疗　① 2.5%～5% 氟尿嘧啶软膏、4% 甲醛溶液（10% 福尔马林）、30% 冰醋酸或浓石炭酸皮损部外搽，1～2 次 /日；② 40% 碘苷（疱疹净）二甲基亚砜溶液外涂，3～4 次 / 日，及 20%～40% 碘苷霜剂外搽加封包，1 次 / 日；③ 最常见的跖疣治疗方案为联合治疗，水杨酸（浓度为 17% 或 40%）联合氟尿嘧啶（浓度为 0.5% 或 5%）治疗。

（3）物理治疗　激光、冷冻、X 线及 ^{60}Co 照射。

2.中医治疗

（1）内服药　治以平肝活血、软坚止痛，药用磁石、赭石、生牡蛎、珍珠母各 20g，地骨皮、黄柏各 15g，牛膝、白芍、山慈菇、桃仁、石决明各 10g，红花 3g，水煎内服。月经期及孕妇忌服。

（2）外治疗法　① 皮损少者，选用千金散、水晶膏及鸦胆子油外搽，注意保护正常皮肤；② 皮损多者，选用香术水洗剂及狗脊水洗剂外洗。

【预防与护理】

注意避免压迫、摩擦，防止继发化脓性感染。

第五节　扁平疣

扁平疣又名青年扁平疣，系人乳头瘤病毒所引起的一种常见的病毒性赘生物。以质硬扁平丘疹为特征，多见于青少年及儿童。属中医"扁瘊"的范畴。

【诊断要点】

1. 好发于颜面、手背、前臂及肩胛等部位。

2. 皮损为米粒至绿豆大小的扁平丘疹，表面光滑、质硬，呈正常肤色或微带棕色，圆形、椭圆形或多角形，散在或密集，亦可因搔抓呈线状排列。

3. 无自觉症状。

4. 病程慢性，可持续数年，也可自行消退，愈后仍可复发。

5. 组织病理：明显角化过度和棘层肥厚，无乳头瘤样增生，表皮上部细胞广泛空泡形成，空泡化细胞的核位于细胞中央，有不同程度的固缩。

【鉴别诊断】

1. 汗腺瘤　为针头至豆大的柔软性丘疹，好发于眼睑附近，也常发生于颈、前胸、腹部及大腿前，对称分布，为正常皮色，但不融合。

2. 粟丘疹　为针头至粟粒大的丘疹，呈白色或黄白色，常发生于眼睑、颊部或额部，无自觉症状，既不消失，也不扩大。

【治疗方法】

1. 西医治疗

（1）局部治疗　① 1%～5% 5- 氟尿嘧啶霜、0.1% 维 A 酸霜、4% 甲醛溶液、5% 酒石酸锑钾溶液、肽丁胺液及 0.1% 苯扎溴铵（新洁尔灭）溶液等外搽，2～3 次 / 日；② 液氮冷冻、电干燥疗法、电灼法、电解法，或透热法治疗；③ 免疫疗法，2.4-DNCB 丙酮液外用；④ 联合治疗，最常见的联合治疗是冷冻联合水杨酸，或 0.1% 二苯环丁烯酮联合 15% 水杨酸软膏。

（2）全身治疗　可酌情选用左旋咪唑 50mg/ 次，口服，3 次 / 日；干扰素 100U/ 次，肌内注射，1 次 / 隔日；聚肌胞 2ml/ 次，肌内注射，1 次 /3 日；转移因子 2ml/ 次，皮下或肌内注射，2 次 / 周，

3 周为 1 疗程。

2. 中医治疗

（1）内服药　治以散风平肝、清热解毒。药用赭石、珍珠母、薏苡仁各 20g，板蓝根、大青叶、金银花、生地黄各 15g，紫草、黄芩各 10g，红花、蝉蜕各 3g，水煎服。

（2）外治疗法　① 五妙水仙膏、鸦胆子油外搽，注意保护正常皮肤；② 马齿苋、大青叶、生牡蛎各 30g，木贼 10g，白芷、苍术、白芥子、乌梅、五倍子、蜂房各 10g，煎水外洗。

（3）针灸疗法　取穴列缺、合谷、足三里；手法用泻法，留针 30min。

【预防与护理】

避免搔抓，以防自身传染扩散。

第六节　疣状表皮发育不良

疣状表皮发育不良又名泛发性疣病，发生在躯干、四肢及头面部，多数为散在或泛发性扁平疣及寻常疣样损害，易癌变。属中医"扁瘊"的范畴。

【诊断要点】

1. 多自幼发病，常有家族史。

2. 好发于躯干、四肢及面、颈部，亦可泛发于全身，对称分布。

3. 皮损为 2～6mm 直径，圆形或多角形，表面呈疣状或苔藓样扁平丘疹，质坚，呈浅灰、暗红、紫红或褐色。躯干和四肢皮疹较大而硬，相邻近的损害融合形成直线或斑片，表面附有白色或淡黄色油脂状鳞屑，将鳞屑剥除后可显示淡红色的湿润面。

4. 一般无自觉症状，少数有痒感。

5.病程较长，约20%患者某些损害可发展为鳞状细胞癌或基底细胞癌，常伴有掌跖角化、指甲改变、雀斑状痣及发育迟缓。

6.组织病理与扁平疣相似，但空泡细胞核更小，碎裂，表皮浅层呈网篮状，有时有癌变倾向。

【鉴别诊断】

1.扁平疣　损害多发于颜面及手背，为褐色或正常色的扁平丘疹，损害较小，表面无油脂状鳞屑，可自行消退。

2.毛囊角化病　其损害初起为毛囊性坚硬丘疹，或为增殖性角化性乳头瘤状损害，有特殊的组织病理改变。

【治疗方法】

1.西医治疗

（1）局部治疗　可试用角质软化剂、电干燥疗法或刮除疗法，也可试用 5- 氟尿嘧啶软膏、X 线照射、液氮冷冻或激光治疗。

（2）全身治疗　目前还无特殊疗法，可补充维生素 A，试用维生素 B_{12}，血管舒张剂有一定的疗效；也可用聚肌胞 4ml/ 次，肌内注射，2 次 / 周，或者维胺酯 25mg/ 次，口服，3 次 / 日，有时也可试用干扰素、转移因子等免疫增强剂。

2.中医治疗　同扁平疣。

【预防与护理】

注意避免搔抓、摩擦，防止继发化脓性感染。

第七节　传染性软疣

传染性软疣是由传染性软疣病毒所致的良性病毒性赘生物。以皮肤上发生蜡样光泽的半球状小丘疹、顶端凹陷、能挤出乳酪状软疣小体为特征。常见于儿童和青年。属中医"鼠乳"的范畴。

【诊断要点】

1. 好发于颜面、躯干、四肢、阴囊、肩胛及眼睑等处。

2. 初起为米粒大的半球状丘疹，渐增至绿豆大，中央呈脐窝状凹陷，表面有蜡样光泽。早期质地坚韧，后渐变软，呈灰色或珍珠色。顶端挑破后，可挤出白色乳酪样物质（称软疣小体）。数目为数个至数十个不等，常疏散分布。

3. 自觉微痒，经过徐缓，可自体接种，亦可自行消失。

4. 组织病理显示特征性的嗜酸性包涵体即软疣小体存在于高度增生的棘层深部。

【鉴别诊断】

1. 软痣　米粒至豌豆大的结节，中心无脐窝，亦无白色乳酪样物质。

2. 汗腺瘤　为针头至米粒大的小结节，往往数目多而密集，色黄褐，质坚硬，多见于眼睑、鼻及颊等处。妇女居多，夏季加重。单个皮损需与基底细胞瘤、角化棘皮瘤等鉴别，必要时可做病理组织检查。

【治疗方法】

1. 西医治疗　以局部治疗为主，一般不需要内服药。将损害中的软疣小体挤出或挑除，然后点上浓石炭酸或三氯醋酸或 2.5%碘酊，并压迫止血，或用 3% 肽丁胺霜外搽，2～3 次 / 日。

2. 中医治疗

（1）内服药　一般不需要内治，但数目较多者，治以平肝解毒，方用治疣汤加减：熟地黄、板蓝根、大青叶各 15g，白芍、何首乌、桃仁、升麻各 10g，生薏苡仁 25g，红花 3g，水煎内服。

（2）外治疗法　①针挑法，用消毒的三棱针在软疣顶端挑破，挤出乳酪样物，外搽碘酊；②大青叶、板蓝根、丝瓜络、败酱草各 30g，煎水外洗。

【预防与护理】

避免搔抓，以防自身传染扩散。

第八节　水痘

　　水痘是由水痘 - 带状疱疹病毒所引起的急性、具有高度传染性的发疹性疾病。以皮肤、黏膜上分批出现水疱伴轻度全身症状为特征。好发于儿童。属中医"水痘""水疱""水疮"的范畴。

【诊断要点】

　　1. 大多见于 1～10 岁儿童；传染性强，容易流行；潜伏期14～16 日。

　　2. 起病较急，可有发热、全身倦怠、头痛及食欲减退等前驱症状。

　　3. 发病 24h 内出现皮疹，初起为红色针头大小的斑疹，迅速变为丘疹，数小时后即变为绿豆大小水疱，周围绕以红晕，经2～3 日后干燥、结痂，脱痂而愈，不留瘢痕。黏膜亦常受侵，在口腔、眼结膜、咽部、外阴及肛门等处黏膜出现疱疹性损害。

　　4. 皮损常呈向心性分布，以躯干为多，面部及四肢较少，掌跖更少，常分批发生。

　　5. 病程约 2 周。

　　6. 自觉瘙痒，可继发化脓性感染，甚至形成坏疽。少数患儿亦可继发病毒性脑炎、肺炎及血小板减少性紫癜。

【鉴别诊断】

　　1. **脓疱疮**　好发于面部及四肢等暴露部位，皮损以脓疱、脓痂为主，无分批出现的特点，多见于夏季。

　　2. **丘疹性荨麻疹**　皮损为菱形风团，丘疹长轴与皮纹平行，其中央部有针尖或粟粒大小水疱,自觉剧痒。

【治疗方法】

1. 西医治疗

(1)全身治疗 主要为对症处理:① 可予抗病毒药如利巴韦林(病毒唑)10～15mg/(kg·d),口服,2～3 次/日;阿昔洛韦 5～10mg/(kg·d),分 2 次静脉滴注,疗程 3～5 日;② 高热时,可选用退热药,如对乙酰氨基酚(泰诺林);③ 瘙痒显著时口服抗组胺药,如盐酸西替利嗪(12 岁以下儿童慎用)10mg/次,口服,1 次/日;④ 继发细菌感染,可予以抗生素。

(2)局部治疗 以止痒及预防感染为原则,可选用炉甘石洗剂;水疱破裂者,外搽 1% 甲紫溶液,3～4 次/日;有继发感染时,局部外用红霉素软膏、莫匹罗星软膏、新霉素软膏等,1～2 次/日。也可外用 1%～2% 阿昔洛韦软膏、1% 喷昔洛韦软膏、3% 膦甲酸钠乳膏,1～2 次/日。

2. 中医治疗

(1)辨证施治 ① 偏于气分者,治以疏风清热、解毒渗湿,方用银翘散加减:金银花、连翘各 10～15g,荆芥、淡豆豉、牛蒡子、芦根各 6～8g,桔梗、薄荷、竹叶、甘草各 3～5g,水煎服。② 血分偏热者,治以清热凉血,方用清营汤加减:水牛角 15～30g,金银花、连翘、生地黄、玄参、麦冬各 10～15g,丹参 6～8g,竹叶心、黄连各 1～3g,水煎服。③ 感染严重者,治以清营解毒,方用清瘟败毒散加减:水牛角 20～30g,石膏 15～20g、生地黄、玄参、金银花、连翘、野菊花各 10～15g,黄芩、知母、赤芍、牡丹皮各 6～8g,桔梗、甘草、竹叶各 3～5g,水煎服。

(2)中成药 ① 板蓝根冲剂 10g/次,3 次/日;② 抗病毒口服液 10ml/次,3 次/日;③ 银黄口服液 10ml/次,3 次/日;

④ 珍黄片2片／次，3次／日。

（3）外治疗法　① 苦参30g，浮萍15g，芒硝30g等煎水外洗；② 糜烂化脓者，外涂青黛膏、冰硼散；③ 口腔糜烂者，可选用青吹口散吹口内。

【预防与护理】

1. 应隔离患者到全部皮疹干燥结痂为止。易感儿童接触患者后，留观3周。对体质弱者，可在接触后4天内注射胎盘球蛋白或丙种球蛋白。

2. 患者的衣被、日常用品采用通风、暴晒及煮沸等法消毒。

第九节　风疹

风疹是由风疹病毒所引起的急性传染病。以红色斑丘疹，颈和耳后淋巴结肿大、伴低热等全身症状为特征。好发于儿童及青少年。冬春季多见。属中医"风疹"的范畴。

【诊断要点】

1. 潜伏期10～21日，平均18日。

2. 前驱症状有发热、咳嗽、全身不适、食欲不佳、流涕、咽痛、头疼及结膜炎等。

3. 发疹前5～7日，枕后、耳后、腋窝、腹股沟淋巴结肿大，有触痛，但无化脓，于数日内自行消退，但也可持续数周。

4. 前驱症状后1～2日，出现大小不一的淡红色斑疹、斑丘疹或丘疹。最早见于面部，迅速向下扩展到躯干及四肢，但手掌、足距部大多无皮疹；第2日，面部皮疹消退，躯干皮疹部位融合，但四肢皮疹散在不融合；第3日躯干皮疹消退；第4日四肢皮疹也开始消退。疹退后，一般不留痕迹；严重者，可见糠秕样脱屑。

5. 可伴有口腔黏膜疹，为散在分布于软腭及悬雍垂等处的玫瑰色斑疹，或出血性红点、瘀点，如针尖或稍大。

6. 孕妇在妊娠 4 个月之内感染本病，可发生流产、死产、早产或胎儿畸形。

7. 外周血白细胞总数减少，淋巴细胞在最初 1～4 日内减少，以后逐渐增多。有时可见浆细胞增多。红细胞沉降率（血沉）在患病 1 周内增高。

【鉴别诊断】

1. 猩红热　前驱期约 1 日，突然发热及咽痛，杨梅样舌，发疹日期持续 2～4 日，先见于颈、胸、腋下，后遍及全身，为红色点状，压之退色，密集成片，颜面部潮红，口周苍白，皮肤皱褶处形成深红色线条，典型而严重脱屑，常见于手足。

2. 麻疹　前驱期 2～4 日，有发热，中度到重度的呼吸道症状，发疹日期平均 3～5 日，皮疹为紫红到棕红的斑疹和斑丘疹，先见于耳后及面部，逐渐扩展至躯干、四肢、手掌及足底，第 2～3 日颊黏膜出现"麻疹黏膜斑"。

3. 幼儿急疹　突然发高热 39～40℃，3～4 日后，体温突然降到正常，皮疹为细小而密集的玫瑰色斑丘疹，1～2 日内皮疹全部消失。

【治疗方法】

1. 西医治疗　风疹通常症状很轻，不需要特殊治疗。症状较显著时，可卧床休息，并给予退热、止痒及止咳等对症处理。

2. 中医治疗

（1）辨证施治　① 风热郁肺证，治以疏风清热、宣肺透疹，方用银翘散加减：金银花、连翘各 8～10g，牛蒡子、芦根、荆芥、淡豆豉各 6～8g，桔梗、薄荷、竹叶、甘草各 3～5g，水煎服。② 热毒炽盛证，治以凉血解毒，方用透疹凉解汤加减：金银花、连翘、生地黄各 8～10g，桑叶、赤芍、牛蒡子各 6～8g，牡丹皮、紫草、薄荷、竹叶、蝉蜕各 3g，水煎服。

（2）中成药　① 板蓝根冲剂 10g/ 次，口服，3 次 / 日；② 抗病毒口服液 10ml/ 次，口服，3 次 / 日；③ 银黄口服液 10ml/ 次，口服，3 次 / 日。

（3）外治疗法　瘙痒时，可用三黄洗剂或炉甘石洗剂外搽，3～4 次 / 日。

【预防与护理】

1. 隔离患儿，勿与其他幼儿接触，出疹后应隔离 5 日，发热期间，患儿应卧床休息，吃易消化的食物。

2. 污染的日常用品及房间，采取通风及日晒等方法消毒。

3. 孕妇接触风疹患者后，于接触感染 1 周内应注射血清 20～40ml 胎盘球蛋白或丙种球蛋白，1 岁至青春期需预防接种风疹疫苗。怀孕时不应该接种风疹疫苗。孕早期不小心接种疫苗或接种后立即怀孕，孕妇是安全的，因为尚无该种情况下患先天性风疹综合征病例报道。

第十节　卡波西水痘样疹

卡波西水痘样疹又称疱疹性湿疹，系指在原有遗传过敏性皮炎或湿疹等基础上感染单纯疱疹病毒或牛痘病毒而发生的急性疱疹性皮炎。多见于婴幼儿。属中医"痘风疮"的范畴。

【诊断要点】

1. 发疹前 1～2 周有与单纯疱疹或种痘者接触史。

2. 好发于原有遗传过敏性皮炎或湿疹等的部位，但亦可超越原来皮损范围。

3. 皮疹为成群的水疱，突然发生，很快变为脓疱，疱顶有脐凹，周围有红晕；1~2周后干燥、结痂，脱痂后可留浅表瘢痕及色素沉着。

4.发疹后2~3日可伴高热、全身不适及食欲不振等症状；局部淋巴结肿大，偶可伴发脑炎，树枝状角膜溃疡或内脏损害。

【鉴别诊断】

1.水痘　发疹前有轻度全身症状，无原发湿疹、遗传性过敏性皮炎等皮肤病，皮损散发全身。

2.脓疱疮　多见于夏秋季，典型皮损为脓疱、脓痂，脓疱中央无脐凹，好发于颜面及四肢等暴露部位。

【治疗方法】

1.西医治疗

（1）全身治疗　积极进行支持疗法及对症处理：① 有细菌感染者，可选用抗生素。② 损害广泛者，可选用利巴韦林10~15mg（kg·d），口服，2~3次/日；阿昔洛韦5~10mg/（kg·d），分2次静脉滴注，疗程3~5日。③ 对严重病情者可加用丙种球蛋白或胎盘球蛋白。

（2）局部治疗　以消炎、收敛及防止混合感染为原则：可用0.1%依沙吖啶（雷佛奴尔）溶液、3%硼酸、1∶6000醋酸铅溶液湿敷，1~2次/日；外用1%新霉素霜、莫匹罗星软膏、红霉素软膏等，2~3次/日。

2.中医治疗

（1）辨证施治　① 湿热证，治以清热渗湿、和营解毒，方用紫草木通汤加减：紫草3g，红花1g，生薏苡仁、茯苓皮各10g，赤小豆、焦栀子、茵陈、车前子、车前草、生地黄各6~8g，水煎服。② 正虚毒留证，治以扶正固本、托毒除湿，方用四妙汤加减：黄芪、茯苓、金银花各8~10g，甘草3g，水煎服。

（2）中成药　① 板蓝根冲剂10g，口服，3次/日；② 银黄口服液 10m1，口服，3 次 / 日。

（3）外治疗法 ① 丘疹、脓疱未破者，外涂紫草油，2～3 次 / 日；② 滋水浸淫者，三黄洗剂外搽或青黛散外敷，2～3 次 / 日；③ 糜烂者，青黛散麻油调搽，2～3 次 / 日。

【预防与护理】

患遗传过敏性皮炎或湿疹等皮肤病的婴儿和儿童，在发病期不宜接种牛痘，也应避免与接种牛痘或单纯疱疹患者接触。

第十一节　巨细胞包涵体病

巨细胞包涵体病是感染人巨细胞病毒的一种全身综合征。主要发生于婴儿，表现为肝脾肿大、黄疸及皮内出血。多为宫内感染，亦可为后天获得。中医文献无明确记载。

【诊断要点】

1. 潜伏期　感染后排毒，往往持续数周、数月，甚至数年，然后转为潜伏期。

2. 临床表现　巨细胞病毒感染的临床表现与个体免疫功能和年龄有关，症状与体征多种多样。表现为黄疸、肝脾肿大、间质性肺炎、视网膜炎、痉挛、脑钙化、小头、神经运动迟缓及精神障碍、皮肤瘀斑或全身性斑丘疹，偶出现全身性丘疹、结节性皮疹。多数患者在几天或几周内死亡或遗留严重的神经障碍。成人可表现为持续发热，似单核细胞增多症的血常规改变及肝功能损害。

3. 实验室检查　① 从涎液、尿液、生殖道分泌物、乳汁和白细胞中分离出病毒，尿沉渣及咽部涂片可见含有特异性包涵体的"巨大细胞"，同时免疫荧光检查抗体呈现 4 倍以上增加或持续抗体滴度升高，将有助于诊断；② 当病毒血症时，可用葡聚糖液提取外周血单核细胞，制成涂片，加 CMV 单克隆抗体，采用免疫酶链或荧光染色，检测细胞内抗原；③ 应用免疫印迹法和分子杂交技术直接从尿液和各种分泌物中检测 CMV 抗原和 DNA。

【鉴别诊断】

传染性单核细胞增多症　不规则发热，肝脾肿大、淋巴结肿大，咽痛，周围血液单核细胞显著增多，并出现 10% 或更多异形淋巴细胞，血嗜异性凝集试验阳性，第 2～3 周到达高峰，血清学检查可测出 EB 病毒抗体。

【治疗方法】

尚无特效治疗方法。

1. 西医治疗

（1）抗病毒制剂　可予抗病毒药如利巴韦林 10～15mg/（kg·d），口服，2～3 次/日；阿昔洛韦 5～10mg/（kg·d），分 2 次静脉滴注，疗程 3～5 日。

（2）免疫调节剂　可选用抗巨细胞病毒的免疫球蛋白制剂、干扰素及转移因子等。

（3）对症治疗。

2. 中医治疗

（1）辨证施治　① 湿热蕴结证，治以清热利湿，方用茵陈蒿汤加减：茵陈、栀子各 6～10g、茯苓、薏苡仁各 10g、生大黄 1g，水煎服。② 热毒内陷证，治以清热解毒、凉营开窍，方用犀角地黄汤加减：赤芍 8～10g，水牛角、生地黄各 10～15g，牡丹皮 3～5g；水煎服。③ 肝肾阴虚证，治以补益肝肾，方用六味地黄汤加减：熟地黄、山药、山茱萸、茯苓、泽泻各 8～10g，牡丹皮 3～5g，水煎服。④ 肺脾气虚，治以补益脾肺，方用参苓白术散加减：莲子肉、薏苡仁、砂仁、白扁豆、茯苓、人参、白术、山药各 8～10g，桂枝、甘草各 3～5g，水煎服。

（2）中成药　① 双黄连口服液 10ml，口服，3 次 / 日；② 银黄口服液 10ml，口服，3 次 / 日；③ 抗病毒口服液 10ml，口服，3 次 / 日；④ 安宫牛黄丸 1 粒，高热时服用；⑤ 六神丸 5～10 粒，口服，1～3 次 / 日。

【预防与护理】

1. 注意休息。

2. 加强营养。

第十二节　麻疹

麻疹是由麻疹病毒引起的急性传染病。以发热、咳嗽、鼻塞、流涕、畏光、流泪，口腔黏膜斑及全身皮肤红斑、丘疹为其特征。本病冬春多见，传染性极强，易流行，但病后有持久免疫力，再次发病者较少。属中医"麻疹"范畴。

【诊断要点】

1. 多见于 6 个月到 5 岁的小儿。

2. 潜伏期 8～12 日，有被动免疫者可延至 20～28 日，可有低热。

3. 起病类似上呼吸道感染，有发热、咳嗽、流涕、结膜充血、怕光等卡他症状，小儿尚有呕吐、腹泻等。发病第 2～3 日口腔颊黏膜可见科氏斑（Koplik spot），为白色或淡蓝色斑点，周围有红晕，可持续 2～3 日。一般于发病第 4 日皮肤出现皮疹，从耳后颈部开始迅速蔓至全身，足底及掌部出现皮疹，说明皮疹已出齐。皮疹为充血性斑丘疹，有时融合成片，但疹间皮肤正常，出疹时体温最高，待皮疹出齐后开始下降，随之症状也逐渐好转，疹退顺序，也由耳后开始至四肢，恢复期皮肤有糠麸样脱屑，并留有棕褐色色素沉着。

4. 成人患麻疹发热高，中毒症状重，科氏斑不典型，常伴发支气管肺炎，但病死率低。

5. 年幼体弱、营养不良及免疫力低下者，皮疹不易发透，易并发肺炎、喉炎、心肌炎、心功能不全、脑炎等。

6. **实验室检查** 血白细胞总数降低，淋巴细胞增多；鼻咽部分泌物可以找到华 - 弗巨细胞；对不典型病例，可以从鼻咽部分泌物中分离病毒，或检测双份血清抗体，增加 4 倍以上有助诊断。

【**鉴别诊断**】

1. **风疹** 前驱期短，全身症状轻，皮疹散在，色稍淡，1～2日即退，无色素沉着及脱屑。

2. **幼儿急疹** 多见于婴幼儿，突发高热数日，热退时出散在玫瑰色皮疹为其特征。

3. **猩红热** 发热、咽痛1～2日后全身出猩红色针尖大小皮疹，疹间皮肤也发红，疹退后伴大片脱皮，白细胞总数增多，以中性粒细胞为主，咽拭子培养可获 A 组 β 溶血性链球菌。

4. **肠道病毒感染** 皮疹无特异性，可为斑丘疹、疱疹、瘀点，常伴咽痛、肌痛、腹泻及无菌性脑膜炎。

5. **药疹** 有近期服药史，皮疹多样，停药后皮疹不再发展而逐渐消退。

【**治疗方法**】

1. **西医治疗**

（1）对症支持治疗 ① 高热时，可给予小剂量的退热药或采用物理降温；② 咳剧时，予以镇咳药等；③ 体弱病重者，可早期予以丙种球蛋白肌内注射、少量多次输血或血浆；④ 进食少者，适当补液及支持疗法；⑤ 抗病毒治疗，可选用利巴韦林（病毒唑）、阿昔洛韦等；⑥ 对于 2 岁以下患儿，可用大剂量维生素 A 治疗。

（2）并发症的治疗 ① 肺炎：按一般肺炎处理，继发细菌感染选用抗菌药物，重症可考虑短期应用肾上腺皮质激素。② 喉炎：选用 1~2 种抗菌药物蒸汽吸入，一日数次，以抗炎、稀释痰液；重症可口服泼尼松或地塞米松静脉滴注；喉梗阻进展迅速者，应及早考虑气管插管或行切开术。③ 心血管功能不全：心力衰竭时及早应用毒毛花苷 K（毒毛旋花子苷）或去乙酰毛花苷（毛花强心丙）治疗，可同时应用呋塞米（速尿）利尿，控制补液总量和速度，维持电解质平衡，循环衰竭按休克处理。④ 脑炎：重点在对症治疗，高热者降温，惊厥时用止惊药，昏迷者应加强护理，目前对亚急性硬化性全脑炎无特殊治疗方法。

2. 中医治疗

（1）辨证施治 ① 前驱期。治以辛凉透表，方用宣毒发表汤或升麻葛根汤加减：栀子、升麻、葛根、前胡、白芍各 8~10g、木通、淡竹叶各 6~8g，黄连、甘草各 3g，水煎服。② 出疹期。治以清热解毒透疹，用清热透表汤加减，重病用三黄石膏汤或犀角地黄汤加减：水牛角 20~30g，黄柏、生地黄各 10~15g，芍药、牡丹皮各 3~5g，大黄、黄连各 2~3g，水煎服；虚弱肢冷者，用人参败毒饮或补中益气汤加减：人参、黄芪、白术、当归、茯苓各 8~10g，柴胡、前胡、羌活、桔梗、川芎、生姜各 6~8g，甘草、薄荷各 3g，水煎服。③ 恢复期。治以养阴清热，方用沙参麦冬汤或竹叶石膏汤加减：石膏 15~20g，玉竹、桑叶、竹叶、麦冬、沙参、人参各 8~10g，白扁豆、生甘草各 3~5g，水煎服。

（2）中成药 ① 双黄连口服液 10ml，口服，3 次 / 日；② 银黄口服液 10ml，口服，3 次 / 日；③ 抗病毒口服液 10ml，口服，3 次 / 日；④ 安宫牛黄丸 1 粒，高热时服用；⑤ 清开灵冲剂 10g，口服，3 次 / 日。

（3）外治疗法　前驱期将透疹药（生麻黄、芫荽子、西河柳、紫浮萍）放入布袋中煮沸后在床旁蒸熏，或稍凉后以药汁擦面部、四肢，以助出疹。

【预防与护理】

1.患者应卧床休息。

2.单间隔离至疹后 5 日，有并发症者延至 10 日。

3.居室空气新鲜，保持适当温度和湿度，衣被不宜过多，眼、鼻、口腔、皮肤保持清洁。

4.饮食宜富营养易消化，并应多喂温开水。不可忌嘴，恢复期尚应加餐。

5.对易感人群实施计划免疫预防麻疹。发现麻疹患者应立即做疫情报告，在麻疹流行期间，应大力宣教患者不出门，医药送上门，易感儿不出门，对可疑者应隔离观察。

第十三节　传染性红斑

传染性红斑又称第五病，是由细小病毒引起的传染性疾病。以面部蝶形水肿性边界清楚的红斑，逐渐向躯干、四肢蔓延，呈花纹状或网状斑丘疹，具流行性、全身症状轻微或无为特征。中医属"丹痧"范畴。

【诊断要点】

1.好发于 4～12 岁儿童，春季多见。

2.潜伏期为 5～14 日。

3.皮疹首先出现在面颊部，呈水肿性蝶形红斑，边界清楚，似掌掴样，不发生于口唇周围，1～2 日后，在躯干、臀部及四肢出现对称性边界清楚的花边状或网状斑丘疹，4～5 日后红斑消退，皮疹消退次序和出疹次序相同，皮疹消退后不脱屑。

4. 颊和生殖器黏膜可发生暗红色斑疹。

5. 全身症状较轻，偶有轻微发热，有时出现咽痛、呕吐、眼结膜及咽部充血。

6. 血常规白细胞正常或略低，淋巴细胞和嗜酸性粒细胞增加。

【鉴别诊断】

1. 猩红热　本病呈急性病容，临床表现有咽痛、高热，皮疹为弥漫性红斑，口周有苍白圈，草莓舌及愈后脱皮等征象，帕氏征阳性。

2. 风疹　上呼吸道卡他症状较明显，发热、麻疹样皮疹，耳后、枕后淋巴结肿大。

3. 麻疹　高热，上呼吸道卡他症状明显，皮疹为斑丘疹，皮疹之间有正常皮肤，早期颊黏膜可见科氏斑。

【治疗方法】

1. 西医治疗　对症治疗，无须特殊处理。局部用炉甘石洗剂止痒保护。

2. 中医治疗

（1）辨证施治　① 风热郁肺证，治以疏风清热、宣肺透疹，方用银翘散加减：金银花、连翘各 8～10g，牛蒡子、芦根、竹叶、桔梗、淡豆豉、荆芥各 6～8g，甘草、薄荷各 3g，水煎服。② 血热证，治以清热凉血、解毒透疹，方用透疹凉解汤加减：金银花、连翘、生地黄各 8～10g，牛蒡子、赤芍、桑叶、竹叶各 6～8g，牡丹皮、紫草各 3～5g，薄荷、蝉蜕各 3g，水煎服。

（2）中成药　① 板蓝根冲剂 10g，口服，3 次 / 日；② 银黄口服液 10ml，口服，3 次 / 日；③ 抗病毒口服液 10ml，口服，3 次 / 日。

（3）外治疗法　可用三黄洗剂外搽，3 次 / 日。

【预防与护理】

1. 加强患者管理，患病期间，需要隔离至皮疹消退为止。

2. 忌食辛辣、鱼腥发物。

第十四节　幼儿急疹

幼儿急疹又称婴儿玫瑰疹，或第六病，为病毒感染引起的婴幼儿急性发热发疹性皮肤病。以发热 3～5 日后突然热退，出现玫瑰红色斑丘疹为特征。中医属"奶麻"范畴。

【诊断】

1. 多见于 2 岁以内幼儿。

2. 突然高热，3～5 日后体温突然下降，热退时皮疹出现。

3. 皮疹为玫瑰红色斑丘疹，周围红晕，直径 1～5mm，散在或融合，类似麻疹及风疹，经 1～2 日皮疹消退，不留痕迹，多见于颈项、躯干上部、面及四肢，一般不发生在鼻颊、膝下及掌跖。

4. 患儿一般状态尚好；除高热、食欲欠佳外，少数患儿发热期可有倦怠、恶心、颈淋巴结肿大及惊厥。

5. 发病初 1～2 日外周血白细胞总数增多，但后期白细胞减少，尤其中性多核粒细胞很低，而淋巴细胞比例增加，可高达 0.7～0.9；热退后，在几天内白细胞数恢复正常。

【鉴别诊断】

1. 麻疹　上呼吸道卡他症状重，病初口腔黏膜有科氏斑，发疹和发热可同时存在。

2. 风疹　出疹前已发热，颈后、枕后淋巴结肿大。

3. 药疹　有服药史，外周血淋巴细胞不高。

【治疗方法】

1. 一般治疗　对症处理，可予炉甘石洗剂外搽，3～4次/日。

2. 中医治疗

（1）辨证施治　① 肺胃蕴热证，治以疏风清热，方用银翘散加减：金银花、连翘各3～5g，牛蒡子、桔梗、竹叶、荆芥、淡豆豉、甘草、芦根各3g，水煎服。② 血热证，治以清热凉血解毒，方用化斑解毒汤加减：石膏、知母、连翘、玄参各3g，牛蒡子、人中黄、黄连、升麻1～2g，水煎服。

（2）中成药　① 板蓝根冲剂10g，口服，3次/日；② 银黄口服液10ml，口服，3次/日；③ 抗病毒口服液10ml，口服，3次/日。

（3）外治疗法　可用三黄洗剂外搽，3次/日。

【预防与护理】

1. 加强患者管理，患病期间，需要隔离至皮疹消退为止。

2. 注意保暖，卧床休息。

3. 多饮开水，饮食以流质为宜，忌食辛辣、鱼腥发物。

第十五节　传染性单核细胞增多症

传染性单核细胞增多症是一种因感染EB病毒引起的急性淋巴细胞及单核巨噬细胞系统增生性疾病。病程常具自限性。以不规则发热，有脾、淋巴结肿大，腰痛，周围血液单核细胞显著增多，并出现异常淋巴细胞为主要特征。本病分布广泛，多呈散发性，亦可引起流行。中医属"瘟病""瘟疫"范畴。

【诊断要点】

1. 潜伏期5～15日不等，多数为10日。

2. 可有全身不适、头疼等前驱症状。

3. 发热，膜性扁桃体炎，咽腭部出现瘀点，全身淋巴结、肝脾肿大，约 10% 的病例出现皮疹，呈多形性，有斑丘疹、猩红热样皮疹、结节性红斑、荨麻疹等，偶呈出血性。多见于躯干部，较少波及肢体，常在起病后 1～2 周内出现，3～7 日消退，不留痕迹。比较典型者为黏膜疹，表现为多发性针尖样瘀点，见于软、硬腭的交界处。

4. 少数出现神经系统症状、肾炎、肺炎、心肌炎及紫癜等。

5. 实验室检查：外周血中淋巴细胞增加，有 10% 或更多异形淋巴细胞，嗜异凝集性试验阳性，第 2～3 周达高峰，血清学检查可测出 EB 病毒抗体。

【鉴别诊断】

1. 巨细胞病毒病　该病肝、脾肿大是由于病毒对靶器官细胞的作用所致，传染性单核细胞增多症则与淋巴细胞增殖有关。巨细胞病毒病中咽痛和颈淋巴结肿大较少见，血清中无嗜异性凝集素及 EB 病毒抗体，确诊有赖于病毒分离及特异性抗体测定。

2. 急性淋巴细胞性白血病　骨髓细胞学检查有确诊价值。

3. 急性感染性淋巴细胞增多症　多见于幼儿，大多有上呼吸道症状，淋巴结肿大少见，无脾肿大；白细胞总数增多，主要为成熟淋巴细胞，异常血象可维持 4～5 周；嗜异性凝集试验阴性，血清无 EB 病毒抗体出现。

4. 其他　尚应与甲型病毒性肝炎和链球菌所致的渗出性扁桃体炎相鉴别。

【治疗措施】

1. 西医治疗　主要为对症治疗，疾病大多能自愈。① 急性期特别是并发肝炎时应卧床休息；② 咽部、扁桃体继发细菌感染时可选用抗生素，一般以青霉素 G 为妥，疗程 7～10 日；③ 病情严重有并发症的病例可短期使用糖皮质激素；④ 随时警惕脾破裂发生的可能，一旦发生，应迅速补充血容量，输血和进行脾切除；⑤ 伴口腔部白斑病的艾滋病者、慢性进行性 EB 病毒感染者可选用阿昔洛韦、喷昔洛韦、伐昔洛韦（万乃洛韦）等抗病毒药治疗。

2. 中医治疗

（1）辨证施治　① 热犯肺卫证，治以疏风清热，方用银翘散加减：金银花、连翘各 10～15g，牛蒡子、桔梗、芦根、竹叶、荆芥、淡豆豉各 8～10g，甘草、薄荷各 3g，水煎服。② 热入气分证，治以清气化热，方用白虎汤加减：石膏 20g，知母、粳米各 15g，甘草、薄荷各 3g，水煎服。③ 热伤营阴证，治以清营透热，凉血生津，方用清营汤加减：水牛角 20g，生地黄、金银花、连翘、玄参、麦冬各 15g，丹参 10g，竹叶心、黄连各 1～3g，水煎服。④ 气阴两虚证，治以益气养阴、清热和胃，方用竹叶石膏汤加减：石膏 20g，竹叶、麦冬、人参各 10g，甘草 5g，水煎服。⑤ 热毒夹湿证，治以清热解毒化湿，方用甘露消毒丹加减：茵陈、滑石各 10～15g，黄芩、车前子各 8～10g，石菖蒲、木通、白豆蔻、射干各 6～8g，藿香、薄荷各 3g，水煎服。

（2）中成药　① 双黄连粉剂或清开灵注射液，静脉滴注，1次/日；② 生脉饮 5～10ml，口服，3次/日，适用于发热后期；③ 紫雪散 1.5～3g，口服，2～3次/日，适用于热入气营，高热不解。

（3）外治疗法　有皮疹者可外用炉甘石洗剂。

【预防与护理】

1. 患者应卧床休息。

2. 保持居室空气新鲜及适当温度和湿度。衣被不宜过多，眼、鼻、口腔、皮肤保持清洁。

3. 饮食宜富营养易消化，应多喂温开水，恢复期尚应加餐。

4. 患者恢复后病毒血症可能长达数月，故如为献血人员，其献血期限至少延至发病后 6 个月。

第三章

细菌性皮肤病

第一节　脓疱疮

　　脓疱疮又称接触传染性脓疱疮，是一种常见的化脓性球菌引起的传染性皮肤病。以浅表性脓疱、脓痂，自觉瘙痒为特征，多见于儿童，好发于夏秋季节，接触传染，蔓延迅速。中医称之为"黄水疮""滴脓疮"。

　　【诊断要点】

　　1. 好发于颜面、四肢等暴露部位。

　　2. 皮损初起为点状红斑或小丘疹，数小时或 1～2 天后水疱迅速化脓混浊即成脓疱，周围绕以炎性红晕，疱壁薄者，疱周红晕较轻，成半月状坠积性脓疱，疱破后成鲜红糜烂面，表面干涸结痂；疱壁厚者，红晕显著，脓液混浊，溃后成蜡黄色或污黄色厚痂，痂脱后遗留色素沉着，无瘢痕，附近淋巴结肿大。

　　3. 自觉有不同程度的瘙痒，一般无全身症状，皮损广泛而严重者可有发热、畏寒及全身不适等症状，可继发淋巴结炎、肾炎、败血症。

　　4. 实验室检查　外周血白细胞总数升高，中性粒细胞明显升高；继发肾炎，尿液可查见蛋白、管型；脓液培养有金黄色葡萄球菌、链球菌生长。

【鉴别诊断】

1. 水痘 冬春季多见，发病时常伴发热等全身症状，主要损害为绿豆至黄豆大小紧张发亮的水疱，向心性分布，口腔等黏膜部位也可受累，一般无脓疱及脓痂等。

2. 丘疹性荨麻疹 以风团样红斑上出现丘疹或水疱为特征，好发于躯干及四肢，剧痒，一般无脓疱及脓痂等。

【治疗方法】

1. 西医治疗

（1）全身治疗 ① 抗菌治疗，酌情选用抗生素，如青霉素类、大环内酯类、头孢类抗生素或磺胺药；对皮损广泛，伴有发热、全身症状者最好做脓液培养加药敏，以选用高效的抗生素。② 对症治疗，如瘙痒剧烈者予以抗组胺药止痒等。

（2）局部治疗 ① 疱壁未破者，外搽炉甘石洗剂，1～2 次/日；② 有较大脓疱者，先用消毒针刺破脓疱，再用干净棉球吸干脓液，选用 0.5% 新霉素溶液、0.1% 雷佛奴尔溶液或 1∶5000 高盐酸钾外洗或湿敷，1～2 次/日；③ 无渗出，脓疱已结痂者，选用复方新霉素软膏、红霉素软膏、莫匹罗星软膏等外搽，2～3 次/日。

2. 中医治疗

（1）辨证施治 ① 湿热证，治以清热解毒化湿，方用清暑汤加减：金银花、连翘各 10～15g，天花粉、泽泻、滑石各 6～8g，赤芍、甘草、车前草、淡竹叶各 3～5g，水煎服。② 脾虚证，治以健脾渗湿，方用参苓白术散加减：薏苡仁、茯苓各 10～15g，人参、白术、山药、莲子肉各 8～10g，砂仁、桂枝、白扁豆、甘草各 3～5g，水煎服。

（2）中成药 ① 新癀片 3 片，3 次/日，儿童酌减；② 黄连解毒丸 6g，2 次 / 日，儿童酌减；③ 牛黄消炎丸 10 粒，3 次 / 日；④ 六神丸 10 粒，口服，2 次 / 日，儿童酌减。

（3）外治疗法　① 渗出较多者，选用蒲公英、紫花地丁、千里光、苦参、黄柏、明矾（后下），煎水外洗或湿敷，1 次 / 日；② 三黄洗剂外涂，2 次 / 日或黄柏液外涂，2 次 / 日；③ 有糜烂者，先以明矾溶液洗去脓痂，再将植物油调青黛散外涂，2～3 次 / 日。

【预防与护理】

1. 讲究个人卫生，勤洗澡，勤换衣，保持皮肤清洁卫生，及时治疗瘙痒性皮肤病。

2. 患儿应隔离，防止接触传染。已污染的衣服用具等，应进行消毒处理。

第二节　深脓疱疮

深脓疱疮是由乙型溶血性链球菌感染所致的一种溃疡性脓疱疮。好发于小腿，又称臁疮。本病常见于营养较差及久病体弱者，多继发于外伤、虫咬症、疥疮、瘙痒性皮肤病等之后。中医称之为"脓窝疮"。

【诊断要点】

1. 发生于任何部位，以小腿部多见。

2. 开始为炎性红斑或小结节，在此基础上形成水疱或脓疱，数日内结成暗褐色厚痂，渐渐变干发硬，紧附在患部，皮损形状不规则，可呈圆形或卵圆形，境界很清楚，周围红晕，大小不等，皮损数目不定，可以自身传染，以后逐渐变大，呈蛎壳状，不易去掉，去痂后为碟形小溃疡，数周后痊愈，留有瘢痕，周围有轻度色素沉着，附近淋巴结可肿大。

3. 自觉疼痛，一般无全身症状，病重者可伴有发热及全身不适等，有时可伴发急性肾炎、败血症、肺炎而死亡。

【鉴别诊断】

1. 传染性脓疱病　主要表现为浅表的脓疱和脓痂，愈后无溃疡，好发于暴露部位。

2. 皮肤变应性血管炎　皮损多形态，有丘疹、红斑、紫癜、结节、溃疡等，病理检查为真皮浅层细小血管的血管炎。

【治疗方法】

1. 西医治疗

（1）全身治疗　可选用抗生素，如青霉素 80 万 U，肌内注射，2 次 / 日；红霉素 0.4g，口服，3 次 / 日；四环素 0.25g，口服，3 次 / 日；头孢呋辛 3g，静脉滴注，1 次 / 日；磺胺嘧啶 1g，口服，2 次 / 日。

（2）局部疗法　① 在治疗以前，先用油剂或 1/5000 高锰酸钾溶液或 1/1000 雷佛奴尔溶液浸洗或湿敷去痂，再用抗生素软膏，如复方新霉素软膏、莫匹罗星软膏以及红霉素、氯霉素软膏等外涂，2 次 / 日；② 如溃疡较深者，可用 1/2000 黄连素或庆大霉素生理盐水纱布换药，清除脓液，促进新鲜肉芽生长，1～2次 / 日。

（3）物理疗法　可选用紫外线、红外线、超短波、激光等照射，以促进溃疡愈合。

2. 中医治疗

（1）辨证施治　① 湿蕴染毒证，治以清热解毒化湿，方用银花解毒汤合升麻消赤饮加减：水牛角各 15～20g，金银花、夏枯草、连翘、赤苓各 10～15g，紫花地丁、泽泻各 6～8g，牡丹皮、升麻各 3～5g，黄连 3g，水煎服；② 脾虚湿恋证，治以健脾渗湿，方用参苓白术散加减：薏苡仁、茯苓各 10～15g，人参、白术、山药各 8～10g，莲子肉、砂仁、桂枝、白扁豆各 6～8g，甘草 5g，水煎服。

（2）中成药　①　新癀片 3 片，3 次 / 日，儿童酌减；②　黄连解毒丸 6g，2 次 / 日，儿童酌减。

（3）外治疗法　①　无糜烂、脓疱未破者，选用土茯苓、蒲公英、紫花地丁、千里光、苦参、黄柏、明矾（后下），煎水外洗或湿敷，1 次 / 日。②　三黄洗剂外涂，2 次 / 日；或黄柏液外涂，2 次 / 日。③　有糜烂者，上药外洗后，再以青黛膏外涂，2～3 次 / 日。

【预防与护理】

1. 注意清洁，讲究卫生。改善营养，增强机体抵抗力。

2. 治疗各种诱发本病的慢性疾病及瘙痒性皮肤病。

第三节　葡萄球菌烫伤样皮肤综合征

葡萄球菌烫伤样皮肤综合征又称新生儿剥脱性皮炎，是由凝固酶阳性、噬菌体Ⅱ组 71 型金黄色葡萄球菌导致，以全身皮肤红肿、大片剥脱像烫伤样暴露出无皮区域为特征的急性皮肤病。属中医"溻皮疮"的范畴。

【诊断要点】

1. 多见于 1～5 周婴儿，偶见于成人。

2. 突然发病，初在口或眼睑、口腔周围及颈部，为局限性潮红，迅速向躯干及四肢蔓延，2～3 日内，全身皮肤为弥漫性猩红色，尼氏征阳性，表皮极易剥脱，露出鲜红色的湿润面，呈烫伤样外观，或出现水疱、大疱和脓疱样损害，口唇周围可见放射状皲裂。

3. 口腔、鼻腔黏膜及眼结膜亦可受累，出现口炎、鼻炎及角膜溃疡等。

4. 常伴有发热、厌食、呕吐及腹泻等全身症状，其并发症可有支气管炎、败血症及蜂窝织炎，病程进展急剧，病死率极高。

5. 组织病理学检查　在表皮浅层剥离部位可见表皮上部有裂隙，通常接近于角质层，正在剥离或已经剥离的上皮含有嗜伊红坏死变性细胞，而下部的表皮则含嗜碱粒细胞。

【鉴别诊断】

1. 新生儿脓疱疮　皮损以脓疱为主，无表皮棘层松解现象，即尼氏征阴性。

2. 脱屑性红皮病　多发生于出生后2～4个月婴儿，皮损常开始于头皮和躯干，呈脂溢性皮炎样表现，进而全身皮肤发红伴有细小灰白色鳞屑。

3. 非金黄色葡萄球菌型中毒性表皮坏死松解症　主要发生在成人，大多为药物过敏所致，皮损呈多形性，类似多形性红斑，有轻度或中度的皮肤触痛，仅皮损处尼氏征阳性，组织病理学表现为表皮全层坏死，表皮下水疱。

【治疗方法】

1. 西医治疗

（1）全身治疗　应及早使用抗生素，抗生素的选择最好参照药物敏感试验的结果，同时注意维持水电解质平衡，补充营养。

（2）局部治疗　以选用无刺激的收敛、消炎及杀菌药物为原则，常用复方新霉素软膏、1%新霉素、氧化锌油等外用，2次/日，或用1%聚维酮碘溶液、1:2000黄连素液湿敷，1～2次/日，清洁换药，皮损较局限者可外用莫匹罗星、利福平软膏等，2次/日。

2. 中医治疗

（1）辨证施治　① 热伤证，治以清热，凉血解毒，方用内疏黄连汤加减：连翘、栀子、黄芩、当归、芍药、甘草各3g，桔梗、木香、槟榔、薄荷、黄连、大黄各 1g，水煎服。②胎毒证，治以清热化毒生皮，方用全蝎生皮散加减：全蝎 1g，生黄芪、金银花、生甘草、麦冬各 3～5g，水煎服。

（2）中成药　①牛黄消炎丸 10 粒，口服，3 次/日；②清开灵口服液 10ml，口服，3 次/日，或清开灵注射液 10～20ml，静脉滴注，2 次/日；③双黄连粉剂 1～3g，静脉滴注，2 次/日。

（3）外治疗法　外扑稻米粉；口唇、眼角糜烂者，选用甘草浓煎取汁，以棉签蘸药汁擦口唇或湿敷眼角，3～4 次/日。

【预防与护理】

隔离患儿，细心护理，注意保暖，预防并发症。

第四节　毛囊炎

毛囊炎是指葡萄球菌侵入毛囊部位所发生的化脓性炎症。以毛囊处红色坚实丘疹，并迅速化脓为特征。本病常多处发生，迁延难愈。中医称为"发际疮""羊胡子疮"等。

【诊断要点】

1. 好发于多毛部位，如头皮、会阴、腋部、肛周及四肢伸侧等处。

2. 皮疹为针尖至绿豆大小具有痒感的红色毛囊小丘疹，丘疹顶端形成一个黄白色小脓头，周围有炎性红晕，中心有毛囊贯穿，丘疹出现较多，散在分布，互不融合，经过数天，脓头破溃，排出少量脓液渐愈。

3. 自觉有轻度痛及瘙痒，一般无全身症状。

4. 可反复发作，迁延数周不愈。

【鉴别诊断】

1. **毛囊性脓疱疮**　多发于毳毛部位，以四肢伸侧较多，脓疱较大，分泌物较多，易结成厚痂。

2. 疖　炎症浸润较深，红肿疼痛明显，中心有脓栓形成。

3. 寻常型痤疮　多见于青年男女，皮损呈多形性，有黑头粉刺，好发于颜面、上胸及背部等皮脂腺丰富部位。

【治疗方法】

1. 西医治疗

（1）全身治疗　① 抗生素，如青霉素类、大环内酯类等，同时给予维生素 B 类药物；若反复发作者，可肌内注射胎盘球蛋白 3ml，3 周内注射 2 次。② 免疫疗法：对反复发作的慢性毛囊炎患者，可用自家菌苗或多价菌苗注射治疗。

（2）局部治疗　以消炎、杀菌、干燥为原则：炉甘石洗剂、10% 鱼石脂酒精、复方新霉素软膏、氯霉素亚砜剂等外搽，2～3 次/日。

（3）物理疗法　除急性炎症期外，可采用紫外线或超短波照射治疗，每次 20min，每周 3 次。

2. 中医治疗

（1）辨证施治　① 湿热蕴毒证，治以清热解毒，方用五味消毒饮加减：金银花、野菊花、蒲公英、紫花地丁、紫背天葵各 10～15g，水煎服。② 正虚毒凝证，治以益气养阴、清热解毒，方用蓝芪汤加减：绞股蓝、黄芪、葛根、玉竹、板蓝根、党参、白术、麦冬各 10～15g，水煎服。

（2）治疗法　① 草药外敷，新鲜的蒲公英、紫花地丁、芙蓉花叶、马齿苋、金不换等选 1～2 种，捣泥外敷患处，1～2 次/日；② 二味拔毒膏、黄连膏或如意金黄散蜂蜜调膏外敷，1～2 次/日；③ 黄柏液外涂，2 次/日；④ 黄连膏外用，2 次/日。

【预防与护理】

1. 注意清洁，讲究卫生，改善营养，增强机体抵抗力。

2. 治疗各种诱发本病的慢性疾病及瘙痒性皮肤病。

第五节 疖与疖病

疖是葡萄球菌侵入毛囊深部及其周围所引起的急性化脓性感染。以局部红肿疼痛，突起根浅，范围在 3 cm 左右，脓出即愈为特征。多发于炎热季节。多个疖同时或反复发生在身体各部称为疖病，常见于营养不良的小儿或糖尿病患者。中医称之为"疖""多发性疖"等。

【诊断要点】

1. 发生于毛囊和皮脂腺分布丰富的部位，如颈、头、面部、背部、腋部、腹股沟部及会阴部和小腿等处。

2. 初起为毛囊性丘疹，渐增大为红色硬结，局部红、肿、热、痛，数日后硬结变软，出现黄白色小脓栓，破溃后排出脓液和脓栓而渐愈，愈后留有瘢痕。

3. 一般无明显的全身症状，可伴有局部淋巴结肿大、压痛，严重者可引起不适、畏寒、发热、头痛和厌食等毒血症状，若发生在面部，特别是"危险三角区"的上唇周围和鼻部疖，处理不当可引起化脓性海绵状静脉窦炎，出现延及眼部及其周围组织的进行性红肿和硬结，伴疼痛和压痛，并有头痛、寒战、高热，甚至昏迷等，病情十分严重，死亡率很高。

4. 外周血白细胞总数可增高。

【鉴别诊断】

1. 多发性汗腺脓肿 多见于婴幼儿及体弱的产妇的头、额等处，皮损为多发性皮下脓肿，表面压痛，炎症较轻，无脓栓，遗留瘢痕。

2. 化脓性汗腺炎 多见于青年女性，皮损初为皮下硬结，渐形成皮下脓肿，随后表皮红、肿、热、痛，破溃结疤，好发于腋下、腹股沟、生殖器及肛周、脐周等处。

【治疗方法】

1. 西医治疗

（1）全身治疗 ① 抗生素，如青霉素类、喹诺酮类及磺胺药等；病情较重者，进行细菌培养加药敏试验，以选用有效抗生素。② 营养支持疗法。

（2）局部治疗 ① 炎症早期，50% 硫酸镁溶液湿敷患部或外敷鱼石脂软膏、红膏药，2～3 次/日；② 有波动时，应及早切开引流。

（3）物理疗法 ① 早期可采用紫外线、红外线或超声波治疗；② 慢性反复发作者，可采用紫外线照射。

2. 中医治疗

（1）辨证论治 ① 热毒蕴结证，治以清热解毒、活血消肿，方用仙方活命饮加减：金银花、野菊花、天花粉各 15g，皂角刺、当归尾、防风、贝母、赤芍各 10g，乳香、没药、陈皮、白芷各 6～8g，水煎服。② 火毒炽盛证，治以泻火解毒，方用犀角地黄汤、黄连解毒汤、五味消毒饮加减：水牛角 20g，生地黄、黄柏、野菊花各 10g，黄芩、栀子、紫花地丁、蒲公英各 10g，黄连 3g，水煎服。③ 阴虚毒伏，治以养阴解毒，方用六味地黄汤和黄连解毒汤加减：熟地黄、黄柏、茯苓各 15g，山药、山茱萸、黄芩、栀子、泽泻各 10g，牡丹皮 5g，黄连 3g，水煎服。④ 气虚毒伏，治以益气托毒，方用托里消毒散加减：人参、茯苓、黄芪各 15g，川芎、当归、白芍、皂角刺各 10g，甘草、桔梗、白芷各 6～8g，水煎服。

（2）中成药 ① 安宫牛黄丸 3g，口服，1～2 次/日；② 六神丸 10 粒，口服，2 次/日；③ 西黄胶囊 4～8 粒/次，2 次/日；④ 珍黄片 2 片/次，3 次/日。

（3）外治疗法　①初起用金黄散冷开水或麻油调敷患处。②成脓期提脓拔毒，用七三丹或八二丹撒于疮顶，再用玉露膏或千捶膏敷贴；脓液形成，切开排脓，加药线八二丹、九一丹引流。③后期脓未尽用八二丹药线引流，脓尽改用生肌散。

【预防与护理】

1. 注意皮肤清洁，特别是在盛夏，要勤洗澡、洗头、理发，勤换衣服、剪指甲，幼儿尤应注意。

2. 加强营养，增强机体抵抗力。

3. 治疗各种诱发本病的慢性疾病及瘙痒性皮肤病。

第六节　痈

痈是多个相邻的毛囊和皮脂腺的急性化脓性感染。以局部红肿疼痛显著，初起即有多个粟粒样脓头，溃后状如蜂窝，易向深部及周围扩散为特征。多见于老年人，好发于皮下组织致密部位。中医称之为"有头疽"。

【诊断要点】

1. 好发于皮肤韧厚的项部、背腰部。

2. 为多个相邻毛囊和皮脂腺大片炎性浸润区，暗红、坚硬，迅速向四周及深部发展，中心部位有多个脓头，继而坏死、溃烂，溃孔状如蜂窝，甚至形成火山口状深而大的溃疡，区域淋巴结肿大、压痛，痊愈后形成瘢痕。

3. 局部自觉疼痛，常伴有发热、畏寒、头疼、乏力等全身症状。

4. 外周血白细胞及中性粒细胞计数升高。

【鉴别诊断】

1. **疖**　在毛囊性炎性结节的基础上形成脓肿，浸润较轻，全身症状较轻，坏死组织不明显，表面没有多个溃孔。

2. 放线菌病　多见于颈面部，脓汁稀薄，脓液中含有黄色小颗粒。

3. 头部乳头状皮炎　最初为毛囊炎，经过中出现增殖性瘢痕，全身症状不明显，无坏死灶。

【治疗方法】

1. 西医治疗

（1）全身治疗　① 抗生素，如青霉素类、喹诺酮类、头孢类及磺胺类药；病情较重者，需进行细菌培养加药敏试验，以选用高效的抗生素。② 对症治疗，高热者可予退热药；糖尿病患者，积极降糖治疗。

（2）局部治疗　① 炎症早期，50% 硫酸镁溶液湿敷患部，或外用鱼石脂软膏，2～3 次／日。② 脓已成，切开排脓、引流，有大量组织坏死及多个脓头者，应采用十字形切口切开排脓。

（3）物理治疗　超短波照射，1 次／日。

2. 中医治疗

（1）辨证论治　① 成痈期和溃脓期，治以和营解毒、清热利湿，方用仙方活命饮加减：天花粉、金银花各 15g，皂角刺、当归尾、当归花、赤芍、防风、贝母各 10g，乳香、没药、陈皮、白芷各 6～8g，水煎服。阴虚火毒炽盛者，治以滋阴生津、清热解毒，方用竹叶黄芪汤加减：生地黄、人参、黄芪、煅石膏各 15g，川芎、当归、黄芩各 10g，炙半芍、生姜、竹叶各 6～8g，甘草、灯心草各 3g，水煎服。气血两虚，不能托毒外出者，治以扶正补虚、托毒外出，方用托里消毒散加减：茯苓、黄芪各 15g，人参、川芎、当归、白芍、皂角刺各 10g，甘草、桔梗、白芷各 3～5g，水煎服。② 溃后期，治以调和气血、清解余毒，方用四妙散加减：黄芪、当归、金银花各 15g，甘草 5g，水煎服。

（2）中成药 ① 安宫牛黄丸 3g，口服，1~2 次／日；② 六神丸 10 粒，口服，2 次／日；③ 西黄胶囊 4~8 粒／次，2 次／日；④ 珍黄片 2 片／次，3 次／日。

（3）外治疗法 ① 阳证初期用金黄膏或玉露膏，阴证则用冲和膏外敷，1 次／日。② 溃脓期外用八二丹、七三丹、九一丹；引流不畅，需在患部做"+"字形切口，切口长度要到达病变边缘或略超过，深达深筋膜，剪去坏死组织。③ 收口期外用九华膏、生肌散、玉红膏，或生肌白玉膏，1 次／日。

【预防与护理】

1. 患者应卧床休息，勿饮酒，不宜多食脂肪和糖类食物，应注意患者有无糖尿病，一旦发现及时治疗。

2. 加强营养，补充维生素。

3. 注意患部清洁，忌搔抓或接触生冷水。

第七节 蜂窝织炎

蜂窝织炎是由化脓菌侵入皮下、筋膜下或深部疏松结缔组织而引起的化脓性感染。可由皮肤或软组织损伤后感染引起，亦可由局部化脓性感染直接扩散或经淋巴、血流传播而生。致病菌主要是溶血性链球菌，其次为金黄色葡萄球菌，亦可为厌氧性细菌。以起病急，扩散迅速，范围广泛，局部红肿热痛，边界欠清，伴有发热、畏寒等全身症状为特征。中医称之为"发""痈"。

【诊断要点】

1. 好发于下肢、足、背、颜面、外阴及肛周等部位。

2. 局部红肿热痛，边界不清，病变中央色较深，疼痛及压痛明显，以后软化形成脓肿，溃破后排出脓液及坏死组织。

3. 局部自觉灼热疼痛，伴有畏寒、发热、头痛、乏力、食欲减退等全身症状，严重者可有脓毒败血症状。

4. 常并发淋巴管炎和淋巴结炎，严重者可引起脓毒败血症状。

5. 外周血白细胞总数及中性粒细胞计数均明显增高。

【鉴别诊断】

1. 丹毒　为浅层炎症，浸润较轻，不形成深在性脓肿，皮损为境界清楚的炎症性红斑，水肿情况不及本病明显。

2. 接触性皮炎　有接触史，红斑与接触的致敏物一致，边缘清楚，瘙痒明显，一般无发热等全身症状。

3. 血管性水肿　仅有水肿，无红斑，不化脓，无全身症状，消退快。

【治疗方法】

1. 西医治疗

（1）全身治疗　① 抗生素可选用青霉素类、喹诺酮类、磺胺类；病情较重者，需进行细菌培养加药敏试验，以选用高效的抗生素。② 补充维生素，如维生素 C、复合维生素 B 等。③ 对症治疗，如应用止痛、退烧药。口底部蜂窝织炎，出现呼吸困难，应立即做气管切开，若条件不允许时，可用粗针头行环甲膜穿刺以免患者发生窒息。

（2）局部治疗　① 炎症早期，50% 硫酸镁溶液湿敷患部，然后外用 10% 鱼石脂软膏包扎；② 成脓期，切开排脓、引流。

（3）物理治疗　早期局部紫外线或超短波照射，1 次 / 日。

2. 中医治疗

（1）辨证论治　① 风火上壅证，治以疏风清热、消肿解毒，方用普济消毒饮加减：连翘、金银花、板蓝根各 15g，黄芩、玄参、牛蒡子各 10g，升麻、柴胡、桔梗、马勃、陈皮各 6～8g，薄荷、僵蚕、黄连、甘草各3g，水煎服。② 肝脾火郁证，治以清肝解郁、软坚散结，方用丹栀逍遥散加减：柴胡、茯苓、当归各15g，白术、白芍、栀子仁各10g，生姜、牡丹皮各3～5g，薄荷、甘草各3g，水煎服。③ 热毒炽盛证，治以清热解毒、和营消肿，方用仙方活命饮加减：天花粉、金银花各15g，皂角刺、当归尾、当归花、赤芍、防风、贝母各10g，陈皮、乳香、没药、白芷各6～8g，水煎服。④ 湿热下注证，治以清热利湿解毒，方用萆薢渗湿汤加减：薏苡仁、黄柏、赤茯苓、滑石各15g，萆薢、牡丹皮、泽泻、牛膝各10g，水煎服。

（2）外治法　① 初起，金黄散冷开水或麻油调敷患处；② 成脓期，切开排脓；③ 溃后脓未尽用八二丹药线引流，腐肉较多可用九华膏去腐生肌，脓尽改用生肌散。

（3）中成药　① 安宫牛黄丸3g，口服，1～2次/日；② 六神丸10粒，口服，2次/日；③ 西黄胶囊4～8粒/次，2次/日；④ 珍黄片2片/次，3次/日。

【预防与护理】

1.注意患部清洁，忌搔抓或接触生冷水，加强营养。

2.注意患部休息。发于四肢者宜制动，并适当抬高患肢；口底或颌下蜂窝织炎，应少说话，必要时禁食。

第八节　丹毒

　　丹毒是由乙型溶血性链球菌侵入皮肤或黏膜淋巴管引起的淋巴管和淋巴管周围组织的一种急性炎症。以局部红肿热痛为特征。好发于下肢及颜面部。反复发作会形成象皮腿。中医亦称之为"丹毒"。

【诊断要点】

1. 多有皮肤、黏膜破损史。

2. 常见于颜面、小腿、手足、前臂等处。

3. 发病急剧，常有恶寒、发热、头痛、全身不适等前驱症状。

4. 局部出现鲜红色水肿性斑片，边界清楚，表面光滑紧张，间有水疱、大疱发生，发于眼睑、口唇、耳垂等疏松部位者，红肿尤为显著，易向周围迅速扩延，附近淋巴结肿大。

5. 自觉局部灼热疼痛，伴发热、畏寒等全身症状；重者可并发肾炎、败血症，反复发作者，可导致局部象皮肿。

6. 实验室检查　外周血白细胞总数及嗜中性粒细胞升高，血沉增快，抗链球菌溶血素增高。

【鉴别诊断】

1. 接触性皮炎　有接触刺激物病史，皮损发生在接触部位，有明显瘙痒，损害边缘鲜明，患者无全身症状。

2. 类丹毒　有接触家畜、鱼类或屠宰工作中受伤史，损害通常发生于手部，为紫红色斑，不化脓，不易发生水疱，往往没有明显的全身症状，猪丹毒杆菌培养试验阳性。

3. 蜂窝织炎　患处有触痛及红肿，境界欠清，中央红肿显著，化脓溃破后排出脓液和坏死组织，肿痛减轻。

【治疗方法】

1. 西医治疗

（1）全身治疗　① 首选大剂量青霉素 600 万 U，静脉滴注，2 次 / 日；青霉素过敏或耐药者，可选用红霉素、头孢菌素类或喹诺酮类抗生素。② 对症治疗。

（2）局部治疗　① 选用 50% 硫酸碳溶液、0.1% 依沙吖啶（利凡诺）溶液湿敷，1～2 次 / 日；② 10% 鱼石脂软膏外涂。对于局部合并脓肿形成，或有存在局部创面感染的患者，应尽快切开排脓或进行伤口清创。

（3）物理疗法　可用超短波、红外线及音频电疗等；慢性复发丹毒可做紫外线照射。

2. 中医治疗

（1）辨证施治　① 风热毒蕴证，治以散风清热解毒，方用普济消毒饮加减：连翘、金银花、板蓝根各 15g，黄芩、玄参、牛蒡子各 10g，升麻、柴胡、桔梗、马勃、陈皮各 6～8g，薄荷、僵蚕、黄连、甘草 3g，水煎服。② 肝火毒蕴证，治以清肝利湿解毒，方用柴胡清肝汤加减：黄芩、知母、栀子、钩藤各 10g，柴胡、青皮、枳壳、木通、紫苏梗各 8～10g，甘草 5g，水煎服。③ 湿热毒蕴证，治以清热利湿解毒，方用萆薢渗湿汤合五神汤加减：鱼腥草各 20g，金银花、薏苡仁、滑石、土茯苓、黄柏、茯苓各 15g，萆薢、防风、牛膝、泽泻各 10g，牡丹皮、通草各 6g，蝉蜕 5g，水煎服。④ 胎火毒蕴证，治以凉血清热解毒，方用清热地黄汤加减：水牛角 20g，生地黄 15g，芍药、牡丹皮、侧柏炭、荷叶炭、栀子炭、白茅根各 3～5g，水煎服。

（2）中成药　① 龙胆泻肝颗粒剂 9g，3 次 / 日；② 二妙丸9g，3 次 / 日；③ 小金丸 2 丸，2～3 次 / 日；④ 西黄胶囊 4～8 粒 /次，2 次 / 日；⑤ 珍黄片 2 片 / 次，3 次 / 日。

（3）外治法　如意金黄散麻油调敷，1 次 / 日。

【预防与护理】

1. 注意休息。

2. 加强营养，去除不良性习惯，积极治疗足癣等皮肤病。

第九节　急性淋巴结炎

急性淋巴结炎是由金黄色葡萄球菌或链球菌等化脓菌沿淋巴管侵入淋巴结所引起的急性化脓性炎症。多继发于其他化脓性感染病灶。常见于颈部、腋窝和腹股沟部。中医称本病为"痈"。

【诊断要点】

1. 常继发于其他感染病灶；多见于颈部、腋窝及腹股沟部。

2. 受累淋巴结肿大、疼痛、压痛，可伴有皮肤潮红，局部温度高，可形成脓肿。

3. 重者可有发热、食欲差等全身症状。

4. 外周血白细胞及中性粒细胞增多。

【鉴别诊断】

急性淋巴管炎　可分为深层、浅层两种。浅层淋巴管炎，在伤口近侧出现一条或多条"红线"，硬而有压痛；深层淋巴管炎不出现红线，但患肢出现肿胀，有压痛。两者均可以产生全身不适、畏寒、发热、头痛、乏力和食欲不振等症状。

【治疗方法】

1. 西医治疗

（1）全身治疗　① 复方磺胺甲噁唑（复方新诺明）2 片，2次/日；② 诺氟沙星（氟派酸）胶囊 0.1g，3 次/日；③ 病情较重者，进行细菌培养、药敏试验，静脉注射有效抗生素。

（2）局部治疗　① 炎症早期，50% 硫酸镁溶液湿敷患部，或超短波治疗，每次 8～15min，1～2 次/日；② 成脓期，切开排脓、引流。

2. 中医治疗

（1）辨证施治　① 风热痰毒证，治以散风清热、化痰消肿，方用牛蒡解肌汤加减：连翘、夏枯草各 15g，牛蒡子、荆芥、栀子、石斛、玄参各 10g，牡丹皮 6g，薄荷 3g，水煎服。② 肝脾血热证，治以清肝解郁、消肿化毒，方用柴胡清肝汤加减：知母 15g，黄芩、栀子、钩藤各 10g，柴胡、青皮、枳壳、木通、紫苏梗各 6～8g，甘草 5g，水煎服。③ 湿热蕴结证，治以清热利湿解毒，方用五神汤合萆薢渗湿汤加减：薏苡仁、土茯苓、滑石、鱼腥草各 20g，萆薢、泽泻、防风、黄柏各 12g，牡丹皮、蝉蜕各 6g，通草 3g，水煎服。④ 湿热瘀滞证，治以和营祛瘀、清热利湿，方用活血散瘀汤合五神汤加减：金银花、茯苓各 15g，瓜蒌子（去壳）、车前子、槟榔、牛膝、紫花地丁、川芎、当归尾、赤芍各 10g，苏木、牡丹皮、枳壳、桃仁（去皮、尖）、大黄（酒炒）各 3～5g，水煎服。⑤ 热盛肉腐证，治以清热和营、托毒透脓，方用透脓散加减：当归、黄芪、川芎、皂角刺各 10g，水煎服。

（2）中成药　① 安宫牛黄丸 3g，发热时服用；② 牛黄解毒片 4 片，口服，3 次 / 日；③ 西黄胶囊 4～8 粒 / 次，2 次 / 日；④ 珍黄片 2 片 / 次，3 次 / 日。

（3）外治　① 初起，金黄散冷开水或麻油调敷患敷，1～2 次 / 日；② 成脓期，切开排脓；③ 溃后，脓未尽用八二丹药线或九华膏引流条引流，脓尽改用生肌散，1 次 / 日。

【预防与护理】

1. 注意休息，加强营养，补充维生素。

2. 注意患部清洁，忌搔抓或接触生冷水。

第十节　化脓性汗腺炎

化脓性汗腺炎是大汗腺的化脓性感染。发病部位多在大汗腺分布区，如腋窝及会阴部。中医称之为"腋痈"。

【诊断要点】

1. 好发于大汗腺分布区，以腋窝多见，也可发生于外阴、肛周及乳晕等处。

2. 初起为豌豆大硬结，后渐增多扩大，高出皮面，红肿疼痛，化脓后形成半球状脓肿，溃破流脓，或互相融合形成乳头状增殖，最终溃破形成蜂窝状瘘管，流出黏稠脓液。愈合后常导致硬化和瘢痕形成。

3. 常伴有发热、全身不适，局部淋巴结肿大疼痛，患肢活动受限。

4. 病程迁延，反复发作。

【鉴别诊断】

1. 疖 局部浸润明显，呈圆锥形，化脓后顶部有脓栓，疼痛明显，病程短，无一定好发部位。

2. 淋巴结炎 结节较大、坚实，炎性浸润较深，附近有感染病灶。

【治疗方法】

1. 西医治疗

（1）全身治疗 ① 抗生素：早期急性发作者，可酌情应用抗生素或磺胺药，如青霉素80万U，肌内注射，2次/日；红霉素0.2～0.4g，口服，4次/日；多西环素（强力霉素）0.1g，口服，2次/日。② 抗雄性激素：近年来研究应用雄性激素药物环丙氯地孕酮（CPA）治疗化脓性汗腺炎取得了较好的效果。

（2）局部治疗 ① 急性炎症期可局部应用50%硫酸镁溶液或0.5%新霉素溶液湿敷，1～2次/日。② 对反复发作，久治不愈者，可用浅层X线照射治疗。③ 手术治疗：脓肿形成，应切开引流，反复发作者，可手术切除病变组织，病灶小者，可敞开病灶基底部换药；病灶广泛者可广泛切除感染灶，伤口二期愈合或植皮。

2.中医治疗

（1）辨证论治 ① 实热证，治以清热解毒、消肿散结，方用仙方活命饮或五味消毒饮加减：天花粉、金银花各15g，皂角刺、防风、当归尾、贝母、当归花、赤芍各10g，乳香、没药、白芷、陈皮各6～8g，水煎服。② 痰湿证，治以燥湿祛痰，方用二陈汤合三仁汤加减：薏苡仁、滑石各20g，茯苓15g，陈皮、半夏、苦杏仁、白蔻仁、厚朴各3～5g，通草、竹叶各3g，水煎服。③ 心脾两虚证，治以补养心脾、解毒除湿，方用归脾汤加减：土茯苓、茯神、黄柏、连翘各15g，黄芪、当归、龙眼肉、酸枣仁各12g，人参、苍术、白术各9g，木香、远志、炙甘草各6g，水煎服。

（2）中成药 ① 安宫牛黄丸3g，1～2次/日；② 牛黄解毒丸1丸，3次/日；③ 牛黄醒消丸3g，1次/日；④ 西黄胶囊4～8粒/次，2次/日；⑤ 珍黄片2片/次，3次/日。

（3）外治疗法 ① 清热解毒、活血化瘀之剂，水煎熏洗，如硝矾洗剂、葱硝汤、二花一黄汤等；② 外敷拔毒祛腐生新之剂，如五味拔毒膏；③ 待腐尽，创面红活时，用生肌收敛之剂，如生肌玉红膏。

【预防与护理】

1.注意个人卫生，必要时剃去局部毛发。

2.禁食辛辣及鱼腥发物。

第十一节　甲沟炎

甲沟炎是发生在指（趾）甲部的急性、亚急性或慢性化脓性感染。多因外伤感染引起。以局部红肿、化脓或结痂伴有明显疼痛为特征。中医称之为"蛇眼疗"。

【诊断要点】

1. 常有刺伤或逆剥损伤史。

2. 急性者，指（趾）甲一侧或两侧近端红肿，疼痛剧烈，继而出现脓点；慢性者，甲沟轻度红肿、疼痛，甲小皮剥脱，少量脓液沿甲沟流出，可逐渐形成结节或蕈状突起的炎性肉芽组织，不时流出脓液，感染蔓延至甲床，局部积脓可使指（趾）甲浮起、脱落。

3. 一般无全身症状，重者可有发热、畏寒等全身症状。

4. 外周血可有白细胞总数及嗜中性粒细胞升高。

【鉴别诊断】

1. 疱疹性瘭疽　多发生手指近指甲处，开始为单个水疱，不久即发生成群的水疱，疱内容物混浊呈脓液样，疱破后形成糜烂和结痂，自觉疼痛，疱液细胞学检查发现病毒。

2. 甲胬肉　指甲较趾甲常见，常开始于 1 个指甲，以后扩展至其他指甲，甲皱的表皮向前长，与甲床融合，病甲遂分成两部分，逐渐缩小，以至完全消失，最后代之以瘢痕组织。

【治疗方法】

1. 西医治疗

（1）全身治疗　① 抗生素：可选用青霉素类、大环类酯类、喹诺酮类等；病情较重者，需进行细菌培养加药敏试验，以选用高效的抗生素。② 白念珠菌引起者，可酌情选用氟康唑 50mg，1 次／日；伊曲康唑 0.1g，1 次／日，与饭同服。

（2）局部治疗　① 炎症早期，50% 硫酸镁溶液湿敷患部；根据致病菌的不同，外涂咪康唑、益康唑、克霉唑或依沙吖啶、金霉素、红霉素及新霉素软膏，2 次／日；若为铜绿假单胞菌，可外用多黏菌素，也可外用鱼石脂软膏，2～3 次 / 日。② 脓液形成，可沿甲沟做一纵向切口引流排脓；若甲下已有脓肿或由甲缘肉芽肿形成，应做部分或全甲拔除。

（3）物理治疗 可以紫外线或红外线照射治疗。

2. 中医治疗

（1）辨证论治 ① 热毒蕴结证，治以清热解毒，方用五味消毒饮或黄连解毒汤加减：金银花、野菊花、蒲公英各 15g，紫花地丁、紫背天葵各 10g，水煎服。② 火毒炽盛证，治以泻火解毒，方用犀角地黄汤、黄连解毒汤、五味消毒饮加减：水牛角 20g，蒲公英、野菊花、生地黄、黄柏各 15g，黄芩、栀子、野菊花、紫花地丁各 10g，黄连 3g，水煎服。

（2）外治法 ① 初起以金黄散冷开水或麻油调敷患处。② 成脓期提脓拔毒，用七三丹、八二丹撒于疮顶，再用玉露膏或千捶膏敷贴；脓液形成，切开排脓，加八二丹、九一丹药线引流。③ 后期脓未尽用八二丹药线引流，脓尽改用生肌散。

（3）中成药 ① 安宫牛黄丸 3g，1～2 次 / 日；② 牛黄解毒丸 1 丸，3 次 / 日；③ 牛黄醒消丸 3g，1 次 / 日；④ 珍黄片 2 片 / 次，3 次 / 日。

【预防与护理】

1. 忌食辛辣发物。

2. 注意指甲卫生。

第十二节　皮肤结核

皮肤结核是由结核分枝杆菌直接侵犯皮肤或者由其他脏器结核灶内的结核分枝杆菌经血行或淋巴系统播散到皮肤所致的损害。由于结核分枝杆菌的数量、毒力及机体抵抗力的差异，临床表现可分为不同类型。中医称之为"鸦啗疮""梅核丹"等。

【诊断要点】

1. 临床特点

（1）寻常狼疮　多见于儿童及青年。好发于面部，尤以鼻和颊部为常见，其次为臀部和四肢，亦可累及黏膜。基本损害为针头至黄豆大结节，质软，呈苹果酱色或褐色，可向外周扩展，或相互融合成片，边缘清楚，可自行吸收或溃烂，愈合后形成萎缩性瘢痕，在瘢痕上又可出现新的结节，局部无痒痛感，在面部可导致眼、鼻及唇部残毁性破坏，部分患者伴内脏结核，病程为慢性、进行性，可数年至十余年不愈，在长期狼疮病变处可并发皮肤癌，结核菌素试验为强阳性反应。

（2）疣状皮肤结核　多见于成年男性。好发于手指及手背，其次是足和臀部，初发为单一的疣状小结节，逐渐增殖、扩展，呈环状或线形，中心增生时呈疣状或乳头瘤样，边界明显，外周有红晕，表面可有裂隙，压之有脓液排出，其中可找到结核分枝杆菌，中心消退时形成萎缩性瘢痕，结核菌素试验为弱阳性反应。

（3）瘰疬性皮肤结核　多见于儿童，好发于颈侧，其次为腋下、腹股沟及上胸部等处。初起为皮下结节，质硬，可自由活动，以后结节增大，并与其皮肤粘连，呈红色，继而变紫、变软、穿破、溃烂或形成瘘管，溃疡边缘呈潜行性，愈后产生不规则的瘢痕，由于结节本身炎症的影响，结节可互相粘连融合成块，高出皮面。结核菌素试验常为阳性。

（4）溃疡性皮肤结核　好发于口腔、外生殖器及肛门等身体自然开口部位，故又称为腔口结核性溃疡。初起为红色水肿性小结节，很快破溃形成溃疡，呈圆形或不规则形，边缘呈潜行性，基底为高低不平的苍白肉芽组织，有脓性分泌物，可查到结核分枝杆菌，溃疡慢性，有自发痛和触痛，间有发热等全身症状，结核菌素试验常为弱阳性或阴性反应。

（5）丘疹坏死性结核疹　多见于青年，皮损疏散分布在四肢伸面，有群集倾向，尤以关节部位为多，皮损为位于真皮深处的坚实结节，黄豆大小或更大，以后突出皮面，呈青红色或紫色，中央可发生小脓疱，坏死，干涸后表面覆有黏着性褐色厚痂，去除痂皮后中央呈凹陷性小溃疡，可逐渐自愈，留有萎缩性瘢痕及色素沉着，病程慢，常成批发生，尤以春秋季为甚，结核菌素试验为强阳性。

2.组织病理检查　以真皮内结核样肉芽肿性结节为特点，结节中心为上皮样细胞及朗罕氏巨细胞组成的结节，周围绕以致密的淋巴细胞浸润，中央可见程度不等的干酪样坏死，也可无坏死。寻常狼疮时表皮萎缩变薄，疣状皮肤结核时表皮呈乳头瘤样或假上皮瘤样增生，丘疹坏死性结核疹时表皮常坏死溃疡。

3.实验室检查

（1）结核菌素试验阳性反应，说明曾有过结核菌感染或已建立免疫力；若呈强阳性反应往往说明体内存在活动性结核病灶。

（2）皮损处脓液（干酪样物）直接涂片进行抗酸染色或培养可以找到结核菌协助诊断。

（3）必要时可采用 PCR 方法检测。

（4）X 线等影像学及痰液检查有助于发现肺和其他脏器的结核感染。

【鉴别诊断】

1.寻常狼疮与盘状红斑狼疮、结节病、结节性梅毒及结核样型麻风相鉴别

（1）盘状红斑狼疮　颜色鲜红，表面附着有黏着性菲薄鳞屑，毛囊口扩张，内含角质栓，无狼疮结节，免疫学检查有特异性。

（2）结节病　结节病的结节较狼疮结节坚实，有浸润感，一般不发生溃疡，结核菌素试验阳性。

（3）结节性梅毒　梅毒性结节发展较快，可呈匐行状排列，质硬如软膏，铜红色，常破溃，溃疡呈凿孔状，愈后形成瘢痕，梅毒血清反应阳性。

（4）结核样型麻风　结节较狼疮结节稍硬，患处感觉障碍为其特点。有周围神经粗大及肢体麻木、畸形，可出现营养性溃疡。

2. 疣状皮肤结核与寻常疣、疣状扁平苔藓、疣状痣及着色真菌病相鉴别

（1）寻常疣　为非炎性疣赘，无粟粒脓疡，周围无炎性浸润，有自限性，愈后不形成瘢痕。

（2）疣状扁平苔藓　主要发于下肢伸侧，病灶干燥，无粟粒脓疡及瘢痕形成，剧烈瘙痒，颜色紫红或褐黄。

（3）疣状痣　皮损可排列成条状，自幼发病，随年龄而增长，无炎性反应。

（4）着色真菌病　好发于小腿及足部，炎症较著，有外伤史，分泌物中易查到着色真菌细胞。

3. 瘰疬性皮肤结核与放线菌病、化脓性汗腺炎及孢子丝菌病相鉴别

（1）放线菌病　患部坚硬，为一片大而深的浸润块，破溃后流出带有硫黄色颗粒的脓液，真菌培养阳性。

（2）化脓性汗腺炎　皮损为腋窝部红色、疼痛性结节，破溃后形成瘘管。

（3）孢子丝菌病　皮损为孤立的结节或溃疡，沿淋巴管成串状排列，脓液培养为孢子丝菌。

4. 溃疡性皮肤结核与三期梅毒溃疡、急性女阴溃疡及基底细胞癌相鉴别

（1）三期梅毒溃疡　边缘有堤状隆起及暗红色浸润，形状整

齐,多呈肾型,质坚硬,梅毒血清反应常为阳性。

(2)急性女阴溃疡 发病急,炎症较著,可自愈,但易复发,溃疡呈漏斗状,常并发结节性红斑及滤泡状口腔炎,分泌物中可查到粗大杆菌。

(3)基底细胞癌 溃疡基底部有许多珍珠样小结节,边缘卷起,触之较硬,有典型组织病理学改变。

5.丘疹坏死性结核疹与毛囊炎及痤疮样座疮相鉴别

(1)毛囊炎 皮损为炎症性毛囊性脓疱,无中心坏死,病理改变为毛囊上部有以中性白细胞为主的急性炎症浸润。

(2)痤疮样座疮 为沿前额发际发生的无痛性毛囊性丘疹及脓疱,无深在性浸润,为一种毛囊炎性损害,常有中央坏死,愈后留有凹陷性瘢痕。

【治疗方法】

1.西医治疗

(1)抗结核治疗 强调早期、足量、规范及联合用药的原则,以保证疗效,防止耐药,疗程在半年以上。常用药:异烟肼 5mg/(kg·d),分 3 次或 1 次口服,6 个月 1 疗程;利福平 10mg/(kg·d),1 次口服,6 个月 1 疗程;其他还有链霉素、对氨基水杨酸钠(PAS-Na)、乙胺丁醇等。以上药物进行配伍联合,可以保证疗效,防止耐药性产生。一般主张最初治疗时选疗效好、患者易耐受的三种药物——异烟肼、利福平、乙胺丁醇,或用链霉素代替乙胺丁醇,联合治疗 1~3 个月后改用两种药物如异烟肼加利福平或乙胺丁醇,再维持 5~9 个月,最后剩异烟肼单药维持。注意链霉素使用勿超过 3 个月。

(2)局部治疗 ① 外用药物,对寻常狼疮和疣状皮肤结核可外用 15% 对氨基水杨酸钠或 5% 异烟肼软膏;② 手术疗法,可用外科手术清除瘘管加速痊愈。

2. 中医治疗

（1）辨证论治　① 阴虚痰热证，治以养阴清肺、解毒除痰，方用大补阴丸或六味地黄汤加减：黄柏、知母、熟地黄、龟甲、茯苓、猪骨髓、熟地黄各 15g，山药、山茱萸、泽泻各 10g，牡丹皮 6g，水煎服。② 气阴两虚证，治以理气散结、益气护阴，方用香贝养营汤加减：茯苓、大枣各 15g，贝母、人参、当归、白芍、白术、川芎各 10g，香附、陈皮、桔梗、甘草、生姜各 3～5g，水煎服。③ 痰瘀互结证，治以除痰养阴、化瘀散结，方用海藻玉壶汤加减：海藻 30g、昆布、当归、半夏、连翘、贝母各 15g，川芎 10g，青皮、陈皮、甘草各 3～6g，水煎服。

（2）中成药　① 内消瘰疬丸 10g，3 次 / 日；② 散结灵 10g，3 次 / 日；③ 夏枯草膏 10g，3 次 / 日。

（3）外治疗法　① 皮损未破溃，可选用蛇蜕膏、黑布膏等外敷患处；② 形成溃疡时用油膏掺七三丹敷贴；③ 形成潜行疮口时，做清创术，术后再用上药敷贴。

【预防与护理】

1. 加强卫生宣传教育，积极参加体育锻炼，增强体质，注意营养。

2. 定期做肺部和其他部位健康检查，早期发现结核病灶，及时治疗。

3. 卡介苗接种，适用于结核菌素试验阴性者，以增强机体对结核病的免疫力。

第十三节　麻风

麻风是由麻风分枝杆菌引起的一种慢性传染病。主要病变在皮肤和周围神经。临床表现为麻木性皮肤损害、神经粗大，严重者甚至肢端残废。中医称之为"大麻风""疠风"。

【诊断要点】

1. 潜伏期　一般为 2～5 年，但也可短至数月，长达十几年。

2. 临床类型

（1）结核样型麻风（TT）　好发于四肢、面部、肩部和臀部等易受摩擦的部位，皮肤损害为浅色和淡红色斑疹，表面常无鳞屑，或暗红色斑块，轮廓清楚，边缘高起，中心萎缩，有的趋向于边缘厚度不同的半环形、环形或弓状，表面多干燥有鳞屑，有时可见多数小丘疹堆积而成的损害，常一两块，常有明显的感觉（湿、痛、触）障碍，分布不对称，损害处毳毛脱落，损害的附近可触及粗大的浅表神经，相应部位的皮肤感觉障碍和肌无力，神经受累严重时，神经营养、运动等功能发生障碍，出现大小鱼际肌和骨间肌萎缩，形成"爪手"（尺神经受累）、"猿手"（正中神经受累）、"垂腕"（桡神经受累）、"溃疡""兔眼"（面神经受累）、"指（趾）骨吸收"等多种表现，畸形发生比较早，严重时因发生迟发型超敏反应可形成脓疡或瘘管。部分患者只有神经症状而无皮肤损害，称为纯神经炎。有时损害附近的淋巴结也变大。眉毛一般不脱落。

（2）界线类偏结核样型麻风（BT）　皮损为斑疹、斑块，颜色淡红、紫红或褐黄，边界整齐清楚，有的斑块中央出现"空白区"或"打洞区"（又称无浸润区、免疫区），形成内外边缘都清楚的环状损害，洞区以内的皮肤似乎正常。损害表面大多光滑，有的上覆少许鳞屑，损害数目多，大小不一，有的散在，以躯干、四肢、面部为多，分布较广泛，但不对称，虽有感觉障碍，但较 TT 轻而稍迟，眉睫毛一般不脱落，神经受累粗大而不对称，不如 TT 粗硬而不规则，黏膜、淋巴结、睾丸、眼及内脏受累较少而轻，预防一般较好，"升级反应"可变 TT，"降级反应"可变为 BB，麻风反应后易致畸形和残废。

（3）中间界线类麻风（BB） 皮损呈多形性和多色性，有斑疹、斑块、浸润等，葡萄酒色、枯黄色、棕黄色、红色、棕褐色等，有时在一块皮损上呈现两种颜色，边缘部分清楚，部分不清楚，形态有带状、蛇行状或不规则形，若为条片状，则一侧清楚，一侧浸润不清，若为斑块，中央有"打洞区"，其内环清楚高起，渐向外体面斜，外缘浸润而不清，呈倒碟状外观，有的损害呈红白的环状或多环状，形似靶子或徽章，称为"靶形斑""徽章样斑"，有的患者面部皮损呈展翅的蝙蝠状，颜色灰褐，称为"蝙蝠状面孔"，常见一个患者不同部位的皮肤上存在似瘤型和结核样型的损害，有时可见到"卫星状"损害，有的患者在肘、膝的伸面和髋部可见由结节组成的厚垫状块片，损害表面光滑、触之较软，损害数目较多，大小不一，分布广泛，多不对称，神经受损后，轻度麻木，但比结核样型轻，比瘤型重，眉毛、睫毛常不脱落，黏膜、淋巴结、眼、睾丸及内脏可以受累，预后介于两极型之间。本型最不稳定，"升级反应"向 BT 发展，"降级反应"向 BL 发展。

（4）界线类偏瘤型麻风（BL） 皮肤损害有斑疹、丘疹、结节、斑块和弥漫性浸润等，损害大多似瘤型损害，数目较多，形态较小，边界不清，表面光亮，颜色为红或橘红色，分布较广泛，有对称的倾向，损害内的感觉障碍较轻，出现较迟，有的损害较大，中央呈"打洞区"，内缘清楚，外界浸润模糊，眉毛、睫毛、头发可以脱落，常不对称，在晚期，面部的深在性弥漫性浸润亦可形成"狮面"，中晚期患者黏膜充血、浸润、肿胀，淋巴结和睾丸肿大有触痛，神经受累倾向多发双侧性，较均匀一致，触之较软，畸形出现较晚。

（5）瘤型麻风（LL） 皮肤损害的特点是数目多，分布广泛而对称，边缘模糊不清，倾向融合，皮肤损害有斑疹、浸润、结节及弥漫性损害等，表面油腻光滑，早期斑状损害分布于全身，以面部、胸部、背部多见，颜色淡红色或浅色，边界不清，须在良好的光线下仔细检视，方可辨认，稍晚，除斑损继续增多外，陆续形成浅表性、弥漫性浸润和结节，在面部由于浸润弥漫增厚，外观轻度肿胀，眉毛、睫毛常有脱落，斑损融合成大片浸润，或在斑损和弥漫性浸润上出现结节，弥漫性浸润向深部发展，皮损更加明显而严重，往往遍及全身，在面部弥漫增厚，皮纹加深，鼻唇肥厚，耳垂变大，眉、睫毛脱光，头发稀脱或大片脱落，结节和深在性浸润混融在一起，眼结膜充血，形成"狮面"样外观，四肢伸侧、肩、背、臀部、阴囊等处有多数大小不等的结节，更晚，由于弥漫性损害部分吸收，并有明显感觉障碍和闭汗，在小腿皮肤轻度变硬，光滑发亮，出现鱼鳞样或蛇皮样损害，长久不退，有的头发几乎脱光，可见残发多沿血管走向存留分布，皮肤的颜色除浅色斑外，大多由红色向红黄色、棕黄色发展，感觉障碍很轻。在较早期就有眉毛、睫毛稀落的表现，先由眉的外侧开始脱落，以后睫毛亦稀落，这是瘤型麻风的一个临床特点，神经干虽然受累，但感觉障碍较轻，出现较晚，神经干轻度粗大，对称而软，到晚期亦可出现肌肉萎缩、畸形和残废，常有内脏损害。

（6）未定类麻风　皮损单纯，上有淡红斑或浅色斑，表面平无浸润，不萎缩，毳毛可脱落，皮损为圆形、椭圆形或不规则形，边缘清楚或部分不清楚，分布不对称，皮损可有轻度感觉障碍，神经干受累较轻，虽有增大但硬度较低，产生运动障碍和畸形者少。

（7）麻风反应　是在麻风病慢性过程中，不论治疗与否，突然呈现症状活跃，发生急性或亚急性病变，使原有的皮肤和神经损害炎症加剧，或出现新的皮肤或神经损害，药物、气候、精神因素、预防注射或接种、外伤、营养不良、酗酒、过度疲劳、月经不调、妊娠、分娩、哺乳等许多诱发因素都可引起。

3. 实验室检查

（1）皮肤涂片查菌 TT 为阴性；BT 为阳性，细胞密度指数（对数分类法，后同）1～3 ＋；BB 为阳性，细菌密度指数 2～4 ＋；BL 为强阳性，细菌密度指数为 4～5 ＋；LL 强阳性，4～6 ＋；未定类麻风查菌多为阴性。

（2）麻风菌素晚期反应结果 TT 为强阳性；BL 为弱阳性、可疑或阴性；BB 为阴性；BL 为阴性；LL 为阴性；未定类麻风多为阳性。

（3）细菌免疫功能 TT 正常或接近正常；BL 较正常人低下；BB 介于两极型之间；BL 细胞显示有缺陷；LL 细胞免疫功能试验显示有明显缺陷。

（4）组织病理变化 ① TT 为结核样肉芽肿，其特点是在表皮下看不见"无浸润带"，抗酸染色查不到抗酸杆菌；② BL 组织病理变化与 TT 相似，但上皮样细胞周围的淋巴细胞较少、较松散，在表皮下可见有一狭窄的"无浸润带"，切片抗酸染色无或有少许麻风分枝杆菌；③ BB 组织病理变化为组织细胞肉芽肿，表皮下"无浸润带"大部分存在，可见组织细胞不同程度地向上皮样细胞分化，一般较小，有的切片中可见典型、不典型泡沫细胞，淋巴细胞少而分散，切片抗酸染色有较多的麻风分枝杆菌；④ BL 组织病理变化，肉芽肿性质倾向于泡沫细胞肉芽肿，有的组织细胞发展为不典型的上皮样细胞，有的发展为泡沫细胞，淋巴细胞常呈灶状，泡沫细胞浸润其间，切片抗酸染色有多量麻风分枝杆菌；⑤ LL 组织病理变化特点为泡沫细胞肉芽肿结构，主要由胞质丰富的典型泡沫细胞构成，表皮下有"无浸润带"，切片抗酸染色有大量麻风分枝杆菌，可成束或成球；⑥ 未定类麻风组织病理变化为非特异性炎细胞浸润。

【鉴别诊断】

在鉴别诊断时必须掌握麻风病的皮损特点，皮损常伴有感觉障碍，周围神经干常呈粗大状，瘤型麻风的损害中常检查出麻风分枝杆菌，这些特点与其他疾病相鉴别时，在一般情况下是可以鉴别出的。

需要鉴别的皮肤病：瘤型麻风应与黑热病后皮肤利什曼病（皮肤黑热病）、神经纤维瘤、斑秃、结节性黄色瘤、鱼鳞病、酒渣鼻、脂溢性皮炎、结节性红斑、皮肌炎等相鉴别；结核样型麻风应与肉样瘤、环状红斑、持久隆起性红斑、皮肤黑热病浅色斑型、环状肉芽肿、寻常性狼疮、体癣、远心性红斑等鉴别；未定类麻风应与白癜风、贫血痣、皮肤黑热病浅色斑型和花斑癣等相鉴别；界线类麻风应与红斑性狼疮、皮肤黑热病、蕈样肉芽肿（浸润期）等相鉴别。

需要鉴别的神经病：如脊髓空洞症，其他原因引起的多发性神经炎、外伤性周围神经损伤、进行性脊髓性肌萎缩、进行性增殖性间质性神经炎、进行性肌营养不良、股外侧皮神经炎、面神经麻痹等。

【治疗方法】

1.西医治疗

（1）抗麻风药治疗　要早期、及时、足量、足程、规律治疗，可使健康恢复较快，减少畸形残废及出现复发。常用药物有氨苯砜（DDS）、氯苯吩嗪（B633）、利福平（RFP）等。常用标准化疗方案如下。① 多菌型麻风 MDT 方案，成人剂量，利福平600mg，1 次 / 月，监服；氯苯吩嗪（氯法齐明）300mg，1 次 / 月，监服，50mg/ 日，自服；氨苯砜 100mg/ 日，自服；儿童（10～14岁）剂量，利福平 450mg，1 次 / 月，监服；氯苯吩嗪 200mg，1次 / 月，监服，50mg/ 隔日，自服；氨苯砜 50mg/ 日，自服，连续用药 2 年以上，如可能应治疗到细菌转阴为止。② 少菌型 MDT 方案：成人剂量，利福平 600mg，1 次 / 月，监服；氨苯砜 100mg/ 日，自服 6 个月，儿童剂量（10～14 岁）应按体重适当减少，利福平 450mg，1 次 / 月，监服，氨苯砜 50mg/ 日，自服，连续用药 6 个月。

（2）免疫疗法　正在研究的活卡介苗加死麻风菌的特异免疫治疗可与联合化疗同时进行。其他如转移因子、左旋咪唑等可作为辅助治疗。

（3）麻风反应的治疗　酌情选用沙利度胺（反应停、酞咪哌啶酮）、糖皮质激素、氯苯吩嗪、雷公藤及抗组胺类药物等。

（4）并发症的处理　足底慢性溃疡者，注意局部清洁，防止感染，适当休息，必要时须扩创或植皮；畸形者，加强锻炼、理疗，必要时做矫形手术。

为防止愈后复发，常采用氨苯砜做巩固治疗，LL 及 BB，需长期甚至终身用药；对 TT，需 3 年以上。

2. 中医治疗

（1）辨证施治　① 实证，治以祛风理湿、温经通络、活血解毒，方用万灵丹：成人 20 丸，小儿 10 丸、5 丸、6 丸；水泻，姜汤送下，小儿米汤送下。② 虚证，治以扶正祛邪、滋营解毒，方用补气养荣汤加减：黄芪、白术、当归、人参、炙甘草、熟地黄、川芎各 10g，陈皮、黑姜各 3～5g，水煎服。③ 虚实夹杂证，治以养血活血、化瘀通络，方用扫风丸或苦参散，成人初用 6g，2 次 / 日，3 天后如无呕吐、恶心等反应，可每次加 1.5g，至第 8 天后日服 3 次。④ 实热证，热在少阳者，治以和解少阳，方用小柴胡汤加减：党参、大枣各 15g，黄芩 10g，生姜、半夏、柴胡各 6～8g，甘草 5g，水煎服。热在里者，治以清泻阳明之热，方用石膏解毒汤加减：生石膏 20g，金银花、知母各 15g，玄参、黄芩各 10g，苍耳子、桔梗各 3～5g，水煎服。⑤ 阴虚内热证，治以养阴清热解毒，方用甘草石膏汤或玉竹四物汤加减：石膏20g，生地黄、熟地黄各 15g，川芎、白芍、玉竹、当归各 10g，甘草 5g，水煎服。⑥ 虚寒证，治以温阳散寒，闭气活血，药用生黄芪、龙眼肉、鸡血藤各 15g，玄参、石斛、苦参、丹参、生甘草各 10g，苍耳子、附子各 3g，水煎服。

（2）外治疗法　① 足底溃疡可选用冬青膏外敷，1 次 / 日；其他处溃疡，先用苦参汤洗涤溃疡处，并用狼毒制成糊剂涂于患处，或用七三丹、红油膏外敷，腐脱新生后改用生肌散、红油膏外敷，1～2 次 / 日。② 二味拔毒散外搽，1～2 次 / 日。

【预防与护理】

发现和控制传染病源，切断传染途径，给予规律的药物治疗，同时提高周围自然人群的免疫力，才能有效地控制传染、消灭麻风病。对流行地区的儿童、患者家属以及麻风菌素及结核菌素反应均为阴性的密切接触者，可给予卡介苗接种，或给予有效的化学药物进行预防性治疗。

第十四节　类丹毒

类丹毒系由猪丹毒杆菌感染所致的急性传染性皮肤病。其皮损类似丹毒。常见于从事屠宰业、水产业及食品加工业的工作人员。中医称之为"伤水疮"。

【诊断要点】

1. 发病前有外伤史，接触肉类、鱼类史。

2. 损害多局限，好发于手指，初为红斑，以后扩大为边界清楚的暗红色斑块，水肿性，不化脓，未破溃，仍新发生水疱。

3. 局部症状轻，痒疼感，一般无全身症状，少数泛发者，可伴有发热、关节痛等全身症状，甚至引起败血症。

4. 病程有自限性，3周左右可痊愈。

5. 实验室检查，皮损组织液培养，镜检可见革兰阳性短杆菌，有败血症时，血培养阳性。

【鉴别诊断】

1. 丹毒　病原菌不同，皮损为鲜红色水肿性红斑，好发于小腿及颜面，全身症状明显，无职业接触史。

2. 蜂窝织炎　多见于颜面及躯干部，皮损为弥漫性红肿，疼痛显著，伴高热、寒战及全身不适等严重全身症状。

【治疗方法】

1. 西医治疗

（1）抗生素　首选青霉素，致病菌对其高度敏感，用药1周；过敏者可改用磺胺、红霉素、四环素或麦迪霉素，连续用1周。

（2）局部治疗　局部外敷3% 硼酸或0.5% 呋喃西林液，涂擦10% 鱼石脂软膏或其他抗生素软膏。

（3）物理疗法　紫外线照射。

2. 中医治疗　参照丹毒。

【预防与护理】

1. 加强对肉类加工人员及渔业人员的卫生宣教工作，加强防护设备和卫生检疫工作。

2. 对病畜肉传染源做好妥善处理。

3. 食品、屠宰或渔业等工人有手部皮肤破伤时，应及时处理。

第十五节　下疳样脓皮病

下疳样脓皮病是一种以硬性无痛性浅表性溃疡为特征的化脓

性皮肤病。一般发生于成人，好发于颜面及生殖器部位。属中医"疳"的范畴。

【诊断要点】

1. 好发于颜面及生殖器部位。

2. 初起为小丘疹、脓疱或硬结节，破溃后形成硬性表浅性溃疡，边缘呈堤状，基底面有多少不等的浆液性分泌物，愈后留有表浅性瘢痕，可复发。

3. 病损多单发，无自觉症状，附近淋巴结肿大，有压痛。

4. 暗视野检查螺旋体及梅毒血清试验均阴性。

【鉴别诊断】

需与梅毒性下疳、脓疱疮、原发性皮肤结核、基底细胞癌、鳞癌等相鉴别。

【治疗方法】

1. 西医治疗

（1）全身治疗　选用青霉素类、大环内酯类、喹诺酮类及头孢类抗生素。

（2）局部治疗　可选用莫匹罗星软膏、红霉素软膏等外用。

2. 中医治疗

（1）辨证施治　① 热毒证，治以清热解毒，方用五味消毒饮加减：金银花、野菊花、蒲公英各 15g，紫花地丁、紫背天葵各 10g，水煎服。② 湿热下注证，治以清热化湿，方用龙胆泻肝汤加减：龙胆、黄芩、栀子、泽泻、当归、柴胡各 10g，甘草 5g，水煎服。

（2）中成药　① 牛黄解毒片 4～6 片，3 次/日；② 安宫牛黄丸 1 丸，1 次/日。

（3）外治法　① 早期予金黄散外敷，2 次/日；② 破溃后可予红升丹、提脓丹等提脓祛腐，生肌膏生肌收口。

【预防与护理】

1. 勿搔抓患部，勿接触生水。

2. 清淡饮食。

第十六节 面部脓皮病

面部脓皮病是发生于面部的化脓性皮肤病。病因不清，多见于 20 岁左右的青年女性。属中医"疖"的范畴。

【诊断要点】

1. 好发于青年女性。

2. 突然在面部发生脓肿、囊肿、窦道，局部呈鲜红或紫红色，如不治疗，可持续数月，愈后留有瘢痕。

3. 脓液培养有凝固酶阳性葡萄球菌。

【鉴别诊断】

痤疮 黑头粉刺的存在即可与之区别，再者痤疮皮损除面部外，胸背部也较常见。

【治疗方法】

1. 西医治疗

（1）全身治疗 酌情选用抗生素或磺胺类药，可试服异维A酸。

（2）局部治疗 ① 早期热敷；② 窦道可切开排脓。

2. 中医治疗

（1）辨证施治 ① 热毒证，治以清热解毒，方用五味消毒饮加减：金银花、野菊花、蒲公英、紫花地丁、紫背天葵各10～15g，水煎服。② 脾胃湿热证，治以清热化湿通腑，方用清胃散合茵陈蒿汤加减：黄连6g、当归6g、生地黄6g、牡丹皮9g、升麻9g、茵陈18g、栀子12g、生大黄6g，水煎服。③ 血瘀痰凝证，治以活血化瘀、化痰散结，方用桃红四物汤合二陈汤加减：茯苓、当归、生地黄各 15g，川芎、白芍各 10g，桃仁、半夏、陈皮各 6～8g，红花、甘草各 3g，水煎服。

（2）中成药　① 牛黄解毒片4～6 片，口服，3 次／日；② 安宫牛黄丸或六神丸 1 丸，口服，2 次／日。

（3）外治　① 早期予金黄散外敷，每日 1～2 次；② 窦道可予红升丹、提脓丹等祛腐生肌，每日 1 次。

【预防与护理】

1. 勿搔抓患部，勿接触生水。

2. 清淡饮食。

第四章

真菌性皮肤病

第一节　头癣

头癣是指真菌感染头皮毛发所致的疾病。临床上根据致病菌的不同，可分为三种类型，即黄癣、白癣、黑点癣。多于农村或集体单位流行，传染性较强。中医称之为"白秃疮""秃疮""蛀发癣"等。

【诊断要点】

1. 黄癣

（1）常见于儿童。

（2）初起毛发根部有小丘疹，或小脓疱，干后结黄痂，继则相互融合，黄痂变厚，中心凹陷有毛发贯穿，边缘稍高，呈碟状，毛发干枯无光泽，久之可形成萎缩性瘢痕，造成永久性秃发，局部常有特殊的鼠尿臭味。

（3）自觉局部瘙痒。

（4）病程较长，可长年不愈。

（5）真菌直接镜检可见发内孢子菌丝，真菌培养为许兰毛癣菌（简称黄癣菌），滤过紫外线灯检查可发生暗绿色荧光。

2. 白癣

（1）多见于儿童。

（2）皮损多为灰白色鳞屑性斑片，圆形或不规则形，常呈卫星状分布，病发多在距头皮 0.5cm 处折断，而呈参差不齐，易于拔落，病发根部有一白色菌鞘。

（3）常无自觉症状或稍有痒感。

（4）病程较慢，青春期后可自愈，不留痕迹。

（5）真菌直接镜检可见发外镶嵌成堆小孢子，真菌培养为铁锈色小孢子菌或犬小孢子菌，滤过紫外线灯检查可发生亮绿色荧光。

3. 黑点癣

（1）儿童、成人均可发病。

（2）皮损为多数散在点状鳞屑斑，病发出头皮即折断，呈黑色小点状。

（3）自觉微痒。

（4）病程长，可长年不愈。

（5）真菌直接镜检可见发内链状孢子，较大，真菌培养为紫色毛癣菌或断发毛癣菌，滤过紫外线灯检查无荧光。

【鉴别诊断】

1. 脂溢性皮炎　多见于青壮年，头皮部皮损常呈局限性，表面有较多糠秕状油腻性鳞屑，脱发而不断发，无传染性，真菌检查阴性。

2. 寻常型银屑病　皮损为浸润性红斑，覆盖有多层银白色鳞屑，刮去鳞屑可见点状出血，头发呈束状，无断发，真菌检查阴性。

【治疗方法】

1. 西医治疗　应采取综合治疗方案，即：服药、搽药、洗头、剪发、消毒五步联合。

（1）服药　可采用下述的任何一种药物治疗。伊曲康唑，成人 100～200mg/ 日，口服，2 次 / 日，儿童 3～5mg/（kg·d），疗程 6 周；特比萘芬，儿童体重＜ 20kg 者，62.5mg/ 日，20～40kg 者，125mg/ 日，＞ 40kg 者，250mg/ 日，成人 250mg/ 日，口服，疗程 6 周；灰黄霉素，成人 0.6～0.8g，口服，2 次 / 日，儿童 15～20mg/kg，分 3 次服，疗程 3 周；如病发镜检仍有真菌，需延长疗程，用药超过 1 个月应注意肝肾功能和血常规，如转氨酶异常应及时停药，目前灰黄霉素已较少使用。

（2）搽药　1 次 / 日；可用 2.5% 碘酊或 2% 酮康唑软膏、1% 萘替芬乳膏、0.25 酮康唑软膏、1% 联苯苄唑液每天 2 次，连用 1～2 个月。

（3）洗头　每天用硫黄香皂或 2% 酮康唑洗剂洗头 1 次。

（4）剪发　尽可能全部剪除病发，每周 1 次，共 8 次，剪掉的病发最好焚烧。

（5）消毒　患者使用过的物品如梳子、帽子、枕巾、毛巾及理发工具要彻底煮沸消毒。

2. 中医治疗

（1）辨证施治　① 风湿毒聚证，治以清热除湿、消风止痒，方用消风散加减：石膏 20g，生地黄、胡麻仁、知母、当归各 15g，荆芥、牛蒡子、木通、防风各 10g，蝉蜕、甘草各 3g，水煎服。② 湿热下注证，治以清热化湿解毒，方用龙胆泻肝汤加减：龙胆、黄芩、栀子、泽泻、当归各 10g，柴胡 8g，甘草 3g，水煎服。

（2）中成药　防风通圣丸 10g，3 次 / 日。

（3）外治疗法　治疗前用镊子拔去病发。外用药：① 15% 明矾水，洗头 1～2 次 / 日；② 百部、蛇床子、地肤子、大枫子、苦参各 30g，煎水洗头，1 次 / 日；③ 5%～10% 硫黄软膏，厚涂患处，1～2 次 / 日。

【预防与护理】

1. 注意个人卫生及公共卫生，对患者的衣帽、枕被等煮沸消毒，注意消毒理发工具。

2. 患者彻底痊愈后，才能参加集体活动。

第二节　须癣

须癣是面颈胡须部位皮肤和须毛的皮肤真菌感染。属中医"癣"的范畴。

【诊断要点】

1. 胡须区皮肤环形或多环形损害，边缘丘疹、水疱、脓疱，中央脱屑，受累部胡须枯黄无光泽、折断、松动易拔除。

2. 或有深部毛囊性脓疱、结节、脓肿或脓癣样损害，胡须松动折断、脱落，拔出后见毛根部黄白色脓样，压之有脓液溢出，有秃毛区和瘢痕。

3. 皮屑和脓液直接检查可见菌丝。

4. 接种于沙氏琼脂培养基，室温培养有皮肤真菌生长。

【鉴别诊断】

须疮　局部红肿热痛明显，胡须松动但不折断，培养有细菌生长，且好发于上唇近鼻处，而须癣多发于下颌部。

【治疗方法】

1. 西医治疗

（1）全身治疗　感染广泛，可酌情选用伊曲康唑 100mg，1 次 / 日，连续 15 日或 100mg，2 次 / 日；氟康唑 150mg，1 次 / 周，连用 2～3 周等。

（2）局部治疗　①拔除病须；②选用酮康唑洗剂、联苯苄唑霜、5%硫黄软膏、复方苯甲酸软膏、10%水杨酸软膏、1%～3%克霉唑软膏等，1～2次/日；合并细菌感染者宜加用莫匹罗星软膏、磷酸克林霉素溶液外用，2次/日。

2.中医治疗　以外治为主，以杀虫止痒为原则，并配合拔除病须，药用：①5%～10%明矾水外洗，2～3次/日；②选用肥油膏、雄黄膏、硫黄膏或一扫光外用，2次/日。

【预防与护理】

1.重视个人卫生。

2.避免接触患病动物。

3.不去理发店刮须。

第三节　体癣和股癣

体癣是除头皮、毛发、掌跖和甲板以外体表部位的皮肤癣菌感染。股癣是发生在腹股沟、会阴、肛周和臀部皮肤的皮肤癣菌感染。分属中医"圆癣""阴癣"范畴。

【诊断要点】

1.体癣

（1）成人多见。

（2）皮损好发于躯干、四肢、面、颈部。

（3）皮损初为群集小丘疹或丘疱疹，逐渐向外周扩展成圆形、半圆形或同心圆形红斑，上覆细薄鳞屑，边界清楚，中心向愈，周边隆起。

（4）自觉明显瘙痒，抓破易继发感染。

（5）多于夏季发作或加重，冬季缓解，愈后留下色素沉着。

（6）鳞屑镜检及培养发现真菌。

2. 股癣

（1）多发于成人，男性多于女性。

（2）发于股内侧及大腿根部，可见于会阴、肛门、臀部等处。

（3）初为丘疱疹或小片红斑，上覆鳞屑，逐渐扩展呈环状或半环状，边缘有丘疹、水疱、结痂、脱屑，中心向愈。

（4）自觉瘙痒，搔抓可继发感染。

（5）夏重冬轻，日久局部色素沉着，苔藓样变。

（6）鳞屑镜检见菌丝或孢子。

【鉴别诊断】

1. 玫瑰糠疹 春秋季多见，好发于躯干，皮损为圆形或椭圆形的玫瑰红色鳞屑斑，长轴与皮纹走向一致，可见母斑，有自限性，真菌检查阴性。

2. 湿疹 急性者皮肤有潮红、红斑、丘疹、水疱、渗出、糜烂等多型性皮损，慢性者局部皮肤肥厚、粗糙、苔藓样变，局部瘙痒剧烈，易反复发作，真菌检查阴性。

【治疗方法】

1. 西医治疗

（1）全身治疗 对于顽固泛发的病例，可内服抗真菌药治疗，如伊曲康唑 100mg，1 次 / 日，连续 15 日或 100mg，2 次 / 日，连用 7 日；特比萘芬 250mg，1 次 / 日，连用 1～2 周；氟康唑 150mg，1 次 / 周，连用 2～3 周。

（2）局部治疗 抗真菌制剂，1%～2% 咪唑类霜剂或溶液、1% 特比萘芬软膏，外涂，1～2 次 / 日，疗程 2 周以上，配合外用 5% 水杨酸乙醇，1～2 次 / 日。

2. 中医治疗

（1）辨证施治 一般不需要内服，泛发者可服龙胆泻肝丸或二妙丸等。

（2）外治疗法　① 一号癣药水、二号癣药水、复方土槿皮酊外搽，2 次 / 日；② 有糜烂者，青黛膏外涂，2 次 / 日；③ 干燥脱屑者，雄黄膏或硫黄膏外搽，2～3 次 / 日；④ 水杨酸酊外搽，2～3 次 / 日。

【预防与护理】

1. 积极治疗同时患的手足癣、甲癣等，避免和其他患者、患癣病的动物接触。

2. 注意个人卫生，贴身衣物消毒。

3. 避免滥用皮质激素、免疫抑制剂。

第四节　手癣和足癣

手癣指发于手部的皮肤真菌病，足癣指发于足部的皮肤真菌病。以手足部皮肤水疱、脱皮、糜烂、皲裂为特征。好发于春夏季节。属中医"鹅掌风""脚湿气"的范畴。

【诊断要点】

1. 春夏季好发。

2. 手癣发病常为单侧，足癣常为双侧。

3. 皮损可为丘疹、丘疱疹、水疱、糜烂、浸渍、肥厚、鳞屑、角化等，临床上可分为水疱型、鳞屑角化型、浸渍糜烂型。

4. 自觉瘙痒，易继发感染或湿疹化，病程缓慢。

5. 真菌检查阳性。

【鉴别诊断】

1. **手部湿疹**　多于双侧发病，皮损呈多形性，可见红斑、丘疹、水疱，边界不清，反复发作，瘙痒剧烈，真菌检查阴性。

2. **掌跖脓疱病**　好发于中年女性，掌跖部红斑上见表浅性小脓疱，破后为点状糜烂面，干燥形成皲裂或痂皮脱落，有瘙痒或疼痛感，真菌检查阴性。

【治疗方法】

1. 西医治疗

（1）全身治疗　① 顽固者，可选用伊曲康唑 100mg，2 次 / 日，连服 1～2 周；特比萘芬 250mg，2 次 / 日，连服 2～4 周；② 合并细菌感染，应选用抗生素治疗；③ 合并湿疹样变或变态反应，应配合应用抗过敏药。

（2）局部治疗　① 水疱型，3% 硼酸溶液浸泡，2 次 / 日；② 角化过度型，外用抗真菌霜剂及含角质剥脱剂的软膏，如 10% 水杨酸软膏，2 次 / 日；③ 浸渍糜烂型先用 3% 硼酸溶液、0.1 乳酸依沙吖啶（利凡诺尔）等湿敷，外用咪康唑粉，渗出减少消退后再给予粉剂（如枯矾粉、咪康唑粉等）、抗真菌制剂；④ 合并感染者可用 1：5000 的高锰酸钾湿敷，外用莫匹罗星软膏。

2. 中医治疗

（1）辨证施治　① 湿热下注证，治以清热利湿，方用五神汤加减：茯苓、金银花各 15g，牛膝、地丁、车前草各 10g，水煎服。② 风盛血燥证，治以养血祛风润燥，方用消风散合当归饮子：石膏 20g，生地黄、熟地黄、当归、胡麻仁、知母各 15g，荆芥、防风、白芍、川芎、牛蒡子、木通各 10g，蝉蜕、甘草各 3g，水煎服。

（2）中成药　① 龙胆泻肝丸 10g，2 次 / 日；② 二妙丸 6g，2 次 / 日。

（3）外治疗法　① 水疱型用一号癣药水、复方土槿皮酊外搽，2 次 / 日；② 鳞屑角化型用雄黄膏外涂，2 次 / 日或水杨酸酊外搽，2～3 次 / 日；③ 浸渍糜烂型用半枝莲 60g，煎汤浸泡，次以雄黄膏外搽，2 次 / 日。

【预防与护理】

1. 注意个人卫生，勤换袜子，不与他人共用浴具，以免交叉感染。

2. 积极预防治疗并发症。

第五节　甲真菌病

甲真菌病指由任何真菌所致的甲感染，甲癣特指由皮肤癣菌引起的甲感染。以指（趾）甲变形变色为特征。多发于成年人。属中医"灰指（趾）甲"范畴。

【诊断要点】

1. 多有手足癣病史，成年人多见。

2. 初起 1～2 个指（趾）甲染病，严重时累及所有指（趾）甲，指（趾）甲失去光泽，逐渐增厚或萎缩，与甲床分离或变形、变脆、破损、凹凸不平。

3. 无自觉症状或有轻度瘙痒，可继发甲沟炎、甲床炎。

4. 病程缓慢，可长年不愈。

5. 甲屑真菌镜检见孢子或菌丝，真菌培养阳性。

【鉴别诊断】

1. 脆甲症　甲板薄，甲壳不韧不坚，易断易裂，与长期浸泡碱水有关，真菌检查阴性。

2. 甲变色　甲上可见点状、条状异色斑点，甚至全甲变色，与服用某些药物及外伤有关，真菌检查阴性。

【治疗方法】

1. 西医治疗

（1）全身治疗　① 间接冲击疗法：一般为伊曲康唑 200mg，2 次 / 日，连服 7 天，停药 3 周，下月开始新的疗程，通常每月复诊一次，行真菌镜检及肝肾功能检查。指甲癣需 2～3 疗程，趾甲癣需 3～6 疗程。② 连续疗法：连续用药，伊曲康唑 200mg，1 次 / 日，特比萘芬 250mg，1 次 / 日，指甲癣者连服 6～8 周，趾甲癣者连服 12～16 周，最长可 6 个月。

（2）局部治疗　① 30% 冰醋酸或咪唑类霜剂或溶液外搽，1～2 次 / 日，用药 3 个月以上；② 50% 碘化钾或 40% 尿素软膏封包，病甲软化后加以清除；③ 8% 环吡酮胺或 5% 阿莫罗芬甲涂剂外搽。

2. 中医治疗

（1）辨证施治　肝血亏虚，虫毒浸淫证，治以补血养肝、杀虫解毒，方用补肝汤加减：熟地黄、当归各 15g，白芍、川芎、麦冬、酸枣仁、木瓜各 10g，甘草 3g，水煎服。

（2）外治疗法　① 每日以小刀刮除病甲变脆部分，用二号癣药水或 3% 冰醋酸或水杨酸酊外搽，2～3 次 / 日；② 鹅掌风浸泡方浸泡，1 次 / 日，甲软化后，用刀刮去污物。

【预防与护理】

1. 注意个人卫生，积极治疗手足癣。

2. 本病病程较长，一般 3～6 个月，宜早期治疗，坚持治疗。

第六节　花斑癣

花斑癣是由马拉色菌引起的一种浅表的慢性皮肤真菌病。以黄豆大圆形或类圆形斑疹，上覆淡棕褐色细薄糠状鳞屑为特征。男性多于女性，好发于炎热季节。属中医"紫白癜风"的范畴。

【诊断要点】

1. 青壮年多见，冬轻夏重。

2. 皮疹好发于躯干、腋下、面颈等汗腺丰富部位。

3. 初起为许多细小斑点，很快为黄豆大小，灰白色或棕褐色境界清楚的斑片，表面覆盖细薄糠状鳞屑，陈旧损害为色素减退斑。

4. 一般无自觉症状，部分有轻度痒感。

5. 可自愈或治疗后痊愈，病程较短，但易复发。

6. 真菌镜检可见菌丝和孢子，Wood 灯照射皮损可见黄色荧光。

【鉴别诊断】

1. 白癜风　皮损为边界明显的色素脱失斑，呈纯白色，边缘可有色素沉着，一般无脱屑，无痒感，真菌检查阴性。

2. 玫瑰糠疹　先有母斑后有子斑，皮损为玫瑰红色椭圆形斑，炎症明显，中央有糠秕状鳞屑，皮损长轴与皮纹走向一致，检查真菌阴性。

【治疗方法】

1. 西医治疗

（1）全身治疗　皮损面积大、外用效果不佳者，应酌情口服抗真菌药，可选用：① 伊曲康唑 200mg，1～2 次 / 日，1 周或 2 周；② 氟康唑 400mg，单剂服用；③ 酮康唑 200mg，每日 1 次，10 天，或 400mg 半个月服一次，因可能发生的副作用一般不作为首选。口服特比萘芬及灰黄霉素无效。

（2）局部治疗　① 抗真菌霜剂外用，如联苯苄唑、咪康唑、特比萘芬霜等，1～2 次 / 日；② 外用 20%～30% 硫代硫酸钠液，干后外用 1% 稀盐酸；③ 外用硫化硒、2% 酮康唑洗剂洗浴，1 次 / 日。

2. 中医治疗

（1）以外治为主，顽固病例可用胡麻丸、防风通圣丸等。

（2）外治疗法　① 5%～10% 硫黄软膏外搽，1～2 次 / 日；

② 颠倒散外搽，2～3 次 / 日；③ 五倍子、土槿皮各 30g，煎水外洗，2～3 次 / 日；④ 水杨酸酊外搽，2～3 次 / 日。

【预防与护理】

1. 勤洗澡，勤换衣服。

2. 患者内衣洗净后宜日晒或煮沸消毒。

第七节　马拉色菌毛囊炎

马拉色菌毛囊炎是由马拉色菌所引起的毛囊炎性皮肤病。以毛囊性半球状红色丘疹为特征。男性多于女性，好发于中青年。中医文献无明确记载。

【诊断要点】

1. 好发于胸背、颈肩等皮脂腺丰富的部位。

2. 皮疹为圆顶状毛囊红色小丘疹，间有毛囊性小脓疱，周边有红晕，散在对称分布，密集但不融合。

3. 自觉瘙痒或有灼热、刺痛感。

4. 可并发花斑癣、面部痤疮等，易反复发作。

5. 真菌镜检可见孢子，病理切片 PAS 染色镜下可见毛囊扩张、角栓及真菌孢子。

【鉴别诊断】

1. **寻常痤疮**　好发于青年男女，损害主要发生于颜面、胸背、肩部，多对称分布，为散在性粉刺、丘疹、脓疱、结节及囊肿等。

2. **细菌性毛囊炎**　主要发生于多毛部位，为与毛囊口一致的红色充实性丘疹，或丘疹性脓疱，中间贯穿毛发，四周红晕，继而干燥结痂，孤立散在，自觉轻度疼痛。

【治疗方法】

1.西医治疗

（1）全身治疗 抗真菌药口服 伊曲康唑 200～400mg，1次/日，连服 14～21 天，间歇冲击 2 个月；氟康唑 50mg，口服，1次/日，连服 1～2 周，或 150mg，1次/周，共 4 次。

（2）局部治疗 ① 外用 2% 酮康唑洗剂洗澡后，涂 1% 萘替芬、0.25% 酮康唑乳膏，至少 4 周；② 外用维 A 酸制剂改善毛囊角化；③ 水杨酸酊外搽，2～3 次/日。

（3）不宜内服药物或难治者可试用光动力治疗。

2.中医治疗

（1）辨证施治 一般不需要内治。

（2）外治疗法 可酌情选用一号、二号癣药水或硫黄膏外擦。

【预防与护理】

1.注意个人卫生，勤洗澡。

2.本病易反复发作，应坚持治疗。

第八节　念珠菌病

念珠菌病是由致病念珠菌引起的皮肤、黏膜、内脏器官的急性、亚急性或慢性感染。多发于免疫力低下的个体。根据累及部位可分为浅部（黏膜、皮肤等）和深部（内脏）念珠菌病。属中医"鹅口疮""手丫疮"的范畴。

【诊断要点】

1.临床表现

（1）口腔念珠菌病 口腔黏膜、舌及口角出现白色假膜，基底有红色糜烂、渗出。

（2）念珠菌性外阴阴道炎　① 白带增多，脓性，有臭味；② 外阴瘙痒，表皮红肿，糜烂；③ 可有性交痛。

（3）念珠菌性龟头包皮炎　包皮龟头潮红，散在针头大小红色丘疹，包皮内侧和冠状沟有白色奶酪样膜状物附着。

（4）念珠菌性间擦疹　指（趾）间腹股沟、肛周、腋窝、乳房下等皱褶部位皮肤潮红，有针头大小丘疹、水疱，继之糜烂、结痂。

（5）念珠菌甲沟炎和甲念珠菌病　甲沟红肿，触之发硬，甲板增厚，表面凹凸不平，并有条纹或沟，呈紫色。

（6）慢性皮肤黏膜念珠菌病　婴儿期发病，为慢性复发性皮肤、黏膜的念珠菌感染，一般不侵及实质脏器，常累及头皮、颜面、四肢，为红斑基础上的隆起性脱屑。

（7）深在性皮肤念珠菌病　为丘疹、结节、脓疱、脓肿，部分形成溃疡及肉芽肿。可见发热及肌肉痛。

（8）肠道念珠菌病　可引起腹泻，水样或豆腐渣样变，泡沫较多等。

（9）肺念珠菌病　支气管炎，咳黏稠胶状痰，可发展为肺炎，出现体温升高、咳嗽、胸痛、双肺湿啰音等。

2. 实验室检查

（1）标本直接镜检可见大量芽孢和假菌丝。在念珠菌正常分布区，真菌培养需三次以上阳性且为相同菌种，方能确定为致病菌。

（2）组织病学检查可见念珠菌假菌丝及孢子。

（3）血清学方法测定念珠菌多糖抗原。

【鉴别诊断】

1. 黏膜白斑与口腔念珠菌病鉴别　损害质地较硬，稍隆起，表面可有纵横交错的红色细纹，不糜烂，其他皮肤无皮疹，无自觉症状。

2. 尿布皮炎与婴幼儿念珠菌性间擦疹鉴别　尿布接触部位出现边界清楚的大片红斑，而臀沟、皱襞处正常或炎症较轻。

【治疗方法】

1. 西医治疗

（1）全身治疗　① 氟康唑，治疗念珠菌性阴道炎或龟头炎，单剂量口服 150mg；鹅口疮 0.1～0.2g/ 日，口服 3～5 日；皮肤念珠菌病每周 0.15g，共 3～4 周；甲念珠菌病，每周 0.15g，共 4 个月。② 伊曲康唑，用于面积广泛的皮肤念珠菌病，0.2g/日，连服 7 日。③ 两性霉素 B，用于内脏念珠菌病，0.5～1mg/（kg·d），静脉滴注，或合并口服 5- 氟胞嘧啶 0.15～0.2g/（kg·d）。

（2）局部治疗　① 口腔念珠菌病可外用霉菌素溶液（10 万 U/ml）或 1%～2% 甲紫溶液，可用 1%～3% 克霉唑溶液或 0.02% 氯己定液漱口，也可用 10mg 克霉唑片含服；② 皮肤病变，用各种抗真菌溶液或霜剂，1～2 次 / 日；③ 阴道念珠菌病外用益康唑、克霉唑、咪康唑或制霉菌素栓剂早晚各 1 次，至少 2 周；④ 皱褶处用酮康唑洗剂外洗，再外扑粉剂。

2. 中医治疗

（1）辨证施治　① 湿热蕴积证，治以清热利湿，方用萆薢渗湿汤合黄连解毒汤加减：薏苡仁、滑石各 20g，萆薢、泽泻、茯苓、通草、防风、牛膝、车前草、黄柏、栀子各 10g，牡丹皮 6g，水煎服。② 气阴两虚证，治以益气养阴，方用竹叶黄芪汤加减：煅石膏 20g，人参、黄芪、川芎、当归、黄芩、生地黄各 10g，竹叶、生姜、炙半夏各 6～8g，灯心草、甘草各 3g，水煎服。

（2）中成药 六神丸 10 丸，3 次 / 日。

（3）外治疗法 ① 生地榆、苦参各 30g，明矾 15g，煎水浸洗，1 次 / 日；② 青黛、冰片各 3g，黄柏 6g，共研细末，花生油调匀外搽，2～3 次 / 日。

【预防与护理】

1. 积极治疗原发病，如糖尿病及恶性肿瘤等。

2. 合理应用激素、免疫抑制剂及抗生素。

3. 皮肤皱褶部应保持干燥卫生。

第九节　癣菌疹

癣菌疹是由原发真菌感染灶释放的真菌抗原，经血行传播，在病灶以外的皮肤上发生的皮疹。以多形皮疹，自觉瘙痒为临床特征。属中医"脚气疮"的范畴。

【诊断要点】

1. 存在急性、活动性真菌病病灶，多为头癣、足癣等。

2. 皮疹表现多样化，可局限或泛发，最多发生于手足，为汗疱疹形、丹毒样皮损，也可呈湿疹样、猩红热样、多形红斑荨麻疹样等类型。

3. 自觉瘙痒，可伴全身症状。

4. 症状随原发灶治愈而消失。

5. 真菌检查病灶阳性，其他皮疹为阴性，癣菌素试验阳性。

【鉴别诊断】

1. *汗疱疹* 好发于手掌、脚底和手指（趾）的侧面，皮损为成批发生的水疱，无红斑，对称分布，癣菌素试验阴性。

2. *丹毒* 好发于下肢及颜面部，为鲜红色的水肿性红斑，边界清楚，灼热肿痛，伴全身症状。

3. 湿疹　皮损为多形性，对称性，边界不清，反复发作，病程迁延，癣菌素试验阴性。

【治疗方法】

1. 西医治疗

（1）全身治疗　① 抗组胺药，氯雷他定 10mg，1～2 次 / 日；西替利嗪 10mg，1 次 / 日。② 抗真菌药物，如氟康唑、伊曲康唑、特比萘芬，但用量不宜过大，疗程不宜太长。③ 全身症状较重时，酌用皮质激素，如强的松等。

（2）局部治疗　① 对于癣病病灶，选用抗真菌制剂；② 对继发性皮损，选用炉甘石洗剂、氧化锌油等外用，3～4 次 / 日。

2. 中医治疗

（1）辨证施治　① 湿热郁阻证，治以清热利湿止痒，方用三妙丸加减：茯苓 15g，黄柏、怀牛膝、泽泻、赤芍、白鲜皮各 10g，苍术 6g，水煎服。② 湿热化毒证，治以清热解毒化湿，方用赤小豆当归散加减：赤小豆、金银花、败酱草、连翘、蒲公英各 15g，草薢、当归各 10g，水煎服。

（2）中成药　① 二妙丸 6g，3 次 / 日；② 三妙丸 6～10g，2 次 / 日。

（3）外治疗法　① 30% 薄荷三黄水洗剂外搽，2 次 / 日；② 苦参、蛇床子、大黄、明矾各 30g，煎水外洗，2 次 / 日；③ 以肿胀为主者，三黄散植物油调敷，2 次 / 日。

【预防与护理】

1. 积极治疗原发病。

2. 外用药以温和安抚为主，不可过于刺激。

3. 急性期应卧床休息，以免病情扩展。

第十节　孢子丝菌病

孢子丝菌病是由申克孢子丝菌所引起的皮肤、皮下组织及其邻近淋巴系统的亚急性或慢性感染性疾病。以外伤后皮肤并沿淋巴管成串出现的无痛性结节、脓肿和溃疡为特征。属中医"陈肝疮"的范畴。

【诊断要点】

1. 多有外伤史，好发于四肢和头面部等暴露部位。

2. 皮损为皮下结节或暗红色浸润性斑块，表面可呈轻度疣状增生，挤压有少许分泌物，逐渐扩大与皮肤粘连，并沿淋巴管蔓延，出现成串排列的皮下结节，称淋巴管型；如结节固定于原发部位，则为固定型；损害偶可经血行播散至全身各器官，称播散型。

3. 自觉症状轻微。

4. 脓液或组织真菌培养有孢子菌丝生长。

5. 病理检查　主要为组织细胞为主的肉芽肿和嗜中性粒细胞浸润形成的化脓性炎症。

【鉴别诊断】

1. 着色真菌病　早期损害的结节或斑块表面多呈疣状，周围绕以浸润带，渗出物中可见黑头粉刺样小黑点，分泌物镜检可查到棕色、厚壁的圆形孢子。

2. 疣状皮肤结核　皮疹不沿淋巴管径路分布，结节表面呈疣状或乳头状，表面可有裂隙，从侧方挤压，可有少量脓液渗出，脓液中可查到结核分枝杆菌。

3. 梅毒性树胶肿　既往有一期及二期梅毒史，初发亦为无痛的坚硬结节，表面暗红，但其排列不沿淋巴径路，溃疡周围炎症浸润明显，表面分泌物呈树胶状，梅毒血清学检查阳性。

【治疗方法】

1.西医治疗

（1）全身治疗 ① 10% 碘化钾溶液 10～20ml/d，3 次/日，疗程 3～6 个月，皮损消退后可继续口服 1～2 个月，小儿用量酌减，疗程一般为 2～3 个月；② 伊曲康唑 200～400mg 或特比萘芬 250～500mg，1 次/日，连服 3 个月。

（2）局部治疗 可选用各种外用抗真菌制剂，但一般只用于辅助治疗，单用疗效较差。

（3）物理治疗 局部温热疗法适用于孕妇或口服药物不能耐受者，温度 42℃ 左右，早晚各一次，每次 30min，部分患者可在 1～4 个月内治愈。

2.中医治疗

（1）辨证施治 ① 湿热痰凝证，治以清热除湿、解毒散结，方用五神汤加减：茯苓、金银花各 15g，牛膝、车前草、紫花地丁各 10g，水煎服。② 气滞血凝证，治以行气活血、和营散结，方用化瘀解毒汤加减：蒲公英、延胡索、金银花、败酱草 15g，紫花地丁、当归、赤芍各 10g，牡丹皮、木香、桃仁各 6g，大黄 3g，水煎服。

（2）中成药 ① 醒消丸 3g，2 次/日，温开水送下，用于初期；② 小金丹 1 丸，2 次/日，温开水送下，用于结节难消者。

（3）外治疗法 ① 结节未溃者外敷金黄膏，隔日 1 次；② 已溃者选九一丹药线插入，外盖玉红膏，1 次/日。

【预防与护理】

1.劳动时避免外伤。

2.外伤后，保持伤口清洁，避免接触土壤、木材及植物腐生物等。

第十一节 着色芽生菌病

着色芽生菌病，又称着色真菌病，是由一组致病性着色真菌感染所引起的一种皮肤或皮下组织的深部真菌病。以在皮肤上形成肉芽肿性疣状增殖、结节、斑块为特征。好发于青壮年。本病在中医文献中无明确记载。

【诊断要点】

1. 多有外伤史，好发于四肢暴露部位。

2. 早期损害为丘疹或结节，渐成斑块，表面增生，呈疣状或菜花状，增生疣状斑块间可挤出脓液。

3. 病程慢，新旧皮损交替存在，瘢痕可致淋巴回流障碍，形成象皮肿，影响肢体功能。

4. 自觉瘙痒或疼痛。

5. 皮损分泌物和痂皮内可查到棕色厚壁孢子，真菌培养有暗色真菌生长。

6. 组织病理学改变为慢性脓性肉芽肿性增殖生长。

7. 真菌学阳性是诊断的金标准，皮肤涂片直接镜检或病理切片检查发现厚壁、棕色硬壳细胞，培养有暗色真菌生长（需鉴定到种）可明确诊断。

【治疗方法】

1. 西医治疗

早期发现，将皮损彻底切除是最理想的方法。但有导致局部播散的危险，术前应口服伊曲康唑或特比萘芬1周。此外，也可使用电灼、激光治疗。目前尚无治疗着色芽生菌病的理想药物，伊曲康唑、5-氟胞嘧啶、氟康唑、特比萘芬皆需要足量足疗程，临床治愈后应继续服药1个月。可同时做局部温热疗法，可内服药物结合局部光动力治疗，可先局部外涂抗真菌霜剂后再加热治疗以利药物吸收。

2. 中医治疗

可参照孢子丝菌病的中医治疗。

【预防与护理】

1. 注意防止外伤，有外伤后不应随便用土止血。

2. 早期发现损害后及时治疗。

第十二节　叠瓦癣

叠瓦癣是由同心性癣菌引起的一种浅部真菌感染。以同心环状排列的棕褐色丘疹为主要特征。属中医"刀癣"范畴。

【诊断要点】

1. 好发于躯干，重者蔓延全身。

2. 初为棕色丘疹，渐扩大或鳞屑斑，鳞屑周边附着，游离缘向内呈环圈状，后皮疹渐次扩大，中央又发新疹，形成重叠的各环形鳞屑斑。

3. 自觉剧痒。

4. 病程长，多年不愈。

5. 鳞屑镜检可见菌丝，真菌培养阳性。

【鉴别诊断】

体癣　环状损害，边缘稍隆起，为丘疹或丘疱疹，表面细薄鳞屑，冬轻夏重。

【治疗方法】

1. 西医治疗

（1）全身治疗　抗真菌药。灰黄霉素 0.5g，2 次 / 日，连用 1 个月；伊曲康唑 200mg，1 次 / 日，连用 2～3 个月。

（2）局部治疗　5%水杨酸乙醇外涂，1～2次／日。

2.中医治疗　参照体癣进行。

【预防与护理】

患者的衣裤、床被、毛巾等应定期消毒，防止再感染。

第十三节　掌黑癣

掌黑癣是一种浅表性无症状的角质层真菌感染，以棕至黑色无鳞屑的斑疹为特征。属中医"癣"的范畴。

【诊断要点】

1.常发生于手掌及手指部，也可波及跖、颈及胸部等处。

2.皮疹为无主观症状的斑疹，既不高起，又无鳞屑，边界清楚，单个，开始多呈淡棕色，后渐向周围扩展而变暗黑色。

3.真菌检查可查到菌丝、孢子。

【鉴别诊断】

应与恶性黑色素瘤、掌部交界痣、炎症后的色素沉着等相鉴别，一般只要查菌找到菌丝或孢子即可鉴别。

【治疗方法】

局部用角质分解剂，如维A酸、复方苯甲酸软膏、2%水杨酸软膏、3%硫黄软膏、2%碘酊溶液等，1～2次／日。

第十四节　红癣

红癣是由微小棒状杆菌侵犯皮肤角质层所引起的一种慢性、传染性皮肤病。好发于腹股沟及腋窝等皮肤皱褶部位，以边界清楚、红棕色及稍有鳞屑的斑片为特征。多见于中年男性。属中医"丹癣"的范畴。

【诊断要点】

1. 好发于皮肤皱褶部位，如腹股沟、腋窝、乳房下、臀间及趾缝等处。

2. 皮损为边界清楚、红棕色的斑片，表面光滑，极细皱纹，上覆有少量细微鳞屑，边缘不高起，无丘疹、水疱及炎性变化。

3. 一般无自觉症状。

4. 发展很慢，治疗不彻底容易复发。

5. 实验室检查，刮取鳞屑制片用乳酸酚棉蓝染色，可见微小棒状杆菌，滤过紫外线检查可见珊瑚色荧光。

【鉴别诊断】

1. 花斑癣　鳞屑斑分布于胸背及上臂等处，滤过紫外线检查为棕黑色荧光，真菌检查为圆形糠秕状小孢子菌。

2. 股癣　患处炎症显著，边缘往往高起，有丘疹及水疱，滤过紫外线检查阴性，真菌检查阳性。

【治疗方法】

1. 一般治疗

（1）全身治疗　首选红霉素 0.25g 口服，4 次 / 日，共用 2 周，其他广谱抗生素，如氯霉素及四环素族药物均有效，而青霉素无效。

（2）局部治疗　① 红霉素软膏及碘酊等外搽；② 抗真菌制剂如 3%～5% 水杨酸酒精、酮康唑软膏、复方间苯二酚（雷琐辛）搽剂、咪康唑、克霉唑霜、复方苯甲酸软膏及硫黄水杨酸软膏外搽，2～3 次 / 日；③ 2% 夫西地酸钠软膏外涂患处，有时可获得满意疗效。

2. 中医治疗　无须内治，酌情选用二号癣药水及颠倒散外搽。

【预防与护理】

注意个人卫生，在治疗过程中经常换药和消毒内衣。

第五章

寄生虫及动物引起的皮肤病

第一节　疥疮

疥疮是由疥螨寄生在人体皮肤表皮层内所引起的接触传染性皮肤病。以发生于指缝、手腕、下腹等部位，不发于头面部，皮损为水疱、丘疹及隧道，夜晚瘙痒剧烈为特征。可发生于任何年龄，常集体发病，接触传染。中医亦称之为疥疮。

【诊断要点】

1. 好发于指间、腋前缘、脐周、阴部及大腿内侧，仅儿童可波及头面，有接触传染史，常见于集体感染。

2. 皮损为米粒大红色丘疹，有水疱及隧道，少数可为结节。

3. 夜晚瘙痒剧烈，白天轻微。

4. 一般无全身症状。

5. 可因日久搔抓继发化脓感染、湿疹样变、脓疱疮、疖、蜂窝织炎、淋巴管炎或淋巴结炎，少数并发肾炎、剥脱性皮炎。

6. 水疱及隧道等皮损处可找到疥螨。

【鉴别诊断】

1. *痒疹*　好发于四肢伸侧，病程缓慢，多是儿童期开始发病，无传染性。

2. 湿疹 为红斑、丘疹、水疱等多形性皮疹，无一定好发部位，无传染接触史。

3. 丘疹性荨麻疹 为散在纺锤形丘疹、丘疱疹及水疱，易复发，虫咬后易发生。

4. 皮肤瘙痒症 主要为皮肤瘙痒，损害为继发皮损，发无定处，无传染性。

5. 虱病 主要发生于躯干，皮损为继发性，在衣缝中可找到虱及虱卵。

【治疗方法】

1. 西医治疗

（1）全身治疗 继发感染者给予抗生素口服。

（2）局部治疗 以杀虫止痒为原则。① 常用药物为 5%～20% 硫黄软膏，儿童一般用 5%～10%，成人用 10%～15%，若患病时间较长而皮损较厚或阴囊结节性皮损则用 20% 的浓度。搽药方法与步骤：搽药前用温水配以肥皂，或用具有杀虫作用的中药沐浴，然后先在好发部位和皮损处搽药一次，再自颈部开始遍搽全身，每日早晚各 1 次，连用 3 日后第 4 日再洗澡更衣，搽药期间不洗澡、不更衣，一个疗程结束后，仍用前法沐浴，浴后换用消毒内衣，并将换下的衣服、被子、床单进行煮沸消毒或烈日下暴晒。儿童患者，头面部需少量搽药，早晚各 1 次，连续 3～4 天，男性阴囊结节性皮疹，可适当延长搽药时间。② 30%γ-666 乳剂、25% 苯甲酸苄脂乳剂或 5%β 萘酚乳剂，按前法使用。③ 疥疮结节的治疗：哈西奈德溶液、焦油凝胶或卤米松软膏外涂结节处，2 次 / 日，连用 2～3 周；1% 醋酸曲安奈德混悬液 0.5～1ml 加 2% 利多卡因 2ml，皮损内注射，每处注射 0.1～0.2ml，每周 1 次；或外用肤疾宁贴膏，1 次 / 日；或液氮冷冻治疗。

2.中医治疗

（1）中药内服　荆芥、防风、苦参、黄芩各 10g，生地黄 15g，蝉蜕、苍术各 5g，水煎服。

（2）中成药　防风通圣散 10g，2 次 / 日，开水冲服；牛黄解毒片 4 片，3 次 / 日。

（3）外治疗法　① 疥疮 I 号方：苦参、蛇床子、花椒、白鲜皮、菖蒲、槟榔，煎水外洗，1 次 / 日；② 疥疮 II 号方：百部、槟榔、苦参、蛇床子、苦楝皮、青蒿、大黄，制成酊剂外搽，2～3 次 / 日。

【预防与护理】

1.注意个人卫生，勤洗澡、勤换衣。

2.不与患病者同居，对生活密切的患者，应同时治疗。患者衣物应煮沸消毒或在阳光下暴晒。

第二节　螨虫皮炎

螨虫皮炎系由螨虫叮咬所致的皮炎。以接触部位水肿性红斑、丘疹、风团、瘙痒及病程自限性为特征。好发于夏秋温暖潮湿季节，农村常见。中医称之为"谷痒症"。

【诊断要点】

1.有谷类、籽棉、面粉等接触史，常集体发病，并有明显季节性，以 6～9 月湿热季节多见。

2.好发于颈部、颜面及四肢等显露部位，后期侵及衣服被覆部位，甚至泛发全身。

3.螨叮刺后，皮肤出现斑疹、丘疹或疱疹，搔破后结成血痂，亦可为中心有瘀点或红斑。

4.一般无全身症状，少数可出现头晕、头痛、全身不适、呕吐、关节痛及腹泻等全身症状，可并发哮喘、眼结膜充血及淋巴结炎。

5.病程短，皮疹一般1周左右可消退，可遗留色素沉着斑。

6.外周血中嗜酸粒细胞增多，白细胞增高，尿中出现蛋白；病原虫检查可找到螨虫。

【鉴别诊断】

1. 疥疮　有典型好发部位，无谷类、籽棉等接触史，不出现荨麻疹样损害，可检出疥螨。

2. 荨麻疹　与季节关系不大，皮疹突然发生，系风团样损害，消退快，查不到病原体。

3. 水痘　多在春季，儿童多见，有接触传染史，出疹前先有发热，无谷物等接触史。

【治疗方法】

1. 西医治疗

（1）全身治疗　给予抗组胺类药物口服；继发感染者，给予抗生素。

（2）局部治疗　以止痒为原则。① 杀灭螨虫的外用药如10%硫黄软膏、含5%萘酚软膏或1%六氯苯霜外涂，2～3次/日；② 氧化锌洗剂、炉甘石洗剂、氟氢可的松霜外搽，2～3次/日；③ 薄荷脑、石炭酸与氧化锌洗剂或炉甘石洗剂混合外用，2次/日；④ 5%樟脑酒精或20%蛇床子酒精外搽，2次/日；⑤ 硫黄浴或碳酸氢钠浴，1次/日；⑥ 继发感染者外用1%红霉素软膏、莫匹罗星软膏、环丙沙星软膏等。

2. 中医治疗

（1）辨证论治　① 早期，治以祛风清热、除湿解毒，方选消风导赤散合银翘散加减：金银花、生地黄、赤茯苓各10g，荆芥、淡豆豉、牛蒡子、白鲜皮各10g，薄荷、桔梗、芦根、木通各 6～8g，黄连、生甘草、灯心草各 3g，水煎服。② 晚期，治以养血祛风、润燥解毒，方选四物汤加减：生地黄、熟地黄、当归各 10g，川芎、芍药各 10g，水煎服。

（2）外治疗法　① 百部、蛇床子、苦参等煎水外洗。② 松香、百部、艾叶、雄黄、胡卢巴、木香、菖蒲及冰片等，将上药碾细、过筛，每 20g 一袋，放内衣口袋和床上。

（3）其他治疗　旋转磁场治疗亦有消炎、消肿、散瘀和止痛作用。

【预防与护理】

1. 室内保持清洁，勤洗澡，勤换衣。居室或仓库喷洒杀虫剂。工作前涂用防护膏。

2. 污染的衣物、用具应暴晒、煮沸或洒杀虫剂。

第三节　桑毛虫皮炎

桑毛虫皮炎又称刺毛虫皮炎，是由桑毛虫幼虫的毒针刺伤人体皮肤引起的炎症反应。以接触部位出现水肿性红斑、丘疹，多伴剧痒为特征。多发于江南蚕桑、果园地区。每年 6～10 月份为盛发季节。属中医"桑蛾疮"范畴。

【诊断要点】

1. 有桑毛虫接触史，潜伏期为接触毒毛后 10min 至 12h。

2. 好发于颈部、上胸部、上背部及上肢屈侧等露出部位，以 6～10 月份好发。

3. 皮损为绿豆大至黄豆大鲜红水肿性斑片或风团，中央常可见刺吮点，亦有表现为丘疱疹者，皮疹可数个至数百个，重者可弥漫全身。

4. 自觉奇痒难忍，尤以夜间入睡时更甚。

5. 毒毛侵入鼻腔或吸入，可引起支气管炎及哮喘等。

6. 用解剖直接检查法和透明胶纸粘取法，可从皮损中找到毒毛。

7. 病程一般为 1 周左右。

【鉴别诊断】

1. 松毛虫皮炎　好发于种植松树丘陵的地区，除皮损外常伴手、足、膝、踝等关节红肿、疼痛，镜检可见松毛虫毒毛。

2. 接触性皮炎　有接触史，皮损边界清晰，为水肿性红斑，找不到毒毛。

【治疗方法】

1. 西医治疗

（1）全身治疗　凡瘙痒剧烈或伴全身反应者，可选用马来酸氯苯那敏（扑尔敏）4mg，3 次 / 日；赛庚啶 2mg，2～3 次 / 日，小儿酌减，或西替利嗪 10mg，1 次 / 日；氯雷他定 10mg，1 次 / 日，也可肌内注射苯海拉明 20mg，1～2 次 / 日；严重者可口服强的松，20～30mg/ 日。

（2）局部治疗　以去除毒毛、止痒、消炎为原则。① 用胶布、橡皮膏等反复粘贴患处，以去除毒毛，然后外用石炭酸炉甘石洗剂；② 一滴灵洗剂（20% 三季红叶酊 20ml、甘油 20ml、氢化可的松注射液 20ml 及水 55ml，混合均匀）外用，刺痛即停。

2. 中医治疗

（1）内服中药　以生石膏 20g，白茅根、生地黄、大青叶各 15g，六一散、龙胆、车前草、黄芩各 10g，水煎服。

（2）中成药　牛黄解毒片 4 片，3 次 / 日；小金丹片 0.5g，3 次 / 日。

（3）外治疗法　① 鲜马齿苋捣烂外敷；② 鲜芦荟蘸雄黄解毒散外搽；③ 白芷 50g 煎汤，冷却后外洗；④ 灶心土、米醋调敷；⑤ 鲜菊叶、三七或鲜半边莲或鲜棉花桃的果肉，捣烂外敷。

【预防与护理】

1. 因地制宜，及时消灭桑毛虫。

2. 在有毛虫的树下，宜穿戴防护衣帽，扎紧袖口裤脚。

3. 若附近有桑毛虫，遇大风时应关闭门窗，防止毒毛侵入。

第四节　松毛虫皮炎

松毛虫皮炎是接触松毛虫体上的毒毛而引起的急性皮炎。以轻者仅有皮肤鲜红与刺痒，重者有关节红肿与疼痛为特征。好发于夏秋季节。属中医"射工伤"的范畴。

【诊断要点】

1. 好发于颈部、上胸部、上背等露出部位，每年6～10月盛发。

2. 皮炎型皮损于接触毒毛后数分钟出现，为鲜红水肿性斑丘疹或风团，少数为丘疱疹，自觉奇痒，夜间尤甚。

3. 关节炎型常在接触后数日内出现跖、指、膝、腕、肘、踝等关节的疼痛、肿胀，严重者伴有发热、乏力等全身症状，若继发感染，可造成关节强直、骨髓炎或败血症。

4. 少数可并发结膜炎、巩膜炎及眼炎等。

5. X线检查可见被侵关节骨质疏松、骨小梁模糊，呈虫蚀状或鼠咬状，血沉、抗"O"及白细胞计数多在正常范围。

【鉴别诊断】

1. 桑毛虫皮炎　仅有皮炎表现，不伴关节损害。

2. 类风湿关节炎　无毒毛接触史，无皮损，血沉、抗"O"等检查异常。

【治疗方法】

1.西医治疗

（1）全身治疗　止痛、消炎、抗过敏为主。给予吲哚美辛（消炎痛）25mg，3 次 / 日；氯苯那敏（扑尔敏）4mg，3 次 / 日，或赛庚啶 2mg，2～3 次 / 日；关节炎急性期给予短期强的松 20～30mg/ 日，口服；耳郭炎可口服头孢氨苄 0.5g，3 次 / 日，或青霉素 80 万～160 万 U，肌内注射。

（2）局部治疗　以消炎止痒，抗过敏为原则：① 反复多次用胶布贴敷患处，以拔除毒毛；② 局部外搽 1% 薄荷或炉甘石洗剂；③ 关节周围用泼尼松龙封闭，外敷 10% 硫黄鱼石脂软膏。

2.中医治疗

（1）辨证论治　① 毒热证，治以清热解毒，方选黄连解毒汤加减：黄芩、黄柏、栀子各 10g，黄连 3g，水煎服。② 风湿阻络证，治以疏风清热、化湿通络，方选关节止痛汤加减：鸡血藤 15g，天麻、牛膝、杜仲、川芎各 10g，羌活、独活各 6～8g，三七 3g 等，水煎服。

（2）中成药　牛黄解毒片 4 片，3 次 / 日；痛甚者，服追风透骨丸 10g，3 次 / 日。

（3）外治疗法　① 皮炎型，外用三黄洗剂或鲜马齿苋捣烂外敷；② 鲜芦荟蘸雄黄解毒散外搽；③ 关节炎型，可外敷如意金黄散或消炎散。

（4）针灸疗法　关节肿痛，在手部取外关、内关、养老、水泉、阳溪等穴；在足部取穴悬钟、巨墟、解溪、昆仑。每次取 1～2 个穴位，施泻法，轮流施治。

【预防与护理】

1.采取防虫措施，摘除卵块和虫茧，诱捕成蛾，及早消灭幼虫。

2. 做好个人防护，避免接触毒毛。

3. 尽量避免搔抓。关节炎慢性期，应做好功能锻炼。

第五节　隐翅虫皮炎

隐翅虫皮炎亦称线状皮炎，是隐翅虫侵袭人体皮肤引起的线条状、点状或片状损害。病因为隐翅虫体内的一种强酸性毒液沾染皮肤引起急性皮炎。以发病表浅及灼痛为特征。好发于夏季夜间，青壮年中多见。属于中医的"蠼螋伤"。

【诊断要点】

1. 多在夏秋季发病，患者多于第 2 日起床后发现皮疹。

2. 皮损好发于颜面、颈部、上肢及下肢等暴露部位。

3. 皮损为红斑、脓疱，呈点状、条状及片状，尤以条状者多见，色鲜红微肿，其上可有条状或不规则排列小脓疱，极似皮肤被竹签刮伤后继发感染所致形态。

4. 自觉剧烈灼痛及灼痒感。

5. 皮损范围广、炎症较显著者，常伴头痛、头昏及发热等全身症状。浅表淋巴结可肿大。

6. 有的可侵犯眼结膜和鼻及口角黏膜，形成糜烂面。

7. 一般 1～2 周内痊愈，愈后遗留色素沉着或减退斑。

【鉴别诊断】

1. 接触性皮炎　有明确接触史，皮损多为边界明显的水肿性红斑，可出现大疱。

2. 湿疹　皮损呈多形性、对称性、界限不清，一般不呈条索状分布，自觉症状以瘙痒为主。

3. 脓疱疮　多发于儿童，皮损为脓疱、脓痂，不形成条索状损害，自觉瘙痒。

【治疗方法】

1.西医治疗

（1）局部治疗　以杀虫、消炎为原则。① 发现后尽早用肥皂水洗净，然后涂 10%～20% 氨水、4% 碳酸氢钠溶液，2～3 次 / 日，也可用曲咪新乳膏（皮康霜）、醋酸氟轻松（肤轻松）软膏等糖皮质激素霜剂，2 次 / 日；② 若红肿明显或有糜烂者，宜用 1% 明矾液、3% 硼酸溶液或 0.02% 呋喃西林液湿敷，2～3 次 / 日；③ 若有脓疱者可以 2% 龙胆紫或搽 10% 硫黄鱼石脂糊剂或莫匹罗星软膏等外搽，2 次 / 日。

（2）全身治疗　一般不需要全身治疗，必要时可服用抗组胺药物，如马来酸氯苯那敏（扑尔敏）4mg，3 次 / 日；赛庚啶 2mg，3 次 / 日；西替利嗪 10mg，1 次 / 日；有明显感染者，可酌用抗生素，如红霉素 0.2g，3 次 / 日；头孢氨苄 0.25g，4 次 / 日等。

2.中医治疗

（1）辨证论治　热毒证，治以清热解毒，方用五味消毒饮加减：金银花、野菊花、蒲公英各 15g，紫花地丁、紫背天葵各 10g，水煎服。

（2）中成药　① 牛黄解毒片 4 片，3 次 / 日；② 南通蛇药片 6～8 片，溶于 10ml 开水中备用。

（3）外治疗法　① 鲜马齿苋捣烂敷于患处，2～3 次 / 日；② 黄柏、玄明粉，水煎，冷后湿敷，2～3 次 / 日；③ 半边莲，煎煮半小时，浸洗或湿敷患处，2～3 次 / 日；④ 季德胜蛇药片以凉开水搅拌成糊状，涂于患处。

（4）其他疗法　红外线照射或磁疗均有杀虫、消炎作用。

【预防与护理】

1.搞好环境卫生，清除杂草及垃圾，适当应用杀虫剂。房间安装纱门、纱窗防止害虫侵入。

2.发现有虫落在皮肤上，不要用手捏或拍击，应将其拨落在地。避免过度用力搔抓。

第六节　虱病

虱病是寄生在人体表面的虱叮咬皮肤后所引起的一种瘙痒性皮肤病。以发现虱或虱卵、局限性瘙痒为特征，可因接触而传染。根据虱的形态、习性和寄生部位的不同可分为头虱、阴虱及体虱3种，其可传播回归热、流行性斑疹伤寒及战壕热。中医称之为"虱痒症""虱疮"。

【诊断要点】

1.有接触传染史，家族中或室友中有同类患者。

2.好发于头部、阴部或接近衣缝处。

3.常为局限性瘙痒，并出现抓痕、血痂、丘疹、毛囊炎及色素沉着。

4.自觉瘙痒，程度轻重不等。无全身症状。

5.局部搔抓后可引起表皮剥蚀，继发湿疹或毛囊炎等，重者继发脓疱疮及淋巴结炎。

6.在内衣或毛发上可发现虱或虱卵，头虱卵黏附于发干；体虱寄居产卵于衬衣及被褥皱褶；阴虱常黏附于皮肤或毛干，常夫妇同患。

【鉴别诊断】

1.疥疮　多发生在指缝间、股内侧、腕屈侧、腹部及外生殖器等部位，夜间剧痒，丘疹之间可见疥螨隧道。

2.皮肤瘙痒症　仅见抓痕及血痂，找不到虱及虱卵，亦无虱叮咬后的红斑和风疹块。

【治疗方法】

1. 西医治疗

（1）全身治疗　以对症处理为主，有继发感染者可酌情选用抗生素。

（2）局部治疗　以杀虫灭卵、止痒为原则。① 头虱、阴虱应在治疗前剪剃毛发，用 40% 百部酊及 10%DDT 乳、1% 汞醌及 25% 苯甲酸苄脂乳剂等外涂，2～3 次 / 日；② 体虱者应大面积杀虫消毒，患者热水浴后更换清洁衣服，皮损处外用炉甘石洗剂、虫咬酊等，2～3 次 / 日，患者内衣、衬裤及被褥等要煮洗或熨烫；③ 有感染者可外用 1% 莫匹罗星软膏、环丙沙星软膏或红霉素软膏外搽，2～3 次 / 日。

2. 中医治疗

（1）常不需要内服中药。

（2）外治疗法　① 百部用白酒（比例 1：2）浸泡后涂搽；② 用食醋或 10% 醋酸涂搽有虱卵的头发；③ 煤油与植物油等量混合，取 20ml 涂搽头皮，用手揉搓并用毛巾包扎。

【预防与护理】

1. 注意个人卫生习惯。勤洗澡、勤洗衣被、勤理发。

2. 发现阴虱和头虱时应将阴毛和头发剃掉并焚烧。发现衣虱应将脱下的内衣煮沸消毒。

3. 积极治疗，忌用力搔抓以避免继发脓皮病、淋巴结炎。

第七节　匐行疹

匐行疹又称移行性幼虫疹、潜行疹，系由钩虫、蝇蛆、丝虫及颌口虫的幼虫侵入人的皮肤后向前掘进，引起的线状损害。以红色水肿性隆起，浅表性、线状损害为特征。好发于夏季及热带地区，以儿童多见。

【诊断要点】

1. 好发于暴露部位，如面部、四肢及手足等，有接触猫、犬等动物排泄物或吃生肉史。

2. 皮损为丘疹、丘疱疹或红斑，随后出现淡红色曲折线状或条索状损害，单发或多发，可形成硬结。

3. 自觉间歇性刺痛或瘙痒，一般无全身症状，可继发感染或因搔抓而湿疹化。

4. 外周血中嗜酸粒细胞常增高，活检找到蚴虫。

【鉴别诊断】

1. 疥疮　无季节性，多见于指缝等皮肤皱褶部位，夜间瘙痒剧烈，常集体感染。

2. 皮肤瘙痒症　皮损为继发性，无丘疹、红斑，查不到蚴虫。

【治疗方法】

1. 西医治疗

（1）全身治疗　内服噻苯哒唑，按 25mg/kg 计，早晚两次分服，连服 2～3 日。

（2）局部治疗　以杀虫止痒为原则。① 地塞米松乳剂薄膜封包，1 次 / 日；② 液氮或二氧化碳雪局部冰冻，每次 1min，使局部发白为止；③ 噻苯哒唑软膏外用，4 次 / 日；④ 哥罗仿（氯仿、三氯甲烷）数滴注射于幼虫所在处。

2. 中医治疗

（1）中药内服　石膏 20g，防风、荆芥、牛蒡子、苦参、生地黄各 10g，苍术、蝉蜕各 3～6g，水煎服。

（2）外治疗法　苦参、百部、黄柏、川椒、乌梅、明矾等煎水外洗，或大枫子肉适量，加凡士林调匀，涂搽 2～3 次 / 日。

【预防与护理】

1. 避免接触被猪、犬排泄物污染的泥土。避免赤足在泥土上行走，勿食生鱼、生肉。

2. 避免用力搔抓。保持患处清洁。

第八节　尾蚴皮炎

尾蚴皮炎是由血吸虫尾蚴钻进皮肤引起的局部炎性反应。以有疫水接触史，病程具自限性为特征。患者多为农民。中医称之为"鸭怪"。

【诊断要点】

1. 好发于与疫水接触部位，以小腿伸侧为主，陷于泥地的足部不发病。

2. 皮损初起为红点，后发展成水肿性丘疹或丘疱疹，散在分布，常被抓破发生脓疱。

3. 自觉剧痒，夜间尤甚，重者出现发热、腹泻及腹痛等全身症状，可并发局部淋巴结肿大。

4. 外周血中白细胞总数及嗜酸粒细胞增高。

【鉴别诊断】

1. 接触性皮炎　无疫水接触史，常出现水疱。

2. 疥疮　无疫水接触史，皮损多发于指缝等皮肤皱褶处，有隧道及疥螨，夜间瘙痒。

【治疗方法】

1. 西医治疗

（1）全身治疗　给予抗组胺剂口服；继发感染者给予抗生素口服；积极治疗血吸虫病。

（2）局部治疗　以消炎、止痒为原则。① 1% 薄荷炉甘石洗剂外洗，2～3 次 / 日；② 樟脑粉外扑。

2. 中医治疗

（1）不需要内服中药。

（2）外治疗法　① 野菊花、金银花各适量，煎汤外洗，1～2 次 / 日；② 三黄洗剂、清凉膏外涂，2～3 次 / 日；③ 土花椒、食盐少许，水煎后外洗患处，2 次 / 日。

（3）其他疗法　① 射干适量，加水，煮 1h 后过滤再加食盐，外搽，2 次 / 日；② 明矾、食盐适量，温开水冲化，临睡前浸泡。

【预防与护理】

1. 粪便管理，消灭钉螺和尾蚴。

2. 加强个人防护，流行区下水劳动前，外涂 15% 邻苯二甲酸丁酯保护膏。

3. 避免搔抓。

第九节　丝虫病

丝虫病是由于丝虫寄生在人体淋巴系统而引起的一种慢性传染病。以淋巴结炎、丹毒样皮炎、精索炎为特征，经蚊虫传播，多流行于我国东南沿海和江湖地区。

【诊断要点】

1. 好发于一侧或两侧下肢以及阴部，男性青壮年多见。

2. 早期常见淋巴结炎、淋巴管炎、丹毒样皮炎以及精索炎、睾丸附睾炎；晚期则出现乳糜尿、乳糜腹水、下肢象皮肿以及睾丸鞘膜积液。乳房皮下可见大小不一的结节。

3. 淋巴管发炎有轻压痛及灼热感；睾丸肿大疼痛，精索压痛；皮下结节有轻压痛及发痒等感觉。

4. 常有畏寒、发热、头痛、关节及肌肉酸痛等全身症状。

5. 晚上 10 时后取末梢血涂片，乳糜尿或淋巴积液经离心后沉渣涂片检查均能找到微丝蚴，早期白细胞及嗜酸粒细胞显著增高，淋巴结或肉芽肿活检，可查见丝虫，钙化的成虫可由 X 线摄影显出。

【鉴别诊断】

1. 下肢丹毒　常由足癣等皮肤破损引起，并伴发热、畏寒等全身症状，抗炎治疗显效。

2. 急性睾丸附睾炎　无丝虫接触史，常由感冒、外伤引起，抗炎治疗有效。

【治疗方法】

1. 西医治疗

（1）全身治疗　海群生 0.2g，3 次 / 日，连服 1 周；继发感染者应用抗生素；无继发感染可用复方阿司匹林或强的松短期口服。

（2）局部治疗　以消肿、止痛为原则。① 形成象皮肿者采用辐射热烘疗法；② 鞘膜积液及皮下结节有症状者可行手术治疗。

2. 中医治疗

（1）辨证论治　① 有乳糜尿者，治以清热利湿通淋，方用五淋散加减：赤茯苓、滑石、当归各 15g，当归、栀子、赤芍、通草、芍药各 10g，甘草 3g，水煎服。② 下肢丹毒皮炎，治以清热利湿解毒，方用二妙散加味：黄柏、龙胆、栀子、生地黄、车前子、泽泻各 10g，苍术 6g，水煎服。③ 睾丸附睾炎，治以清利肝胆，方用龙胆泻肝汤加减：龙胆、黄芩、栀子、泽泻、生地黄、当归各 10g，柴胡 8g，甘草 3g，水煎服。

（2）外治疗法　① 局部红肿、疼痛，可用如意金黄散、铁箍散膏、芙蓉膏外敷，1～2 次 / 日。② 象皮肿采用鲜乌桕、樟树、松针各等份，生姜适量；海桐皮、片姜黄、汉防己、苍术、蚕沙各等份，任用一方，水煎，趁热先熏患处，待温再浸洗患处，1次/日。

（3）其他疗法　①针刺大椎、曲池、委中，配穴太阳、合谷、足三里，采用泻法，适用于下肢丹毒皮炎；②耳针取神门、肾上腺、皮质下、枕部，有清热止痛作用。

【预防与护理】

1.流行区进行普查、普治，做好防蚊、灭蚊工作。

2.急性期应卧床休息，抬高或托高患肢。下肢象皮肿应保持清洁，防止继发感染。

第十节　蛔虫病

蛔虫病是一种蛔虫感染后寄生于肠道，以阵发性脐腹疼痛，反复发作为主要临床表现的寄生虫病。在农村多见，学龄前儿童易罹患。属中医"虫证"的范畴。

【诊断要点】

1.阵发性脐周腹痛，常骤然发作，痛无定处，可自行缓解。

2.可有发热、咳嗽或哮喘，痰中带血，皮肤出现风团，寐中磨牙，流涎，鼻痒，病久面黄肌瘦，神情烦躁，吐出蛔虫或排出蛔虫。

3.巩膜可见蓝斑，面部出现白色虫斑，唇内侧有白色粟粒状小点，指甲花斑，腹部可触及条索状蛔虫团，时聚时散。

4.有饮食不洁及吐蛔、排蛔史。

5.大便镜检可见蛔虫卵，嗜酸性粒细胞可增高。

6.可出现蛔厥（胆道蛔虫）、肠结（蛔虫性肠梗阻）等并发症。

【治疗措施】

1. 西医治疗　主要为驱虫治疗。可选用阿苯达唑（丙硫咪唑）0.4g 顿服，甲苯达唑（甲苯咪唑）0.2g 顿服，噻嘧啶 1.2～1.5g/ 次，1 次 / 日。发生风团等过敏反应需给予非特异性抗过敏治疗。

2. 中医治疗

（1）辨证施治　① 虫积肠道，治以安蛔、驱蛔，可选乌梅 7～9g，3 次 / 日，服药时禁生冷、滑物、臭食等。② 脾胃虚弱，治以健运脾胃，方用香砂六君子汤加减：人参、茯苓、白术各 10g，半夏、陈皮、木香、砂仁、炙甘草各 3～5g，水煎服。

（2）中成药　川楝素片，8～10 片，睡前 1 次服。

【预防与护理】

1. 养成良好的卫生习惯。

2. 生吃瓜果、蔬菜要洗净，食前便后要洗手。

3. 做好水、粪无害化处理。

第十一节　蛲虫皮炎

蛲虫皮炎是蛲虫寄生于人体肛门引起瘙痒的一种皮肤病，又称肠线虫病。以肛门周围及会阴部瘙痒和由此导致的睡眠不安为特征，多见于 1～5 岁儿童，常在儿童集体机构如托儿所、幼儿园中流行。

【诊断要点】

1. 肛门及阴部奇痒，以夜间尤甚，有虫爬感，多见于儿童。

2. 肛门周围皮肤出现红色小丘疹，常因搔抓皮肤引起肛周感染，或渗出、浸润，肛周湿润发白；长期可致色素沉着，皮肤增厚，湿疹样变，偶可引起荨麻疹反应。

3. 女性多因夜间蛲虫爬至阴道、尿道而出现相应部位的局部炎症，表现为尿频、尿急，阴道分泌物增多。

4. 夜间肛门口可见白线样小虫，少则似线，多则成团，透明玻璃纸粘拭取材可查到虫卵。

【鉴别诊断】

1. 肛门瘙痒症　常见于成人，多并发于痔疮、肛瘘等，瘙痒无时间性。

2. 肛周感染　红肿热痛明显，无时间性，肛周未见蛲虫虫体。

【治疗方法】

1. 西医治疗

（1）全身治疗　驱虫治疗可酌情选用阿苯达唑（丙硫咪唑）0.4g 顿服，甲苯达唑（甲苯咪唑）0.2g 顿服，噻嘧啶 1.2～1.5g/ 次，1 次 / 日。

（2）局部治疗　① 蛲虫软膏、2% 白降汞软膏等，睡前涂于肛门部；② 棉签蘸取煤油，置于睡着的儿童肛门处，可见到蛲虫从肛门爬出，然后，用镊子把虫体夹走。

2. 中医治疗

肥儿杀虫丸 10g，2 次 / 日，早晚空腹服。

【预防与护理】

1. 讲究个人卫生，饭前便后洗手，不吸吮手指，常剪指甲，提倡小儿穿满裆裤，勤洗会阴部。

2. 勤烫洗内衣，勤洗晒被褥床单，儿童集体机构定期普查、普治，家庭所有患者也应同时治疗。

3. 保持环境和室内卫生，消灭臭虫、虱、蚤、螨等虫。

第十二节　滴虫病

滴虫病是由阴道毛滴虫引起的一种以阴道炎表现为主的感染性疾病。以青、中年女性为主，常通过共用浴盆、浴池、毛巾、游泳池及不洁器械而相互传播，也可通过性接触而感染对方。中医属"带下""阴瘴"范畴。

【诊断要点】

1. 潜伏期4～7日。

2. 阴道滴虫病

（1）阴道分泌物增多，呈泡沫状，外阴瘙痒。

（2）阴道及宫颈黏膜红肿，宫颈阴道壁呈特征性草莓状外观，带虫者可无异常表现。

3. 男性滴虫性非淋菌性尿道炎

（1）尿道口轻度红肿，并有少量黏液、脓性或血性分泌物。

（2）可有膀胱炎或肾盂肾炎。

4. 滴虫检查阳性。

【鉴别诊断】

1. 念珠菌性阴道炎　外阴阴道瘙痒，奶酪样或豆渣样白带，阴道有白色假膜，真菌检查阳性。

2. 细菌性阴道炎　为非化脓性灰白色黏稠阴道分泌物，阴道分泌物有鱼腥味，胺试验阳性，阴道分泌物pH值升高，分泌物中有线索细胞。

【治疗措施】

1. 西医治疗

（1）全身治疗　甲硝唑（灭滴灵）0.2g，口服，3次/日，7～10日为1个疗程。

（2）局部治疗　①高锰酸钾溶液冲洗（1∶1000～1∶500）或1%乳酸钾溶液冲洗；②乙酰胂胺（滴维净）或曲古栓剂塞入阴道，10～20日为1个疗程；③夫妻同治。

2. 中医治疗

（1）辨证施治　①湿热下注证，治以清热利湿、杀虫止痒，方用龙胆泻肝汤加减：龙胆、黄芩、栀子、泽泻、生地黄、车前草、当归、柴胡各10g，甘草3g，水煎服。②湿毒蕴结证，治以清热利湿、杀虫解毒，方用止带汤加减：菟丝子、何首乌、海螵蛸各15g，炙甘草、白芍、白术各10g，白芷3～5g，水煎服。

（2）中成药　①妇科千金片4片，口服，3次/日；②妇炎平胶囊，阴道纳药，每次1～2粒，1次/日；③苦参片4～6片，口服，3次/日。

（3）外治疗法　蛇床子、百部、苦参、地肤子各20g，石榴皮、黄柏、枯矾、土槿皮各15g，水煎熏洗、坐浴。

【预防与护理】

1. 每日更换内裤。

2. 消毒洗涤用具。

第十三节　弓形体病

弓形体病是由鼠弓形体引起的一种人畜共患的寄生虫病。可通过胎盘感染，或进食含有包囊的生肉或直接接触病畜（如猫、羊、猪）粪便而感染。中医文献无明确记载。

【诊断要点】

1. 有接触传染史。

2. 先天性弓形体病主要表现为脑积水、小头畸形、脑钙化及脉络膜炎、视网膜炎等中枢神经系统症状，常引起胎儿早产或死胎。

3. 获得性弓形体病表现为泛发性结节或树胶肿，或风疹样、斑疹、斑丘疹、丘疹，或紫癜性损害，或仅淋巴结肿大，或无症状。

4. 内脏及中枢神经系统受损者常发生于接受免疫治疗的患者。

5. 皮损内可找到病原虫。

【鉴别诊断】

传染性单核细胞增多症　主要表现为发热、咽峡炎、肝脾淋巴结肿大，部分患者可有斑疹或斑丘疹，末梢血中淋巴细胞血清检查可测出 EB 病毒抗体。

【治疗方法】

1. 西医治疗

磺胺类药物和乙胺嘧啶联合治疗。磺胺药每日 2～4g，乙胺嘧啶每日 50mg，2 日后剂量减半，疗程 1 个月，间隔 1 个月再进行第 2 个疗程。孕妇及耐药者可服乙酰螺旋霉素 1g/ 次，3 次 / 日，20 日为 1 个疗程，或用林可霉素，每日 600～900mg。

2. 中医治疗

（1）辨证施治　① 湿热蕴结证，治以清热利湿，方用茵陈蒿汤加减：茵陈、茯苓、黄柏各 15g，栀子、泽泻、赤芍各 10g，生大黄 3g，水煎服。② 热毒内陷证，治以清热解毒、凉营开窍，方用犀角地黄汤加减：水牛角 20g，生地黄 15g，赤芍 10g，牡丹皮 6g，水煎服。③ 肝肾阴虚证，治以补益肝肾，方用六味地黄汤加减：茯苓、熟地黄各 15g，山茱萸、山药、泽泻各 10g，牡丹皮 6g，水煎服。④ 肺脾气虚证，治以补益脾肺，方用参苓白术散加减：薏苡仁、茯苓各 15g，莲子肉、砂仁、白扁豆、人参、白术、山药各 10g，桂枝 6g，甘草 3g，水煎服。

（2）中成药　①双黄连口服液 10ml，口服，3 次 / 日；②银黄口服液 10ml，口服，3 次 / 日；③安宫牛黄丸或六神丸口服。

【预防与护理】

1.注意饮食卫生，不吃生肉。

2.注意环境卫生。

3.养成良好的卫生习惯。

第十四节　虫咬皮炎

虫咬皮炎系指虱、跳蚤、螨、隐翅虫、桑毛虫及恙螨等刺伤皮肤，其唾液或毒液侵入皮肤引起的炎性皮肤反应。以出现丘疹、风团或瘀点，自觉奇痒及灼痛为特征。夏秋季多见，男女老幼皆可发病。中医称之为"虫咬伤"。

【诊断要点】

1.多见于夏秋季，常有虫咬史或找到害虫。

2.皮损多见于暴露部位，但由跳蚤及臭虫引起的多在覆盖部位。

3.皮损以丘疹、风团或瘀点为多见，亦可出现丘疱疹或水疱，皮损中央常可见刺吮点，散在分布或数个成群。

4.自觉奇痒，烧灼或痛感。

5.常因搔抓引起继发感染或局部淋巴结肿大。

【鉴别诊断】

1.丘疹性荨麻疹　多见于小儿，损害常为淡红色纺锤形丘疹或坚硬丘疱疹，对称性散发于躯干四肢，常伴有胃肠功能障碍，患儿多为过敏性体质，皮损中央找不到刺吮点。

2.水痘　有上呼吸道症状，皮损以水疱为主，周围有红晕，口腔黏膜有皮损。

【治疗方法】

1. 西医治疗

（1）全身治疗 ① 抗过敏可选用口服氯苯那敏（扑尔敏）4mg，3 次 / 日；赛庚啶 2mg，2～3 次 / 日，小儿酌减，或西替利嗪 10mg，1 次 / 日。② 有继发感染者，选用抗生素如红霉素 0.2g，3 次 / 日，感染较重者应给予青霉素 80 万 U，肌内注射。③ 重症必要时短程应用皮质激素，如强的松 30mg 口服，分三次服等。

（2）局部治疗 以杀虫、止痒及消炎为主。① 2% 冰片、5% 明矾炉甘石洗剂及桉叶油等外涂，2～3 次 / 日；② 20% 氨水外搽，重型以 0.02% 呋喃西林或 3% 硼酸液湿敷，2～3 次 / 日。

2. 中医治疗

（1）辨证施治 ① 热毒证，治以清热解毒，方用五味消毒饮加减：金银花、野菊花、蒲公英各 15g，紫花地丁、紫背天葵各 10g，水煎服。② 风毒证，治以祛风解毒，方用消风散加减：石膏 20g，荆芥、防风、生地黄、当归、胡麻仁、牛蒡子、知母各 10g，蝉蜕、木通各 6g，甘草 3g，水煎服。

（2）中成药 ① 皮疹广泛剧痒者，清解片 5 片，2 次 / 日；② 继发感染者，服抗炎灵或牛黄解毒片 5 片，2～4 次 / 日。

（3）外治疗法 ① 雄黄解毒散与百部酊混匀外涂，或用鲜芦荟蘸雄黄解毒散外涂；② 百部、蛇床子、苦参、黄柏等药煎水外洗；③ 南通蛇药片等蛇药解毒片以冷开水或食醋等调成糊状外搽；④ 鲜菊叶、三七或半边莲等捣烂外敷。

（4）其他疗法 ① 红外线照射，可起到杀虫止痒作用；② 灶心土以米醋调敷；③ 20% 三季红叶酊 20ml、甘油 20ml、氢化可的松注射液 20ml、水 50ml，混合均匀外用，出现刺痛即停用。

【预防与护理】

1. 加强卫生宣传教育，注意个人卫生，消灭害虫。使用蚊帐、蚊香、防蚊油等防护用品。

2. 虫接触人体皮肤时，切勿在皮面上将虫拍死或捏碎。

3. 忌用酒精、碘酒等消毒剂或刺激剂。勿搔抓，以防继发感染。

第十五节　水蛭咬伤

水蛭咬伤是水蛭吸附人体皮肤吸血引起的伤害。以咬伤处流血不止、红斑、风团为特征。属中医"虫咬伤"的范畴。

【诊断要点】

1. 水蛭吸附人体皮肤上。

2. 受伤处流血不止，微痛；或有风团、大疱，甚至坏死，偶有过敏反应发生。

3. 如进入阴道，可引起阴道出血；幼蛭侵入鼻腔，产生间歇性鼻出血、鼻塞、鼻痛或鼻内蠕动感。

【治疗方法】

1. 将烟油或食盐放在水蛭体上，可使其松开吸盘，自行脱落，加热或涂乙醇亦可。

2. 若水蛭已进入鼻腔、阴道：① 涂青鱼胆、蜂蜜或香油等；② 2% 盐酸普鲁卡因溶液加 0.1% 肾上腺素浸湿棉球，塞入鼻腔内，几分钟后即可取出失去活力的水蛭。

【预防与护理】

1. 加强宣教，不饮生水，不在池塘内洗脸。

2. 下田前涂防蚊油、烟油或穿长袜，可预防水蛭咬伤。

第十六节　毒蜘蛛咬伤

毒蜘蛛咬伤是由毒蜘蛛在受惊或防卫时咬伤人体所致的病变。以咬伤处灼热、剧痛、肿胀伴全身中毒症状为特征。可分为毒蛛中毒和棕蛛中毒两类。属中医"虫咬伤"的范畴。

【诊断要点】

1. 皮肤咬伤史。

2. 局部疼痛，肿胀明显。

3. 毒蛛咬伤 2～3h 后可有发热，肌肉痉挛，腹肌僵硬，头痛、眩晕、恶心，大量出汗，呼吸困难，甚至死亡。

4. 棕蛛咬伤后，8h 内局部明显水肿或大疱，剧痛、坏死，迁延不愈，或出现高热、畏寒、呕吐，关节疼，瘀点、瘀斑或麻疹样皮疹，短期内可能死亡。

【治疗措施】

1. 西医治疗

（1）伤后在伤口近端缚止血带，局部切开排出毒汁。

（2）用 1∶5000 高锰酸钾溶液清洗局部，外涂氨水或碘酊溶液，局部可用依米丁及普鲁卡因封闭。

（3）肌肉痉挛可静脉推注 10% 葡萄糖酸钙 10ml，并应用抗组胺药或类固醇皮质激素。

2. 中医治疗

（1）辨证施治　一般不需要内治。若全身症状明显，治以清热解毒，可选用五味消毒饮加减：金银花、野菊花、蒲公英各 15g，紫花地丁、紫背天葵各 10g，水煎服，伴恶心呕吐加玉枢丹。痉挛者，治以清热解毒、祛风镇痉，选用葛根汤加减：赤茯苓 15g，葛根、赤芍各 10g，甘草 5g，水煎服。神志昏迷者，治以凉血解毒开窍，可选用清热地黄汤加减：水牛角 20g，生地黄 15g，白茅根、栀子炭、芍药、牡丹皮、侧柏炭、荷叶炭各 6～8g，水煎服。

（2）中成药　季德胜蛇药片 4 片，口服，3 次 / 日。

（3）外治疗法　① 若在四肢，于咬伤处近心端扎止血带，局部切开用火罐吸出或挤出毒汁，然后用金银花、黄连清洗；② 鲜马齿苋捣烂外敷；③ 季德胜蛇药片局部外搽。

【预防与护理】

加强宣教，做好环境卫生工作。

第十七节　毒蛇咬伤

毒蛇咬伤常见于我国南方、山区及沿海一带。以局部深大毒牙痕和局部与全身中毒症状为特征。夏秋季节发病较多。蛇毒主要分为神经毒、血循毒和混合毒三种类型，分别引起相应症状。

【诊断要点】

1.毒蛇咬伤史，伤口有一对毒牙痕。

2.随蛇毒种类不同，临床分为神经毒、血循毒、混合毒三大类。

（1）神经毒　局部仅感瘙痒、麻木，咬后 2～5h 出现全身肌肉无力、上睑下垂、声音嘶哑、吞咽困难，重者出现呼吸麻痹、瘫痪等。

（2）血循毒　局部剧痛，明显肿胀，伴瘀斑、血疱或组织坏死、溃烂等，附近淋巴结肿痛。有发热、烦躁不安、谵妄、心律失常及各种出血症状，重者出现循环衰竭或肾功能衰竭等。

（3）混合毒　可出现上述两方面症状。

【鉴别诊断】

无毒蛇咬伤　伤口出现四行均匀而细小牙痕，无局部和全身症状。

【治疗方法】

1. 西医治疗

（1）尽快结扎、冲洗、扩创。

（2）局部封闭　① 0.25%～0.5%普鲁卡因溶液加地塞米松5mg在伤口周围与患肢肿胀上方1寸（3.33cm）处做深部皮下环封，宜早期使用；② 在咬伤1～4h内以结晶胰蛋白酶1000～4000U加生理盐水或0.25%～0.5%普鲁卡因4～20ml稀释，在伤口周围及局部注射，必要时可重复使用。

（3）注射抗蛇毒血清。

（4）出现休克、呼吸衰竭时应及时采取相应措施，积极抢救。

2. 中医治疗

（1）辨证治疗　① 风毒（神经毒），治以活血祛风，方用五虎追风散加减（中医杂志1959年）：蝉蜕12g，天麻6g，制南星6g，炙全蝎7个，僵蚕7条，水煎服。② 火毒（血循毒），治以清热解毒、凉血止血，方用犀角地黄汤加减：水牛角20g，生地黄15g，芍药12g，牡丹皮8g，水煎服。③ 风火毒（混合毒），治以活血祛风、清热解毒、凉血止血，方用犀角地黄汤合木萸散加减：水牛角20g，生地黄15g，山药、木瓜、蒺藜、天麻、吴茱萸、防风各10g，僵蚕、炙全蝎各3条，藁本、蝉蜕各8g，制南星3g，桂枝6g，水煎服。④ 正虚邪恋，治以补益气血，佐以通络，方用当归地黄汤加减：当归、熟地黄各15g，山药、杜仲、牛膝、山茱萸、炙甘草各10g，水煎服。

（2）中成药　① 季德胜蛇药片或南通蛇药4片，口服，3次/

日；② 安宫牛黄丸 1 粒，高热时服用。

（3）外治疗法　① 季德胜蛇药片、南通蛇药、上海蛇药等外敷于距伤口半寸的周围；② 可选用鸭跖草、半边莲、半枝莲、重楼、野菊花、马齿苋、八角莲等一种至数种捣烂加食盐少许外敷伤口周围肿胀处；③ 疮口溃烂有腐肉者，用九一丹换药，腐脱新生，改用生肌散。

【预防与护理】

1. 搞好环境卫生，特别是清除杂草，填塞洞穴，使蛇无藏身之处。

2. 行走山林草地蛇多出没的地方时，可用竹木打草驱蛇，并注意防止蛇在树上咬人，夜间宜用照明用具，以防蛇卧路上被误踩而咬伤人。

第六章

过敏性或变应性皮肤病

第一节　接触性皮炎

接触性皮炎是指接触外界某些物质，而引起皮肤和黏膜的急性、亚急性、慢性炎症反应性皮肤病。以接触部位红斑、水疱、丘疹、糜烂及渗液，自觉瘙痒为特征。本病有明确的接触史，去除病因后可自行痊愈。属中医"漆疮""马桶疮""膏药风"等范畴。

【诊断要点】

1. 有明确的接触史，所接触的物质有刺激性或抗原性。

2. 皮损部位与接触部位基本一致，边界清楚。

3. 临床多呈急性皮炎改变，如红斑、肿胀、水疱、密集红色丘疹、糜烂及渗出等，长期反复接触后可呈慢性皮炎改变，如皮肤局部干燥、脱屑或皲裂。但临床以单一皮损表现为主。

4. 自觉剧烈瘙痒，有时有灼热及疼痛，全身症状轻微。

5. 有自限性，去除病因，1～2周可痊愈，不接触致敏物一般不再复发。

【鉴别诊断】

1. 急性湿疹　病因不明，皮损呈多形性、对称性，多以糜烂渗出为主，边界不清，易反复发作。

2. 丹毒　无接触史，皮损以鲜红水肿性红斑为主，边界明显，可迅速扩散，自觉疼痛无瘙痒，多有发热、畏寒、头痛等全身症状，外周血白细胞总数及中性粒细胞均增高。

【治疗方法】

1. 西医治疗

（1）全身治疗　① 寻找病因：去除病因，避免接触可疑致敏物质，积极对症处理。② 抗组胺类药物：氯苯那敏 4mg，3 次 /日；赛庚啶 2mg，3 次 / 日；西替利嗪 10mg，1 次 / 日。③ 糖皮质激素：强的松 10mg，3 次 / 日，或地塞米松 5～10mg，1 次 / 日，静脉滴注。④ 非特异性脱敏治疗：10% 葡萄糖酸钙 10ml、氯化钙溴化钠（痒苦乐民）10ml 或硫代硫酸钠 0.64g 用 10ml 注射用水溶解后，1 次 / 日，静脉注射。

（2）局部治疗　根据不同皮损表现选择适当外用药物和剂型　① 急性期皮损：无渗液者，用炉甘石洗剂外涂，3～4 次 / 日；有渗液者，用 3% 硼酸溶液或 1：2000 的醋酸铅溶液冷湿敷，2～4次 / 日；糜烂者可涂 40% 氧化锌油，3～4 次 / 日。② 亚急性皮损：以霜剂或糊剂为主，如 0.25% 地塞米松霜、1% 去炎松霜或皮炎平霜、肤轻松霜等外涂，2 次 / 日；有少量渗液时宜用氧化锌糊剂外涂，1～2 次 / 日。③ 慢性皮损：选用类固醇皮质激素软膏或焦油类软膏，如肤轻松软膏、去炎松尿素软膏或黑豆馏油软膏等外涂，2 次 / 日。④ 伴有感染者，宜在上述制剂中加入适量抗生素，如红霉素、新霉素软膏及莫匹罗星软膏（百多邦）等，2～3次 / 日。

2. 中医治疗

（1）辨证论治　① 毒热夹湿证，治以清热解毒利湿，方用化斑解毒汤加减：石膏 20g，连翘、知母、玄参各 15g，牛蒡子、升麻、人中黄各 6～8g，黄连 3g，水煎服。② 风热壅盛证，治以清热疏风，方用消风散加减：石膏 20g，知母、当归、胡麻仁各 15g，荆芥、防风、生地黄各 10g，牛蒡子、木通各 8～10g，蝉蜕 6g，甘草 3g，水煎服。

（2）中成药　三黄丸 3g，2～3 次 / 日；龙胆泻肝丸 10g，2～3 次 / 日；黄柏液湿敷或外洗，1～2 次 / 日。

（3）外治疗法　① 局部清洗干净，青黛散香油调涂，2～4 次 / 日；② 中药外洗方，用千里光、生大黄、黄柏、栀子、蒲公英及桑叶水煎，待稍冷后外湿敷，2～3 次 / 日；③ 无渗液者外涂三黄洗剂，3～4 次 / 日。

（4）其他治疗　针灸治疗，取尺泽、曲池、合谷、曲泽、委中等穴位。

【预防与护理】

1. 避免再接触致敏物，如因职业关系，应注意防护，必要时调换工种。

2. 治疗期间，不宜用热水或肥皂洗浴，禁止使用刺激性强烈的止痒药。

3. 多饮温开水，忌食辛辣、油腻、鱼腥等食物。

第二节　湿疹

湿疹是由多种内、外因素引起的真皮浅层及表皮炎症。以多形性皮损，对称性分布，有渗出倾向，反复发作，易转变为慢性，瘙痒显著为特征。属中医"浸淫疮""旋耳疮""四弯风"等范畴。

【诊断要点】

1. 皮损可发生在任何部位，往往对称分布。

2.按其临床特点可分为急性、亚急性和慢性湿疹。

（1）急性湿疹　起病急，发展快，皮损广泛而对称，以红斑、丘疹、水疱为主，边界不清，有糜烂和渗出。

（2）亚急性湿疹　多因急性湿疹处理不当所致，皮损以丘疹、鳞屑及结痂为主，仅有少数丘疱疹及糜烂。

（3）慢性湿疹　多因急性、亚急性湿疹反复发作、经久不愈而成，皮损为淡红色浸润性斑片，明显肥厚，呈苔藓样改变，伴有抓痕、脱屑和色素沉着。

3.自觉瘙痒剧烈。

4.特定部位有特殊类型的湿疹，如耳部湿疹、乳房湿疹、阴囊湿疹、手部湿疹、外阴湿疹、肛周湿疹及小腿湿疹等。

【鉴别诊断】

1.接触性皮炎　有明显接触史，皮损局限于接触部位，皮损多为单一形态，边界清楚，去除接触病因可自愈。

2.神经性皮炎　皮损多见于颈项、肘、膝的伸侧及尾骶部，典型损害为苔藓样改变，无渗液，瘙痒阵发性加剧。

3.手癣　皮损界限清楚，常单侧分布，蔓延扩散，可有小水疱和脱屑，有足癣史，真菌检查阳性。

【治疗方法】

1.西医治疗

（1）局部治疗　根据不同的皮损选择不同剂型和药物。① 急性期以洗剂为主，可选用炉甘石洗剂，渗出明显时，以湿敷为主，常用 3% 硼酸溶液、1∶5000 高锰酸钾或生理盐水冷湿敷，2～3 次 / 日；有糜烂者外涂氧化锌油，2～3 次 / 日。② 亚急性期可选用糊剂，如氧化锌糊或黑豆油糊剂等，2 次 / 日；也可选用糖皮质激素霜剂，如皮炎平、去炎松及肤轻松霜等，2 次 / 日。③ 慢性期选用皮质类固醇霜剂或软膏、焦油类软膏，如 0.5% 地塞米松软膏、0.05% 倍氯米松软膏、15% 氧化锌软膏及 10% 黑豆馏油软膏等，2 次/日；对肥厚皮损用上药加塑料膜或玻璃纸封包治疗，确炎舒松 A 加普鲁卡因局部封闭治疗，1 次/日。④ 湿疹并发感染时，可配合应用抗生素制剂，如莫匹罗星软膏及 1% 红霉素软膏等，2～3 次/日。

（2）全身治疗 ① 抗组胺类药物：如氯苯那敏 4mg，3 次/日；赛庚啶 2mg，3 次/日；西替利嗪 10mg，1 次/日；氯雷他定 10mg，1 次/日。② 非特异性脱敏疗法：10% 葡萄糖酸钙 10ml、5% 溴化钙 10ml、硫代硫酸钠等，静脉推注，适用于治疗急性、亚急性湿疹。③ 糖皮质激素：只适用于重症泛发性湿疹用上药无效时，治疗以小剂量至中等剂量为宜，可口服强的松 20～40mg/日，或地塞米松 5～10mg 静脉滴注。④ 如伴继发感染宜配合使用抗生素，如青霉素类、喹诺酮类等。

2. 中医治疗

（1）辨证论治 ① 湿热证，治以清热利湿，方用萆薢渗湿汤合二妙丸加减：薏苡仁、滑石、茯苓、黄柏各 15g，萆薢、泽泻、防风、牛膝、车前草各 10g，牡丹皮、通草、苍术各 6～8g，水煎服。② 风热证，治以疏风清热，方用消风散加减：石膏 20g，生地黄、当归、胡麻仁、知母各 15g，荆芥、防风各 10g，木通、牛蒡子各 6～8g，蝉蜕、甘草各 3g，水煎服。③ 血热证，治以凉血清热，方用凉血四物汤合消风散加减：石膏 20g，生地黄、当归、胡麻仁、金银花各 15g，茜草根、荆芥、防风、知母各 10g，牛蒡子、牡丹皮、木通各 6～8g，蝉蜕、甘草各 3g，水煎服。④ 血虚证，治以养血润肤，方用当归饮子或四物消风饮加减：当归、生地黄、熟地黄各 15g，荆芥、黄芩、川芎、白芍、赤芍、白术各 10g，薄荷、蝉蜕、生甘草各 3g。⑤ 湿毒证，治以清热解毒，方用消风散合五味消毒饮加减：石膏 20g，金银花、蒲公英、野菊花、当归、茯苓、生地黄各15g，荆芥、防风、泽泻、知母、紫花地丁、紫背天葵各10g，木通8g，甘草3g，水煎服。

（2）中成药　①急性者，清解片合地龙片，每次各5片，2次/日；慢性者，当归片合乌梢蛇片，每次各5片，2次/日。②乌蛇止痒丸2.5mg，3次/日；龙胆泻肝丸或三妙丸9g，3次/日。

（3）外治疗法　①急性湿疹：糜烂渗液明显者，以10%黄柏溶液湿敷或浴洗，2～3次/日；糜烂面外涂黄连油或紫草油，2～3次/日；无明显渗液者，可用三黄洗剂外涂或青黛散外撒，1～2次/日。②亚急性湿疹：青黛粉用香油调涂或三黄洗剂外搽，2～3次/日，也可交替用中药苦参汤外洗或熏洗，1～2次/日。③慢性湿疹：外涂青黛软膏、肤痔清软膏、冰黄肤乐软膏及牛皮癣药膏，2次/日；苦参汤外洗或熏浴，1～2次/日。

【预防与护理】

1.禁用热水烫洗或使用肥皂等刺激性物品。应尽量避免搔抓。

2.注意寻找诱因，减少复发。

3.忌食辛辣、鱼腥等发物。

第三节　特应性皮炎

特应性皮炎又称遗传过敏性湿疹或异位性皮炎，是一种慢性复发性、瘙痒性、炎症性皮肤病。中医根据本病不同阶段的表现，称"奶癣""浸淫疮""四弯风"或"血风疮"。

【诊断要点】

1.患者或其家族中常有荨麻疹、哮喘、过敏性鼻炎等过敏性疾病病史。

2. 常于出生 1～2 个月发病，可自行缓解，但常复发。随年龄增长，皮损常由渗出性湿疹向慢性苔藓样转变，婴儿期皮损常好发于面部，儿童期皮损多发于四肢伸侧、腘窝及肘窝等处，至成年期皮损类似神经性皮炎，突出表现为苔藓样改变。

3. 常伴有轻度鱼鳞病样改变，皮肤干燥，掌纹粗重，面色苍白，眼周有黑褐色色晕。

4. 瘙痒明显，病程慢性，反复发作。

5. 实验室检查嗜酸粒细胞增高、血清 IgE 升高，对多种过敏原皮内试验（Ⅰ型）阳性，皮肤有白色划痕征，对乙酰胆碱皮内注射呈迟缓苍白反应，组胺皮试反应减弱。

【鉴别诊断】

1. 湿疹　皮损呈多形性，无一定好发部位，本人和家族中无哮喘及过敏性鼻炎史。

2. 神经性皮炎　皮损好发于颈后或四肢伸侧，边缘清楚，范围局限，呈典型苔藓样改变，多见于成年人。

3. 婴儿脂溢性皮炎　见于婴儿出生后不久，头皮被覆有灰黄色或棕黄色油腻状鳞屑，有时累及眉区、鼻唇沟及耳后等处，瘙痒较轻。

【治疗方法】

1. 西医治疗

（1）局部治疗　按不同的皮损选用剂型和药物，达到止痒、抗菌、抗炎及润肤的目的。常用糖皮质激素乳剂、钙调磷酸酶抑制剂、PDE4 抑制剂、黑豆馏油或尿素软膏外涂，醋酸铅溶液及硼酸溶液外洗或湿敷。

（2）全身治疗　① 避免接触可能的致病性外界刺激物或致敏原；② 非特异性脱敏方法，如抗组胺类药物、钙剂、维生素 C

口服或注射；③ 急性期可试用抗纤维蛋白溶酶剂，如 6- 氨基己酸等；④ 免疫调节剂，如胸腺素、转移因子、斯奇康等；⑤ 脱敏疗法，如尘螨过敏者，可行尘螨浸液脱敏；⑥ 对于常规治疗、使用免疫调节剂效果不佳或存在用药禁忌证的患者，使用度普利尤单抗注射液（6 岁以上符合中重度特应性皮炎患者）靶向抗炎；⑦ 对于度普利尤单抗过敏或疗效欠佳者，使用阿布昔替尼（成年中重度特应性皮炎患者）控制病情。

2. 中医治疗

（1）辨证论治　① 胎热内蕴证，以婴儿期为主，治以清心导赤，护阴止痒，方用三心导赤散加减：生地黄 6g，连翘心、栀子心、莲子心、竹叶、甘草各 1～2g，水煎服。② 湿热证，以儿童期为主，治以清热祛湿、扶正止痒，方用除湿胃苓汤加减：滑石、猪苓、泽泻、白术、防风各 3～6g，苍术、厚朴、陈皮、栀子、木通、甘草各 1～2g，水煎服。③ 脾虚湿盛证，治以健脾利湿，方用小儿化湿汤：茯苓、泽泻、炒麦芽各 6～8g，苍术、陈皮、六一散各 2～3g，水煎服。④ 阴虚血燥证，治以滋阴除湿、养血润燥，方用滋阴除湿汤加减：川芎、当归、知母、白芍、泽泻、熟地黄各 6～8g，陈皮、贝母、地骨皮、甘草、生姜各 2g，水煎服。

（2）中成药　雷公藤多苷 10mg，分 2～3 次口服，服 4 周左右。

（3）外治疗法　① 婴儿期：选用青黛散调香油外涂，1～2次 / 日。② 儿童期：选用鹅黄膏或藜芦膏外搽，2～3 次 / 日。③ 成人期：琥珀二乌糊膏、地榆二苍糊膏、三黄洗剂及肤护膏外涂，2 次 / 日。各期均可用苦参 20g、蛇床子 15g、地肤子 15g、千里光 30g、黄柏 10g、大黄 10g、白矾 10g 等煎水外洗或泡浴，1 次 / 日，然后外搽上述各类药物制剂。

【预防与护理】

1. 禁食鱼腥、牛羊肉及海味等食物。尽量避免抓搔和摩擦，不宜穿化纤衣物和羊毛衣裤。

2. 均应禁忌种牛痘，也应避免接触新种牛痘者和单纯疱疹患者。

3. 局部清洁时，不可烫洗或用肥皂洗涤。有结痂时，宜先用香油湿润，然后轻轻去痂。

4. 注重日常护理，避免使用洗涤剂刺激皮肤，加强保湿，必要时可使用含皮肤屏障修复功能药妆产品。

第四节　传染性湿疹样皮炎

本病为自身敏感性皮炎的特殊型，在发生前患处附近有慢性细菌性感染病灶，以病灶周围发红、密集小丘疹、水疱、脓疱、结痂、鳞屑为特征。属中医"浸淫疮"范畴。

【诊断要点】

1. 发病前有慢性细菌感染灶，排出大量分泌物。

2. 皮损为病灶周围皮肤发红，密集小丘疹、水疱、脓疱痂和鳞屑等，可随搔抓方向呈线状播散。

3. 自觉剧烈瘙痒。

【鉴别诊断】

继发性脓疱病　继发于湿疹、疥疮、痱子、虫咬皮炎，而传染性湿疹样皮炎则原发病灶多为慢性细菌感染性病灶，因长期不愈、流滋浸渍而成。

【治疗方法】

1. 西医治疗

（1）全身治疗　① 选用抗组胺药物止痒。② 选用抗生素，如青霉素 240 万 U，静脉滴注，2 次 / 日；或大环内酯类药，同时给予复方甘草酸苷片 2 片，3 次 / 日。③ 糖皮质激素 0.5mg/（kg·d）。

（2）局部治疗　① 莫匹罗星软膏外用，2～3 次日；② 渗出多可用醋酸铅或硼酸湿敷。

2. 中医治疗

（1）辨证施治　① 风热挟湿证，治以疏风清热、利湿解毒，方用消风散合银花解毒汤：石膏 20g，连翘、生地黄、当归、知母、胡麻仁、金银花各 15g，荆芥、防风各 10g，木通、牛蒡子各 6～8g，蝉蜕、甘草各 3g，水煎服。② 热毒蕴蒸证，治以清热解毒，佐以利湿，方用黄连解毒汤合草薢渗湿汤加减：薏苡仁、滑石、茯苓、黄柏各 15g，防风、牛膝、栀子、黄芪、草薢、泽泻、车前草各 10g，牡丹皮、通草各 6g，黄连 3g，水煎服。

（2）中成药　可选用清解片 3 片，口服，2 次 / 日，或三黄丸 4.5g，口服，2 次 / 日。

（3）外治疗法　① 渗出较多可用蒲公英、野菊花、马齿苋等煎水湿敷。② 渗出较少，用三黄洗剂加入 5% 九一丹混合摇匀外搽，3～4 次 / 日。

【预防与护理】

1. 避免用肥皂、热水等。

2. 及时治疗原发感染。

3. 忌食辛辣刺激之品。

第五节　自身敏感性皮炎

自身敏感性皮炎又称自身敏感性湿疹，为一特殊型湿疹，是由于患者对自身内部或皮肤组织所产生的某些物质过敏而引起。

以突然发生散在丘疹、丘疱疹及小水疱，呈群集性，可互相融合为特征，属中医"湿疮"范畴。

【诊断要点】

1. 发病之前，在皮肤某部位常有湿疹等原发皮肤病呈急性加重病史。

2. 皮损呈风团、丘疹、丘疱疹及小水疱，渗出明显，呈群集性，可融合，泛发或对称分布，多在下颌、颈及双上肢末端出现，严重者泛发全身。

3. 自觉瘙痒剧烈。

【鉴别诊断】

接触性皮炎　有明显接触史，病变局限于接触部位，皮损多单一形态，易起大疱，边界清楚，病程短，去除病因，易治愈。

【治疗方法】

1. 西医治疗

（1）全身治疗　① 选用抗组胺类药物以止痒，如氯苯那敏 4mg，3 次 / 日，左西替利嗪 5mg，1 次 / 日，咪唑斯汀 10mg，1 次 / 日；② 静脉注射 10% 葡萄糖酸钙或 10% 硫代硫酸钠溶液，每次 10ml，1 次 / 日，10 次为 1 个疗程；③ 抗生素治疗可酌情选用青霉素等；④ 糖皮质激素 0.5mg/（kg·d）。

（2）局限治疗　首先用 2%～4% 硼酸溶液或生理盐水等做冷湿敷，每次 20～30min，2～4 次 / 日，湿敷间歇或晚间可用 40% 氧化锌油外涂，渗出减少后改用氧化锌糊膏。

2. 中医治疗

（1）辨证施治　① 湿热下注证，治以清热利湿，方选龙胆泻肝汤或萆薢渗湿汤加减：薏苡仁、滑石、茯苓各 15g，萆薢、防风、龙胆、栀子、牛膝、车前草、黄芩、泽泻各 10g，柴胡、通草各 6～8g，牡丹皮 6g，水煎服。② 脾虚湿盛证，治以健脾利湿，方选参苓白术散加减：薏苡仁 15g，茯苓、人参、白术、山药、莲子肉各 10g，白扁豆、砂仁、桂枝各 6～8g，甘草 3g，水煎服。

（2）中成药　可选用湿毒清、龙胆泻肝丸 6～9g，2～3次 / 日。

（3）外治疗法　① 马齿苋合剂湿敷，3 次 / 日，每次 20～30min；② 青黛膏敷患处。

【预防与护理】

1. 避免各种刺激，如热水、肥皂、搔抓等。

2. 避免易致敏和有刺激性的食物，如鱼、虾、浓茶、咖啡、酒类。

第六节　淤滞性皮炎

淤滞性皮炎又称静脉曲张性湿疹。以小腿红斑和褐色色素沉着，丘疹、水疱、糜烂，反复难愈，后期出现皮肤干燥脱屑及苔藓样变为特征。多发于中老年人。属中医"筋瘤""湿疮"范畴。

【诊断要点】

1. 皮损好发于小腿。

2. 以中老年人为多，常伴下肢静脉曲张。

3. 初起为小腿下 1/3 轻度水肿，胫前及踝部红斑和褐色色素沉着，继而出现湿疹样皮疹，可有丘疹、水疱、糜烂、渗液和结痂，反复难愈出现皮肤干燥、脱屑、皲裂、肥厚及苔藓样变等慢性湿疹改变，久之整个小腿皮肤增厚呈棕褐色，由于搔抓，远端可出现皮肤溃疡，经久不愈，个别患者可发展成鳞状细胞癌。

4. 自觉程度不同的瘙痒。

【鉴别诊断】

1. 湿疹　全身各部位均可发生，以多形损害，渗出倾向，对称及剧痒、易成慢性为特征。

2. 神经性皮炎　多发生在颈、肘、骶尾部，有典型苔藓样变，无多形皮损，无渗出表现。

【治疗方法】

1. 西医治疗

（1）治疗静脉曲张，缓解患肢静脉高压，抬高患肢，避免久站，用弹力性绷带绑扎，必要时可向静脉内注入硬化剂或行曲张静脉剥除术。口服药物改善下肢循环，如地奥司明片。

（2）局部治疗　根据皮损情况选用不同药物及剂型。① 红斑、褐色色素沉着或皮肤干燥，外用甘油洗剂或樟脑甘油洗剂，2～3 次/日。② 糜烂，渗液可外用 2%～3% 硼酸溶液湿敷，1～2 次/日；间歇期外用 40% 氧化锌油剂或氧化锌糊剂；无渗出时，可选用糖皮质激素霜、软膏或焦油类制剂，2 次/日。③ 合并感染，外用药可酌加抗生素，如新霉素软膏、莫匹罗星软膏等，2 次/日。④ 溃疡形成时，用生理盐水湿敷清洗后必要时用抗生素软膏，如红霉素软膏、环丙沙星软膏等，应避免使用有刺激性而致敏的药物。

（3）全身治疗　可口服维生素 C、维生素 E、芦丁（路丁）及抗组胺类药物等。

2. 中医治疗

（1）辨证施治　① 湿热下注证，治以清热利湿，方用萆薢渗湿汤加减：薏苡仁、茯苓、滑石各 15g，防风、牛膝、泽泻、萆薢、通草、车前草各 10g，牡丹皮 6g，水煎服。② 湿热瘀阻证，治以清热解毒、利湿通络，方用二妙丸加减：赤茯苓、薏苡仁、黄柏、茵陈各 15g，泽泻、车前草各 10g，苍术 6g，水煎服。

③ 血虚毒滞证，治以养血活血，方用桂枝当归汤加减：当归、茯苓、熟地黄、大枣各 15g，白芍、川芎各 10g，桂枝 6g，甘草 3g，水煎服。

（2）中成药　① 龙胆泻肝丸 9g，口服，3 次 / 日；② 清解片 5 片，口服，2 次 / 日；③ 地龙片 5 片，口服，2 次 / 日。

（3）外治疗法　① 青黛膏或皮肥膏外涂，伴有小腿青筋暴露者，另加用缠缚疗法；② 糜烂流滋较多者，用 10% 黄柏溶液湿敷；③ 红斑、水疱、流滋不多时可用青黛散外扑。

【预防与护理】

1. 避免长期站立，长期行走。

2. 忌用热水烫洗或用肥皂等刺激性物洗涤。

第七节　荨麻疹

荨麻疹是一种常见的瘙痒性过敏性皮肤病。以皮肤黏膜突然出现风团，发无定处，时隐时现，剧痒，消退后不留任何痕迹为特征。慢性者可反复发作，常达数月或数年之久。属中医"瘾疹""风疹块"等的范畴。

【诊断要点】

1. 急性荨麻疹

（1）常有进食某种食物如鱼、虾或某种药物病史，或对寒冷敏感等。

（2）起病急，突然出现大小不等风团皮损，色淡红或苍白，数小时后迅速消退，但反复发生，此起彼落，发无定处。

（3）自觉瘙痒剧烈，部分患者可累及胃肠道引起黏膜水肿，出现腹痛、腹泻，累及喉头黏膜，则有气急、胸闷、呼吸困难，甚至窒息。

（4）实验室检查　血常规有嗜酸粒细胞增高。

2. 慢性荨麻疹

（1）全身症状较轻，常反复发作，达数月或数年之久，皮损表现为数量较少的风团。

（2）大多数患者找不到病因，治疗比较困难。

3. 临床上一些特殊类型荨麻疹

（1）皮肤划痕症　又称人工性荨麻疹，很常见，往往在搔抓、轻划或打击皮肤后，局部皮肤出现线状风团，即皮肤划痕症阳性。

（2）寒冷性荨麻疹　可分为家族性和获得性两种。前者较为罕见，属一种常染色体显性遗传，婴幼期发病，持续终身，于受冷后数小时出现泛发性风团，贴冰试验阴性；后者较为常见，可于任何年龄突然发病，遭受冷风或冷水刺激后，数分钟内局部出现瘙痒性水肿或红斑风团，保暖后缓解，贴冰试验阳性。

（3）胆碱能性荨麻疹　即小丘疹状荨麻疹，多在青年期发病，大多数在运动时或运动后不久发生，遇热（热水、热饮）或情绪激动亦可诱发，皮损特点为风团样小丘疹，1～3mm 大小，周围有红晕，多在四肢近端及躯干，有瘙痒，有些患者伴有消化道症状，如腹痛及腹泻。

（4）日光性荨麻疹　较少见，暴露于日光部位发生风团，自觉瘙痒和针刺感，是由于对中、长波紫外线敏感引起。

（5）血管性水肿　也叫巨大荨麻疹，主要发生于组织疏松的部位，如眼睑、口唇及外生殖器等处，损害为突然发生的局限性肿胀，边缘不清，色苍白或淡红，表面光亮，不痒或仅灼热感，若发生于喉头黏膜，可引起喉头水肿，导致窒息而死亡。

（6）压力性荨麻疹　又称迟发性压力性荨麻疹，表现为皮肤受压后 4～6h 内出现真皮及皮下组织弥漫性水肿，持续 8～12h

消退。常累及行走、站立后的足底，久坐后的臀部，手提重物或穿紧身衣等受压处，自觉瘙痒、紧绷感、灼痛等，可出现流感样症状（如疲乏、畏寒、发热、头痛、关节痛等），慢性病程，常持续 1～40 年（平均 9 年），重物压迫试验阳性。

【鉴别诊断】

1. 多形红斑　可发生于任何年龄，春秋多见，好发于四肢伸侧、手足背及掌跖部，皮损呈多形性，典型皮损呈虹膜状或猫眼状，色紫暗或红。

2. 丘疹性荨麻疹　多见于小儿，与昆虫叮咬有关，多在春秋发病，好发于躯干及四肢近端，皮损为花生米大小风团样丘疹，中央有水疱，自觉瘙痒，5～10 日消退。

【治疗方法】

1. 西医治疗

（1）全身治疗　① 急性荨麻疹：常用氯苯那敏（扑尔敏）4～8mg，3 次 / 日，赛庚啶 2～4mg，3 次 / 日，西替利嗪 10mg，1 次 / 日，氯雷他定 10mg，1 次 / 日等联合应用，迅速控制症状，症状缓解后逐渐减量；皮疹广泛者加用钙剂；如喉头水肿、呼吸困难或过敏性休克应立即注射 1∶1000 的肾上腺素 0.5～1ml（心脏病患者慎用）、静脉注射氢化可的松 100～200mg 或地塞米松 10～20mg，酌情给予氨茶碱 0.25g，吸氧，必要时气管切开、心电监护；如感染引起者要用有效的抗生素或抗病毒药，并处理感染病灶；腹痛者加服阿托品，0.3～0.5mg/ 次、山莨菪碱（654-2）5～10mg 口服或肌内注射等。② 慢性荨麻疹：选用上述 2～3 种抗组胺药联用。可加用抗 H_2 受体药物，如西咪替丁 0.2g，2 次 / 日，或雷尼替丁 0.15g，2 次 / 日等，也可选用非特异性疗法如组胺球蛋白、静脉封闭治疗、自血疗法、胎盘组织液等；长期反复发作者可使用奥马珠单抗控制病情。③ 特殊类型荨麻疹：皮肤划

痕症选用 H_1、H_2 受体拮抗剂，如口服羟嗪 25mg，2 次 / 日，或雷尼替丁 0.15g，2 次 / 日等，严重者加用糖皮质激素，避免使用青霉素；寒冷性荨麻疹注意保暖，首选赛庚啶，酌情加用羟嗪 25mg，2 次 / 日，酮替芬 1mg，2 次 / 日，多塞平（多虑平）25～50mg，2 次 / 日，也可行冷脱敏治疗；胆碱能性荨麻疹应避免过热、情绪激动，除用抗组胺药外，可加用抗胆碱药，如 654-2、阿托品等，也可选用达那唑 0.6g/ 日，渐减为 0.2～0.3g/ 日，或美喹他嗪（甲喹吩嗪）5mg，2 次 / 日；压力性荨麻疹用抗组胺药无效，可用糖皮质激素；日光性荨麻疹除用抗组胺药外可合并用氯喹 125mg，2～3 次 / 日；对致敏原（某些吸入物或食物等）检测阳性者可进行脱敏治疗；UVA 或 PUVA 照射对日光性荨麻疹有效，对皮肤划痕症、胆碱能性荨麻疹及冷性荨麻疹也有一定疗效。

（2）外治疗法　可用 1% 薄荷或樟脑炉甘石洗剂外用。

2. 中医治疗

（1）辨证论治　① 风寒证，治以疏风散寒，方用桂枝汤或麻黄桂枝各半汤加减：桂枝 5g，芍药、生姜、炙甘草、麻黄各 3g，大枣 4 枚，杏仁 24 枚，水煎服。② 风热证，治以疏风散热，方用消风散加减：石膏 20g，生地黄、当归、胡麻仁各 15g，荆芥、防风、牛蒡子、知母各 10g，木通 8g，蝉蜕、甘草各 3g，水煎服。③ 肠胃实热证，治以疏风解表、通腑泄热，方用防风通圣散合茵陈蒿汤加减：石膏 20g，连翘、茵陈、滑石各 15g，荆芥、防风、栀子、黄芩、白术各 10g，桔梗 6g，麻黄、生大黄、薄荷、甘草各 3g，水煎服。④ 气血两虚证，治以调补气血，方用八珍汤加减：茯苓、当归、熟地黄各 15g，人参、白术、川芎、白芍各 10g，甘草 3g，水煎服。⑤ 冲任不调证，治以调摄冲任，方用四物汤合二仙汤加减：当归、川芎、熟地黄、白芍、仙茅、淫羊藿各 10g，水煎服。

（2）中成药　金蝉止痒颗粒，16g，冲服，一日三次。

（3）外治疗法　香樟木、蚕沙、萆薢、苍耳草、凌霄花、冬瓜皮，任选1～2味煎汤熏洗或三黄洗剂外搽患处，2～3次／日。

（4）针刺疗法　适用于慢性荨麻疹。① 体针：风团泛发于全身，选风市、风池、大椎、大肠俞；风团发于下半身者取血海、足三里、三阴交。② 耳针：取脾、肺、皮质下、肾上腺、内分泌、神门、荨麻疹等腧穴。

【预防与护理】

1.积极寻找和去除病因及可能的诱因。

2.饮食适度，忌食鱼腥、辛辣发物，避免摄入可疑致敏食物、药物等。

3.注意气候变化时，冷暖适宜，加强体育锻炼，增强体质，保持良好心态。

4.清除体内慢性病灶及肠道寄生虫，调节内分泌。

第八节　丘疹性荨麻疹

丘疹性荨麻疹又称急性单纯性痒疹，它是一种儿童及青少年常见的过敏性疾病。以红色风团样丘疹性损害，伴瘙痒为特征。属中医"水疥""土风疮"的范畴。

【诊断要点】

1.春、夏、秋季发病较多，好发于腰、腹及下肢等处。

2.起病突然，皮损多为花生仁大小风团样损害，中心可有水疱或丘疱疹，甚至可成大疱。成批出现，对称分布。

3.自觉剧烈瘙痒，抓破可继发感染。

4.一般3～7日后皮损可自行消退，留有暂时性色素沉着。

【鉴别诊断】

1. 水痘　多见冬春季，发疹时常伴发热等全身症状，皮疹主要为丘疱疹和水疱，向心性分布，口腔黏膜可受累。

2. 荨麻疹　为发无定处的单纯性风团，此起彼伏或忽起忽消，大小不等，形态不一。

【治疗方法】

1. 西医治疗

（1）全身治疗　① 口服抗组胺药物，如氯苯那敏（扑尔敏）4mg，3 次 / 日；赛庚啶 2mg，3 次 / 日；西替利嗪 10mg，1 次 / 日；氯雷他定 10mg，1 次 / 日；② 10% 葡萄糖酸钙注射液或氯化钙溴化钠注射液（痒苦乐民静脉注射），1 次 / 日。

（2）局部治疗　① 可选用炉甘石洗剂或硫黄洗剂，外涂患处，3～4 次 / 日；② 糖皮质激素乳剂，如地塞米粉霜、肤轻松霜及皮炎平霜等，外涂，2 次 / 日；③ 有大疱者可用消毒注射器抽吸后，再用上述药物；④ 水疱糜烂及渗液多者，可用 1∶8000 高锰酸钾溶液湿敷，外涂龙胆紫溶液，有感染时，可用莫匹罗星软膏或其他抗生素制剂。

2. 中医治疗

（1）辨证论治　① 风热证，治以疏风清热，方用银翘散加减：连翘、金银花各 10g，苦桔梗、竹叶、荆芥穗、淡豆豉、牛蒡子、生甘草各 6g，薄荷 3g，水煎服。② 湿热证，治以清热利湿，方用龙胆泻肝汤加减：龙胆、柴胡各 5g，黄芩、栀子、当归、车前子各 6g，泽泻、生地黄各 10g，木通、生甘草各 3g，水煎服。

（2）中成药　① 清解片，成人 5 片，小儿 3 片，2 次 / 日；② 三黄丸 6～9g，2 次 / 日。

（3）外治疗法　① 三黄洗剂外涂，2 次 / 日；② 外洗方用千里光、苦参、苍术、黄柏、艾叶、青蒿、明矾，煎水外洗，1 次 /日；③ 有糜烂伴感染者，选用青黛调香油外涂。

【预防与护理】

1.注意个人卫生，勤洗澡、勤换衣。消灭臭虫、虱、蚤、螨等。

2.卧具保持干燥清洁，垫单物品应常洗常晒。

3.防止食物过敏，注意调整消化道功能等。

第九节　痒疹

痒疹是一组急性或慢性炎症性皮肤病的总称。临床分为小儿痒疹（又称 Hebra 痒疹）和成人痒疹（又称寻常性痒疹、单纯痒疹）。以小风团样斑丘疹、小丘疱疹皮损，自觉剧烈瘙痒为特征。属中医"顽湿聚结""粟疮"的范畴。

【诊断要点】

1.小儿痒疹（Hebra 痒疹）

（1）本病多发于 1～3 岁幼儿，好发于四肢伸侧，尤以下肢为甚，重者可遍及全身，但很少累及腘窝及掌跖，腹股沟淋巴结常肿大。

（2）皮损初发为风团或风团样小丘疹、丘疱疹或扁平斑丘疹，继后为圆形粟粒或绿豆大小丘疹，质较硬，称为痒疹小结节，搔抓日久可形成苔藓样改变，表面有血痂、抓痕和湿疹样改变，留有黄褐色色素沉着。

（3）自觉剧痒，可伴失眠，消瘦和营养不良。

（4）病程缓慢，至青春期可自行缓解痊愈。

2.成人痒疹（寻常性痒疹或单纯痒疹）

（1）本病多见于成人，女性较多，好发于躯干和四肢伸侧。

（2）以坚实丘疹为主，间有小水疱或结痂，分批、散在出现，反复发作，搔抓后致皮肤抓痕、血痂、苔藓样改变和色素沉着。

（3）自觉剧烈瘙痒，可伴淋巴结肿大。

（4）病程倾向慢性。

【鉴别诊断】

1. 丘疹性荨麻疹　多发生于夏秋季，病程短，皮疹为水肿性红色斑丘疹，中央有小水疱，数目少，不伴淋巴结肿大。

2. 疥疮　无一定发病年龄，有接触传染史，蔓延迅速，瘙痒以夜间为主，皮疹多在指间、阴部、股及胸腹部，皮损以丘疹、隧道为主。

【治疗方法】

1. 西医治疗

（1）全身治疗　① 抗过敏治疗：口服抗组胺类药如氯苯那敏（扑尔敏）4mg，3 次 / 日；赛庚啶 2mg，3 次 / 日；西替利嗪10mg，1 次 / 日等，配合钙剂、维生素 C 及硫代硫酸钠静脉注射。② 对有神经精神因素者，可适当服用镇静催眠类药，如地西泮（安定）、多虑平等。③ 如重症，皮损广泛者，可予适量糖皮质激素，如强的松、地塞米松口服。

（2）局部治疗　以止痒、消炎及预防感染为原则，常选用炉甘石洗剂、1% 麝香草酚酊、1% 石炭酸、3% 水杨酸、10% 糠馏油或黑豆馏油软膏，亦可用丙酸氯倍他索乳膏（恩肤霜）、皮康霜及哈西奈德溶液（乐肤液）等。

2. 中医治疗

（1）辨证论治　① 风湿证，治以祛风除湿清热，方用消风散加减：石膏 20g，生地黄、胡麻仁、当归各 15g，荆芥、防风、知母、牛蒡子各 10g，木通 6g，蝉蜕、甘草各 3g，水煎服。② 血燥证，治以养血润燥，方用四物消风散加减：石膏 20g，当归、生地黄、胡麻仁各 10g，荆芥、防风、知母、川芎、牛蒡子各 10g，木通 6g，蝉蜕、甘草各 3g，水煎服。

（2）外治疗法　① 药浴疗法：可行全身药浴，如苦参、蛇床子、千里光、白鲜皮、地骨皮、条芩、土黄柏、明矾煎水药浴，1～2 次 / 日。② 局部外涂：10% 百部酊、5% 硫黄洗剂、1%冰片酊、10% 蛇床子酊或一扫光软膏，2～3 次 / 日。

（3）其他疗法　自血疗法、针灸、耳针及穴位注射。

【预防与护理】

1. 注意避免虫咬、日晒，讲究个人卫生。

2. 避免热水烫洗，尽量避免搔抓。

3. 注意劳逸结合，精神轻松愉快。

第十节　药物性皮炎

药物性皮炎又称药疹，是指药物通过各种途径，如注射、口服、吸入、外用等进入人体后引起的皮肤黏膜急性炎症性反应。中医称之为"中药毒"。

【诊断要点】

1. 发病前有用药史，去除病因后易于治愈。

2. 有一定的潜伏期，首次用药一般为 4～20 天，重复用药，则常在 24h 内发病。

3. 除固定性药疹外，皮损多广泛而且对称。

4. 皮损的表现复杂多样，缺乏特异性，常见以下类型。

（1）固定性红斑型　可发生于身体各部位，但好发于皮肤、黏膜交界处，如口唇、包皮等处，皮损常为圆形或椭圆形水肿性红斑，愈后常留下深褐色色素沉着，常由磺胺药或解热镇痛药所致。

（2）荨麻疹型　皮损表现为大小不等、形状不规则的风团，多泛发全身，数目多，色泽红，且持续时间较普通荨麻疹长，部分患者多伴有关节痛、腹痛、腹泻等症状，严重者可引起过敏性休克，多由抗生素及血清制品所致。

（3）麻疹型或猩红热型　发病突然，常伴有畏寒、发热等症，皮损表现为麻疹样（散在或密集的红色针头至米粒大小的丘疹或斑丘疹，对称分布）或猩红热样（片状红斑，很快泛发全身，以皮肤皱褶部尤甚，片状脱屑），一般无内脏损害。

（4）多型红斑型　皮损多分布于四肢远端，常累及口、眼、外阴等处黏膜，对称发生，伴有瘙痒、低热、全身不适等症，甚至肝、肾受累表现，皮损表现为黄豆至蚕豆大小的圆形或椭圆形水肿性红斑，边缘色淡，中心色较深或有水疱，状似虹膜。

（5）紫癜型　皮损为针头至黄豆大小的紫红色瘀点、瘀斑，散在或密集分布，可融合成片，常见于双下肢，对称分布，常由奎宁、阿司匹林等所致。

（6）大疱性表皮松解型　发病率低，但预后险恶。起病急，全身中毒症状严重，常有黏膜和内脏损害，皮损起初可表现为麻疹样、猩红热样或多形红斑样，但很快出现松弛性大疱，相互融合，直至破裂、糜烂，病情严重者可致多器官功能衰竭死亡。

（7）剥脱性皮炎型　是药疹中的重型，首次用药其潜伏期长达1月以上，起初皮损表现为湿疹样或麻疹样，其后迅速发展弥漫成片，全身皮肤呈现潮红、肿胀，约2周后出现大片脱屑，常有内脏损害，若治疗不及时，可导致死亡。

除上述类型外，还有湿疹型、痤疮型及光感型药疹等。

5. 常伴有程度不同的瘙痒，部分患者可有发热等全身症状，严重病例可导致心、肝、肾及造血系统等损害。

【鉴别诊断】

1. 麻疹　经8～12日潜伏期，出现流鼻涕，眼部结膜充血、怕光和分泌物增多、口腔黏膜可见科氏斑，2～5日皮疹发全，伴高热，出疹 5～7 日后体温下降，皮疹自行消退。

2. 猩红热　全身症状较重，有杨梅舌及口周苍白圈。

【治疗方法】

1. 西医治疗

（1）全身治疗　停用一切可疑药物。① 轻型药疹，停致敏药后，可给予抗组胺类药、维生素 C 或口服中等剂量强的松（30～60mg/ 日），皮疹消退即可停药。② 重型药疹，应及时抢救，加强护理，严防继发感染。可选用糖皮质激素，如地塞米松静脉滴注，10mg/ 日，或氢化可的松 200～400mg/ 日，静脉滴注，病情稳定后则迅速撤减激素，一般每 3～4 天可撤减 1/8～1/4 量，3 周左右撤完，还可静脉注射丙种球蛋白，0.4g/（kg·d），连续 3～5 天。③ 支持治疗，补充高热量、高蛋白、维生素、能量合剂、白蛋白，输新鲜血或血浆，有感染者酌情选用抗生素，注意水液电解质平衡。

（2）局部外治　根据皮损情况选用无刺激性的外用药物和剂型。① 无渗液的皮损：可外用炉甘石洗剂、扑粉等，2～3 次 / 日。② 有大疱者用无菌注射器抽取疱液，外涂 1% 聚维酮碘溶液，2～3 次 / 日。③ 糜烂渗出者可用 3% 硼酸溶液或庆大霉素加生理盐水湿敷，2 次 / 日，可行干燥暴露疗法，重视消毒隔离。④ 口腔黏膜及眼结膜损害予相应对症处理。

2. 中医治疗

（1）辨证论治　① 风热证，治以祛风清热，方选消风散加减：石膏 20g，当归、生地黄、胡麻仁各 15g，荆芥、防风、牛蒡子、知母各 10g，木通 6g，蝉蜕、甘草各 3g，水煎服。② 血热证，治以清热凉血，方选犀角地黄汤加减：水牛角 20g，生地黄 15g，芍药 12g，牡丹皮 8g，水煎服。③ 湿热证，治以清热利湿，方选萆薢渗湿汤加减：薏苡仁、茯苓、滑石各 15g，泽泻、萆薢、通草、防风、牛膝、车前草各 10g，牡丹皮 6g，水煎服。④ 火毒证，治以清营解毒，方选清营汤加减：水牛角 20g、金银花、连翘、生地黄各 10g，玄参、丹参、麦冬各 10g，竹叶心、黄连各 3g，水煎服。⑤ 气阴两伤证，治以益气养阴，方选增液汤合益胃汤加减：沙参、麦冬、生地黄、玉竹、冰糖、玄参各 10g，水煎服。

（2）中成药 龙胆泻肝丸 9g，3 次 / 日；安宫牛黄丸 0.6～1.5g，3～5 次 / 日。

（3）中医外治 ① 对红斑、丘疹等损害，可选用三黄搽剂、炉甘石搽剂等，3～4 次 / 日。② 糜烂渗液者，可以 1% 硼酸液湿敷。对大疱型表皮松解型药疹，出现大面积糜烂时，置于烧伤病房，以干燥、暴露为宜。

【预防与护理】

1. 询问既往药敏史，注意填写药物禁忌卡。

2. 合理用药，了解药物的适应证、禁忌证和毒性反应。对青霉素、血清等药应做皮试。

3. 用药过程中，注意"警告性症状出现"，及时发现药疹的早期症状，及时停药。

4. 加强对药疹皮损的护理，防止继发感染，避免用水洗或搔抓。

5. 多饮开水，忌食鱼腥虾蟹和五辛发物。

第十一节　激素依赖性皮炎

激素依赖性皮炎亦称酒渣样皮炎，或部分口周皮炎亦包含于内，是由糖皮质激素使用不当或滥用所造成的。以皮肤弥漫性红斑、毛细血管扩张、针尖样脓疱、皲裂、脱屑、色素异常为特征。多见于长期外用糖皮质激素患者，相当于中医杂病范畴。

【诊断要点】

1. 有半个月以上糖皮质激素用药史，并形成依赖。

2. 患处皮肤弥漫性红斑，不同程度表皮变薄发亮，毛细血管扩张，脱屑，皮肤异色，萎缩瘢痕等。

3. 停药后，原发病反跳加重。

【鉴别诊断】

1. **药物性皮炎**　病前有用药史，发病急骤，有一定潜伏期，皮疹对称，泛发，颜色鲜艳，皮损类型多样，停药后逐步好转，无反跳加重现象。

2. **酒渣鼻**　无长期使用糖皮质激素软膏的病史，停用此类药膏亦无反跳加重，眶周、眼部可有相应皮损及损害。

【治疗方法】

1. 西医治疗

（1）全身治疗　① 抗组胺剂，如氯苯那敏4mg，口服，3次/日，酮替芬1mg，口服，2次/日，氯雷他定10mg，口服，1次/日。② 口服多西环素0.1g，2次/日；或红霉素0.2~0.4g，3次/日等。③ 口服或静脉滴注复方甘草酸苷。

（2）局部治疗　① 立即停止使用糖皮质激素软膏，反跳过重及患者不能接受者则逐步撤换弱效糖皮质激素，最后停止使用；② 3% 硼酸溶液冷湿敷或冷喷，并使用保湿剂或类肝素（喜疗妥）药膏；③ 他克莫司软膏外用；④ 甲硝唑凝胶外用。

2. 中医治疗

（1）辨证施治　① 血热发斑证，治以凉血清热解毒，方选犀角地黄汤加减：水牛角20g，生地黄、板蓝根各15g，芍药、茜草、紫草、牡丹皮各10g，水煎服。② 血瘀成斑证，治以活血化瘀，方用桃红四物汤加减：当归、川芎、白芍、生地黄各10g，桃仁 6g，红花 3g，水煎服。

（2）中成药　① 止敏片 5 片，口服，2～3 次 / 日；或防风通圣颗粒、黄连上清片、三黄片、知柏地黄丸视病情选用。② 桂枝茯苓丸、大黄蟅虫丸。③ 雷公藤多苷片。

（3）外治疗法　① 以脓疱、红斑为主，选用三黄洗剂、炉甘石洗剂外用；② 以表皮变薄发亮，皲裂，脱屑为主，可选用湿润烧伤膏以保护皮肤。

【预防与护理】

1. 慎用或避免长时间用皮质类固醇激素类外用药。

2. 减少恐惧，增强治疗信心。

3. 少食辛辣刺激之品，多食水果、蔬菜。

第十二节　口周皮炎

口周皮炎是指围绕口周的一种慢性炎症性皮肤病。由 Frumess 在 1957 年首先描述，称为光感性皮脂溢出症。以对称分布的丘疹、丘疱疹、脓疱、红斑、鳞屑等，伴有轻度瘙痒及烧灼感为特征。好发于育龄妇女，偶见男性和儿童。中医文献无相关病症的记述。

【诊断要点】

1. 皮疹表现为红斑、丘疹、丘疱疹、脓疱、脱屑等。

2. 好发于口周，对称分布，有典型的皮损圈。

3. 进食、饮酒，或寒冷刺激，日光暴晒后皮疹加重。

4. 自觉瘙痒或灼热感。

5. 多发于 23～35 岁青壮年女性。

6. 皮肤病理显示湿疹样改变等。

【鉴别诊断】

1. 酒渣鼻　侵犯颊、鼻、颏或额部，红斑显著，丘疹和脓疱较大而不群集，有毛细血管扩张，患者年龄偏大。

2. 寻常痤疮　皮疹分布广泛，无红斑，有粉刺、丘疹、脓疱或囊肿、结节，眶周未见皮损。

3. 脂溢性皮炎　皮疹分布于皮脂溢出部位，除面部皮肤发疹，头发常受累，且鳞屑偏油性。

4. 接触性皮炎　有明确的过敏接触史，皮疹表现为红斑、丘疹、丘疱疹、水疱、大疱，但多局限于接触部位，界限清楚，瘙痒明显。

【治疗方法】

1. 西医治疗

（1）全身治疗　① 抗生素类：四环素、土霉素、多西环素（强力霉素）、米诺环素、红霉素、复方磺胺甲恶唑等。以口服四环素有良效，但作用机制不清；轻症 250mg，口服，2 次 / 日，连服 6 周以上，重症则 250mg，口服，4 次 / 日，另外土霉素或多西环素、米诺环素效果亦佳。② 维生素类：可选用维生素 C、B 族维生素。

（2）局部治疗　① 抗生素类外用制剂如甲硝唑凝胶、四环素、红霉素，2～3 次 / 日，或克林霉素凝胶，莫匹罗星软膏、依诺沙星软膏等外搽，2～3 次 / 日。② 其他疗法可外用 5%～10% 过氧化苯酰乳剂，2～3 次 / 日；10% 硫黄软膏，2～3 次 / 日；氢化可的松软膏与磺胺醋酰或红霉素混合外用，2～3 次 / 日。③ 儿童口周皮炎多外用红霉素和甲硝唑凝胶，2 次 / 日。④ 反复干燥脱屑疼痛者可予维生素 E 软胶囊内容物外用涂抹。

2. 中医治疗

（1）辨证施治　① 肺脾郁热证，治以清脾宣肺、凉血止痒，方用凉血五花汤加减：升麻、红花、大黄各 3g，鸡冠花、凌霄花、玫瑰花、栀子、黄芩、青蒿各 10g，野菊花、生地黄各 15g，水煎服。② 脾胃火炽证，治以清脾泻火、化湿清热，方用泻黄散加减：石膏 20g，生地黄、蒲公英各 15g，防风、黄芩、玄参、栀子各 10g，藿香叶、甘草、佩兰、升麻各 3g，水煎服。

（2）中成药　① 龙胆泻肝颗粒 6g，口服，3 次 / 日；② 牛黄解毒片 5 片，口服，3 次 / 日；③ 复方甘草酸苷片 3 片，口服，3 次 / 日。

（3）外治疗法　① 月石散用温开水调搽，2～3 次 / 日，或炉甘石洗剂外涂，2～3 次 / 日，适用于丘疹、丘疱疹为主者；② 颠倒散，用植物油调搽，2～3 次 / 日，或复方青黛散，香油调搽，2～3 次 / 日，适用于红斑、脓疱为主者。

【预防与护理】

1. 类固醇皮质激素外用制剂不宜使用。

2. 避免使用含氟牙膏及其他化妆品等。

第十三节　尿布皮炎

尿布皮炎是发生在尿布遮盖部位的接触性皮炎。以臀部、阴部等尿布包裹部位出现红斑、丘疹、水疱、浸渍、糜烂、流滋为特征。多发于婴儿。属中医"渜尻疮"范畴。

【诊断要点】

1. 多发于婴儿尿布接触部位。

2. 皮损初起为边界清楚的红斑、肿胀等，与尿布包扎方式一致，以后可出现丘疹、水疱、糜烂，继发感染者可出现脓疱及浅溃疡，局部红肿疼痛，伴腹股沟淋巴结肿大。

【鉴别诊断】

1. 擦烂性红斑　发病不限于尿布覆盖部，亦不限于婴儿，多见于肥胖患者及夏季湿热季节。

2. 念珠菌性皮炎　发病不限于尿布覆盖处，皮损为群集红斑、边缘散在性丘疹、脓疱，并有领圈样脱屑，部分患者口腔内合并鹅口疮，皮损处皮屑镜检可查见菌丝和孢子。

3. 婴儿湿疹　多形性损害，倾向湿润，部位不一，边缘不清，瘙痒明显，易反复发作。

【治疗方法】

1. 西医治疗

（1）全身治疗　继发感染可选用抗生素。

（2）局部治疗　以收敛、干燥，预防继发真菌、细菌感染为原则。可外用 10% 氧化锌软膏或炉甘石洗剂，如有破溃可选用莫匹罗星软膏外涂，1～2 次 / 日，继发真菌感染者外用抗真菌霜剂，如联苯苄唑乳膏，2 次 / 日。

2. 中医治疗

（1）辨证施治　湿热浸淫证，治以清热解毒利湿，方用银花甘草汤加味：金银花、茯苓各 10g，甘草 3g，水煎服。

（2）中成药　① 复方黄柏液，外敷患处，2～3 次 / 日；② 取新鲜油菜叶捣烂绞汁，将菜叶汁混以少许菜油，调匀后涂于患处，1～2 次 / 日。

（3）外治疗法　① 外扑，可选用六一散、三石粉或青黛散均匀外扑；② 湿敷，渗液糜烂较明显者，用 10% 黄柏溶液或马齿苋 100g 水煎，待凉后湿敷，2～3 次 / 日。

【预防与护理】

1. 保持皮肤干燥清洁。

2. 尿布宜选用质柔软，吸水性强的白色棉布；洗涤用中性肥皂为宜，有条件的可用一次性尿布。

3. 腹泻患儿便后应用温水清洗，涂油保护。

4. 忌用热水烫洗或用力擦拭。

第七章

物理性皮肤病

第一节 日晒伤

日晒伤又称日光性皮炎，是由于强烈日光照射局部出现的急性毒性皮炎。本病由于禀赋不耐，湿热内蕴，复因阳光暴晒，感受风热阳毒，两阳相合而成。以暴露部位的水肿性红斑、水疱、大疱，自觉灼热、瘙痒、疼痛为特征。春末夏初多见。属中医"红花草疮"范畴。

【诊断要点】

1. 好发于春夏期间，多见于暴露部位。

2. 于强烈日光暴晒后数小时，在日晒部位出现境界清晰的红斑、水肿、水疱等皮损。

3. 自觉灼热瘙痒，疼痛，严重者伴全身症状。

【鉴别诊断】

1. 接触性皮炎　有接触史，与日晒无关，可发于任何季节，皮损好发于接触刺激物处。

2. 烟酸缺乏症　除日晒部位外，非暴露部位也有红斑，并常伴有消化系统或神经精神系统症状。

【治疗方法】

1. 西医治疗

（1）局部治疗 ① 外用炉甘石洗剂，每日数次；② 有渗出者，外用 2%～4% 硼酸溶液或生理盐水等做冷湿敷，2 次/日；③ 糖皮质激素霜剂或 2.5% 吲哚美辛（消炎痛）溶液外用，2 次/日。

（2）全身治疗 ① 抗组胺药，如氯苯那敏（扑尔敏），成人 4～8mg，口服，3 次/日；氯雷他定，成人 10mg，口服 1～2 次/日；西替利嗪，成人 10mg，口服 1 次/日。② 重者可用糖皮质激素，如强的松 30～60mg，口服，1 次/日，服 2～3 日。

2. 中医治疗

（1）辨证施治 ① 风热阳毒证，治以散风清热解毒，方用普济消毒饮加减：连翘、板蓝根各 15g，黄芩、玄参、牛蒡子各 10g，柴胡、桔梗、马勃、陈皮各 6～8g，黄连、甘草、薄荷、僵蚕、升麻各 3g，水煎服。② 阳毒血热证，治以凉血解毒化斑，方用化斑解毒汤加减：石膏 20g，金银花、野菊花、连翘各 15g，牛蒡子、知母、玄参、人中黄各 10g，黄连、升麻各 3g，水煎服。

（2）中成药 ① 黄连片 10 片，口服，3 次/日；② 银黄口服液 10ml/次，3 次/日；③ 珍黄片 2 片/次，3 次/日。

（3）外治疗法 ① 复方黄柏液或三黄洗剂外搽，3～4 次/日；② 生地榆、马齿苋各 30g，水煎待凉湿敷，3～4 次/日。

【预防与护理】

1. 经常参加户外锻炼。

2. 对日光耐受性弱的人，应避免暴晒，外出可涂防光剂如 5% 二氧化肽霜和 10% 氧化锌霜等。

第二节　光敏性皮肤病

光敏性皮肤病是光线照射后所引起的皮肤急性或慢性损害。

其发病除与光线及光感物质有关外，个体易感性以及外界环境等均有影响，多见于露天工作者。属中医"日晒疮"范畴。

【诊断要点】

1. 好发于暴露部位，于日光暴晒后发病。

2. 皮损轻则潮红、肿胀及脱屑，重者出现瘀斑、水疱，甚至血疱。

3. 自觉瘙痒、干痛。

4. 可伴头晕、头痛、发热、恶心及呕吐等全身症状，甚至心悸、谵妄或休克。

【鉴别诊断】

1. 晒斑　皮损于暴晒后出现于被晒部位，肤色浅者易发生。

2. 蔬菜日光性皮炎　发病前食用大量光感性蔬菜及日光暴晒史，颜面肿胀较显著。

3. 多形性日光疹　皮损发于晒后数日，且为多形性，春夏发病，秋冬缓解或消退。

4. 牛痘样水疱病　男孩多见，春夏发病，皮损为类似牛痘的水疱，多在鼻梁、两颊、耳轮等处，对称分布。

【治疗方法】

1. 西医治疗

（1）全身治疗　口服抗组胺类药，多用于光变应性皮肤病。口服维生素 B_{12}、维生素 C、维生素 PP 及烟酸胺等。氯喹 250mg，口服，2～3 次 / 日，用于光变应性皮肤病，对严重者可短期应用糖皮质激素。

（2）局部治疗　以消炎及止痒为原则。① 外用 10%～15% 对氨安息香酸稀酒精溶液，10% 氧化锌或 1%～2% 奎宁等避光剂；② 以 β- 胡萝卜素配成每克含 5 万 U 的乳剂外用；③ 对不同皮损可参照皮炎、湿疹治疗。

2. 中医治疗

（1）中药内服　生石膏 20g，生地黄、大青叶各 10g，龙胆、黄芩、白茅根、车前草各 10g，六一散 6g，水煎服。

（2）外治疗法　① 轻症者外涂甘草油；② 如意金黄散30g、化毒散 15g，用鲜马齿苋或鲜白菜梗，调成糊状外用，1～2次／日。

【预防与护理】

1. 加强锻炼，提高耐受性。

2. 避免继续接触光敏物。

3. 尽量避免直接阳光照射，外出时涂搽遮光防护剂。

第三节　多形性日光疹

多形性日光疹是日晒后发生的慢性光感性皮肤病。本病由于禀赋不耐，不能耐受日光照晒，毒热之邪郁于肌肤而发病。以暴露部位多形性皮损，自觉灼热、瘙痒，反复发作为特点。多见于春夏季节。属中医"日晒疮"范畴。

【诊断要点】

1. 好发于中青年男女，春夏发病，秋冬缓解。

2. 皮疹见于暴露部位，如面颈部、胸前三角区、前臂、手背等。

3. 多形性皮疹，可见红斑、丘疹、结节、水疱、糜烂、脱屑等。

4. 自觉瘙痒、灼热感。

5. 病程长短不一，多为慢性。

6. 紫外线红斑反应试验常产生异常反应，光斑试验阴性。尿卟啉检查多呈阳性反应。

【鉴别诊断】

1. 湿疹　皮疹呈多形性，但与季节、日光关系不大，且皮损可波及全身。

2. 盘状红斑狼疮　面部有边界清楚的紫红色斑块，表面有黏着性鳞屑，扩张毛囊口有刺状毛囊角栓，可见毛细血管扩张、萎缩、瘢痕等，红斑狼疮细胞、抗核抗体检查阳性。

【治疗方法】

1. 西医治疗

（1）局部治疗　① 5% 二氧化肽霜，外用，2 次 / 日；② 5% 对氨基苯甲酸酊，外用，2 次 / 日；③ 氢化可的松霜、地塞米松霜等，外用，2～3 次 / 日，不宜长期使用；④ 炉甘石洗剂，外用，2～3 次 / 日。

（2）全身治疗　① 抗组胺药，赛庚啶 2～4mg，口服，2～3次 / 日；氯雷他定，成人 10mg，口服 1～2 次 / 日；西替利嗪，成人 10mg，口服 1 次 / 日。② 氯喹 0.125～0.25g，口服，1～2 次 /日；羟氯喹 0.1g，口服，2 次 / 日。③ 复合维生素 B、维生素 C辅助治疗。

2. 中医治疗

（1）辨证施治　① 热毒蕴肤证，治以清热祛暑解毒，方用香薷饮加减：香薷 15g，白扁豆、厚朴各 6～8g，黄连、甘草各3g，水煎服。② 湿毒蕴结证，治以清热祛湿解毒，方用清脾除湿饮加减：茯苓、连翘、茵陈各 15g，白术、黄芩、栀子、泽泻各 10g，枳壳、竹叶各 6～8g，苍术 6g，甘草、灯心草各 3g，水煎服。

（2）中成药　龙胆泻肝丸 9g，口服，3 次 / 日。

（3）外治疗法　① 三黄洗剂外搽，2～3 次 / 日；② 有渗液者，马齿苋、生地榆各 30g，水煎，取汁湿敷，2 次 / 日。

【预防与护理】

1. 避免日光暴晒,外出应着长袖,戴手套和遮阳帽,涂防光剂。

2. 加强户外锻炼。

第四节 日光性荨麻疹

日光性荨麻疹是日光照射后皮肤起的风团样变。以日光照射后起病,起病快,病程缓慢,缓解与加剧交替为特征。青年人多发。属中医"日晒疮"范畴。

【诊断要点】

1. 好发于面颊、胸前三角区等暴露部位。

2. 皮损为红肿及风团,形态不规则,于1~4h内可消失,但易复发。

3. 自觉瘙痒、灼热。

4. 一般无全身症状。

5. 光照试验,于曝光处可诱发风团反应。

【鉴别诊断】

与荨麻疹相鉴别,后者与日光照射无关,部位不局限于暴露部位,常泛发。

【治疗方法】

1. 西医治疗

(1)局部治疗 以抗过敏、止痒为原则。① 炉甘石洗剂、锌霜,外用,2次/日;② 氢化可的松霜或洗剂,外涂,2次/日;③ 氨基苯甲酸及二羟基丙酮等防光剂外涂。

(2)全身治疗 氯喹口服25mg,2次/日,1~2周后改为1次/日;抗组胺类药如酮替芬1mg,2次/日;多塞平25mg,2次/日;

西替利嗪 10mg，1 次 / 日等配合应用。

2. 中医治疗

（1）中药内服　石膏 20g，生地黄、火麻仁、连翘各 15g，当归、防风、荆芥、黄芩、知母各 10g，蝉蜕、甘草各 3g，水煎服。

（2）外治疗法　① 苦参、苍耳子、浮萍、威灵仙各适量，水煎，趁热先熏后洗，1～2 次 / 日；② 楮桃叶、茵陈、樟树刨皮、苏木各适量，用法同上。

（3）其他疗法　① 耳针：取神门、肺、枕、肾上腺、内分泌等腧穴，每次取 2～3 穴，留针 30min，间日 1 次。② 穴位注射法：取肺俞、曲池、三阴交，各穴注入丹参或当归注射液 0.5～1ml，1 次 /2 日。③ 针刺：取穴大椎、血海、足三里等，手法用泻法，1 次 / 日，留针 15～30min。

【预防与护理】

1. 避免日光暴晒，局部涂搽防晒剂。

2. 缓解期或治疗控制期，患者宜逐渐增加暴露日光时间以增强耐受性。

3. 避免用力搔抓，保持局部清洁。

第五节　激光损伤

激光损伤是由于激光的热效应、压力效应和冲击波所引起的皮肤组织碳化、气化、变性，造成的烧灼性损伤和凝固性损伤。属中医“火烧疮”范畴。

【诊断要点】

1. 有明确的激光烧伤史。

2. 以烧灼性损伤为主的损害，轻则潮红，充血水肿，重则红肿局部附灰黑或淡褐色薄痂，更重者可形成溃疡。

3. 以凝固性损伤为主的损害，灰黑或淡褐色薄痂，轻则组织呈灰白或灰褐色，边缘有充血水肿，较重者出现水疱或血疱，更重者组织呈灰黑色坏死。

【鉴别诊断】

射线皮炎　由各类射线引起，皮损为红斑、水疱、溃疡及坏死。

【治疗方法】

1. 西医治疗

（1）局部治疗　① 鸡蛋清加入 5% 硼酸粉调匀外敷，2～3 次 / 日；② 有水疱或糜烂者，选用 10% 黄连粉外用，2～3 次 / 日。

（2）全身治疗　轻者不需要全身治疗，疼痛者酌给止痛剂；重症者予以青霉素、庆大霉素等联合用药，同时输以 5% 葡萄糖盐水、林格氏液等。

2. 中医治疗

（1）辨证施治　① 毒热炽盛证，治以清热解毒，方用解毒清营汤加减：金银花、连翘、蒲公英、生地黄各 15g，赤芍、生栀子、茜草根、白茅根各 10g，牡丹皮 6g，生玳瑁、川黄连、绿豆衣各 3g，水煎服。② 热盛伤阴证，治以养阴清热，方用解毒养阴汤加减：金银花、蒲公英、生地黄各 15g，西洋参、南沙参、北沙参、石斛、玄参、佛手参、生黄芪、丹参、天冬、麦冬、玉竹各 10g，水煎服。③ 气血双虚证，治以补气养血，方用八珍汤加减：人参、白术、茯苓、甘草、当归、川芎、白芍、熟地黄各 10g，水煎服。

（2）外治疗法　① 可选用 3% 黄柏溶液、2% 黄连溶液等湿敷，1 次 / 日；② 鲜芦荟、桉叶油制成乳胶，外用，2 次 / 日。

【预防与护理】

1. 使用激光时要有严密的防护措施及操作规程。

2. 皮肤损伤时，也应注意眼损伤的可能，并仔细检查。

第六节　热激红斑

热激红斑又称"火激红斑"，是由于局部皮肤长期受温热作用而引起的皮肤病。本病多因火热烘烤，久炙皮肤，脉络瘀阻而成。以持久性的网状红斑和色素沉着为特征。多见于女性。属中医"火斑疮"范畴。

【诊断要点】

1. 有受火热烘烤史，好发于直接暴露部位，多见于下肢。

2. 最初局部皮肤充血，以后变成网状红斑，最后色素沉着，少数可伴水疱、毛细血管扩张、轻度皮肤萎缩等，停止接触热源，皮损可渐消退。

3. 一般无自觉症状，或仅觉瘙痒。

【鉴别诊断】

网状青斑　多见于中年妇女，好发于下肢，特别是股部，患处皮肤呈现网状发绀，与受热烘烤无关。

【治疗方法】

一般不需要治疗，去除病因后，病损会逐渐自行消退。

【预防与护理】

1. 烤火取暖应保持适当距离，切忌过久烘烤。

2. 高温作业者应注意防护。

第七节　痱子

痱子是在高温潮湿环境下引起的丘疹、水疱性皮肤病。本病多因盛夏酷暑、汗出不畅，暑热湿毒蕴蒸肌肤所致。以小水疱、丘疹、丘疱疹为特征。好发于夏季，属中医"痱疮"范畴。

【诊断要点】

1. 夏季或高温湿热的环境易发病。

2. 根据皮疹不同，临床最常见有四种。

（1）白痱　皮损为针尖大小透明水疱，壁薄易破，疱液清无红晕，成批出现，干后有轻度脱屑，好发于颈、躯干部，自觉症状轻微，常见于高热、体质虚弱、长期卧床、大量出汗的患者。

（2）红痱　皮损为针帽大小的丘疹或丘疱疹，有轻度红晕，常成批对称出现，好发于颈胸背、腰围、肘窝、腋窝、乳房下及婴幼儿头面及臀部，少数可继发毛囊炎，伴轻度烧灼感及刺痒。

（3）脓痱　皮损为针头大浅脓疱或脓性丘疱疹，好发于皮肤皱褶处，小儿头颈部也常见，自觉刺痒或轻度烧灼感。

（4）深在性痱　密集与汗孔一致的非炎性丘疱疹，出汗时皮疹增大，可致汗出不畅或无汗，可伴有全身症状，常见于热带地区反复发生红痱的患者。

【鉴别诊断】

急性湿疹　多形皮损，除丘疹、水疱外还有糜烂、渗液等，对称性分布，病程长，易复发。

【治疗方法】

1. 西医治疗　以局部治疗为主，可外用痱子粉、1% 薄荷炉甘石洗剂或 5% 明矾水洗，每日数次，有继发感染者可酌加抗生素，外用或口服。

2. 中医治疗

（1）辨证施治　① 暑热湿郁证，治以清热除湿，采用氯氲汤加减：滑石 15g，连翘、藿香、佩兰、青蒿各 9g，焦栀皮、大豆卷、郁金各 6g，通草、菖蒲各 3g，水煎服。② 暑热阻遏证，治以清暑解毒，方用清暑汤加减：连翘、天花粉、滑石、金银花各 15g，赤芍、甘草、车前草、泽泻、淡竹叶各 10g，水煎服。③ 暑湿内蕴证，治以清暑泄热，方用王氏清暑益气汤加减：西瓜翠衣 30g，粳米、石斛、荷梗各 15g，竹叶、知母各 6g，西洋参 5g，麦冬 9g，黄连、甘草各 3g，水煎服。④ 暑湿蕴毒证，治以清暑利湿解毒，方用青蒿银花汤加减：金银花、青蒿、野菊花、连翘各 15g，竹叶 10g，甘草 5g，水煎服。

（2）外治疗法　① 三黄洗剂外洗，3 次 / 日；② 黄瓜、丝瓜等磨汁外擦或鲜薄荷叶外擦，1～2 次 / 日；③ 马齿苋煎水温洗后，外扑痱子粉。

【预防与护理】

1. 保持室内通风、凉爽，衣着宽松。

2. 注意皮肤清洁干燥，炎热季节勤洗澡。

第八节　夏季皮炎

夏季皮炎是由于夏季炎热所引起的一种季节性炎症性皮肤病。本病多由盛夏暑热之邪外侵，脾湿蕴蒸肌肤而发。以大片红色斑丘疹，灼热、瘙痒为特征。多见于成年人，属中医"暑热疮"范畴。

【诊断要点】

1. 发生于夏季，病情变化与气候有明显关系。

2. 好发于成年人四肢伸侧，尤以小腿为甚。

3. 皮损为红斑、丘疹、血痂、抓痕等，久之皮肤粗糙增厚。

4. 自觉瘙痒、灼热，一般无全身症状。

【鉴别诊断】

1. 痱子　好发于头面、躯干和皱褶部位，皮损为密集针头大小的丘疹或丘疱疹。

2. 夏季瘙痒症　无原发皮损，仅有抓痕和苔藓样变。

【治疗方法】

1. 西医治疗

（1）全身治疗　以局部治疗为主，剧痒时可予抗组胺药物。

（2）局部治疗　① 1% 薄荷炉甘石洗剂或 1% 薄荷酒精，外用，2～3 次 / 日；② 1% 地塞米松霜，外用，2～3 次 / 日。

2. 中医治疗

（1）辨证施治　① 暑热毒邪证，治以祛暑解毒，方用清暑汤加减：连翘、天花粉、滑石、金银花各 15g，赤芍、甘草、车前草、泽泻、淡竹叶各 10g，水煎服。② 暑湿互遏证，治以清暑利湿，方用藿香正气散加减：大腹皮、紫苏、茯苓（去皮）各 15g，半夏曲、白术、陈皮（去白）、厚朴（去粗皮，姜汁炙）、白芷、苦桔梗各 6g，藿香 10g，甘草（炙）5g，水煎服。

（2）外治疗法　① 1% 薄荷三黄洗剂外搽，2～3 次 / 日；② 马齿苋水煎外洗，2～3 次 / 日。

【预防与护理】

1. 注意工作环境通风散热，衣着宽大透气。

2. 保持皮肤清洁干燥。避免搔抓。

第九节　冻疮

冻疮是由寒冷引起的局限性红斑炎症性疾病。本病由寒邪侵袭，气血瘀滞而成。以冬季发病，气候转暖后自愈，易复发为特征。中医亦称之为冻疮。

【诊断要点】

1. 好发于冬季，儿童、妇女或末梢血液循环不良者易发病。

2. 皮损好发于四肢手指及暴露部位。

3. 局限性暗紫红色隆起的水肿性红斑，边界不清，边缘显鲜红色，表面紧张光亮，压之可退色，严重者表面可发生水疱、糜烂、溃疡，愈后留色素沉着或萎缩性瘢痕。

4. 自觉瘙痒明显，受热后加剧，溃后疼痛。

【鉴别诊断】

1. 多形红斑　好发于春秋季，多见于手足背面，对称分布，皮损为绿豆至黄豆大小紫红色斑块，典型损害为虹膜样红斑。

2. 结节性红斑　好发于小腿伸侧，炎症显著，疼痛剧烈，与寒冷季节无关。

【治疗方法】

1. 西医治疗

（1）全身治疗　① 血管扩张剂，如烟酸 50～100mg，口服，3 次 / 日；烟酸肌醇酯 0.5～1.0g，口服，3 次 / 日；硝苯吡啶 20mg，口服，3 次 / 日。② 维生素 E 胶丸 0.1～0.2g，口服，3 次 / 日。

（2）局部治疗　① 皮损初起，10% 樟脑醑或 10% 樟脑软膏外涂，2～3 次 / 日，温热水浸泡局部后再搽药，并反复揉擦；② 皮损已溃者，10% 鱼石脂软膏、1% 红霉素软膏等，外用，2 次 / 日。

2. 中医治疗

（1）辨证施治　寒凝经脉证，治以温阳散寒、活血通络，方用当归四逆汤加减：当归 12g，桂枝、芍药各 9g，细辛 3g，大枣 8 枚，炙甘草、通草各 6g，水煎服。

（2）中成药　① 人参养荣丸 9g，口服，1 次 / 日；② 八珍丸 9g，口服，2 次 / 日。

（3）外治疗法　① 未溃时 10% 胡椒酒精（胡椒 10g，加
95% 乙醇至 100ml，浸泡 7 天），外搽，2 次 / 日；生姜汁轻揉患
处，2～3 次 / 日。② 有水疱或血疱时，红油膏外敷包扎，1～2
日一换。③ 已溃时，马齿苋 30～60g 煎汤温洗，再用生肌白玉膏
外敷，1 次 /2 日。

【预防与护理】

1. 加强锻炼，注意营养。

2. 入冬注意保暖干燥，鞋袜不宜过紧，受冻部位不宜立即烘
烤或用热水浸泡。

第十节　皲裂

皲裂指因各种原因引起手足部的干燥和皲裂表现。本病多由
风寒冻燥，血脉阻滞，肌肤失养而成。秋冬季多发，在工厂和农
村中发病率较高。中医亦称之为"皲裂疮"。

【诊断要点】

1. 多发于秋冬季，多见于成人或老年人。

2. 多发于指尖、指屈侧、掌跖、足跟、足趾外侧等经常摩擦
的部位。

3. 皮肤干燥，粗糙增厚，皲裂，轻度仅达表皮，重度裂隙可
达真皮或皮下组织，常伴出血。

4. 自觉疼痛，病程慢性。

【鉴别诊断】

1. **手足癣**　多局限于一侧掌跖或指（趾）间，原发皮损为红
斑水疱，伴痒感，夏季加重，真菌镜检阳性。

2. **掌跖角化症**　手掌、足底弥漫角化增厚，因角化过度而形

成皲裂，可常年发病，有家族史。

【治疗方法】

1. 西医治疗　以局部治疗为主，10%～20%尿素软膏、维生素E霜或0.1%维A酸霜外用，1～2次/日；皲裂处可用橡皮膏或肤疾宁硬膏贴敷。

2. 中医治疗

（1）辨证施治　血虚失濡证，治以养血润肤，方用当归饮子加减：当归、熟地黄、白芍、川芎、何首乌、黄芪、荆芥、防风、白蒺藜各10g，甘草5g，水煎服。

（2）中成药　十全大补丸9g，口服，2次/日。

（3）外治疗法　① 甘油搽剂（甘油60ml、红花油15g、青黛4g、75%乙醇20ml，和匀）外搽，1～2次/日；② 五倍子为末，牛骨髓同捣成膏，外涂。

【预防与护理】

1. 劳动后宜用温热水洗净手足，随即外搽润肤剂。

2. 尽量减少物理、化学性刺激。

3. 对并发症如手足癣、湿疹等，应积极治疗。

第十一节　鸡眼和胼胝

鸡眼与胼胝是由局部长期受挤压或摩擦而形成的角质增生性损害。两者均由局部气血运行不畅所致。前者属中医"肉刺"范畴，后者属"牛程蹇"范畴。

【诊断要点】

1. 鸡眼

（1）好发于跖部及趾侧。

（2）为豆大或更大淡黄色圆锥形角质栓，嵌入真皮，边界清楚，表面光滑有皮纹，质坚实。圆锥状角质尖端压迫末梢神经时有痛感。

2. 胼胝

（1）好发于掌跖受压迫或摩擦部位，多对称。

（2）局限性黄色，较厚，坚硬的角质增生斑块，边缘不清，中央厚，表面光滑，皮纹清晰。

（3）自觉症状不明显，有时有压痛。

【鉴别诊断】

跖疣　表面角化粗糙，无正常皮纹，周围绕以增厚的角质环，用小刀刮去表面角质，可见出血点。

【治疗方法】

1. 西医治疗

（1）鸡眼　可外用腐蚀剂，如鸡眼膏，每周换药 1 次，10% 水杨酸冰醋酸糊剂，外用，1 次 / 日，注意保护正常皮肤。

（2）胼胝　外用角质剥脱剂，如 30% 水杨酸软膏、40% 尿素软膏外用，1 次 / 日。

2. 中医治疗

（1）鸡眼　可用鸦胆子或鲜半夏捣烂后局部外敷，每 5～6 天换药 1 次。

（2）胼胝　可用五倍子 15g 研末，醋调成糊状，贴患处，连续 3～4 次。

【预防与护理】

1. 减少手足摩擦或挤压，穿舒适的鞋。

2. 经常用温热水泡洗、软化角质层。

第十二节 压疮

压疮是患者身体局部长期受压后影响血液循环,组织发生营养缺乏而引起的组织坏死。多发生于尾骶、肘、踝、背脊等受压迫部位。以皮肤破溃,疮口经久不愈为特征。属于中医"席疮"范畴。

【诊断要点】

1. 好发于骶尾、背脊、肘踝等骨突易受压迫及摩擦部位。

2. 多见于昏迷、瘫痪、骨折、大面积烧伤等久病卧病床的患者。

3. 初起皮肤上出现褐色红斑,微肿,继而紫暗水肿,坏死溃烂。

4. 继发感染时组织坏死迅速,脓水淋漓,相应部位出现淋巴结肿大。

5. 自觉疼痛,瘙痒。

【鉴别诊断】

1. 臀疽 臀部肌肉丰厚处范围较大的急性化脓性疾病,位置深,范围大,来势急,无长期卧床史。

2. 环跳疽 髋关节急性化脓性疾病,好发于儿童,局部漫肿,关节活动受限,疼痛剧烈。

【治疗方法】

1. 西医治疗

(1)全身治疗 一般不需要全身治疗,严重者应了解患者有无影响正常愈合的糖尿病及周围血管病等,并需增加维生素和蛋白质等营养物质的补充。

(2)局部治疗 ① 压疮伤口保持湿润,每日用生理盐水冲洗 1 次；② 受压部位发红时，以 2% 碘酊溶液轻轻涂一层，不用脱碘，1 次 / 日；③ 红肿，水疱，可 4h 或 2h 涂 1 次，2% 碘酊溶液干后再涂以甘油或石蜡油；④ 初期可用局部热敷或用 5% 乙醇涂搽。

2. 中医治疗

（1）辨证施治　① 气滞血瘀证，治以清热解毒、活血和营，方用活血解毒汤：连翘、生地黄、当归各 15g，牛膝、赤芍、葛根各 10g，桃仁、柴胡、枳壳各 6～8g，红花、甘草各 3g，水煎服。② 蕴毒腐蚀证，治以托里消毒、扶正活血，方用托里消毒散加减：茯苓、当归、黄芪、白花蛇舌草各 15g，人参、川芎、白芍、皂角刺各 10g，甘草、桔梗、川贝母、白芷各 3～6g，水煎服。③ 气血两虚证，治以调补气血、托毒生肌，方用人参养荣汤加减：人参、黄芪、金银花、紫花地丁、五味子、远志、白术、茯苓、当归、白芍、熟地黄各 10g，陈皮、桂心、甘草各 3g，水煎服。

（2）外治疗法　① 红斑初起，用 10% 红花酒精浸液局部按摩，2～3 次 / 日；② 渗液少者，可用白糖胶布疗法、紫草油纱布敷贴；③ 渗液多者，可用 0.5% 黄连素溶液、枯矾冰片液，或单味清热解毒中草药（如马齿苋、生地榆、川黄柏等）煎液局部湿敷；④ 脓腐较多而难去者，宜先剪去坏死组织，再用九一丹或八二丹；⑤ 脓腐已去，疮面红润改用生肌玉红膏等外搽。

（3）其他疗法　艾灸法。① 隔姜灸：将姜片置于红肿或似溃非溃疮面上，以艾炷灸，每次 5～6 壮，1 次 / 日。② 直接灸：疮面腐去，新肉生长缓慢者，将疮面清洗干净后，以艾条温和灸疮面及四周，每次 5～10min，1 次 / 日。

【预防与护理】

1. 凡重病、久病及瘫痪患者长期卧床者，均应注意变换体位。

2. 及时清洁被污染皮肤，使之保持干燥，受压处垫以气圈、棉垫，避免受压磨损。

3. 发生压疮后应尽早治疗，加强护理。

4. 情志护理，主动热情地给予患者精神上的安慰、开导、鼓励，增强其战胜疾病的信心。

5. 饮食护理，给予患者高热量、高蛋白质及富含维生素的食物，如瘦肉、猪肝、豆类等。

第十三节　褶烂

褶烂又称间擦疹，是发生于皮肤皱襞部位的急性炎症性皮肤病。本病多因汗液浸渍，擦烂成疮。以皮肤皱襞部位的红斑、糜烂为特征。多见于湿热季节。属中医"汗淅疮"范畴。

【诊断要点】

1. 体胖婴儿或成人好发，多见于湿热季节。

2. 好发于颈部、腋窝、腹股沟、臀沟、乳房下等皱襞部位。

3. 皮损多为红色、暗红色的水肿斑片，边界清楚，范围与相互摩擦的皮肤皱襞面一致，继而出现浸渍、糜烂、溃疡。

4. 自觉瘙痒疼痛，易继发细菌、真菌感染。

【鉴别诊断】

1. 急性湿疹　部位不定，边界不清，皮疹多形性，渗出明显。

2. 接触性皮炎　有接触史，皮损范围同接触物。

3. 股癣　边缘炎症明显，呈丘疱疹，中心有自愈倾向，真菌镜检阳性。

【治疗方法】

1. 西医治疗 红斑期可选用滑石粉等，少许渗出时可外涂 40% 氧化锌油或糊剂，渗出较多时可用 3% 硼酸溶液、0.1% 雷佛奴尔溶液、1∶5000 高锰酸钾溶液湿敷；继发细菌或真菌感染时，可湿敷后再外用抗生素或抗真菌药物。

2. 中医治疗

（1）辨证施治 ① 热郁夹湿证，治以清热利湿，方用银花甘草汤加减：金银花、茯苓各 15g，龙胆、泽泻各 10g，甘草 5g，水煎服。② 湿热熏蒸证，治以清热利湿解毒，方用除湿解毒方加减：生薏苡仁、滑石、金银花、连翘各 15g，大豆黄卷、栀子、紫花地丁、木通各 10g，牡丹皮 6g，甘草 3g，水煎服。

（2）中成药 新癀片 4 片，口服，3 次/日。

（3）外治疗法 ① 渗出少者，松花粉、六一散等份，和匀、外扑；② 糜烂、渗出多，甘草 30g、金银花 20g，煎汤外洗，2～3 次/日。

【预防与护理】

1. 皱襞部位应经常清洗，保持干燥。

2. 内衣要穿着宽松，经常换洗。

3. 病发后要及时处理，切忌搔抓。

第十四节 摩擦红斑

摩擦红斑又名间擦疹、擦烂红斑，系发生于皱襞部位的皮肤急性炎症。本病多见于身体肥胖的婴儿和成人，夏日湿热季节好发。中医称之为"汗淅疮"。

【诊断要点】

1. 好发于皮肤皱襞部位，如颈、腋窝、乳房下及阴股皱襞等处。

2. 皮损为潮红、肿胀、表面浸渍，日久失治可形成表皮溃疡或湿疹样变。

3. 自觉瘙痒、灼痛。

4. 一般无全身症状。

5. 继发感染可并发淋巴结炎。

【鉴别诊断】

1. 急性湿疹　原因不明，发无定处，皮疹多形，边界不清，瘙痒剧烈，迁延难愈。

2. 接触性皮炎　有接触史，常有大疱，炎症明显。

3. 股癣　边缘炎症明显，有丘疹、水疱及鳞屑，中心自愈，真菌镜检阳性。

4. 尿布皮炎　仅见于婴儿，皮损仅限于臀部及周围接触尿布部位。

【治疗方法】

1. 西医治疗

（1）全身治疗　继发感染者可给予抗生素。

（2）局部治疗　以干燥、消炎及止痒为原则。① 有红斑时撒布硼酸滑石粉或痱子粉等；② 糜烂者，先用 1∶8000 高锰酸钾溶液或 3% 硼酸水清洁局部后扑粉；③ 落屑期，外用炉甘石洗剂、2% 冰片及 5% 明矾炉甘石洗剂。

2. 中医治疗

（1）一般不需要内服中药。

（2）外治疗法　① 有红斑者，选用紫草油或甘草油洗涤患处，外扑蛤粉散；② 有糜烂、渗出者，先用马齿苋 30～60g，加水 500～800ml，浓煎取汁，湿敷，再涂黄连膏或青黛膏，外扑蛤粉散至愈。

【预防与护理】

1. 保持局部清洁、干燥。

2. 患处经常撒布粉剂，忌用热水烫洗。

3. 避免搔抓。

第十五节　足跟瘀斑

足跟瘀斑又称黑踵，发病与局部受摩擦刺激或损伤有关。以足后跟部出现群集的黑色小斑点为特征，多见于青少年。

【诊断要点】

1. 男女均可发病，以青少年多见。

2. 发于一侧或双侧的足后跟侧面或后面。

3. 患处见群集的淡蓝黑色小斑点或融合成斑片，边界不清，压之不退色。

4. 多无自觉症状，剧烈运动可感轻痛。

5. 病理变化示角质层内汗腺管腔呈囊性扩张。

【鉴别诊断】

恶性黑色素瘤　皮疹初为豆大结节，迅速增大至乳头状，表面破溃呈黑色，预后不良。

【治疗方法】

一般无须特殊处理，能自行逐渐消失。

【预防与护理】

穿舒适鞋，避免剧烈摩擦和外伤，必要时暂停运动。

第十六节　放射性皮炎

放射性皮炎是由于放射线（主要是 α、β、γ、χ 射线及放射性同位素）照射引起的皮肤黏膜炎症性损害。本病主要见于接受放射治疗患者或从事放射工作的防护不严格者中。临床表现类似热灼伤。

【诊断要点】

1. 有放射线接触史，损害发生于放射部位。

2. 急性放射性皮炎

（1）由于短期内一次或多次接受大剂量放射线引起，潜伏期数日。

（2）按损害程度分为三度：

一度：边界清楚的红斑水肿，2 周内为鲜红色，3～4 周红斑消退，出现脱屑色素沉着等，自觉灼热、刺痛感。

二度：水肿明显，伴有水疱，破溃后呈糜烂面及结痂，病期1～3 月，愈后遗留毛细血管扩张、色素脱失或沉着、皮肤萎缩等，有较重灼热、疼痛感。

三度：红斑水肿后迅速出现坏死，形成顽固性溃疡，愈后形成萎缩性瘢痕，色素沉着或脱失，毛发消失，可继发癌变。

（3）可伴有全身症状，白细胞下降、继发感染等。

3. 慢性放射性皮炎

（1）长期反复接受小剂量放射线或由急性放射性皮炎转变而来，潜伏期数月至数十年。

（2）早期皮肤干燥、发硬、萎缩、毛发消失、色素减退或沉着，晚期可形成扁平或疣状角化，甲纵横嵴增多，或形成难以愈合的溃疡及继发病变。

【治疗方法】

1. 西医治疗

（1）全身治疗 根据具体情况口服抗生素、抗组胺药、止痛剂等，严重者可短期应用糖皮质激素制剂。

（2）局部治疗 ① 红斑可外用炉甘石洗剂，2～3 次 / 日；② 糜烂者可外涂 3% 硼酸液，2～3 次 / 日；③ 溃疡者可外用维生素 B_{12} 湿敷，及抗生素软膏，2～3 次 / 日；④ 疑有癌变者，皮肤做病理检查，必要时及早切除并植皮。

2. 中医治疗

（1）辨证施治 ① 热毒蕴结证，治以清热解毒，方用五味消毒饮加减：金银花、野菊花、蒲公英各 15g，紫花地丁、紫背天葵各 10g，水煎服。② 阴伤肤槁证，治以益气养阴，方用黄芪汤加减：防己、黄芪、大枣各 15g，白术 10g，生姜 6g，甘草 3g，水煎服。

（2）中成药 六味地黄丸 9g，口服，3 次 / 日。

（3）外治疗法 ① 生地榆、马齿苋等份水煎，冷湿敷，2～3 次 / 日；② 溃疡者，生肌白玉膏、青黛膏外涂，2～3 次 / 日。

【预防与护理】

1. 严格掌握放射治疗适应证、剂量，避免滥用。

2. 放疗过程中，发现皮炎应立即停止。

3. 从事放射线工作人员应严格遵守操作规程，加强防护。

第八章

瘙痒性皮肤病

第一节　瘙痒症

瘙痒是许多皮肤病共有的一种自觉症状。临床上将只有皮肤瘙痒而无原发损害者称之为瘙痒症（pruritus），分局限性和全身性两型。属中医"痒风"的范畴。

【诊断要点】

1. 老年人冬季好发，全身性泛发者，最初仅局限于一处，逐渐扩展至身体大部或全身；局限性者，发于身体的某一部位，多见于肛门、阴囊及女阴等处。

2. 无原发性皮损，因经常搔抓致皮肤出现抓痕血痂，色素沉着及苔藓样变、湿疹化。

3. 阵发性剧烈瘙痒，瘙痒发作常有定时，亦可有虫爬及蚁行感，程度因人而异，感情冲动、温度变化及衣服摩擦等刺激都可引起瘙痒发作或加重。

4. 临床类型根据发病部位、季节、年龄及诱发因素等，可分为全身性瘙痒症，如老年瘙痒症、冬季瘙痒症、夏季瘙痒症及妊娠瘙痒症等；局限性瘙痒症如肛门瘙痒症、女阴瘙痒症及阴囊瘙痒症等，若继发于全身情况如糖尿病、肝胆病及妊娠等称为症状性瘙痒症。

5. 宜做全面的体格及实验室检查，以排除内脏疾病及恶性肿瘤。

【鉴别诊断】

根据无原发性皮损而仅有瘙痒诊断不难，但有时需与下列疾病相鉴别。

1. 慢性湿疹　由急性湿疹、亚急性湿疹发展而来，病程迁延，可见原发皮损：丘疹、丘疱疹、红斑等，边界不清，皮疹融合呈苔藓样变。

2. 神经性皮炎　好发于颈、项、骶尾及四肢伸侧，因搔抓迅速出现皮肤苔藓样变。

3. 虱病　发于体部、阴部及头部，可找到成虫或虱卵。

【治疗方法】

1. 西医治疗

（1）全身治疗　① 口服抗组胺药及镇静催眠药，如赛庚啶2～4mg，3 次 / 日，小儿剂量按 0.25mg/（kg•d），分 2～3 次口服；或开瑞坦片 10mg，1 次 / 日，严重者可选用 10% 葡萄糖酸钙针剂 10ml 加入 25% 葡萄糖注射液 20ml 后缓慢静脉注射，1 次 / 日，3 次为 1 疗程，或硫代硫酸钠静脉注射，1 次 / 日。② 老年性瘙痒，男性可用丙酸睾酮 25mg，肌内注射，2 次 / 周，前列腺肥大患者慎用，女性用己烯雌酚 0.5mg，口服，2 次 / 日，生殖系统肿瘤及肝肾功能不全者忌用，同时服用维生素 E、维生素 A、谷维素等。

（2）局部治疗　选用镇静止痒力强、刺激性小的药物，如1% 达克罗宁、2%～10% 樟脑、薄荷脑等配成粉剂、洗剂、软膏及霜剂，根据季节及个体皮肤情况选用不同制剂，夏季用溶液、酊剂、洗剂；冬季，皮肤干燥肥厚用软膏及霜剂，局限性瘙痒可选用糖皮质激素的软膏或霜剂，如复方康纳乐霜、0.25%醋酸氟氢可的松软膏、0.025%地塞米松霜及肤轻松霜，2次/日；局部注射疗法，局限性瘙痒可用确炎舒松、地塞米松及普鲁卡因等药物做局部封闭，1～2次/周，或用维生素 B_{12}、苯海拉明及异丙嗪等穴位注射。

2. 中医治疗

（1）辨证论治　① 血热生风证，治以凉血清热、消风止痒，方用止痒息风汤加减：生地黄、煅龙骨、煅牡蛎、当归各15g，玄参、丹参、白蒺藜各10g，甘草3g，水煎服。② 血虚生风证，治以养血消风、润燥止痒，方以养血润肤饮加减：当归、熟地黄、天花粉、生地黄、黄芪各15g，麦冬、黄芩各10g，桃仁6g，红花3g，水煎服。③ 瘀血证，治以活血化瘀、祛风止痒，方用活血祛风汤加减：当归、白蒺藜、赤芍、荆芥、丹参各10g，桃仁、苍术各6g，红花、乌药、僵蚕、三棱、甘草各3g，水煎服。④ 风盛证，治以搜风清热，方用乌蛇驱风汤加减：金银花、连翘、乌蛇各15g，荆芥、防风、黄芩各10g，羌活、白芷各6g，黄连、蝉蜕、甘草各3g，水煎服。⑤ 风湿证，治以祛风除湿、清热止痒，方用全虫方加减：威灵仙、苦参、白鲜皮、黄柏、白蒺藜各10g，全蝎、皂角刺、槐花各3g，水煎服。⑥ 风寒证，治以祛风散寒、调和营卫，方用桂枝麻黄各半汤加减：大枣15g，杏仁、白芍各10g，桂枝、生姜各6g，甘草、麻黄各3g，水煎服。⑦ 阴亏证，治以滋养肝肾，方用地黄饮子加减：熟地黄12g，巴戟天、山茱萸、远志、麦冬、五味子、石斛、肉苁蓉各9g，生姜、薄荷各3g，水煎服。

（2）中成药　乌蛇止痒丸2.5g，口服，3次/日；防风通圣散6g，口服，2次/日，或肤痒颗粒0.5～1袋，开水冲泡，3次/日。

（3）外治疗法　① 周身皮肤瘙痒者，外搽苦参酒、九华粉洗剂及三石水，2～3 次 / 日；② 皮肤干燥发痒者，外搽润肌膏，3～4 次 / 日。

（4）其他疗法　① 针刺疗法，取穴曲池、足三里、合谷、三阴交、血海，施泻法，1 次 / 日；② 耳针疗法，取神门、交感、肾上腺、内分泌、肺区、痒点等腧穴，单耳埋针，双耳交替，每周轮换 1 次；③ 耳背放血。

【预防与护理】

1. 去除病因，忌食辛辣刺激性食物，如忌饮酒，喝浓茶、咖啡等。

2. 避免各种外界刺激，如搔抓，热水、肥皂烫洗。

3. 生活要规律化，加强营养，保证充足睡眠。

第二节　慢性单纯性苔藓

慢性单纯性苔藓又名神经性皮炎，是一种常见慢性炎症性皮肤病。以皮肤阵发性剧烈瘙痒，局限性苔藓样变为特征。属中医"牛皮癣"的范畴。

【诊断要点】

1. 青壮年多发，好发于颈、项部、四肢伸侧及骶尾部等处。

2. 初为局部间歇性瘙痒而无明显皮损，经反复搔抓或摩擦后出现粟粒至绿豆大圆形或多角形扁平丘疹，密集或散在，呈正常皮色或淡褐色，表面光滑或有少量糠秕状鳞屑，丘疹渐增多，扩大并融合成片，皮纹加深，呈苔藓样变，边缘清楚，常伴见抓痕、血痂或继发感染。

3. 自觉阵发性剧痒，夜间尤甚，情绪波动、局部刺激、饮酒及食辛辣刺激性食物等常可使病情加重或诱发本病。

4.病程慢，反复发作，可分为局限性和泛发性两型。

5.组织病理　表皮角化过度，棘层肥厚，表皮突延长，真皮部毛细血管增生，周围淋巴细胞浸润，可见有真皮纤维母细胞增生。

【鉴别诊断】

1.慢性湿疹　病因复杂，多与迟发型变态反应有关，皮损多有渗液、糜烂等病史，边界不清，呈多形性改变，苔藓样变不如慢性单纯性苔藓显著。

2.扁平苔藓　为多角形，中央略凹陷的扁平丘疹，呈暗红，紫红或正常皮色，表面有非常细小鳞屑，形成一有光泽的膜，有条状损害，颊黏膜常有灰白色网状皮损，组织病理有特异性。

3.原发性皮肤淀粉样变　多见于两小腿伸侧，呈对称性圆顶丘疹，高粱米至绿豆大小，皮色或淡褐色，密集而不融合，呈串珠状，粗糙而坚硬，组织病理有特异性。

【治疗方法】

1.西医治疗

（1）全身治疗　①抗组胺药口服，氯苯那敏、异丙嗪、赛庚啶、苯海拉明等，如赛庚啶2～4mg，每日3次，小儿剂量按每日0.25mg/kg，分2～3次口服；严重者可选用钙剂或硫代硫酸钠静脉注射。②有神经衰弱症状者，给予艾司唑仑（舒乐安定）或谷维素10mg，每日3次口服。③泛发者，在做普鲁卡因皮试阴性条件下，以普鲁卡因150mg加入5%葡萄糖液500ml中静脉滴注，每日1次，10次为1个疗程。

（2）局部治疗　①止痒剂如复方吲哚美辛酊（舒肤特）、复方樟脑醋外搽，每日2次；②焦油类制剂如10%糠馏油软膏或10%煤焦油软膏外涂，每日2次；③糖皮质激素软膏、霜或溶液剂如恩肤霜、去炎松尿素软膏、贝他米松乳膏（联邦倍松）、乐肤液等，外用，2次/日，苔藓化肥厚者，可外贴肤疾宁硬膏，皮损变薄即应停用；④ 难治性皮疹可局部予脉冲激光联合糖皮质激素行封包治疗。

2. 中医治疗

（1）辨证论治　① 血热证，治以凉血清热、祛风止痒，方用皮癣汤加减：生地黄、当归各15g，赤芍、黄芩、苦参、地肤子、白鲜皮各10g，甘草3g，水煎服。② 风湿热证，治以散风清热利湿，方用消风散加减：石膏20g，胡麻仁、生地黄、当归各15g，荆芥、防风、牛蒡子、知母各10g，木通6g，甘草、蝉蜕各3g，水煎服。③ 血虚风燥证，治以养血润肤、息风止痒，方用当归饮子加减：当归、熟地黄、白芍、川芎、何首乌、黄芪、荆芥、防风、白蒺藜各10g，甘草3g，水煎服。

（2）中成药　乌蛇止痒丸2.5g，口服，3次/日。

（3）外治疗法　① 皮损较薄者，可外搽二号癣水、斑蝥醋、百部酊及川槿皮酊；② 皮损较厚者，可外搽皮癣水、黑油膏及藜芦膏等；③ 皮损泛发者，可选用布帛搽剂外搽。

（4）针灸疗法　① 针刺疗法，取穴曲池、合谷、血海、三阴交，施泻法，1次/日；② 梅花针疗法，用梅花针局部皮损轻巧叩刺，以少许渗血为度，1次/3～5日；③ 耳针疗法，取神门、枕部、肺、肾上腺、皮质下等腧穴，针刺留针30min，1次/日。

【预防与护理】

1. 解除思想负担，生活规律，劳逸结合。

2. 避免饮酒、喝浓茶及食辛辣刺激性食物。

3. 避免搔抓、摩擦及热水烫洗。

第三节　结节性痒疹

结节性痒疹，又称结节性苔藓。以多发于四肢，散在、豆大疣状褐色坚实结节，剧烈瘙痒为特征的慢性瘙痒性皮肤病。病因尚未明确，可能与蚊、蠓、臭虫等昆虫叮咬，胃肠功能紊乱，内分泌障碍相关。属中医"马疥"或"顽湿聚结"的范畴。

【诊断要点】

1. 好发于成年妇女，皮损好发于四肢，尤以小腿伸侧多见，亦可全身泛发。

2. 皮损最初为风团样丘疹或丘疱疹，渐形成豌豆大半球状结节，肤色或灰褐色，质坚实，结节孤立散在而不融合，因搔抓表面剥脱出血，周围皮肤色素沉着，可有几个至数十个。

3. 自觉剧烈瘙痒。

4. 病程慢性，常持久不愈。

5. 组织病理检查表皮呈假上皮瘤样增生，结节中央或边缘有神经纤维和雪旺细胞增生。

【鉴别诊断】

1. *寻常疣*　外观类似痒疹性结节，但不痒，好发于手背、手指，组织病理有特异性改变。

2. *原发性皮肤淀粉样变苔藓样型*　皮疹为粟粒至绿豆大、质坚硬半球形疹，亦好发于小腿伸侧，但密集而不融合，呈串珠样排列，表面粗糙，组织病理结晶紫染色真皮乳头有淀粉样蛋白沉积。

【治疗方法】

1. 西医治疗

（1）全身治疗　同痒疹，还可用反应停 25mg，口服，2～3次/日，因致畸，育龄患者禁用。

（2）局部治疗 ① 肤疾宁或皮炎灵硬膏外贴，2 次 / 日；② 糖皮质激素制剂，如醋酸肤轻松软膏、地塞米松霜，2 次 / 日；③ 焦油类制剂，如 5% 糠镏油软膏、10% 煤焦油软膏、尿素膏等，交替使用；④ 注射治疗，5% 普鲁卡因 2～3ml，加醋酸强的松龙 25mg，皮损内注射，1～2 次 / 周。

2. 中医治疗

（1）辨证论治 以活血化瘀，清热利湿，调理冲任为原则。常用方药：生牡蛎（先煎）、土茯苓、当归、金银花、黄柏各 15g，赤芍、丹参、淫羊藿各 10g，三棱、莪术、红花各 3g，水煎服；剧痒者，加地骨皮、徐长卿各 10g；夜寐不安者，加首乌藤、远志各 10g；月经不调者，上方去生牡蛎，加菟丝子、益母草各 15g。以上均宜长期服用，连续数月，方能有效。

（2）中成药 ① 当归片、地龙片各 5 片，3 次 / 日；② 雷公藤多苷片 10mg，2 次 / 日，注意其副作用。

（3）外治疗法 25% 百部酊或复方土槿皮酊外搽，3 次 / 日；火针治疗，待痂皮脱落后可重复操作。

（4）其他疗法 ① 液氮冷冻；② 局限性病变可用 PUVA；③ 高锰酸钾粉少量用胶布粘在皮损上（胶布中央剪孔露出皮损然后再涂敷），注意保护好周围皮肤，腐蚀后创面再涂抗生素软膏。

【预防与护理】

1. 注意避免虫咬、日晒，讲究个人卫生。

2. 避免热水烫洗，尽量避免搔抓。

3. 注意劳逸结合，精神轻松愉快。

第四节 色素性痒疹

色素性痒疹是一种特殊性伴有网状色素沉着的瘙痒性皮肤

病。本病病因尚不明确，有人认为发病可能与物理性损伤、衣服摩擦等因素有关，甚至可导致病情加剧。以瘙痒性丘疹伴网状色素沉着为特征。无季节性。属中医"血风疮"的范畴。

【诊断要点】

1. 发病前可有局部物理性损伤史。

2. 皮损好发于颈项及躯干部，偶尔可发生于额部。

3. 初起常表现为红色或暗红色、黄豆至蚕豆大丘疹，丘疹相对独立散在存在，偶有部分丘疹相互融合成网状，逐渐在丘疹之间出现有特殊网状色素加深斑点，由于瘙痒反复搔抓。在局部皮损及附近可见有血痂，皮肤粗糙及色素沉着。

4. 自觉瘙痒，情绪波动及衣服的摩擦可刺激瘙痒加剧。

5. 本病较为顽固，治疗时间较长。

【鉴别诊断】

1. 西瓦特皮肤异色病　皮肤损害为红褐色或青铜色网状色素斑，常由 1~3mm 大小的斑疹或丘疹组成，其间夹杂有轻度萎缩性淡白斑和明显的毛细血管扩张，好发于面颊部及颈部，尤以耳后乳突及颈侧明显，一般无自觉症状，偶有瘙痒感。

2. 摩擦黑变病　常与局部皮肤反复受到强力摩擦和压迫等机械性刺激有关，多限于易受摩擦的骨隆起部位，一般无自觉症状或有轻度痒感。

3. 色素性荨麻疹　是一种良性皮肤肥大细胞增生病，皮肤表现为色素性斑丘疹或结节，在斑丘疹上划痕或摩擦后出现风团，一般无自觉症状，可有轻度痒感，多见于儿童。

【治疗方法】

1. 西医治疗

（1）全身治疗　给予抗组胺药物对症处理，如氯苯那敏

4mg，3 次 / 日；苯海拉明 20～40mg，3 次 / 日；赛庚啶 2mg，3 次 / 日；维生素类等，抗组胺药物效果不显著时，可酌情使用氨苯砜，口服，25～100mg/ 日。

（2）局部治疗　可选用糖皮质激素制剂，但不主张长期使用，可外用炉甘石洗剂涂患处，2 次 / 日。

2. 中医治疗

（1）辨证施治　① 风热证，治以疏风清热止痒，方用消风散加减：石膏 20g，胡麻仁、当归、生地黄各 15g，荆芥、防风、牛蒡子、知母各 10g，木通 6g，甘草、蝉蜕各 3g，水煎服。② 血虚证，治以养血祛风，方用当归饮子加减：当归、熟地黄、白芍、川芎、何首乌、黄芪、荆芥、防风、白蒺藜各 10g，甘草 3g，水煎服。

（2）中成药　① 银翘片 4 片，口服，2～3 次 / 日；② 逍遥丸 10g，口服，3 次 / 日；③ 乌蛇止痒丸 10g，口服，3 次 / 日。

（3）外治疗法　① 野菊花、石菖蒲、艾叶、白芥子、白芷各等份，煎水外洗湿敷患处，1 次 / 日；② 二白药膏，外涂，2/ 日；③ 玫芦皮疾灵软膏外涂，2～3 次 / 日。

（4）针灸疗法　① 取穴心俞、肝俞、神门、丰隆，采用平补平泻法，1 次 / 日；② 取主穴神门、三阴交、内关、通里，配穴心俞、厥阴俞、脾俞，采用补法或平补平泻法，1 次 / 日，适用于心脾两虚证。

【预防与护理】

1. 注意个人卫生，勤换衣物。

2. 衣着宜宽松，避免穿过于紧身的衣服。

3. 保持心情愉快，避免过度精神紧张。

4. 饮食清淡，忌辛辣发物。

第九章

红斑及红斑鳞屑性皮肤病

第一节　多形性红斑

多形性红斑又称多形渗出性红斑，是一种病因较复杂的自限性炎症性皮肤病。主要表现为多形性皮疹，如红斑、丘疹、水疱、大疱、紫癜，其特征性皮损为靶形或虹膜样红斑。多见青年女性，春秋季节发病较多。属中医"雁疮""猫眼疮"范畴。

【诊断要点】

1. 临床上根据皮损特点分为 3 型：

（1）红斑 - 丘疹型　① 以红斑、丘疹为主，为水肿性鲜红斑，中心可呈紫红虹膜状或靶形，有时中央可出现水疱或小血疱，皮损多为对称分布，好发于四肢末端，黏膜受累轻或不受累；② 自觉瘙痒或灼热，有时有关节疼痛；③ 病程 2～4 周，皮疹消退留有色素沉着，可反复发作。

（2）水疱 - 大疱型　① 在红斑基础上出现水疱或大疱，水疱溃破形成糜烂面或浅溃疡，口腔及生殖器等处黏膜常受累；② 可伴全身症状、关节痛、蛋白尿或血尿、血沉增快、白细胞总数及嗜酸粒细胞增多。

（3）重症型（又称皮肤-黏膜-眼综合征或 Stevens-Johnson 综合征或重症大疱性红斑）　① 发病急剧，有前驱症状，如头痛、发热、畏寒、关节痛、咽痛及全身不适；② 皮损为水肿性红斑，迅速出现水疱或大疱，泛发全身，尼氏征阴性，黏膜损害出现早且广泛，可累及眼、鼻、口腔、肛门、尿道、呼吸道及消化道等处，可出现水疱溃烂，甚至坏死；③ 实验室检查有血沉增快，白细胞增多，蛋白尿、血尿及尿素氮增高。

2. 组织病理　主要表现为皮下水疱，基底细胞液化变性，表皮有明显变性和坏死，真皮上部水肿，血管周围以淋巴细胞浸润为主。

【鉴别诊断】

1. 冻疮　多见于冬季，入春消退，好发于四肢末端暴露部位，不见于黏膜，无靶形红斑，自觉瘙痒，遇热加重。

2. 药疹（多形红斑型）　有服药史，停药经适当处理即可消退，与季节无关，也无一定好发部位。

3. 红斑狼疮　常出现多形红斑皮损，且好发于青年女性，易误诊，但系统性红斑狼疮，多为颜面蝶形红斑，有明显关节疼痛及全身症状，白细胞减少，血液发现红斑狼疮细胞，抗核抗体阳性，狼疮带试验和抗双链 DNA 抗体阳性等。

【治疗方法】

1. 西医治疗

（1）全身治疗　尽可能去除病因，如抗感染，停用可疑致敏药物：① 轻症给予抗组胺药、维生素 C、钙剂等内服或注射；② 重症患者应加强护理，常规早期应用糖皮质激素，如静脉给予氢化可的松 200mg 或地塞米松 10mg，保持水电解质平衡，适当合理使用抗生素以预防或控制感染。

（2）局部治疗　原则为消炎、收敛、止痒及防止继发感染。

① 红斑 - 丘疹型可选用炉甘石洗剂或糖皮质激素乳剂；② 有渗出、糜烂者应用 3% 硼酸溶液湿敷，大疱宜先在无菌条件下抽吸疱液后湿敷；③ 有重症大疱、糜烂而又广泛者宜隔离消毒，干燥暴露；④ 眼部损害白天用醋酸可的松眼药水和抗生素眼药水滴眼，晚上则宜用抗生素眼膏。

2. 中医治疗

（1）辨证论治　① 风寒证，治以和营祛寒，方用桂枝汤合当归四逆汤加减：当归、大枣各 15g，赤芍 10g，桂枝、通草各 6g，细辛、甘草各 3g，水煎服。② 风湿热证，治以疏风清热利湿，方用导赤散合清肌渗湿汤加减：生地黄 15g，栀子、白术、泽泻、车前子各 10g，竹叶、苍术、柴胡、厚朴、陈皮、木通各 6～8g，升麻 10g，甘草 3g，白芷 10g，黄连 3g，水煎服。③ 火毒证，治以清热凉血、利湿解毒，方用犀角地黄汤合普济消毒饮加减：水牛角 20g，连翘、板蓝根各 15g，黄芩、玄参、牛蒡子各 10g，桔梗、牡丹皮、陈皮、柴胡、马勃各 6g，甘草、薄荷、僵蚕、升麻、黄连各 3g，水煎服。

（2）外治疗法　① 斑丘疹色红无渗液者，三黄洗剂外涂，或黄柏、苦参、明矾煎水外洗，2～3 次 / 日；② 有糜烂者，黄柏液湿敷收敛，1～2 次 / 日，可外用青黛粉；③ 黏膜损害有糜烂者，注意清洁消毒后外撒青吹口散或锡类散。

【预防与护理】

1. 风寒证宜注意保暖，避免寒冷刺激。

2. 注意对重症患者的皮肤护理和口腔、眼部的黏膜护理。

3. 忌食生姜、大蒜、韭菜及鱼、虾、蟹、酒类及发物。

第二节　环状红斑

环状红斑是指一组以环状或回状红斑及鳞屑为特征的反复

发作的慢性皮肤病。多见于夏季，秋冬可自行缓解或痊愈，好发于青年女性。病因复杂，偶可伴发恶性肿瘤。属中医"热痹"等范畴。

【诊断要点】

1. 好发于躯干和四肢等处，面部极少受累。

2. 皮疹初为小丘疹或水肿性红斑，逐渐向四周扩散，形成大小不等的形状，弧状或多环状红斑，中央消退成正常皮肤，边缘稍微隆起（边缘红斑）或平坦（环状红斑），其内缘可附有鳞屑。

3. 通常无自觉症状，有时有不同程度瘙痒（不包括风湿热或心脏病所涉及的症状）。

4. 皮损往往在数周内消退，但可反复发作，呈慢性经过。

5. 组织病理　表皮改变不显著或有角化不全或轻度细胞内水肿，真皮中上部血管和附件周围有炎症细胞呈斑块状浸润，主要为淋巴细胞，少数为单核细胞和嗜酸粒细胞。

【鉴别诊断】

1. 多形红斑　皮疹多形性，如红斑、丘疹、水疱及典型的虹膜样损害。

2. 荨麻疹　为水肿性风团，瘙痒剧烈，发病突然而消退迅速（一般在 24h 内消退）。

3. 环状肉芽肿　损害为光滑而结实的圆顶丘疹，肤色，淡红色，排列成环形或半环形，内侧无鳞屑可见。

【治疗方法】

1. 西医治疗　原则：去除病因，如细菌、真菌、病毒感染，药物致敏或肿瘤等。

（1）全身治疗　寻找病因并给予相应处理，如抗风湿热治疗、抗生素治疗，如有瘙痒可用抗组胺类药，红斑反复不愈者，用糖皮质激素内服，可有效地控制症状。

（2）局部治疗　外涂炉甘石洗剂以消炎散热、干燥止痒，或类固醇皮质激素软膏外用。

2. 中医治疗

（1）辨证施治　湿热证，治以祛风清热化湿，方用消风散加减：石膏20g，生地黄、当归、胡麻仁各15g，荆芥、防风、牛蒡子、知母、木通各10g，蝉蜕、甘草各3g，水煎服。

（2）中成药　① 消风合剂50ml，口服，3次/日；② 金土冲剂10g，口服，3次/日。

（3）外治疗法　① 外用三黄洗剂，2～3次/日；② 药浴疗法，枫球、艾叶、千里光、羌活、西河柳、黄柏、薄荷及明矾煎水药浴，1～2次/日。

【预防与护理】

1. 注意预防风湿病发生，改善居住或工作环境。

2. 注意皮肤护理，避免搔抓。

3. 忌烟、酒和辛辣食物。

第三节　银屑病

银屑病俗称牛皮癣，是一种常见的具有特征性皮损的慢性易于复发的皮肤病。以红斑、银白色鳞屑为主要特征。有明显季节性，冬季发病或加剧，夏季自行痊愈或减轻。多见于青壮年。根据临床表现一般分为4型，即寻常型、脓疱型、关节病型和红皮病型。属中医"白疕""干癣"范畴。

【诊断要点】

1. 寻常型银屑病

（1）临床特点　① 本型多发于青壮年，男略多于女，皮损以头皮、躯干及四肢伸侧、尾骶部为主，黏膜如口腔、龟头损害较轻；② 典型皮损为境界清楚、形态、大小不一的红斑，稍有浸润增厚，红斑表面覆盖银白色层积性鳞屑，轻轻刮去鳞屑，可见一层淡红半透明薄膜，称薄膜现象，刮除薄膜后可见小出血点，称为点状出血现象（即 Auspitz 征），进行期中，外伤或针孔处常可出现新皮损，称为同形现象（Koebner 现象）；③ 头皮皮损鳞屑较厚、毛发呈束状，但不脱发，指甲甲板出现点状凹陷似顶针样，变形，肥厚失去光泽，皮肤皱褶部位易造成浸渍、皲裂；④ 病程慢性，有一定季节性，冬重夏轻，可反复发生，也有终身不愈者。

（2）病程　一般分 3 期。① 进行期：不断出现新皮损且原有皮损逐渐扩大，伴有同形反应，瘙痒明显。② 静止期：皮损稳定，经久不消，无新发疹。③ 退行期（恢复期）：皮损减少、变平，逐渐消退，留有色素减退斑，如经治疗后消退则留有色素沉着斑。

（3）组织病理　主要为显著角化不全，可见 Munro 微脓肿，颗粒层变薄或消失，棘层增厚，表皮突延长，深入真皮，真皮乳头呈杵状向表皮内上伸，真皮浅层血管周围淋巴细胞浸润。

2. 脓疱型银屑病

（1）泛发脓疱型银屑病　① 本型多见于青壮年，皮损特点是在寻常型皮肤损害的基础上出现群集性浅表的无菌性脓疱，脓疱如粟粒，可融合成脓湖；② 皮疹可泛发于躯干及四肢，口腔黏膜亦可受累，常见沟纹舌；③ 可伴高热、关节肿痛等全身症状；④ 病情好转后可出现典型银屑病皮损，病程可达数月或更久，常易复发，可伴发肝肾损害，预后较差；⑤ 实验室检查，白细胞增高，血沉增快，可有低蛋白血症及低钙血症。

（2）掌跖脓疱型银屑病（又称局限性脓疱型银屑病）　① 皮疹为在红斑基础上出现多数粟粒大小脓疱，1～2 周后自行干涸，形成黄色屑痂或小鳞屑，以后又在鳞屑下出现小脓疱，反复发生，逐渐向周围扩展；② 皮损好发于掌跖部；③ 患者一般情况良好，但病情顽固。

（3）组织病理　表皮内海绵状脓疱，疱内多数嗜中性粒细胞，脓疱多位于棘细胞上层，真皮浅层血管扩张，周围有淋巴细胞和组织细胞及少量中性粒细胞浸润。

3.关节病型银屑病（又名银屑病性关节炎）

（1）本型男多于女，为一种既有银屑病样皮损，又有关节炎症状的少见病。类风湿性关节炎样损害多先侵犯远端指趾间关节（多从足趾开始），常不对称，关节红肿疼痛、变形及功能障碍。

（2）常与寻常型银屑病或脓疱型银屑病同时发生，病程迁延，关节炎症状随银屑病皮损的轻重而变化。

（3）实验室检查　类风湿因子阴性，血沉增快，X 线检查见类似类风湿关节炎的骨关节破坏。

4.红皮病型银屑病（又名银屑病性红皮病或银屑病性剥脱性皮炎）

（1）多见于成年人，多因寻常型银屑病活动期治疗不当，急性感染或脓疱型消退过程中可转为本型。

（2）全身皮肤呈弥漫性潮红、肿胀、浸润和大量脱屑，可见片状正常"皮岛"为本病特征之一。

（3）伴发热、畏寒、头痛及关节痛等不适，表浅淋巴结肿大，外周血白细胞可升高。

（4）本病顽固，愈后易于复发，治愈后，可有典型的银屑病损害。

【鉴别诊断】

1.玫瑰糠疹　多发于躯干，皮损沿皮纹长轴排列，呈黄红色斑片，鳞屑少，典型鳞屑皮损为内侧游离、外侧黏着，呈领圈样细薄鳞屑。多数 1～3 个月可自愈。

2. 脂溢性皮炎　与发际处银屑病皮损极相似，但前者皮损边界不清，无明显浸润，头皮常有细小黄色油腻鳞屑，日久常有脱发现象。

3. 二期梅毒疹　结合治游史及硬下疳史，掌跖有特征性铜红色、角化性脱屑斑丘疹，梅毒血清反应阳性可以区别。

4. 慢性湿疹　多发于屈侧，有剧痒及色素沉着，鳞屑少，无银白色多层鳞屑及薄膜现象，亦无点状出血现象。

5. 类风湿性关节炎　表现为多关节炎，常侵犯近心端小关节，血清类风湿因子阳性，无银屑病损害，结合 X 线检查可与关节型银屑病区别。

【治疗方法】

本病治疗仅有近期疗效，无好的预防方法。治疗时应针对病因、病期、类型使用内服和外用药物，尤应避免为求根治而滥用激素及刺激性强的外用药。

1. 西医治疗

（1）局部治疗　① 角质促成剂：焦油制剂（如 5%～10% 黑豆馏油，煤焦油等）、5% 水杨酸、5% 白降汞、0.1%～0.4% 蒽林、芥子气、0.025%～0.1% 维 A 酸、10%～15% 喜树碱及 10%～20% 尿素，配成软膏或泥膏外擦，1～2 次。② 维 A 酸类药：如 0.1% 维 A 酸乳膏（迪维霜）、0.1% 他扎罗汀凝胶外用，1～2 次 / 日。③ 维生素 D_3 衍生物外用制剂：0.005% 达力士软膏或 0.0002% 他卡西醇软膏，外用，2 次 / 日，每周用 5 天（剂量每周小于 10g），但头面部及孕妇、小儿、高龄患者慎用。④ 糖皮质激素制剂，如地塞米松、肤轻松及哈西奈德（氯氟舒松）等霜剂，外用，1～2 次 / 日，确炎舒松或强的松龙混悬液加等量 1% 普鲁卡因溶液做皮损区封闭。⑤ 本维莫德乳膏，局部外用（治疗面积不超过体表面积 10%），每日 2 次，注意避光。

（2）全身治疗 ① 维 A 酸类药物为一线药物，以芳香维 A 酸效果较佳，但出现效果时往往副作用亦同时出现，以干燥性唇炎、皮炎最为常见；起效后继续维持服用 6～8 周，部分患者难以耐受，本类药孕妇、哺乳期妇女、肝肾功能不全、高脂血症者禁用，育龄妇女服药期及停药后 2 年内应避孕。② 抗生素：对泛发型脓疱型可应用甲砜霉素（0.5g，3 次 / 日）或米诺环素（美满霉素）（0.1g，2 次 / 日）；伴有扁桃体炎者可予青霉素。③ 免疫抑制剂主要用于除寻常型外的各型，如甲氨蝶呤 2.5mg，12h 1 次，共 3 次，停 1 星期后再服，服药期间要定期检查外周血常规及肝肾功能，孕妇及肝肾功能障碍者禁用，避免与四环素、维 A 酸类药物及非甾体抗炎药合用。④ 糖皮质激素仅用于红皮病型、泛发性脓疱型、关节病型且伴发全身症状者，如氢化可的松 150mg，静脉滴注，1 次 / 日，控制病情后渐渐减量至停用。⑤ 中重度斑块状银屑病，常规治疗疗效欠佳者，可选用合适靶点的生物制剂。⑥ 寻常型银屑病患者还可选用 PDE4 抑制剂阿普米斯特口服控制病情。

2. 中医治疗

（1）辨证论治 ① 风热血热证（常见于进行期），治以疏风清热、凉血化斑，方用消风散合犀角地黄汤加减：水牛角、石膏各 20g，胡麻仁、生地黄、当归各 15g，荆芥、防风、牛蒡子、知母、木通各 10g，牡丹皮 6g，甘草、蝉蜕各 3g，水煎服。② 风湿寒痹证（多见于关节炎病型），治以疏风散寒、调营活络，方用桂枝汤加减：桂枝 6g，芍药 10g，大枣 15g，生姜、甘草各 5g，水煎服。③ 湿热蕴结证（多见于脓疱型），治以清热利湿，方用萆薢渗湿汤加减：薏苡仁、茯苓、滑石各 15g，萆薢、泽泻、防风、牛膝、车前草各 10g，牡丹皮 6g，水煎服。④ 火毒炽盛证

（多见于红皮病或脓疱病型），治以清热解毒，兼以凉血，方用黄连解毒汤合五味消毒饮加减：金银花、蒲公英、野菊花各15g，黄芩、黄柏、栀子、紫花地丁、紫背天葵各10g，黄连3g，水煎服。⑤ 血虚风燥证（静止期），治以滋阴润燥、养血祛风，方用养血润肤汤加减：当归、皂角刺、生地黄、熟地黄、天冬、麦冬、天花粉、黄芪、黄芩各10g，桃仁6g，升麻、红花各3g，水煎服。⑥ 血瘀证，治以活血化瘀、养血润燥，方用桃红四物汤加减：当归、赤芍、生地黄、川芎各10g，桃仁6g，红花3g，水煎服。

（2）中成药 ① 复方青黛片4片，3次/日；② 消银片5片，3次/日；③ 雷公藤多苷片20mg，2次/日，注意肝肾功能、孕妇禁用；④ 郁金银屑片5片，3次/日；⑤ 复方甘草酸苷片3片，口服，3次/日。

（3）外治疗法 ① 进行期（脓疱型、红皮病型等），可用安抚保护剂，如黄连素、黄柏、青黛膏或调麻油外搽，2～3次/日，也可用京万红烫伤膏、湿润烫伤膏外搽，2～3次/日；寻常型可予中药药液湿敷。② 静止或消退期，用紫草油、克银膏、甘草油外搽或封包，2～3次/日。③ 药浴疗法（各型银屑病），浴洗方：侧柏叶、楮桃叶、艾叶、枫球、千里光、黄柏、地骨皮、狼毒及白鲜皮各30g煎水洗浴，1～2次/日。

（4）其他疗法 ① 紫外线照射和光化学疗法，包括口服甲氧沙林（8-甲氧基补骨脂素），配合长波紫外线照射（UVA），利用光化学物质和光线照射的相互作用，达到治疗目的；② 温泉治疗或海水浴。

【预防与护理】

1.少食脂肪和肉类，忌食辛辣及酒类，多食新鲜蔬菜水果，保持心情舒畅，增强体质，防感冒及精神刺激。

2.服用甲氨蝶呤及雷公藤多苷片等药物应每周复查血常规及定期检查肝肾功能。

3. 外用药物从温和无刺激药物开始，浓度由低到高，避免长期大面积外用强效类固醇皮质激素。

第四节　副银屑病

副银屑病又称类银屑病，是一组病因不明的慢性皮肤病。以红斑、丘疹、浸润及鳞屑而无自觉症状为其特征。病程顽固，多不易治疗。可发于任何年龄，但以青年男性为多见。

【诊断要点】

根据临床表现通常分为 3 型，即点滴状、痘疮样及斑片状副银屑病。

1. 点滴状副银屑病

（1）常于青年发病，男性多于女性，主要分布于躯干四肢。

（2）皮损为淡红色或褐红色针头至指甲大小，略有浸润的斑丘疹，互不融合，表面细薄鳞屑，不易剥掉，用力刮除鳞屑后无点状出血。

（3）无自觉症状，病程缓慢。

2. 痘疮样副银屑病（又称急性痘疮样苔藓状糠疹）

（1）任何年龄可发病，以青年多见，主要分布于躯干及四肢屈侧，口腔及生殖器也有受累。

（2）为泛发性淡红色或棕色鳞屑性扁平红斑丘疹，丘疱疹常有坏死、脓疱、结痂，愈后留下天花样瘢痕，皮疹成批不断出现，检查时可见处于不同阶段的皮损为本病特点。

（3）发病急，病程短，一般数周至半年可自行消退。

3. 斑片状副银屑病

（1）多中年发病，以男性多见，好发于躯干和四肢近侧，两侧对称。

（2）皮损为紫色或黄红色斑块，呈圆形、椭圆或不规则形，边界清楚，表面有少许鳞屑，硬币至手掌大小。

（3）无自觉症状。

（4）病程慢性，可达数年至数十年，部分可发展成蕈样肉芽肿。

4. 组织病理学改变　呈急性炎症及灶性坏死，表皮角化不全，棘层内有少许坏死角质形成细胞，基底细胞液化变性，真皮浅层及深层血管周围为以淋巴细胞为主的浸润。

【鉴别诊断】

1. 银屑病　鳞屑较厚，呈多层银白色鳞屑，刮除鳞屑后可有薄膜现象和点状出血现象。

2. 扁平苔藓　皮疹为多角形红褐色或正常皮色的扁平丘疹，表面平滑，有蜡状光泽。

3. 玫瑰糠疹　有子母斑，有糠秕样鳞屑，皮损常沿皮纹排列，病程有自限性。

4. 蕈样肉芽肿　浸润期斑块状损害浸润较明显，自觉瘙痒难忍，常伴消瘦、乏力，主要根据组织病理区别。

【治疗方法】

目前尚无疗效肯定的药物和方法，用下述处理在一定程度上可控制症状。

1. 西医治疗

（1）全身治疗　① 抗组胺药，如氯苯那敏（扑尔敏）及去氯羟嗪等，可减轻瘙痒；② 急性泛发者，可用糖皮质激素，如强的松 10mg，3 次 / 日；③ 四环素或红霉素 1g，3 次 / 日；④ 雷公藤多苷片 10～20mg，口服，3 次 / 日，硫代硫酸钠静脉注射；⑤ 维生素 B_2、抗疟药及氨苯砜等。

（2）局部治疗　外涂糖皮质激素霜剂、5%水杨酸白降汞软膏、维生素 E 霜或护肤霜类。

（3）其他疗法　紫外线照射或光化学疗法也可采用。

2. 中医治疗

（1）辨证论治　①风寒证，治以祛风散寒、调和营卫，方用桂枝汤加减：大枣 15g，芍药 10g，桂枝、生姜各 6g，甘草 3g，水煎服。②热毒证，治以凉血清热解毒，方用犀角地黄汤加减：水牛角 20g，生地黄、赤芍各 10g，牡丹皮 6g，水煎服。③气阴两虚证，治以益气养阴、清热活血，方用养阴解毒汤合竹叶石膏汤加减：石膏 20g，金银花、大青叶各 15g，太子参、麦冬、玄参、苦参、人参、丹参各 10g，红花、竹叶、甘草各 3g，水煎服。

（2）外治疗法　①外涂黄柏霜、维肤膏或三黄洗剂；②药浴治疗，千里光、忍冬藤、野菊花、侧柏叶、地骨皮、黄柏、皂角刺及明矾煎水洗浴以清热解毒、祛风止痒，1 次 / 日。

【预防与护理】

1. 急性期不宜用刺激性强烈的外用药，应避风寒，禁饮酒及食辛辣食物。

2. 慢性期不宜用类固醇皮质激素和免疫抑制剂如甲氨蝶呤。

3. 对斑片状副银屑病患者，应注意随访，以免发展为蕈样肉芽肿。

第五节　单纯糠疹

单纯糠疹又称白色糠疹，是一种原因不明的好发于儿童和青少年面部的表浅性干燥鳞屑性色减斑。多发于春季，属中医"吹花癣""桃花癣""虫斑"范畴。

【诊断要点】

1. 好发于少年儿童面部，冬春季多见，有时可见于颈部、躯干。

2. 皮疹为圆形或椭圆形淡色斑，边缘较清晰，表面干燥，上附少量细小灰白色糠状鳞屑，斑通常为多发，直径 1～4cm 大小，皮疹数月后常可自行消退，亦可持续 1 年以上。

3. 多无自觉症状，或有轻度瘙痒。

【鉴别诊断】

1. 白癜风　皮损白斑明显，边界清楚，无鳞屑，可发生于任何部位，周边皮肤色素加深。

2. 体癣　皮损呈环状，周边有炎性丘疹，中央自愈，鳞屑刮取镜检可见真菌。

3. 花斑癣　皮损可呈浅白色，多好发于胸背，但夏季小儿面颈部亦可见到，真菌直接镜检阳性。

【治疗方法】

1. 西医治疗

单纯糠疹可自行消退，一般不需治疗。

（1）局部治疗　可选择 5% 硫黄软膏、2.5% 白降汞软膏、1% 咪康唑或 3% 克霉唑霜，必要时亦可用糖皮质激素霜剂外涂局部，1～2 次 / 日。

（2）全身治疗　无特殊疗法，可口服复合维生素 B 或多种维生素胶丸，有肠寄生虫时，应做驱虫治疗。

2. 中医治疗

（1）辨证论治　一般不需内服中药，如有脾虚证，可用参苓白术散加减：莲子肉、薏苡仁、砂仁、白扁豆、茯苓、人参、白术、山药各 10g，桂枝 6g，甘草 3g，水煎服。蛔虫证则可用使君子汤加减：使君子肉（微炒）、苦楝根皮、陈皮各 9g，槟榔 15g，木香、枳壳各 6g，大黄（后下）、甘草各 3g，水煎服。

（2）中成药 ① 内服犀角化毒丸 1 丸，口服，2～3 次/日；② 小儿香橘丸 3～6g，口服，2～3 次/日。

（3）外治疗法 ① 雄黄膏、白玉膏、黄柏霜及润肌膏，可任选一种外搽，2 次/日。② 苍耳子酒外搽，2 次/日。

【预防与护理】

1. 有肠道寄生虫者，及时驱虫治疗。

2. 注意加强小儿营养，增强体质。

3. 注意卫生，减少或防止微生物的感染。

第六节　玫瑰糠疹

玫瑰糠疹是一种常见的具有自限性的炎症性皮肤病。以好发于躯干、长轴与皮纹一致的圆形、椭圆形或环形玫瑰色鳞屑斑为其特征。能自愈，罕见复发。多见于青壮年，好发于春秋季。属中医"风癣"范畴。

【诊断要点】

1. 多见于青壮年，皮损泛发，以躯干及四肢近心端分布为特征，颜面受累少见。

2. 50%～90% 的患者在躯干或四肢某部首先出现 1 个玫瑰色较大（直径 2～5cm）圆形或椭圆形斑，边界清楚，上有糠秕状鳞屑，称母斑或前驱斑，1～2 周后在躯干部出现多数蚕豆大小椭圆形淡红斑，中心略呈黄褐色，边缘呈领圈样薄屑，皮损长轴与皮纹走行一致，称子斑或继发斑。

3. 皮疹无自觉症状或有不同程度瘙痒，多无全身症状，少数患者可有咽痛、肌肉酸痛、低热等流感表现。

4. 病程自限，一般 4～8 周自愈，很少复发，预后良好。

5. 特殊类型：仅有母斑而无子斑者，为顿挫型；若典型皮损中出现多发性小水疱、脓疱或紫癜等多形性损害，称为炎症性玫瑰糠疹。

【鉴别诊断】

1. **二期梅毒疹**　有冶游史，生殖器下疳史，掌跖部铜红色、孤立圆形脱屑性斑丘疹具特征性，结合梅毒血清反应阳性可明确诊断。

2. **体癣**　好发于颜面及躯干，皮损数目少，呈环状，边缘有丘疹、水疱及鳞屑，中心向愈，可查见真菌的菌丝及孢子。

3. **药疹**　有时可呈玫瑰糠疹样型，但有服药史，不出现母斑，皮损颜色鲜红，自觉剧痒，经过短促，停药后易于消退。

4. **银屑病**　发病部位不定，但以四肢伸侧及头皮多见，基底为淡红色炎性浸润，覆有多层银白色鳞屑，刮去银屑有薄膜反应，除去薄膜可见点状出血，病程长，易复发。

【治疗方法】

1. 西医治疗

（1）局部治疗　以保护及止痒为原则。① 炉甘石洗剂、硫黄霜等，外涂，2～3 次／日；② 糖皮质激素霜剂，外涂，2次／日。

（2）全身治疗　抗组胺类药，如氯苯那敏（扑尔敏）、氯雷他定，或地氯雷他定（地恒赛）片 5mg，1 次／日；或咪唑斯汀（皿治林）片 10mg，1 次／日，较严重者可用 10% 葡萄糖酸钙 10ml 或 10% 硫代硫酸钠溶液 10ml，静脉缓慢注射，1 次／日，10 日为一疗程，一般不用糖皮质激素。

2. 中医治疗

（1）辨证论治　① 风热证，治以疏风清热，方用银翘散加减：金银花、连翘各 15g，牛蒡子、竹叶、荆芥、芦根各 10g，桔梗、淡豆豉各 6g，薄荷、甘草各 3g，水煎服。② 血热证，治以清热凉血，方用凉血消风散加减：石膏 20g，生地黄、当归、胡麻仁各 15g，荆芥、防风、牛蒡子、知母各 10g，木通 6g，蝉蜕、甘草各 3g，水煎服。③ 血燥证，治以养血润燥、消风止痒，方用养血润肤饮加减：生地黄、天花粉、当归、熟地黄各 15g，皂角刺、天冬、麦冬、黄芪、黄芩各 10g，桃仁 6g，红花、升麻各 3g，水煎服。

（2）中成药　复方青黛丸 6g，3 次 / 日，30 天为一疗程。

（3）外治疗法　① 三黄洗剂外搽，清凉粉外扑，2 次 / 日；② 药浴疗法，用苦参汤煎水外洗。

（4）其他疗法　① 物理疗法，进行期用紫外线照射或氧气皮下注射；② 糠浴及矿泉浴，1 次 /1～2 日；③ 抗病毒口服液 10ml，3 次 / 日，板蓝根冲剂 9g，3 次 / 日。

【预防与护理】

1. 忌食辛辣、酒类及腥发之品。

2. 注意皮肤护理、避免搔抓、忌热水烫洗和使用碱性肥皂。

第七节　石棉状糠疹

石棉状糠疹又称石棉状癣，是一种发生于头皮、厚积的类似于石棉状的鳞屑性损害，为感染或化学性刺激、外伤所引起的一种特殊反应。好发于儿童和青壮年，预后良好。属中医"白屑风""面游风"的范畴。

【诊断要点】

1. 发病年龄为 5～40 岁（平均 25 岁），多局限于部分头皮，亦可蔓延全头皮至颈部。

2. 头皮发生厚层灰白色鳞屑，堆集如板状，状如石棉，黏着于头皮，头发因厚积鳞屑而呈束状，毛发近端有移动性白鞘，毛囊口棘状隆起，毛发本身不受侵犯，仅暂时性脱发，皮损基底一般无炎症，如发生湿润、渗液或继发感染时，可呈轻度潮红，并散发难闻臭味。

3. 一般无自觉症状，或有瘙痒，经过缓慢，常持续多年，预后良好。

4. 组织病理学无特殊改变，毛囊口角质增生，有时可见皮脂腺退化。

【鉴别诊断】

1. 银屑病　头皮银屑病皮损基底炎症浸润较明显，不倾向湿润，身体其他处有银屑病损害，刮屑可见薄膜反应和筛状出血点现象。

2. 白癣　早期可有丘疹小疱，鳞屑较薄，有高位断发，发干下部有白色菌鞘，真菌检查阳性，滤过紫外线灯检查，亮绿色荧光。

【治疗方法】

1. 西医治疗

（1）局部治疗　以清洁、抗菌及脱屑为主。① 局部用泽它洗剂洗头，3 次 / 周，最好将头发剪短，每日外涂硫化硒混悬液（希尔生）、5%～10% 硫黄煤焦油软膏、5% 白降汞软膏或抗生素软膏，严重者可外用乐肤液；② 有渗液者可湿敷 1∶2000 醋酸铅溶液后再外用上述软膏。

（2）全身治疗　内服 B 族维生素制剂，如有感染可用抗生素，如四环素或红霉素。

2. 中医治疗

（1）辨证论治　① 湿热证，治以祛风、燥湿、清热，方用荆防牛蒡汤加减：金银花、蒲公英、连翘、天花粉各 15g，荆芥、防风、牛蒡子、黄芩、皂角刺各 10g，柴胡、陈皮各 6～8g，甘草 3g，水煎服。② 血燥证，治以祛风清热、养血润燥，方用祛风换肌丸加减：马齿苋、连翘各 15g，防风、黄芩、荆芥、苦参、黄柏、牛膝、白鲜皮、白蒺藜各 10g，浮萍草、熟大黄、白芷、牡丹皮各 6g，水煎服。

（2）外治疗法　润肌膏或一扫光外涂；有渗出继发感染时，可用三黄液外洗，青黛散香油调敷。

【预防与护理】

1.忌食辛辣，少吃油腻和甜食，多食蔬菜水果，保持大便通畅。

2.局部不用刺激性强的肥皂及洗涤剂洗涤，避免机械性刺激，洗头不宜过勤。

第八节　连圈状秕糠疹

连圈状秕糠疹又称正圆形糠疹，是一种较少见的角化性皮肤病。以正圆或椭圆形褐色或淡褐色边界明显的鳞屑斑为其特征。自觉症状轻微，好发于躯干，多见于青壮年。发病原因不明，与营养障碍及遗传等有关。属中医"蛇皮癣"范畴。

【诊断要点】

1.好发于躯干，其次为四肢。

2.皮疹为数个或数十个圆形或椭圆形污褐色斑，边界清楚，直径 5～20cm，无明显炎症，表面有秕糠状或鱼鳞病样鳞屑，斑片可相互融合成花瓣形或多环状。

3.冬重夏轻，病程缓慢，甚至终生不愈。

4.一般无自觉症状或微痒。

5.病理改变为表皮轻度角化过度，伴有真皮淋巴细胞和组织细胞周围管性浸润。

【鉴别诊断】

1. 银屑病　斑片多为浸润性炎性，鳞屑为多层银白色，刮屑可见薄膜反应和出血点现象。

2. 体癣　皮损呈环状，周边有炎性丘疹，或小水疱，中央自愈，夏重冬轻，鳞屑镜检可见真菌。

【治疗方法】

1. 西医治疗

（1）局部治疗　可选用尿素、维 A 酸、皮质类固醇、水杨酸、松馏油及鱼肝油等制剂外涂，2～3 次 / 日。

（2）全身治疗　内服或肌内注射维生素 A 有一定疗效。

2. 中医治疗

（1）辨证施治　血虚风燥证，治以润肤祛风，方用四物消风散加减：石膏 20g，胡麻仁、生地黄、当归各 15g，荆芥、防风、白芍、牛蒡子、知母各 10g，木通 6g，蝉蜕、甘草各 3g，水煎服。

（2）中成药　① 当归膏 10ml，口服，3 次 / 日；② 养血润肌散 10g，口服，3 次 / 日。

（3）外治疗法　① 10% 硫黄软膏、润肌膏局部外涂，2 次 / 日；② 大枫子油、蛋黄油与甘草油调匀外涂，2 次 / 日；③ 药浴治疗，用地骨皮、侧柏叶、石菖蒲、大黄、千里光、苦参及蛇床子煎水洗浴，1 次 / 日。

（4）其他疗法　① 紫外线照射；② 以猪油 500g、红枣 500g 及黄酒 500g 炖服，分 3～5 日服完，或每日吃红枣 10 枚。

【预防与护理】

1. 注意加强营养，多食豆类、肝脏及蛋黄类食物。

2. 注意皮肤护理，应常用温热水洗澡，冬季保护皮肤，可外搽复方甘油搽剂，使皮肤柔软。

第九节　扁平苔藓

扁平苔藓又称扁平红苔藓，是一种原因不明的炎症性皮肤病。以扁平多角形丘疹、表面蜡样光泽为特征。病程慢性，多发于成年，男女皆患。属中医"紫癜风"范畴。

【诊断要点】

1.多见于成年人，皮损可散发全身，但常局限于四肢，以屈侧为主，对称发生。

2.典型皮损为红色或紫红色、扁平多角形丘疹，针头至扁豆大，边界清楚，表面有蜡样光泽，用放大镜观察，丘疹表面有灰白色斑点，以及互相交错的网状条纹，称威克姆（Wickham）纹，为本病的重要特征，黏膜可同时受累，以口腔及外阴为主，呈乳白色斑点或白色网状条纹，也可发于毛发指（趾）甲。毛囊和甲板可破坏。

3.自觉瘙痒或瘙痒不明显。

4.病程慢性，常持续多年，可出现许多不同的临床特殊类型，如色素性扁平苔藓、肥厚性（疣状）扁平苔藓、大疱性扁平苔藓、光化性扁平苔藓、毛囊性扁平苔藓、掌跖扁平苔藓及环状扁平苔藓等。

5.组织病理学变化为角化过度，颗粒层显著增厚，棘层不规则增生，基底层液化变性，真皮上部单一核细胞浸润带，可见淋巴细胞及散在嗜酸粒细胞浸润。

【鉴别诊断】

1.神经性皮炎　多发于颈部，先有瘙痒而后有苔藓样变，无多角扁平丘疹，无威克姆纹，不发生口腔及甲损害。

2.**皮肤淀粉样变**　皮损为高粱米大小圆形丘疹，表面粗糙，没有蜡样光泽，多对称分布于小腿伸侧和背部，刚果红试验阳性。

3.**银屑病**　浸润明显，有多层银白色鳞屑，刮除鳞屑后可见到点状出血点。

【治疗方法】

目前尚无特效疗法。

1.**西医治疗**

（1）局部治疗　以止痒、消炎为原则。① 糖皮质激素制剂外涂，如肤轻松、地塞米松、去炎松霜或软膏，2 次 / 日；② 维A 酸类，如维 A 酸乳膏（迪维霜）外涂，2 次 / 日；③ 各类焦油制剂，如黑豆馏油、糠馏油、松馏油、煤焦油外涂，2 次 / 日；④ 对肥厚型可用封包疗法或肤疾宁硬膏外贴，小面积皮损可用强的松龙加普鲁卡因局部注射；⑤ 口腔损害可用双氧水漱口。

（2）全身治疗　① 抗组胺类药及镇静剂，如盐酸阿米替林片 25mg，口服，2 次 / 日；② 糖皮质激素用于急性或重症者，症状缓解后减量；③ 其他可选用氯喹、氨苯砜、异烟肼、维 A 酸及灰黄霉素等；④ 免疫调节剂，如左旋咪唑片 50mg，3 次 / 日，服 3 天，停 11 天为一疗程，或转移因子口服液 20ml，1 次 / 日。

（3）其他疗法　物理及放射治疗：浅层 X 线、放射线同位素（^{32}磷、^{90}锶）、激光或冷冻治疗。

2.**中医治疗**

（1）辨证论治　① 风湿热证，治以祛风清热、利湿止痒，方用消风散加减：石膏 20g，当归、胡麻仁、生地黄各 15g，荆芥、防风、牛蒡子、知母各 10g，木通 6g，蝉蜕、甘草各 3g，水煎服。② 血虚风燥型，治以养营活血、祛风润燥，方用四物消风散加减：生地黄、当归各 15g，荆芥、防风、赤芍、川芎、白鲜皮各 10g，独活、柴胡各 6g，蝉蜕、薄荷各 3g，水煎服。③ 阴虚火旺证，治以滋阴降火、补益肝肾，方用知柏地黄丸加减：知母、黄柏、熟地黄、茯苓各 15g，山茱萸、干山药、泽泻各 10g，牡丹皮 6g，水煎服。

（2）中成药　知柏地黄丸 6g，3 次 / 日。

（3）外治疗法　① 泛发瘙痒者，10% 三黄洗剂外擦，外用，3 次 / 日；② 皮损肥厚萎缩者，黄柏霜或一扫光外涂，3 次 / 日；③ 口腔皮损或阴部损害者，青吹口散涂布患处，或涂锡类散、西瓜霜及青黛散等；④ 有足溃疡，用红油膏掺九一丹外敷。

第十节　光泽苔藓

光泽苔藓为一种病因不明的慢性炎症性皮肤病。以很多微小如粟粒大发亮的多角形或圆形平顶丘疹为其特征。好发于龟头、阴茎及下腹部，常见于儿童及青年。

【诊断要点】

1. 好发于龟头、阴茎及下腹部，也可见于阴囊和阴唇、胸部及上肢屈侧。

2. 皮疹为粟粒大丘疹，圆顶或平顶，表面有光泽，界限清楚，呈淡红色或正常肤色，群集而互不融合。

3. 多无自觉症状，好发于儿童及中青年。

4. 病程慢性，可以自行消退，又可复发。

5. 组织病理学特征为真皮乳头层有边界清楚的局限性浸润灶，以淋巴细胞及组织细胞为主。浸润灶两侧的表皮突向下延伸，呈抱球状，浸润上方表皮萎缩变薄，基底细胞液化变性。

【鉴别诊断】

1. **珍珠样阴茎丘疹**　皮疹多发生在冠状沟边缘，环绕龟头呈环状排列。

2. **扁平苔藓**　丘疹扁平无光亮，在龟头上常融合成环状或网状，皮肤或口腔常同时发现皮损。

3. **皮脂腺异位症**　主要在口腔黏膜，也可见于阴部黏膜，好发于龟头、包皮内侧及小阴唇处，皮疹粟粒大，呈圆形白色或淡黄色丘疹，病理学特点是由成熟的皮脂腺小叶构成。

【治疗方法】

1. **西医治疗**　目前尚无特效疗法，有自愈倾向，一般无须处理。

（1）全身治疗　必要时内服异烟肼、维生素 A、维生素 D；注射铋制剂。

（2）局部治疗　可选用去炎松尿素软膏、5% 间苯二酚软膏、5% 水杨酸软膏或 0.1% 维生素 A 霜外用，2～3 次 / 日。

2. **中医治疗**

（1）辨证施治　① 肝肾阴虚证，治以滋补肝肾为主，方用六味地黄汤加减：熟地黄、山药、山茱萸、牡丹皮、茯苓、泽泻各10g，水煎服。② 湿热证，治以除湿利水、清热解毒，方用除湿解毒汤加减：生薏苡仁、金银花、连翘、滑石各 15g，大豆黄卷、栀子、紫花地丁各 6～8g，牡丹皮、木通各 6g，甘草 3g，水煎服。

（2）中成药　① 六味地黄丸 10g，口服，3/ 日；② 知柏地黄丸 10g，口服，3/ 日。

（3）外治疗法　三黄洗剂外涂，3 次 / 日，或以五倍子、黄柏、苦参、黄芩、紫花地丁、地骨皮及明矾煎水外洗，1 次 / 日，五妙水仙膏局部点涂。

3. **其他治疗**　激光或电烙，适宜于孤立的少数皮损。

【预防与护理】

1. 增强体质，注意适当补充蛋白质及服用维生素类药。

2. 讲究个人卫生，注意局部清洁。

第十一节　念珠状红苔藓

念珠状红苔藓又称苔藓样念珠状病、尖锐红苔藓，是一种泛发性慢性炎症性丘疹性皮肤病。以皮损沿长轴排列呈念珠状为特征。有人认为是慢性单纯性苔藓的一种变性；也有人认为是扁平苔藓的一种变性。病因尚不明确。属中医"癣"的范畴。

【诊断要点】

1. 通常见于中年人，男女均可发病。

2. 皮疹可发生于单侧肢体，亦可分布于两侧，甚至者可播散于全身。

3. 皮损表现为粟米大小半球形坚实丘疹，呈红色或暗色，表面多有蜡样光泽，沿肢体长轴方向呈典型念珠状排列。

4. 可伴有轻度或中度瘙痒。

5. 组织病理学示真皮上部有血管炎、血管壁及结缔组织有破坏性改变，呈急性渗出性炎症性反应，继以纤维变性反应。

【鉴别诊断】

扁平苔藓　通常为多角形扁平丘疹，呈紫色，表面有蜡样光泽及细小的白色条纹，皮损消退后留有色素沉着。

【治疗方法】

1. 西医治疗　无特殊治疗方法，一般对症治疗。

（1）全身治疗　给予抗组胺类药物、钙剂、维生素 C 等对症处理。

（2）局部治疗　① 可外用糖皮质激素，如肤轻松、丁酸氢化可的松乳膏（尤卓尔）、哈西奈德等，2 次 / 日；② 亦可外用煤焦油制剂软膏及海普林软膏，2 次 / 日；③ 病变范围较小者，可用糖皮质类激素做局部皮下封闭治疗。

（3）物理治疗　可采用液氯冷冻治疗、核素 ^{90} 锶或 ^{32} 磷敷贴。

2. 中医治疗

（1）辨证施治　① 肝郁痰结证，治以疏肝理气、化痰解郁，方用丹栀逍遥散合四物汤加减：当归、熟地黄、茯苓各 15g，栀子仁、川芎、白芍、白术各 10g，柴胡、牡丹皮各 6g，甘草、薄荷、生姜各 3g，水煎服。② 气滞血瘀证，治以活血化瘀通络，桃红四物汤加减：当归、赤芍、生地黄、川芎各 10g，桃仁 8g，红花 3g，水煎服。

（2）中成药　① 大黄䗪虫丸 6g，口服，3 次 / 日；② 复方丹参片 3 片，口服，3 次 / 日；③ 桂枝茯苓胶囊 2 粒，3 次 / 日。

（3）外治疗法　① 萸倍膏外搽皮损处，2～3 次 / 日；② 连黄消结散麻油调搽，2～3 次 / 日；③ 地骨皮、白矾各 30g，野菊 10g，水煎，熏洗患处，1 次 / 日。

【预防与护理】

1. 饮食清淡，忌辛辣发物。

2. 避免患者过度搔抓，避免继发感染，注意皮肤护理。

第十二节　硬化萎缩性苔藓

硬化萎缩性苔藓又称白色苔藓、白点病、硬斑病样扁平苔藓。其发病与遗传、性激素和自身免疫有关，也可能与感染、局部刺激及外伤有一定的关系。以皮肤表现为边界清楚的白色多角形平顶丘疹，表面有毛囊性黑色角质栓，外周有红色或紫色晕轮,后期发生变硬萎缩为特征。多发生于女性患者,常累及外阴和肛周皮肤,尤以绝经期前后多见。属中医"白癜风"的范畴。

【诊断要点】

1. 本病女性多见,尤以绝经期妇女居多。

2. 皮疹可发生于躯干、四肢,但以外阴部多见,并常是唯一的受累部位。

3. 皮损初起呈多角形白色或象牙色扁平丘疹,绿豆大小,甚至更大,密集互不融合质硬,表面可有黑头粉刺样毛囊角质栓,丘疹逐渐融合成片,形成斑块,后期发生硬化萎缩,变成羊皮纸样。

4. 发生于外阴部常自觉瘙痒,瘙痒有时较剧烈,也可发生灼热感或疼痛。

5. 女性累及大小阴唇、阴蒂、会阴部,甚至肛门,称女阴干枯病,可形成特殊的"8"字形或"哑铃"形外观。

6. 男性累及龟头、包皮,称闭塞性干燥性龟头炎,可导致包皮、龟头硬化、干燥,甚至继发鳞癌。

7. 组织病理变化表现为角化过度伴角栓,表皮突明显减少或消失,伴基底细胞液化变性,真皮浅层胶原纤维早期明显水肿,后期均质化,真皮中部有炎症细胞浸润,以淋巴细胞为主。

【鉴别诊断】

1. 萎缩性扁平苔藓　损害表现为红色或紫红色扁平丘疹,瘙痒剧烈,硬化不显著,无羊皮纸样变化,组织病理显示,致密浸润在真皮上层而不在中层。

2. 女阴白斑　表现为小阴唇内侧黏膜白色斑点,扩大融合成白色斑片,不累及大阴唇外侧及肛周,大小阴唇不发生萎缩,组织病理示颗粒层增厚,棘层不规则增生,可见角化不良细胞。

3. 点滴状硬皮病　为边界清楚的斑状或点滴状水肿硬化性损害,无多角形扁平象牙色丘疹,无毛囊角质栓。

【治疗方法】

1. 西医治疗　无特效治疗方法，一般对症处理，去除诱因，尽量减少局部刺激。

（1）全身治疗　① 可给予维生素 A、己烯雌酚、氯喹，大剂量维生素 E 等口服；② 考虑口服维 A 酸，对早期临床及组织学病变有明显效果；③ 抗组胺药物、钙剂对症治疗。

（2）局部治疗　① 可外用 2% 丙酸睾酮软膏或 10% 黄体酮软膏、己烯雌酚软膏，2～3 次 / 日；② 糖皮质激素软膏，如肤轻松、曲安西龙、倍氯美松软膏，外用患处，2 次 / 日，疗效较好；③ 钙调磷酸酶抑制剂软膏：如 0.03% 他克莫司乳膏等；④ 可外搽鱼肝油、维生素 K、维生素 A 软膏，煤焦油制剂亦可外用，2～3 次 / 日；⑤ 顽固难治可用泼尼松龙或去炎松 0.2～0.5ml 加等量 2% 利多卡因皮损内注射，每周 1 次，5～10 次为 1 个疗程。

（3）物理治疗　可采用液氮冷冻、CO_2 激光、光疗等。

2. 中医治疗

（1）辨证施治　① 湿热证，治以清热利湿，方用五神汤合龙胆泻肝汤加减：茯苓、金银花各 15g，牛膝、车前草、紫花地丁、龙胆、黄芩、栀子、泽泻、当归各 10g，柴胡 8g，甘草 3g，水煎服。② 肝郁气滞证，治以疏肝理气，方用逍遥散加减：茯苓、白芍、当归、白术各 10g，柴胡 8g，薄荷、甘草、生姜各 3g，水煎服。③ 肝肾阴虚证，治以滋阴补肾，方用六味地黄汤加减：熟地黄、山药、山茱萸、牡丹皮、茯苓、泽泻各 10g，水煎服。

（2）中成药　① 逍遥丸 10g，口服，3 次 / 日；② 乌鸡白凤丸 1 粒，口服，2 次 / 日；③ 活血调经散 1 包，口服，3 次 / 日；④ 知柏地黄丸 10g，口服，3 次 / 日。

（3）外治疗法　① 瘙痒明显者，可予 10% 三黄洗剂外搽，白艾洗液外洗，2～3 次 / 日；② 地骨皮、白矾、补骨脂、青黛各 20g，生大黄 30g，水煎坐浴，1 次 / 日，10 日为 1 个疗程；③ 当归注射液局部皮损内注射。

【预防与护理】

1. 生活规律，保持心情愉快。

2. 衣着宽大舒适，避免过紧衣物造成皮肤刺激。

3. 尽量穿棉质内衣裤，勤换洗。

4. 避免搔抓及用碱性较强肥皂及热水外洗患处。

第十三节　线状苔藓

线状苔藓又称为带状苔藓、苔藓样营养神经病，是一种自限性疾病。多发于儿童。以成群苔藓样丘疹，呈带状、线状排列，分布于单侧肢体为临床特征。病因不明，有认为与脊髓神经功能障碍有关。属中医"癣"的范畴。

【诊断要点】

1. 本病主要发生于儿童，但亦可见于成人。

2. 皮损常发生于单侧肢体，很少出现双侧，常见于颈旁、四肢，尤以上肢多见。

3. 最初损害为针头至粟米大小，苔藓样丘疹，呈多角形，淡白色或淡黄色，有时也可呈淡红色，顶部扁平，表面有少量灰白色鳞屑，丘疹在数日或数周内增多达到高峰，相邻丘疹可相互融合，沿肢体纵向排列成连续或断续的线状。

4. 患者多无自觉症状，偶有轻微痒痛感。

5. 病程缓慢，有自限性，多在 3 个月内自行消退，消退后多不留任何痕迹。

【鉴别诊断】

1. 线状扁平苔藓　皮损表现为紫红色、表面有蜡样光泽及威克姆（Wickham）纹丘疹，瘙痒剧烈，组织病理学改变具有特征性。

2. 线状疣状痣　多于出生时或出生不久后即出现，并逐渐增多扩大，表现为角化性疣状突起损害，不会自行消退。

3. 带状银屑病　表现为覆有银白色云母状鳞屑性红斑、刮屑试验（+）、有薄膜现象和点状出血。

【治疗方法】

1. 西医治疗　因本病具有自愈性，故无须特殊治疗，一般采取对症处理。如瘙痒明显者给予抗组胺类药物口服，亦可考虑给予 B 族维生素口服。局部可外用糖皮质激素制剂外涂。

2. 中医治疗

（1）辨证施治　① 肝郁气滞证，治以疏肝理气活血，方用四石汤加减：珍珠母、石决明、赭石、磁石各 30g，刺蒺藜、柴胡、栀子各 10g，甘草 3g，水煎服。② 气滞血瘀证，治以活血化瘀理气，方用桃红四物汤加减：桃仁 8g，红花 3g，当归、赤芍、生地黄、川芎各 10g，水煎服。

（2）中成药　复方丹参片 3 片，口服，3 次 / 日，儿童酌情减量。

（3）外治疗法　① 萸倍膏外搽皮损处，2～3 次 / 日；② 连黄消结散麻油调搽，2～3 次 / 日；③ 地骨皮、白矾、野菊各 30g，水煎熏洗患处，1 次 / 日。

【预防与护理】

1. 保持心情愉快，避免过度紧张。

2. 清淡饮食，忌辛辣鱼腥发之物。

3. 由于本病有自愈性，向患者告明预后，积极看待本病的病情变化及治疗。

第十四节　红皮病

红皮病又称剥脱性皮炎，是一种广泛而严重的炎症性皮肤病。可分为急性、慢性。病因复杂，包括药物过敏、某些皮肤病处理不当演变而成，或继发于恶性肿瘤，部分则原因不明。以全身皮肤弥漫性潮红、脱屑为特征。属中医"红皮"范畴。

【诊断要点】

1. 一般先发生于面、颈及躯干，以后迅速波及四肢。

2. 典型皮损为身体大部（超过体表 2/3 面积）或全身皮肤弥漫性潮红、肿胀、浸润及脱屑，皱褶部位糜烂、渗液。

3. 急性发病前常伴发热及寒战等全身症状，皮损呈鲜红、肿胀及渗液，且有大量脱屑。

4. 慢性发病则皮损暗红，浸润明显，有细小糠状脱屑，有毛发脱落及甲营养不良改变，常伴皮肤严重瘙痒和浅表淋巴结肿大，也可有肝脾肿大。

5. 全身由于大量脱屑，蛋白质丢失，体质下降，可继发感染、贫血、心力衰竭及败血症。

6. 实验室检查，血清总蛋白减少，白蛋白降低而球蛋白增高，血氨比正常人高 3～7 倍，外周血中嗜酸粒细胞明显升高，白细胞总数也升高。

【鉴别诊断】

1. 落叶型天疱疮　开始发病时正常皮肤黏膜上可见大疱，尼氏征阳性，组织病理学可见表皮内大疱、棘细胞松解等特点。

2. 先天性鱼鳞病样红皮症　在出生后即发生红皮，为遗传性皮肤病，鳞屑遍及全身，粗糙增厚似铠甲。

【治疗方法】

1. 西医治疗

（1）全身治疗　寻找发病原因，给予相应处理。① 予糖皮质激素，如强的松或地塞米松口服，应早期足量，一般采用强的松，30～40mg/ 日，1 周内症状不能控制加大剂量至 60～80mg/ 日，发病急剧者可选用氢化可的松 200～300mg 或地塞米松 5～10mg 静脉滴注，1 次 / 日；② 选用抗组胺类药物，如氯苯那敏（扑尔敏）4mg，3 次 / 日，或赛庚啶 2mg，3 次 / 日，也可选用 10% 葡萄糖酸钙 10ml 或硫代硫酸钠 0.64g 溶于注射用水 10ml 中静脉注射，1 次 / 日；③ 有继发感染时应选用有效抗生素；④ 有水电解质平衡紊乱者，应纠正水电解质平衡紊乱补充营养；⑤ 重症患者使用糖皮质激素联合免疫抑制剂治疗，必要时选用丙种球蛋白冲击治疗。

（2）局部治疗　① 温水浴或淀粉浴，外涂无刺激性制剂，如低浓度的糖皮质激素乳剂，2 次 / 日；② 对无渗出皱褶部位涂炉甘石洗剂等，2～3 次 / 日；③ 口唇、眼睑干燥时可外涂金霉素眼膏，结膜炎可滴可的松眼药水或涂四环素可的松眼膏，口腔黏膜可使用多贝尔液或双氧水清洁口腔。

2. 中医治疗

（1）辨证论治　① 热毒蕴结证，治以清热解毒，方用化斑解毒汤加减：石膏 20g，连翘、知母各 15g，玄参、牛蒡子各 10g，人中黄 6g，升麻、黄连各 3g，水煎服。② 湿热证，治以解毒利湿，方用龙胆泻肝汤加减：龙胆、黄芩、栀子、泽泻、当归各 10g，柴胡 8g，甘草 3g，水煎服。③ 气阴两亏证，治以益气养阴，方用生脉散加减：孩儿参、麦冬、五味子各 6～8g，水煎服。

（2）外治疗法　① 药浴疗法，常用清热解毒，燥湿止痒类中草药：十大功劳、大黄、黄柏、苦参、白鲜皮、忍冬藤、紫花地丁及明矾等煎水洗浴，1~2 次／日；② 青黛粉调香油外涂局部皮损，或烫伤膏外涂皮损区，2 次／日；③ 无渗液者，可用三黄洗剂外涂，2~3 次／日。

【预防与护理】

1. 卧床休息，病室安静清洁，保持温暖。

2. 给予富含维生素、高蛋白、高热量饮食。

3. 糜烂部位应注意清洁卫生，以防止继发感染。

第十章

职业性皮肤病

第一节　工业职业性皮炎

工业职业性皮炎是指在劳动过程中，由于化学性、物理性或生物性等与职业有明显关系的刺激而引起的炎性反应。本病以受化学物刺激后发病，与职业相关为特点。多见于工人，以热天多见。

【诊断要点】

1.好发于暴露部位。

2.皮疹与一般接触性皮炎相同，少数可形成湿疹。

3.自觉瘙痒、灼热。

4.无全身症状及并发症。

【鉴别诊断】

本病需将原发刺激性接触性皮炎与变态反应性接触性皮炎区别。前者限于直接接触部位，皮疹边缘清楚，斑贴试验阴性；后者可呈泛发、对称分布，皮疹呈多形性，边界弥漫，斑贴试验阳性。

【治疗方法】

1.西医治疗

（1）脱离过敏环境，更换工种。

（2）全身治疗　①口服抗组胺药，如赛庚啶等；②静脉注射 10% 葡萄糖酸钙或硫代硫酸钠等；③皮损广泛或反复发作可考虑短期使用糖皮质激素，如泼尼松口服，40～60mg/日，待皮损好转逐步减量。

（3）局部治疗　以抗过敏、消炎及止痒为原则。①酸碱类引起的烧伤应立即用大量清水冲洗，分别用 2%～5% 碳酸氢钠或 2% 醋酸、3% 硼酸溶液外洗，2 次/日；②炉甘石洗剂或粉剂外洗或外扑，3～4 次/日；③浸渍发生的褶烂型皮炎，用 12.5% 明矾和 3% 食盐配成溶液，浸泡或涂搽，2 次/日。

2. 中医治疗

（1）中药内服　金银花、黄连、黄芩、黄柏、龙胆、白术、茯苓、萆薢、泽泻各适量，水煎服。

（2）外治疗法　①麻黄、紫花地丁、甘草各 30g，煎水外洗、湿敷，1～2 次/日；②出现糜烂者，选用黄连、黄柏、黄芩、槟榔各适量，研末，麻油调敷，或青黛、海螵蛸、煅石膏末、冰片，研细末，麻油调匀外搽，1～2 次/日。

（3）其他疗法　①白鸡毛煎洗，对由生漆引起的皮炎有一定作用；②皮疹出现水疱、渗液，选用青黛散或玉露散，麻油调糊，外涂。

【预防与护理】

1. 找到致病原因，加强防护，改善工作条件。

2. 在暴露部位适当涂搽防护剂。

3. 避免接触致病物质。

4. 避免搔抓。

第二节　稻田皮炎

稻田皮炎是指从事水稻（也包括其他水田）作业过程中所

发生的皮肤病。临床一般可分为浸渍糜烂型皮炎、禽兽类血吸虫尾蚴皮炎两类。尾蚴皮炎有专节叙述，本节主要介绍浸渍糜烂型皮炎。本病是水稻种植地区的常见多发病，属中医"水渍疮"范畴。

【诊断要点】

1. 本病多见于拔秧、插秧或洪涝灾害时期的农民。好发于手掌和足部，夏季和梅雨季节多发。

2. 皮损为受田水浸渍后表皮发胀松软，发白起皱，重者显露红色糜烂面，在手足背侧可出现似蜂窝状表皮剥离。皮疹 3～4 天达高峰，停止下水田 1 周左右渐退。

3. 自觉轻重不等的瘙痒及痛感。

4. 一般无全身症状。

5. 可并发淋巴管炎或淋巴结炎以及甲沟炎、甲床炎、化脓性指头炎。

6. 感染严重者，外周血中白细胞及中性粒细胞计数增高。

【鉴别诊断】

1. *手癣、足癣* 无浸渍水田病史，初起见小水疱，瘙痒剧烈，搔抓后糜烂。

2. *尾蚴皮炎* 少见于掌跖部，皮损为粟粒大红斑、丘疹或丘疱疹，瘙痒剧烈，抓后出现风团。

【治疗方法】

1. 西医治疗

（1）全身治疗 感染严重时可口服磺胺药或抗生素。

（2）局部治疗 以干燥、收敛及止痒为原则。① 有糜烂时可外用 1%～2% 甲紫溶液、10% 鞣酸软膏，2 次 / 日；② 继发感染时用高锰酸钾溶液浸泡，外用抗生素软膏，如莫匹罗星软膏外涂，2 次 / 日。

2. 中医治疗

（1）中药内服　治以除湿解毒，方用除湿解毒汤或五味消毒饮加减：生薏苡仁、滑石各 15g，栀子、金银花、大豆黄卷、连翘、紫花地丁各 10g，牡丹皮、木通各 6g，甘草 3g，水煎服。

（2）中成药　龙胆泻肝丸 9g，口服，2 次 / 日。

（3）外治疗法　① 石榴皮 120g 煎水泡洗，2 次 / 日；② 五倍子、射干、蛇床子各 30g 煎水泡洗，2 次 / 日；③ 表皮松软浸渍者外扑枯矾散、祛湿散，2 次 / 日；④ 若染毒成疗者选用青黛膏、玉露膏敷贴，2 次 / 日。

（4）其他疗法　① 鲜墨旱莲、鲜马齿苋、韭菜，任选一种捣烂如泥或压榨取汁，外敷或外涂患处，2 次 / 日；② 密陀僧（煅赤，置地下去火性）研细末，先用明矾水洗足，拭干，再用密陀僧粉扑之，2 次 / 日。

【预防与护理】

1. 减少连续浸水时间。

2. 下田前外涂防护剂，如复方聚乙烯醇缩丁醛防护液或 20% 松香乙醇；下工后将洗净的手足浸泡于明矾水（12.5% 明矾和 3% 盐），然后自然干燥。

3. 保持患处清洁干燥，避免搔抓。

第三节　油彩皮炎

油彩皮炎是由于接触化妆油彩所致的接触性皮炎。以有接触油彩等化妆品病史为特征，类似中医所述"粉花疮"。某些非油彩类化妆品引起的化妆皮炎亦可列入此病范畴。

【诊断要点】

1. 好发于颜面两颊、两颧、眼周及下颌等应用油彩或其他化妆品部位。

2. 皮损为密集的针头大小丘疹，甚至出现丘疱疹、水疱或糜烂；亦可为散在绿豆至黄豆大红色炎性丘疹，伴有黑头粉刺或毛囊炎，皮损反复发作后可出现局限性红褐、青褐或灰褐色色素沉斑，边缘境界不清，伴有毛细血管扩张。

3. 自觉轻重不等刺痒及灼痛。

4. 一般无全身症状。

【鉴别诊断】

1. 药疹　无外用化妆品病史，有服药史，皮损多为泛发，不只见于颜面部。

2. 丘疹性荨麻疹　无使用化妆品病史，全身泛发，皮损为中央有水疱的红斑、风团。

3. 黄褐斑　应与色素型油彩皮炎相区别，依职业、皮损特点不难区别，但二者多夹杂并存。

【治疗方法】

1. 西医治疗

（1）全身治疗　视症状轻重给予抗组胺类药物及维生素 C 等内服，或选用 10% 葡萄糖酸钙静脉注射；严重者选用泼尼松等糖皮质激素内服或注射，痤疮生成者可应用硫酸锌 2g/ 日，分 2～3 次服。必要时可用有效抗生素以防感染。

（2）局部治疗　以过敏、消炎及止痒为原则。① 2%～3% 硼酸水湿敷；② 2% 冰片、5% 明矾炉甘石洗剂外洗；③ 有继发感染者用 0.1% 依沙吖啶溶液湿敷；④ 痤疮型可用 10% 硫黄洗剂、0.25% 己烯雌酚酊剂或霜剂、复方新霉素软膏、维胺酯维 E 乳膏（邦力痤疮王）外涂患处，2 次 / 日，或红霉素 - 过氧苯甲酰凝胶（必麦森），0.05%～0.1% 维 A 酸霜；⑤ 以红斑为主，在冷湿敷基础上，短期选用皮炎平霜、糠酸莫米松乳膏（艾洛松）、维肤膏、地塞米松霜，每晚一次，时间不宜超过 7 日。

2. 中医治疗

（1）辨证施治　①炎型，治以清热化湿，方用清热除湿汤加减茯苓、蔓荆子各 6g，薏苡仁 9g，甘草 3g，黄芩 12g，白茅根 15g，荆芥 3g。②痤疮型，治以宣肺化热，方用枇杷清肺饮加减：枇杷叶 12g，桑白皮 15g，黄芩、夏枯草、连翘各 9g，金银花 15g，海浮石 30g，甘草 3g，水煎服。③色素沉着型，治以疏肝解郁、行气活血，方用逍遥散合疏肝活血汤加减：柴胡、白芍、当归、茯苓、炙甘草各 10g，青皮、全瓜蒌、广郁金各 6g，香附、生姜、薄荷各 3g，水煎服。

（2）中成药　①龙胆泻肝丸 9g，口服，2 次 / 日；②防风通圣散 6g，口服，3 次 / 日。

（3）外治疗法　①黄柏、生地榆各 30g，加水 1000ml 煮沸15～20min 后，冷却后用以湿敷，1～2 次 / 日；②蒲公英、龙胆、野菊花按上法水煎，湿敷，1～2 次 / 日；③马齿苋煎水外洗，1～2 次 / 日；④色素型者，生白术以陈醋浸泡 5～7 日后，局部涂搽，1～2 次 / 日，或白薇、白芷、白蔹、白僵蚕、白附子、白鲜皮、白扁豆适量，煎汤洗涤局部。

（4）其他疗法　①痤疮型者短期服用六神丸。亦可行紫外线照射，或以二氧化碳雪加入 10% 硫黄及少量丙酮制成二氧化碳雪泥，涂布患处，1～2 次 / 日。②色素形成者服用六味地黄丸、桂附地黄丸等中成药，外用 5%～10% 氯化氨基汞等脱色剂，或选用如玉散以牛乳调成糊状，晚上临睡外搽。

【预防与护理】

1. 使用上妆卸妆防护剂。

2. 少用或不用化妆品。

3. 避免搔抓，痤疮型患者避免挤压，注意面部清洁。

4. 调理情志，减少情绪波动。

第十一章

结缔组织病

第一节　红斑狼疮

红斑狼疮是一种自身免疫性疾病，多见于 10～40 岁女性。临床常见有盘状红斑狼疮和系统性红斑狼疮两种类型。盘状红斑狼疮病变主要限于皮肤，少有累及内脏器官；系统性红斑狼疮常侵犯全身多系统。少数盘状红斑狼疮患者，可因日光暴晒或劳累等因素，发展为系统性红斑狼疮。本病属中医"红蝴蝶疮""鬼脸疮""阴阳毒"等范畴。

【诊断要点】

1. 盘状红斑狼疮

（1）好发于暴露部位，如头、颜面及四肢等处。

（2）皮损初发时为小丘疹，逐渐扩大呈暗红色斑块，边缘略高起，附有黏着性鳞屑，将鳞屑剥去，可见毛囊口扩大，并有角质栓嵌入，皮损扩大后呈圆形或不规则形，日久皮损中央萎缩，毛细血管扩张，常有充血和色素沉着，边界清楚，两颊部和鼻部的损害可连接成蝶翼形。

（3）黏膜损害主要在唇部，表现为灰白色糜烂或浅溃疡，头皮损害可呈局限性永久性脱发。

（4）日晒和紫外线照射，可使皮损加重或复发。

（5）自觉症状轻微，可有灼热或痒感。

（6）一般无全身症状，少数患者特别是播散型，可有低热、乏力及关节酸痛等。

（7）实验室检查外周血常规中可有白细胞减少、血沉增快、丙种球蛋白增高、类风湿因子阳性及抗核抗体阳性等，组织病理学示表皮角化过度、毛囊角质栓塞、棘层萎缩及基底细胞液化变性等。

2. 系统性红斑狼疮

（1）多发生于青年和中年妇女。

（2）对日光和紫外线照射，有较高敏感性。

（3）不规则、不定型发热。

（4）关节痛或关节炎及肌痛。

（5）特征性皮损，如面部蝶形红斑、甲周红斑或指远端甲下弧形斑、指尖红斑和出血或盘状损害。

（6）头发损害　可形成狼疮发，其表现为前额发际下降；发变短、长短不齐、干燥、细脆、无光泽及易拔脱，形成散乱外观。

（7）黏膜红斑、糜烂及溃疡。

（8）多器官的受累，尤以肾、心、肺等损害常见，肾脏损害可发生肾炎或肾病综合征，尿内出现红细胞、白细胞、蛋白质和管型，全身浮肿及腹水，严重时出现少尿、无尿而致尿毒症；心脏损害可包括心包炎和心肌炎；肺脏损害可发生胸膜炎和间质性肺炎，出现胸闷、咳嗽、气促及呼吸困难等，严重时可致呼吸衰竭。

（9）实验室检查　外周血全血细胞减少、血沉加快、血清丙种球蛋白增高、免疫球蛋白 G 增高、红斑狼疮细胞阳性、抗核抗体阳性、抗双链 DNA 及 ENA 阳性、血清补体下降；尿检有蛋白、管型、红细胞及白细胞；皮肤组织病理学改变与盘状红斑狼疮基本相同。

【鉴别诊断】

1. 盘状红斑狼疮

（1）脂溢性皮炎　有脂溢性鳞屑，易于剥去，无角质栓及毛囊口扩大。

（2）寻常性狼疮　幼年发病，有狼疮结节，易于溃破形成瘢痕，瘢痕上仍可出现结节。

（3）卟啉病　日晒后于鼻尖、口唇及面部出现红斑，边缘不整，边界不清，不出现典型的盘状损害。

（4）剥脱性唇炎　表面有厚痂和鳞屑，容易脱落露出色红而发光的表面，不久又结鳞屑痂皮。唇红缘干燥、皲裂及灼热、疼痛。

（5）酒渣鼻　好发于鼻尖、两颊、眉间和下颌等处，边缘不清，常为丘疹红斑性损害，无角质栓和萎缩斑。

（6）冻疮　冬季发病，春暖消退，皮损为红斑，有轻度水肿，遇热则刺痒，表面无鳞屑。

2. 系统性红斑狼疮

（1）皮肌炎　多始于面部，皮损为实质性水肿性红斑，伴有血管扩张，多发性肌炎症状明显，尿肌酸含量增加，肌酐排出量下降。

（2）风湿性关节炎　关节肿痛明显，可出现风湿结节，无红斑狼疮特有的皮肤改变，红斑狼疮细胞和抗核抗体检查阴性，无光敏感史。

（3）类风湿性关节炎　关节疼痛，类风湿因子阳性，无红斑狼疮特有的皮肤改变，查不到红斑狼疮细胞。

（4）日光性皮炎　日晒后暴露部位皮肤出现弥漫性红斑，重者发生水疱，有灼痛感，抗核抗体检查阴性。

【治疗】

一、盘状红斑狼疮

1. 西医治疗

（1）局部治疗　① 外用 1% 氢化可的松软膏、肤轻松软膏及地塞米松霜等；② 皮损内注射曲安奈德、醋酸氢化可的松混悬液等；③ 外搽避光剂，如 5% 二氧化钛、2% 奎宁软膏及 10% 氧化锌糊剂等；④ 对局限性小片损害，可用冷冻疗法，如二氧化碳雪棒、液氮等。

（2）全身治疗　① 磷酸氯喹 0.25g，口服，3 次 / 日；或硫酸羟基氯喹 0.2g，口服，3 次 / 日；或羟氯喹 0.2～0.4g/ 日，口服，病情转好后减为半量，一般总疗程为 2～3 年，开始用药 6 个月应做一次眼底检查，以后每 3 个月复查一次。② 皮损广泛的播散性病例或病情严重者，可以口服泼尼松 5～10mg/ 日。③ 左旋咪唑 50mg，口服，3 次 / 日，连服 3 天停 1 天。④ 维生素 A、维生素 C、维生素 E、维生素 B_{12} 等，均可酌情选用。

2. 中医治疗

（1）辨证论治　① 肝郁气滞证，治以疏肝理气、活血化瘀，方用清肝活络汤加减：龙胆、栀子、秦艽、防风、木瓜各 10g，柴胡、川楝子、青皮、桃仁各 6g，红花、甘草各 3g，水煎服。② 阴虚火旺证，治以滋阴补肾、凉血清热，方用知柏地黄汤加减：知母、黄柏、熟地黄、山茱萸、干山药、牡丹皮、茯苓、泽泻各 10g，水煎服。

（2）中成药　昆明山海棠 2 片，3 次 / 日；复方甘草酸苷片

3 片，口服，3 次 / 日；雷公藤多苷片 20mg，3 次 / 日。

（3）外治疗法 对红斑明显，有灼热或痒感者，可选用清凉膏、白玉膏等外搽，2～3 次 / 日；对局限性小片损害，可用五妙水仙膏等治疗。

（4）其他疗法 ① 菝葜、土茯苓、紫草、乌梅各 8～10g，水煎服。② 针刺法：取合谷、曲池、曲泽、迎香、四白等穴位，每隔 15～20min 捻针 1 次，留针 1h。

二、系统性红斑狼疮

1. 西医治疗

（1）全身治疗 ① 轻型病例一般泼尼松剂量 20～40mg/ 日；病情中度泼尼松剂量 60～80mg/ 日；病情重者用大剂量，可用氢化可的松 100～300mg/ 日，加到 5%～10% 葡萄糖溶液内静脉滴注；病情稳定后，则采取逐步递减方法。② 左旋咪唑 50mg，口服，3 次 / 日，连服 3 天停 1 天。③ 磷酸氯喹 0.25g，口服，3 次 / 日；或硫酸羟基氯喹 0.2g，口服，3 次 / 日等。④ 消炎痛 25mg，口服，3 次 / 日；或阿司匹林 3～5g/ 日，分次口服。⑤ 三磷酸腺苷，大剂量维生素 E 及维生素 C 等，均可配合选用。

（2）局部治疗 ① 外用肤轻松软膏及地塞米松霜剂等，2 次 / 日；② 可外用避光剂，如 5% 二氧化钛及 2% 奎宁软膏等，2～3 次 / 日。

2. 中医治疗

（1）辨证论治 ① 热毒炽盛证，治以清热解毒、凉血护阴，方用羚羊角散合化斑汤加减：羚羊角 1.5g，水牛角 20g，防风、薏苡仁、茯神、知母、玄参、酸枣仁、粳米、杏仁各 10g，独活、木香各 6g，甘草、生姜各 3g，水煎服。② 气滞血瘀证，治以疏肝理气、活血化瘀，方用膈下逐瘀汤加减：当归、川芎、延胡索各

10g，五灵脂、枳壳、桃仁、牡丹皮各6～8g，乌药、香附、红花、甘草各3g，水煎服。③ 毒邪攻心证，治以益气解毒、养心安神，方用天王补心丹加减：生地黄、玄参、麦冬、天冬、丹参、五味子、茯苓、远志、酸枣仁、柏子仁各10g，桔梗5g，水煎服。④ 心脾积热证，治以凉血清热，方用清解汤加减：桑叶、菊花、金银花、连翘、车前子、苦参、赤芍各10g，牡丹皮6g，大黄、甘草各3g，水煎服。⑤ 风湿热痹证，治以清热和营、祛风通络，方用独活寄生汤合石膏桂枝汤加减：石膏20g，桑寄生、人参、茯苓、炙甘草、芍药、大枣、杜仲、牛膝、秦艽各10g，生姜、独活、桂枝各6g，甘草3g，水煎服。⑥ 阴虚内热证，治以滋阴清热、益气养血，方用知柏地黄汤加减：知母、黄柏、熟地黄、山茱萸、干山药、牡丹皮、茯苓、泽泻各10g，水煎服。⑦ 气阴两虚证，治以补气养阴，方用补中益气汤合增液汤加减：黄芪、人参、炙甘草、当归身、白术、玄参、麦冬、生地黄各10g，陈皮、柴胡各6g，升麻3g，水煎服。⑧ 脾肾阳虚证，治以温补脾肾，方用附子理中汤合济生肾气丸加减：附子、人参、白术、炙甘草、熟地黄、山药、山茱萸、泽泻、茯苓、牡丹皮、车前子、牛膝各10g，炮姜、附子、肉桂各1～3g，水煎服。⑨ 阴阳两虚证，治以滋阴壮阳，方用二仙汤合右归丸加减：熟地黄、山药、山茱萸、枸杞子、菟丝子、鹿角胶、杜仲、当归各10g，肉桂、熟附子各1～3g，水煎服。⑩ 痰迷心窍证，治以豁痰开窍、平肝息风，方用天麻钩藤饮加减：天麻、钩藤、生石决明、杜仲、牛膝、栀子、黄芩、益母草、首乌藤、茯神各10g，水煎服。

（2）中成药 ① 雷公藤片3片，口服，3次/日；② 火把花根片5片，口服，3次/日；③ 昆明山海棠3片，口服，3次/日；④ 知柏地黄丸10g，口服，3次/日；⑤ 复方甘草酸苷片3片，口服，3次/日。

（3）外治疗法　白玉膏或清凉膏加甘草粉适量，调匀后外搽，2～3 次 / 日，生肌玉红膏外涂患部，2 次 / 日。

（4）其他疗法　① 红藤注射液加入 5% 葡萄糖液中，静脉滴注。② 针刺疗法：取风池、间使、足三里、大椎、合谷、复溜、三阴交等穴位。

【预防与护理】

1. 避免日光暴晒，夏日应特别重视避免阳光直接照射，外出时应戴遮阳帽或撑遮阳伞，也可外搽避光药物，以减少阳光照射。

2. 避免受冻，严冬季节，对容易受冻部位，如双耳郭、手足及脸部，应适当予以保护，如戴手套、穿厚袜及戴口罩等，多加保暖。

3. 避免各种诱发因素，对易于诱发本病的药物，如青霉素、链霉素、磺胺类药物及口服避孕药等均应避免使用。同时应避免长期外用有刺激性的药物，以防癌变。

4. 忌饮酒及食用刺激性食物。有水肿者，应限制食盐。注意加强饮食营养，多食新鲜蔬菜和水果。

5. 注意劳逸结合，防止劳累，适当休息，病情严重者应卧床休息，生活做到规律化。

6. 积极防治感冒和其他体内感染，提倡晚婚，节制生育。

第二节　皮肌炎

皮肌炎是主要发生于皮肤和肌肉的一种自身免疫性结缔组织病。以皮肤红斑、水肿和肌肉肿胀、疼痛及肌无力为特征。可伴有关节和心肌等多器官损害。本病可发生于任何年龄，但多见于40～60 岁，女性约为男性的 2 倍。属于中医"肌痹"的范畴。

【诊断要点】

1. 皮肤症状　初起为双上眼睑水肿性紫红斑，逐渐扩展至额、颧颊、耳前、耳后、颈及上胸部，损害为弥漫性红斑，常有轻度色素沉着或点状色素脱失。

2. 肌肉症状　四肢近端肌肉常先受损，以后再累及其他肌肉，出现不同的症状，但主要表现为肌无力、疼痛、肿胀和功能障碍。

3. 全身症状　可有不规则发热、消瘦和关节痛。

4. 并发症　可并发内脏恶性肿瘤。

5. 实验室检查　外周血血红蛋白减少、白细胞增多、血沉增快、丙种球蛋白增高，血清肌酸磷酸激酶和醛缩酶以及谷草转氨酶等增高，24h尿肌酸排泄量增高。肌电图提示肌源性病变。

6. 组织病理学改变　① 皮肤：表皮角化、棘层萎缩、基底细胞液化变性、真皮黏液性水肿。② 肌肉：肌纤维颗粒性和空泡性变性、横纹消失。

【鉴别诊断】

1. 系统性红斑狼疮　常累及肾脏和心内膜，有多发性浆膜炎，但无肌酸尿，不累及咽肌、肋间肌和膈肌，抗核抗体阳性率高、红斑狼疮细胞阳性。

2. 重症肌无力　在活动期肌无力加重，休息时减轻，肌内注射新斯的明后，半小时内即可改善症状，且具特有的眼睑下垂。

3. 系统性硬皮病　四肢远端、颜面及躯干上部发生非炎症性水肿、硬化，常有雷诺现象，肌肉症状不明显，自觉有紧绷感。

4. 血管萎缩性皮肤异色病　虽有眼睑红肿、毛细血管扩张和皮肤萎缩，但无肌肉损害，有对光敏感史。

【治疗】

1. 西医治疗

（1）全身治疗　① 急性期一般初始剂量为泼尼松60～100mg/日，

口服，3 次 / 日，病情控制后逐渐减量，一般维持量为 7.5～20mg/日。② 甲氨蝶呤 0.5～0.8mg/kg，静脉注射，每周 1 次；或硫唑嘌呤 50～100mg/ 日，1 次 / 日。③ 苯丙酸诺龙 25mg 肌内注射，每 2 周 1 次。④ 羟氯喹 0.2g/ 日，口服。⑤ 三磷酸腺苷、大量维生素 E 及维生素 C 等，均可配合使用。

（2）局部治疗　① 外用避光剂，如 5% 二氧化钛软膏及 10% 氧化锌糊剂等，2 次 / 日；② 皮疹干燥，有糠秕状鳞屑，可外搽硼酸软膏、鱼肝油软膏等，2～3 次 / 日；③ 局部小片红斑，可外用糖皮质激素软膏，如 1% 氢化可的松软膏、肤轻松软膏及地塞米松霜等，2 次 / 日。

2. 中医治疗

（1）辨证论治　① 寒湿凝滞证，治以温经散寒、活血通络，方用温经通络汤或独活寄生汤加减：桑寄生、人参、茯苓、炙甘草、防风、白芍、熟地黄、当归、杜仲、牛膝、秦艽各 10g，独活 6g，桂心、细辛、甘草各 3g，水煎服。② 热毒伤阴证，治以清热解毒、凉血滋阴，方用清瘟败毒饮加减：石膏 20g、水牛角 20g，生地黄、黄芩、知母、赤芍、玄参、连翘、竹叶各 10g，牡丹皮、桔梗各 6g，甘草 3g，水煎服。③ 脾肾阳虚证，治以补肾壮阳、健脾益气，方用肾气丸加减：熟地黄、山药、山茱萸、牡丹皮、茯苓、泽泻各 10g，附子、肉桂 2～3g，水煎服。④ 心脾两虚证，治以补益心脾，方用归脾汤加减：人参、茯神、白术、黄芪、当归、大枣、远志各 10g，木香 6g，甘草 5g，水煎服。

（2）中成药　① 雷公藤片 3 片，口服，3 次 / 日；② 火把花根片 5 片，口服，3 次 / 日；③ 知柏地黄丸 10g，口服，3 次 / 日。

（3）外治疗法　① 熏洗疗法：可用透骨草、桂枝、丹参、石菖蒲、钩藤、地骨皮各 15g，红花、侧柏叶、槐花、凌霄花各 5g，水煎后趁热先熏后洗患处，1～2 次 / 日。② 局部皮肤红斑，可选用清凉膏及白玉膏外涂，2～3次/日。

（4）其他疗法　①针刺疗法：取合谷、曲池、曲泽、肩髃、足三里、风市、委中及承扶等穴位。②按摩、推拿及锻炼以防止肌肉萎缩。

【预防与护理】

1.注意休息，特别是急性期或病程进展期，应卧床休息，注意保暖，预防感染，避免日晒。

2.对中年以上患者，须认真地全面检查。

3.加强饮食营养，给予高热量、高蛋白、高维生素饮食，忌食辛辣等刺激性食物。

4.症状改善后，适当进行活动，以减轻肌肉萎缩。

第三节　硬皮病

硬皮病是一种皮肤及各系统胶原纤维硬化的结缔组织疾病。以皮肤进行性肿胀、硬化，最后发生萎缩为特征。可发生于任何年龄，但以青、中年妇女为多见，男性也可发生。根据临床特点，可分为局限性硬皮病和系统性硬皮病两种类型。局限性硬皮病只局限于皮肤，系统性硬皮病不仅皮肤受累，还侵犯食管、胃肠道黏膜、心、肺、肾等全身多种脏器组织，伴发全身症状，又称为系统性硬化症。本病属中医"皮痹"的范畴。

【诊断要点】

1.局限性硬皮病

（1）好发于前额、颈、肩背、上胸、腹部及四肢等处。

（2）皮损初起呈紫红色，逐渐扩大，表面平滑，有蜡样光泽，以后皮肤变硬，毳毛脱落，局部不出汗，后期皮肤萎缩，色素往往减退。

（3）皮损形态各异，可有点滴状、斑块状及带状等类型。

（4）偶有轻度瘙痒和刺痛，但感觉迟钝。

（5）一般无全身症状，皮损泛发者，可合并关节痛、腹痛、神经痛、偏头痛和精神障碍，少数患者偶可转变为系统性硬皮病。

（6）组织病理学示胶原纤维肿胀、血管内膜增厚，管腔狭窄或闭塞。

2. 系统性硬皮病

（1）初起有雷诺现象，皮损常自手部，尤其是从手指开始，渐扩展至前臂、面及躯干上部等处，常呈对称性弥漫性浮肿及硬化，具有蜡样光泽和色素异常。

（2）后期皮肤、皮下组织和肌肉萎缩，面部表情丧失呈假面具样，张口、伸舌困难，肘、膝和指关节活动受限，呈屈曲性挛缩，胸部皮肤受累可影响呼吸运动。

（3）多发性关节痛或关节炎，以及肺、食管、心、肾等多系统受累。

（4）实验室检查　外周血象中有血红蛋白减少、血沉增快、丙种球蛋白增高、类风湿因子阳性，尿检有蛋白、红细胞及管型，抗核抗体阳性，皮肤的病理变化与局限性硬皮病相同。

【鉴别诊断】

1. 局限性硬皮病

（1）萎缩性扁平苔藓　有白色点状的皮疹，中间多有微小的凹陷，身体其他处常有典型的扁平苔藓样皮损，自觉瘙痒明显。

（2）斑状皮肤萎缩　皮肤萎缩处柔软，按之空虚或呈空泡样鼓起。

（3）白癜风　为形态不一的色素减退斑，往往四周色素加深，皮肤组织无任何改变。

2. 系统性硬皮病

（1）雷诺病　无皮肤硬化和骨变化，可为硬皮病的最轻型，需边治疗边观察。

（2）成人硬肿病　多从颈部开始，逐渐向两肩和躯干发展，手足很少受累，无雷诺现象及系统病变，而以皮肤深层、筋膜和肌肉的木质样变为特点，有自愈倾向。

（3）皮肌炎　皮损为眼眶周围有水肿性淡紫红斑，多发性肌炎，24h 尿中肌酸量显著增高。

【治疗】

一、局限性硬皮病

1. 西医治疗

（1）全身治疗　① 可选用低分子右旋糖酐和丹参注射液、胎盘组织液。② 维生素 E，100mg，口服，3 次 / 日；维生素 C，200mg，口服，3 次 / 日。

（2）局部治疗　① 小片损害，可选用普鲁卡因加泼尼松龙 2.5mg/ml 或去炎松 5～10mg/ml 局部皮内注射或皮损内注射；② 外用氢化可的松软膏、肤轻松软膏及地塞米松霜等，2 次 / 日；③ 用轻质矿物油按摩局部或用石蜡疗法。

2. 中医治疗

（1）辨证论治　① 风寒湿邪外袭证，治以祛风除湿、温经散寒，方用独活寄生汤合阳和汤加减：当归、白芍、熟地黄、桑寄生、人参、茯苓、炙甘草、防风、杜仲、牛膝、秦艽各 10g，独活 6g，细辛、桂心、甘草各 3g，水煎服。② 血瘀经脉证，治以活血化瘀、通经活络，方用桃红四物汤加减：当归、赤芍、生地黄、川芎各 10g，桃仁 8g，红花 3g，水煎服。

（2）中成药　① 复方丹参片 3 片，口服，3 次 / 日；② 积雪苷片（肤康片）5 片，口服，2 次 / 日。

（3）外治疗法　① 发病初期，选用透骨草、桂枝、石菖蒲、制草乌、伸筋草、川椒各 15g，红花 3g，水煎趁热先熏后洗或湿敷，1～2 次 / 日；② 用红灵酒等搓揉患部，或选用川楝子及花椒适量，食盐炒后布包，趁热时温熨患处，2～3 次 / 日；③ 用回阳玉龙膏调在黄蜡内，敷贴患处，或外贴阳和解凝膏，2 次 / 日。

（4）其他疗法　针刺法，用毫针由皮损边缘刺入，与皮肤平行穿透皮损，范围大者可以从不同方向进针，分数次进针，或用梅花针疗法，局部轻轻敲打，1 次 / 日。

二、系统性硬皮病

1. 西医治疗

（1）全身治疗　① 一般常先用泼尼松 30mg/ 日，连服数周，渐减为维持量 5～10mg/ 日；② 丹参注射液加入低分子右旋糖酐中静脉滴注，1 次 / 日；③ 环磷酰胺 25mg/ 次，口服，3 次 / 日；④ 维生素 E 等，可酌情选用。

（2）局部治疗　① 有雷诺现象，可用硝酸甘油软膏外涂患指，2～3 次 / 日；② 指（趾）末端溃疡，可局部清创后，选用 0.5% 新霉素溶液或软膏、红霉素软膏、莫匹罗星软膏外搽，再用油纱布包扎，1 次 /1～2 日。

2. 中医治疗

（1）辨证论治　① 风湿外袭证，治以祛风除湿、通络活血，方用独活寄生汤加减：寄生、人参、茯苓、炙甘草、防风、杜仲、牛膝、秦艽、当归、白芍、熟地黄各 10g，独活 6g，桂心、细辛、甘草各 3g，水煎服。② 寒邪外袭证，治以温经散寒、调和营卫，方用当归四逆汤合阳和汤加减：当归、芍药、大枣、熟地黄各 10g，桂枝、细辛、通草、甘草、白芥子、鹿角胶、麻黄、炮姜炭各 3g，水煎服。③ 血瘀经脉证，治以活血化瘀、通经活络，方用桃红四物汤加减：当归、赤芍、生地黄、川芎各 10g，桃仁 8g，红花 3g，水煎服。④ 久痹犯肺证，治以温肺化痰，方用小青龙汤加减：白芍、五味子各 8g，桂枝、半夏各 6g，麻黄、细辛、干姜、炙甘草各 3g，水煎服。⑤ 脾胃虚弱证，治以健脾和胃，方用香砂六君子汤或参苓白术散加减：茯苓、人参、白术、莲子肉、薏苡仁、砂仁、山药各 10g，桂枝、白扁豆、木香各 6g，甘草 6g，水煎服。⑥ 肾阳不足证，治以温补肾阳、和营通络，方用右归饮加减：熟地黄、山药、山茱萸、枸杞子、菟丝子、杜仲、当归各 10g，鹿角胶、肉桂、熟附子各 3g，水煎服。⑦ 心血瘀阻证，治以宣痹通阳、活血化瘀，方用瓜蒌薤白白酒汤加减：瓜蒌实 20g，薤白 12g，白酒适量，水煎服。

（2）中成药　① 雷公藤片 3 片，口服，3 次／日；② 火把花根片 3～5 片，口服，3 次／日；③ 复方丹参片 3 片，口服，3 次／日；④ 肤康片 3～5 片，口服，2～3 次／日。

（3）外治疗法　① 药浴疗法可用透骨草、桂枝、红花、丹参、制草乌、石菖蒲、伸筋草、艾叶、海风藤、川椒，水煎后倒入浴盆中温浴；② 熏蒸疗法，可用地骨皮及芒硝，水煎后趁热先熏蒸，后洗涤。

（4）其他疗法　① 可选用中药制剂，如丹参注射液、当归注射液及毛冬青注射液等肌内注射或静脉滴注；② 软皮丸，川芎、炮姜、桂枝、丹参、桃仁、木香、当归各等份，研末炼蜜为丸，内服；③ 耳针疗法，取肺、内分泌、肾上腺、肝、脾等腧穴。

【预防与护理】

注意休息，特别是急性期或病程进展期，应卧床休息，注意保暖，预防感染。

第四节　嗜酸性筋膜炎

嗜酸性筋膜炎又称嗜酸细胞增多性弥漫性筋膜炎、Shulman

综合征等，是一种少见的疾病。以筋膜发生弥漫性肿胀、硬化为特征。男性与女性的发病比例为 2：1，发病季节以秋季为主。属中医"痹证"的范畴。

【诊断要点】

1. 秋冬季多见，男性发病多于女性。

2. 好发于四肢，也可累及躯干，病变首发部位以小腿下端居多，面部及指（趾）很少累及。

3. 发病前常有剧烈的肌肉运动或外伤、受寒、过劳史。

4. 急性发作，皮损初为弥漫性肿胀，继之硬化，皮肤表面凹凸不平，内侧面如同橘皮样外观，严重者，皮肤和皮下组织与其下肌肉、骨紧紧相连，不能移动，出现肢体活动受限，关节屈曲性挛缩。雷诺现象少见。

5. 内脏损害较少见，且表现轻微，可有关节肌肉酸痛乏力或发热。

6. 实验室检查示外周血象中嗜酸性粒细胞增高，多克隆性高球蛋白血症，血沉增高，红细胞和血小板计数可轻度减少，ANA阳性率达 30.8%，肌电图表示肌性损害。

7. 组织病理学示深筋膜炎症、水肿，胶原纤维增生、变厚，伴有淋巴细胞、浆细胞和组织细胞浸润，嗜酸性粒细胞呈散在或簇集或有血管周围浸润，病变可侵犯真皮，表现为硬皮病样改变，表皮一般无明显改变。

【鉴别诊断】

1. 系统性硬皮病　以女性多见，发病前无劳累史，有指（趾）的硬化，雷诺现象常见，内脏损害多见，较重，周围血嗜酸性粒细胞不增高。

2. 硬肿症　起于颈部，逐渐发展至躯干、上肢，下肢很少累及，皮损呈非凹陷性水肿，组织病理学示真皮增厚，胶原纤维肿胀，有大量酸性黏多糖基质，一般激素治疗无效果。

3.全身性黏液性水肿 表情淡漠呆板,面部水肿,舌大发音不清,鼻宽唇厚,皮肤干燥苍白,皮温低,呈非凹陷性肿胀,毛发稀疏脱落。实验室检查基础代谢率低,^{131}碘吸收率低,显示甲状腺功能减退,用甲状腺素制剂治疗效果好。

【治疗方法】

1.西医治疗

(1)全身治疗 ① 类固醇皮质激素:泼尼松 30~60mg/日,口服,病情稳定后逐渐减量。② 免疫抑制剂:可选用硫唑嘌呤,50mg/日。③ 抗疟药物:氯喹 0.25g/日,症状控制后减量维持。④ 有报道西咪替丁(甲氰咪胍)0.8g/日,口服,或雷尼替丁 0.45g/日,口服有效,作用机制尚不清楚。⑤ 非甾体抗炎药:消炎痛 25mg,口服,3 次/日,以缓解肌肉、关节疼痛。⑥ 可考虑低分子右旋糖酐加丹参注射液静脉滴注,1 次/日,4 日为 1 个疗程。

(2)局部治疗 ① 皮肤干燥,有糠秕状鳞屑,可外搽硼酸软膏、鱼肝油软膏,2~3 次/日;② 可外用糖皮质激素,如氢化可的松软膏、肤轻松软膏、氯氟舒松软膏等,2 次/日。

2.中医治疗

(1)辨证施治 ① 脾虚湿盛证,治以健脾除湿,方用除湿胃苓汤加减:猪苓、泽泻、白术、滑石、防风、栀子各 10g,苍术、厚朴、陈皮、木通各 6g,肉桂、甘草各 3g,水煎服。② 湿热阻滞证,治以清热祛湿通络,方用宣痹汤加减:防己、杏仁、滑石、连翘、栀子、薏苡仁、赤小豆皮各 10g,半夏、蚕沙各 6g,水煎服。③ 气滞血瘀证,治以活血化瘀通络,方用桃红四物汤加减:当归、赤芍、生地黄、川芎各 10g,桃仁 8g,红花 3g,水煎服。④ 肝肾亏虚证,治以补益肝肾,方用六味地黄汤加减:熟地黄、山药、山茱萸、牡丹皮、茯苓、泽泻各 10g,水煎服。

（2）中成药 ① 肤康片 3～5 片，口服，3/ 日；② 血府逐瘀丸 10g，口服，3/ 日；③ 复方丹参片 3 片，口服，3 次 / 日；④ 雷公藤总苷 10～20mg，口服，2～3 次 / 日。

（3）外治疗法 ① 千里光、白矾、乌梅、伸筋草、石菖蒲等量，煎水熏洗，1 次 / 日；② 皮损范围小者，局部金黄如意散外敷，2 次 / 日；③ 肤康霜外涂患处，2 次 / 日。

（4）其他疗法 ① 针刺疗法，取穴足三里、三阴交、血海、承山、委中等；② 适当推拿，按摩，防止关节挛缩变形。

【预防与护理】

1. 保持心情愉快，生活节律有序。

2. 避免过度劳累及外伤，注意保暖防寒。

3. 加强肢体锻炼，积极配合治疗。

第五节 混合性结缔组织病

混合性结缔组织病是一种同时或不同时具有红斑狼疮、皮肌炎或多发性肌炎和硬皮病等混合表现的结缔组织病。以雷诺现象、关节痛或关节炎、肌炎、面部红斑和手部肿胀为特征。女性发病较多，尤以年龄 30 岁左右常见。属中医"痹证""皮痹"或"肌痹"等范畴。

【诊断要点】

1. 雷诺现象，手部肿胀、硬化，手指尖细或呈腊肠样。

2. 多发性关节痛或关节炎，但关节畸形少见。

3. 近端肌肉疼痛、压痛，肌无力，面部蝶形红斑或上眼睑水肿性紫红斑。

4. 肺、心、肝、脾、食管等多系统受累，但肾脏累及少见。

5. 实验室检查见外周血血红蛋白减少、白细胞减少、血沉增快、丙种球蛋白显著增高、抗核抗体呈斑点型阳性、抗核糖核蛋白抗体高滴度阳性。

【鉴别诊断】

1. 系统性红斑狼疮 常累及肾脏，有发热、典型蝶形红斑、狼疮发及对光敏感，而无雷诺现象及手部肿胀和硬化，无肌酸尿，抗核抗体呈周边型阳性。

2. 硬皮病 皮肤硬化不仅限于手、足、面、臂和腿，而且颈和躯干部亦可累及，抗核糖核蛋白抗体阳性率低。

3. 皮肌炎或多发性肌炎 有肌肉疼痛、压痛和肌无力，但无红斑狼疮和硬皮病的特征性皮损，抗核抗体阳性率低。

4. 重叠结缔组织病 需同时符合两种以上结缔组织疾病的诊断标准，且无高滴度抗核糖核蛋白抗体。

【治疗】

1. 西医治疗

（1）全身治疗 ① 可选用泼尼松，一般用量为 30mg/日；② 静脉滴注低分子右旋糖酐加丹参注射液，可使皮肤软化；③ 吲哚美辛（消炎痛）25mg，口服，3 次 / 日；④ 血管扩张剂，如硝苯地平、甲基多巴和妥拉唑林等，对雷诺现象有帮助。

（2）局部治疗 ① 对雷诺现象，可选用硝酸甘油软膏外涂患指，2 次 / 日；② 指端糜烂或溃疡，可局部清创后，选用 0.5% 新霉素溶液或软膏、红霉素软膏及莫匹罗星软膏外搽，再用油纱布包扎，1 次 /1～2 日；③ 外用避光剂，如 5% 二氧化钛软膏及 10% 氧化锌糊剂等，2 次 / 日；④ 皮损干燥，有糠秕状鳞屑，可选用硼酸软膏及鱼肝油软膏等外搽，2 次 / 日。

2. 中医治疗

（1）辨证论治 ① 寒湿外袭证，治以温经散寒，方用当归四逆汤或独活寄生汤加减：桑寄生、人参、茯苓、炙甘草、防风、当归、白芍、熟地黄、牛膝、秦艽、杜仲各 10g，独活、桂心、细辛各 3g，水煎服。② 血瘀经脉证，治以活血化瘀，方用桃红四物汤加减：当归、赤芍、生地黄、川芎各 10g，桃仁 8g，红花 3g，水煎服。③ 脾胃气虚证，治以健脾益气，方用参苓白术散或补中益气汤加减：茯苓、人参、黄芪、白术、当归、山药、莲子肉、薏苡仁、砂仁各 10g，白扁豆、陈皮、柴胡、桂枝各 6g，甘草 3g，水煎服。④ 肾阳不足证，治以温补肾阳，方用肾气丸或右归丸加减：地黄、山药、山茱萸、牡丹皮、茯苓、泽泻各 10g，熟附子、肉桂各 3g，水煎服。

（2）中成药　① 雷公藤片 3 片，口服，3 次 / 日；② 火把花根片 5 片，口服，3 次 / 日；③ 复方丹参片 3 片，口服，3 次 / 日；④ 补阳还五汤冲剂 10g，口服，3 次 / 日；⑤ 知柏地黄丸 10g，口服，3 次 / 日。

（3）外治疗法　① 熏洗疗法，可选用透骨草、伸筋草、制草乌、桂枝、红花、丹参、石菖蒲、海风藤、地骨皮、川椒适量，水煎后先熏后洗，1～2 次 / 日；② 局部皮肤红斑，可用清凉膏及白玉膏等外搽，2～3 次 / 日；③ 肢端发凉、麻木，可选用红灵酒外搽，2～3 次 / 日；④ 有溃疡者，可用红油膏或生肌玉红膏外涂，1～2 次 / 日。

（4）其他疗法　① 针刺疗法，取合谷、曲池、曲泽、足三里、风市、委中等穴位；② 推拿、按摩等疗法，对改善肌炎症状，防止肌肉萎缩等，均有一定帮助。

【预防与护理】

1. 应早期诊断，早期治疗，树立与疾病作斗争的信心，避免精神刺激和过度紧张。

2. 注意休息和保暖，避免潮湿，除去体内慢性病灶，防止外伤。

3. 加强体育及功能锻炼，适当休息，做到生活规律化。

4.给予丰富的饮食营养，多食高蛋白食物及新鲜蔬菜和水果，勿吸烟。

第六节 重叠结缔组织病

重叠结缔组织病又称重叠综合征，是一种与免疫功能紊乱有着密切关系的结缔组织病。以同一患者在同一时间内患有两种以上结缔组织病，或先有一种结缔组织病，以后转变为另一种结缔组织病为特征。临床上常见系统性红斑狼疮、系统性硬皮病及皮肌炎为主的重叠，其中尤以系统性红斑狼疮和系统性硬皮病为主的重叠多见。本病发生率约占各种结缔组织病的5%，多见于中年女性。属中医"阴阳毒""痹证""皮痹""肌痹"等范畴。

【诊断要点】

1. 系统性红斑狼疮和系统性硬皮病为主的重叠，开始为典型的系统性红斑狼疮症状，以后出现皮肤硬化、吞咽困难及张口、伸舌困难等表现，即具有系统性硬皮病的特征。

2. 系统性红斑狼疮和皮肌炎为主的重叠，除典型的系统性红斑狼疮症状外，还有肌肉疼痛、压痛、肌无力、肌萎缩及肌肉硬结等表现。

3. 其他，如系统性红斑狼疮与类风湿性关节炎重叠，除系统性红斑狼疮的症状外，以风湿结节、关节炎、关节变形和强直多见；与结节性多动脉炎重叠，多见末梢及中枢神经系统症状、肺部症状及腹痛等；与栓塞性血小板减少性紫癜重叠，除紫癜外，中枢神经系统症状明显。

4. 实验室检查有血沉增快、丙种球蛋白增高、抗核抗体阳性、血清谷草转氨酶和肌酸磷酸激酶增高。肌电图可显示神经控制失调和原发性肌病两方面的表现。

【鉴别诊断】

1. **系统性红斑狼疮**　除系统性红斑狼疮的症状外，不具有系统性硬皮病的特征，也无近端肌力低下、肌萎缩及肌肉硬结等表现。

2. **皮肌炎和多发性肌炎**　以近端肌肉疼痛、压痛及肌无力等为特征，不具有系统性红斑狼疮和硬皮病的特征性损害，抗核抗体阳性率低。

3. **系统性硬皮病**　以四肢、颜面及躯干部皮肤硬化为特征，有吞咽困难及张口、伸舌受限等表现，发病前常先有雷诺现象，而无典型的系统性红斑狼疮表现。

4. **类风湿性关节炎**　主要以指、趾、腕、踝等小关节病变为主，不具有系统性红斑狼疮、系统性硬皮病及皮肌炎的特征性皮损。

【治疗】

1. 西医治疗

（1）全身治疗　① 一般首选糖皮质激素治疗，如强的松 30～60mg/ 日或地塞米松 5～10mg/ 日，待病情控制后用小剂量维持，强的松 5～10mg/ 日；② 氯喹、秋水仙碱、吲哚美辛、甲基多巴、三磷酸腺苷及大剂量维生素 E、维生素 C 等，均可酌情选用。

（2）局部治疗　可参见有关病种的局部治疗酌情处理。① 有系统性红斑狼疮的典型皮损，可外用氢化可的松软膏、肤轻松软膏或地塞米松霜剂等，2 次 / 日；② 外涂避光药物，如 5%二氧化钛软膏及 10% 氧化锌糊剂等，2 次 / 日；③ 有雷诺现象，肢端麻木、刺痛，可选用硝酸甘油软膏外搽，2～3 次 / 日；④ 皮肤红斑、干燥，有糠秕状鳞屑，可选用润滑剂外涂，如糠馏油软膏及鱼肝油软膏等，2～3 次 / 日。

2. 中医治疗

（1）辨证论治　① 肾阴不足证，治以滋肾养阴，方用六味地黄汤加减：熟地黄、山药、山茱萸、牡丹皮、茯苓、泽泻各10g，水煎服。② 肾阳虚损证，治以温补肾阳，方用右归饮加减：熟地黄、山药、山茱萸、枸杞子、菟丝子、当归、杜仲各10g，鹿角胶6g，肉桂、熟附子各3g，水煎服。③ 阴阳俱亏证，治以平补阴阳，方用还少丹加减：熟地黄、山药、牛膝、枸杞子、杜仲、远志、巴戟天、肉苁蓉各10g，五味子、楮实子、小茴香、石菖蒲各6～8g，水煎服。

（2）中成药　① 六味地黄丸10g，口服，3次/日；② 知柏地黄丸10g，口服，3次/日；③ 肤康片3～5片，口服，3次/日。

（3）外治疗法　① 药浴疗法，选用透骨草、红花、丹参、桂枝、石菖蒲、制草乌、艾叶、海风藤、川椒、伸筋草各适量，水煎后倒入浴盆中温浴，1次/日；② 有皮肤局部红斑，可选用清凉膏及白玉膏外搽，2～3次/日；③ 肢端苍白、冰凉或青紫，可选用红灵酒外涂，2～3次/日。

（4）其他疗法　① 中药制剂：可选用复方丹参注射液、当归注射液及毛冬青注射液等肌内注射或静脉滴注，1次/日。② 针刺疗法：主穴选肾俞、命门、气海；配穴选足三里、合谷、三焦俞、三阴交。③ 耳针疗法：取肺、内分泌、肾、肾上腺、肝、脾等腧穴。④ 按摩、推拿等疗法，可改善机体状况，对促进肌力恢复，防止肌肉萎缩等有一定帮助。

【预防与护理】

1. 避免日晒，防止受寒和过度疲劳，注意休息。

2. 积极防治感冒和其他感染，加强营养，不可贪食或偏食。

3. 树立与疾病作斗争的信心，避免精神刺激，适当进行活动，增强机体抵抗力。

第十二章

疱疹性皮肤病

第一节 天疱疮

天疱疮是一种少见的严重的慢性、复发性表皮内大疱性皮肤病。以在正常皮肤或黏膜上成批出现松弛性水疱，易破裂，尼氏征阳性，自觉瘙痒或灼痛为特征。可危及生命。好发于30~50岁的青壮年，男女发病率相等。根据临床特点，可分为寻常型、增殖型、落叶型和红斑型4种类型，而以寻常型最为多见。其中寻常型可转化为增殖型，红斑型可发展成落叶型。本病属中医"天疱疮""火赤疮"等的范畴。

【诊断要点】

1. 寻常型天疱疮

（1）一般先有口腔黏膜损害，皮损多见于头、颈、面、胸、背、腋下及腹股沟等处，并可累及鼻、耳、眼、阴部和肛门等部位。

（2）初起出现大小不一的浆液性水疱，疱壁薄而松弛，疱液初为黄色澄清，无红晕，以后混浊含有血液，疱壁极易破裂，形成红色湿润糜烂面，结黄褐色痂，不易自愈，不断向周围扩展，外观似脓疱疮或脂溢性皮炎继发感染，常有腥臭，尼氏征阳性。

（3）有不同程度的瘙痒或灼痛感；全身常有畏寒、发热、厌食及乏力等症状。

（4）组织病理学示棘细胞层松解、表皮内裂隙及水疱形成，其表皮内大疱位于基底细胞上方。

2. 增殖型天疱疮

（1）为寻常型天疱疮的一种异型，常发生于免疫力较强或经治疗后，控制病情的寻常型天疱疮患者，一般发病年龄较轻。

（2）早期损害与寻常型天疱疮相同，但以糜烂面上出现蕈样及乳头瘤样增殖为特点，周围有炎性红晕，表面结成厚痂，常有腥臭。

（3）好发于腋窝、腹股沟、肛门、外阴、乳房下及脐等皱褶部位。

（4）尼氏征可为阳性。

（5）病情发展慢，自觉症状轻微，全身可有发热、疲倦及不适等症状。

（6）组织病理学所见与寻常型天疱疮基本相同，棘层肥厚，表皮呈乳头瘤样增殖。

3. 落叶型天疱疮

（1）开始为小而松弛的水疱，疱壁薄，易破裂，形成浅表性糜烂面，以后水疱较少发生，主要以表皮浅在分离和剥脱为特征，表面有叶状鳞痂，基底潮红湿润。

（2）初发多在颜面、头部、胸部和背部上方，损害日渐扩大，逐渐遍及全身，外观似剥脱性皮炎，自觉灼热及疼痛，间有严重瘙痒。

（3）黏膜损害少见，多呈浅表性糜烂面，症状轻微。

（4）尼氏征强阳性。

（5）病情发展缓慢，全身症状轻重不一，可有畏寒、发热及精神障碍等。

（6）组织病理学示棘细胞层松解，表皮内裂隙及水疱形成，其表皮松解性大疱位于角层下或粒层下。

4. 红斑型天疱疮

（1）皮损主要限于头面、胸及上背部，一般无黏膜损害。

（2）早期面部可出现蝶形红斑，表面有脂溢性鳞屑，除去鳞屑可见浅表性糜烂面。胸、背及四肢等处可见在红斑基础上，出现松弛性小水疱，疱壁薄而易破裂及结痂。

（3）尼氏征阳性。

（4）自觉有不同程度的瘙痒感，全身症状不明显。

（5）病程慢，可自行缓解，但常复发，一般健康不受影响。

（6）组织病理学所见与落叶型天疱疮基本相同。

【鉴别诊断】

1. **大疱性类天疱疮** 多见于老年人，皮损为张力性水疱或血疱，不易破裂，破裂后创面易于愈合。尼氏征阴性。极少黏膜损害，组织病理学检查水疱位置在表皮下。

2. **疱疹样皮炎** 皮疹多形性，红斑、丘疹、水疱、结痂可以并存。水疱呈环形排列，周围红晕明显，不易破裂，好发于两肩、腰骶及四肢伸侧。尼氏征阴性。自觉剧烈瘙痒，可自愈但易反复发作。血嗜酸粒细胞明显增高，组织病理学检查水疱位于表皮与真皮之间。

3. **大疱性表皮松解症** 幼年发病，为先天遗传性疾病。其特点为水疱多发生在撞击或摩擦部位，如手、足、肘及膝关节等处，常因受机械性损伤而出现损害。

【治疗方法】

1. 西医治疗

（1）全身治疗 ① 泼尼松，一般用量为 60～80mg/ 日，分 3

次口服，待症状控制数周后，逐渐减量。② 硫唑嘌呤 50mg，口服，2 次 / 日；或环磷酰胺 50mg，口服，2 次 / 日；或甲氨蝶呤每周 25mg，肌内注射；为提高疗效可与糖皮质激素联合运用。③ 氨苯砜 100mg/ 日，口服。④ 有感染者，应及时选用抗生素。⑤ 支持疗法，给予多种维生素、能量合剂及蛋白制剂，纠正水电解质紊乱，必要时可输血。

（2）局部治疗　① 皮损面积小，有糜烂，渗出不多，可选用 0.1% 利凡诺尔液或 0.5% 新霉素溶液外洗或湿敷，或用 2% 龙胆紫液外搽，2～3 次 / 日；② 皮损泛发、结痂，渗液较多，可选用 0.1% 新洁尔灭液或 1∶10000 高锰酸钾液外洗或湿敷，2～3 次 / 日；③ 口腔糜烂可选用 2% 硼酸溶液或 1% 双氧水含漱，每 3～4h 含漱一次；④ 皮损感染，可选用新霉素软膏、红霉素软膏及莫匹罗星软膏等外搽，2～3 次 / 日，或根据细菌培养及药敏试验，外用高敏抗生素。

2. 中医治疗

（1）辨证论治　① 热毒炽盛证，治以清热凉血、解毒利湿，方用犀角地黄汤或清瘟败毒饮加减：石膏、水牛角各 20g，生地黄、赤芍、黄芩、知母、玄参、连翘、竹叶各 10g，牡丹皮、桔梗各 6g，水煎。② 心火脾湿证，治以清火健脾、利湿解毒，方用清脾除湿饮或除湿胃苓汤加减：连翘、茵陈、茯苓各 15g，黄芩、栀子、泽泻、白术、竹叶各 10g，苍术、枳壳各 6g，甘草、灯心草各 3g，水煎服。③ 气阴两虚证，治以益气养阴、和胃解毒，方用益胃汤加减：沙参、麦冬、生地黄、玉竹、冰糖、白术、当归各 10g，甘草 3g，水煎服。

（2）中成药　① 雷公藤片 3 片，口服，3 次 / 日；② 昆明山海棠片 2 片，口服，3 次 / 日；③ 益气养阴口服液 10ml，口服，3 次 / 日。

（3）外治疗法　①皮损糜烂，渗出不多，可选用青黛散调麻油外涂，2～3次/日；②皮损泛发、糜烂，渗出较多，可选用大黄、黄柏、苦参、蒲公英、黄芩、野菊花、地榆、千里光、白矾各适量，煎水外洗或湿敷，1～2次/日；③口腔黏膜糜烂，破溃，选用金银花、白菊花及麦冬煎水含漱，再用冰硼散涂患处。

（4）其他疗法　①渗液较多不止，用青黛散、煅海螵蛸粉及煅牡蛎粉各等份，在患处先用麻油湿润后干扑，或麻油调搽；②滑石粉、绿豆粉各适量，研细末和匀后外扑；③口糜舌烂，可用金莲花片口含，或用西瓜霜片含服。

【预防与护理】

1.在治疗过程中，需要严密观察使用激素的不良反应。

2.给予高蛋白、高维生素及低盐饮食。

3.卧床休息，要经常翻动身体，防止发生压疮。

4.注意加强眼、口腔及外生殖器等局部损害的护理，患者的衣服及被单，应每日消毒。皮损广泛的严重天疱疮患者，宜按严重烫伤患者一样消毒隔离。

第二节　类天疱疮

类天疱疮又称大疱性类天疱疮，是一种慢性全身泛发性表皮下的大疱性皮肤病。以红斑或正常皮肤上发生紧张性水疱或大疱，疱壁紧张，不易破裂，尼氏征阴性，有不同程度的瘙痒或灼痛感为特征。患者全身情况一般较好，预后良好。多见于老年人，亦可见于幼儿，偶见于青壮年，性别上无明显差异。本病属中医"天疱疮"等的范畴。

【诊断要点】

1.好发于老年人，全身皮肤均可出现，但以腹股沟部、腋窝、下腹及四肢屈侧多见。

2. 皮疹为红斑或正常皮肤上发生散在分布的紧张性水疱或大疱，易于愈合。

3. 尼氏征阴性。

4. 黏膜损害少而轻微。

5. 自觉有不同程度的瘙痒或灼痛，无明显全身症状。

6. 组织病理学示表皮下水疱形成，无棘层松解现象。

【鉴别诊断】

1. 寻常型天疱疮　在正常皮肤或黏膜上出现松弛性水疱或大疱，疱壁薄而松弛，极易破裂，破裂后的糜烂面不易愈合。尼氏征阳性，病情重，可危及生命，好发于青壮年。组织病理学示表皮内水疱及棘层松解。

2. 疱疹样皮炎　多见于中年人。皮损主要为成群的丘疹和水疱，水疱较小，多呈环状排列，主要发生于四肢伸侧、肩胛及臀部等处，不侵犯黏膜，碘试验阳性。

3. 妊娠疱疹皮疹　发生于妊娠期和产后期，发病前常有发热、寒战、头痛和全身瘙痒等前驱症状，分娩后能自愈。

【治疗方法】

1. 西医治疗

（1）全身治疗　① 糖皮质激素为首选药物，常用泼尼松，一般用量为 40～60mg/ 日，分次口服。② 硫唑嘌呤 50mg，口服，2 次 / 日；或环磷酰胺 50mg，口服，2 次 / 日；或甲氨蝶呤每周 25mg，肌内注射，可根据病情单用或与糖皮质激素合并使用。③ 氨苯砜 50mg，口服，2 次 / 日。④ 磺胺吡啶 1.5～2g/ 日，分次口服。

（2）局部治疗　① 皮损局限，无继发感染，可选糖皮质激素外用，如 1% 氢化可的松软膏、肤轻松软膏及地塞米松霜等外搽，2 次 / 日；② 皮损广泛，有渗液或继发感染，可先用 0.1% 利凡诺尔液或 0.5% 新霉素溶液外洗或湿敷，再用四环素软膏、红霉素软膏或莫匹罗星软膏等抗生素软膏外涂，2 次 / 日。

2. 中医治疗

（1）辨证论治 ① 湿热内蕴证，治以清热利湿，方用龙胆泻肝汤加减：龙胆、黄芩、栀子、泽泻、当归各 10g，柴胡 8g，甘草 3g，水煎服。② 脾胃气虚证，治以健脾益气，方用参苓白术散加减：莲子肉、薏苡仁、砂仁、茯苓、人参、白术、山药各 10g，桂枝、白扁豆各 6g，甘草 3g，水煎服。

（2）中成药 ① 雷公藤片 3 片，口服，3 次 / 日；② 火把花根片 3 片，口服，3 次 / 日；③ 益气养阴口服液 10ml，口服，3 次 / 日。

（3）外治疗法 ① 皮损局限，无渗出或糜烂，可选用黄柏搽剂外涂，再用青黛散外扑，2～3 次 / 日；② 皮损泛发，有渗液或糜烂，可选用大黄、黄柏、黄芩、苦参及明矾各适量，煎水外洗或湿敷，再用青黛散调麻油外搽，2 次 / 日。

（4）其他疗法 ① 滑石粉、白及粉及冰片研细末外扑，2 次 / 日；② 水疱破裂后的糜烂面，可用生肌玉红膏外涂，2 次 / 日。

【预防与护理】

1. 加强营养，给予高蛋白、高维生素及低糖饮食，增强机体抵抗力。

2. 注意休息，保持创面干燥、清洁，经常翻动身体，防止压疮发生。

3. 在使用糖皮质激素治疗过程中，要严密观察药物的不良反应，早期预防、早期发现、早期处理。

4. 避免精神刺激，保持心情舒畅，忌食辛辣发物，戒除烟酒。

第三节　疱疹样皮炎

疱疹样皮炎是一种良性复发性大疱性皮肤病，常伴有对谷胶敏感的小肠病变。以红斑、风团、丘疹及水疱等多形性皮损，而以水疱为主要损害，对称分布，剧烈瘙痒，反复发作为特征。多发生于 20～55 岁；儿童一般发生于 5 岁以后。属中医"蜘蛛疮""火赤疮"等范畴。

【诊断要点】

1. 好发于肩胛、臀部及四肢伸侧等处，常呈对称分布。

2. 皮疹呈多形性，有红斑、风团、丘疹、水疱、血疱及脓疱等，但以水疱为主要损害。水疱常发生于红斑基底上，常呈环形排列成群，水疱紧张、饱满，疱壁较厚，不易破裂，尼氏征阴性。

3. 自觉有剧烈而持久的瘙痒，一般无明显全身症状。

4. 病程较长，呈反复发作与缓解的慢性过程，预后良好，部分患者对谷胶食物及碘剂呈过敏反应。

5. 实验室检查示外周血象中嗜酸性粒细胞增高，组织病理学示表皮下水疱，无棘层松解，真皮乳头部有嗜酸粒细胞及中性粒细胞浸润。

【鉴别诊断】

1. 大疱性类天疱疮　皮损以大水疱为主，无多形性损害，多分布在颈、腋、腹股沟和四肢的屈侧，发病较急。

2. 寻常型天疱疮　皮损以水疱及大疱为主，疱壁薄而松弛，易破裂，尼氏征阳性，常有口腔黏膜糜烂。

3. 多形性红斑　病程短，多在数周内痊愈，皮损好发于手、足、前臂、小腿、颜面、颈部及口唇黏膜等处，碘试验阴性。

4.疱疹样脓疱病 多见于妊娠后期或产后不久的妇女，皮损为在红斑上起针头到绿豆大小的脓疱群，没有水疱是本病的特征。

【治疗方法】

1. 西医治疗

（1）全身治疗 ① 氨苯砜是治疗本病的首选药物，氨苯砜50mg，口服，2～3 次 / 日；② 磺胺吡啶 1.5～2g/ 日，分次口服，同时加服等量碳酸氢钠；③ 糖皮质激素对部分患者有效，一般用泼尼松 20～40mg/ 日，分次口服；④ 抗组胺类药物。

（2）局部治疗 ① 皮损局限，无继发感染，可选用 1% 樟脑炉甘石洗剂、1% 薄荷及酚炉甘石洗剂外搽，2～3 次 / 日，也可用糖皮质激素软膏外涂，如 1% 氢化可的松软膏、肤轻松软膏或0.075% 地塞米松霜剂等，2 次 / 日；② 皮损广泛，有继发感染者或渗液，可选用碳酸氢钠浴、糠浴，或用 1∶10000 高锰酸钾溶液浸泡后，外用 1% 土霉素锌氧油或 1% 龙胆紫锌氧油。

2. 中医治疗

（1）辨证论治 ① 心火亢盛证，治以泻火解毒、疏风止痒，方用芩连解毒汤加减：生石膏 20g，黄芩、知母、苦参、防风、玄参、茯苓、地肤子、栀子、白鲜皮、白术、藿香、六一散各10g，黄连、蝉蜕、苍耳子各 3g，水煎服。② 脾虚湿困证，治以健脾除湿、疏风止痒，方用参苓白术散加减：茯苓、人参、白术、山药、莲子肉、薏苡仁、砂仁各 10g，桂枝、白扁豆各 6g，甘草3g，水煎服。③ 气血两虚证，治以益气养血、滋阴润燥，方用八珍汤加减：人参、白术、茯苓、甘草、当归、川芎、熟地黄、白芍各 10g，水煎服。

（2）中成药 ① 竹黄颗粒剂 10g，口服，3 次 / 日；② 健脾除湿颗粒 10g，口服，3 次 / 日；③ 益气养阴口服液 10ml，口服，

3 次 / 日。

（3）外治疗法　① 皮损以丘疹及丘疱疹为主，剧烈瘙痒，选用苍肤水洗剂或路路通洗剂，2～3 次 / 日；② 皮损以水疱及脓疱为主，渗出较多，选用石榴皮水洗剂湿敷，再用青黛散加植物油调匀外涂，2～3 次 / 日。

（4）其他疗法　① 黄柏、石榴皮、徐长卿及蛇床子各适量，煎水外洗，1 次 / 日；② 祛湿散加甘草油调敷，痒甚时可加入适量雄黄解毒散。

【预防与护理】

1. 保持心情愉快，注意身体健康，避免受凉。

2. 尽可能进食无谷胶食物，禁食紫菜、海带或碘盐等含碘类食物，避免服用含碘和溴剂的药物，以免加重病情。

3. 保持皮肤清洁，避免搔抓，防止继发感染。

第四节　妊娠疱疹

妊娠疱疹是妇女在妊娠和产褥期发生的一种以水疱为主要损害的瘙痒性皮肤病。以红斑、丘疹、风团及水疱等多形性皮损，自觉有不同程度的瘙痒为特征。产后易自行缓解，再次妊娠会复发。一般不影响健康，对母亲预后良好，也不影响胎儿的正常发育。少数胎儿出生后有类似成人的皮损，但数周内可自行消失，并不复发。本病属中医"蜘蛛疮""火赤疮"的范畴。

【诊断要点】

1. 多发生于妊娠期或产褥期的妇女，好发于四肢、脐周、腹部、臀部及手足等处。

2. 皮疹有红斑、丘疹、风团及水疱等多形损害，但以水肿性红斑基底上出现成群或环状的紧张性水疱或大疱为特征。

3. 发疹前一般有全身不适、畏寒、发热及皮肤剧烈瘙痒等前驱症状。

4. 病程慢性，多数患者产后能自行缓解，但再次妊娠会复发。

5. 实验室检查外周血象中嗜酸性粒细胞增高，尿检有蛋白尿及血尿，组织病理学示表皮下水疱及基底细胞坏死，无棘层松解。

【鉴别诊断】

1. 妊娠痒疹　是孕妇常见皮肤病之一，除剧烈瘙痒外尚有小丘疹而无水疱，主要分布于四肢，躯干较少。

2. 疱疹样皮炎　常发生于妊娠前或分娩后，妊娠期反而缓解，用砜类药物治疗有良效。

3. 疱疹样脓疱病　原发疹是脓疱，有吐泻等全身症状，常有低血钙。

【治疗方法】

1. 西医治疗

（1）全身治疗　① 瘙痒剧烈者可用抗组胺药和镇静药，如氯苯那敏（扑尔敏）、氯雷他定（息斯敏）、苯海拉明及地西泮（安定）等；② 皮疹严重不能控制时，可考虑用糖皮质激素，泼尼松一般 20～40mg/ 日；③ 维生素 C、维生素 B_6、黄体酮等，均可酌情选用。

（2）局部治疗　① 皮损局限，无感染及渗出，可选用炉甘石洗剂及氧化锌糊剂等外搽，也可用糖皮质激素外涂，如 1% 氢化可的松软膏、肤轻松软膏及 0.075% 地塞米松霜剂，2 次 / 日；② 皮损广泛，有感染及渗出，可先用 0.1% 利凡诺尔液或 1：10000 高锰酸钾溶液浸泡、外洗，再外用复方新霉素软膏或 1% 龙胆紫锌氧油，2 次 / 日。

2.中医治疗

（1）辨证论治　① 心火炽盛证，治以泻火解毒、疏风止痒，方用芩连解毒汤加减：生石膏 20g，黄芩、知母、苍术、白术、苦参、防风、玄参、茯苓、地肤子、栀子、白鲜皮、六一散各 10g，藿香 8g，黄连、蝉蜕、苍耳子各 3g，水煎服。② 阴虚血热证，治以滋阴清热、凉血祛风，方用知柏地黄汤加减：知母、黄柏、熟地黄、山茱萸、干山药、牡丹皮、茯苓、泽泻各 10g，水煎服。③ 脾虚湿阻证，治以健脾祛湿、疏风止痒，方用参苓白术散加减：茯苓、人参、白术、山药、莲子肉、薏苡仁、砂仁各 10g，桂枝、白扁豆各 6g，甘草 3g，水煎服。④ 气血两虚证，治以益气养血、滋阴润燥，方用八珍汤加减：人参、白术、茯苓、甘草、当归、川芎、熟地黄、白芍各 10g，水煎服。

（2）中成药　① 乌蛇止痒丸 10g，口服，3 次 / 日；② 竹黄颗粒剂 10g，口服，3 次 / 日；③ 益气养阴口服液 10ml，口服，3 次 / 日；④ 穿心莲片 5 片，口服，3 次 / 日。

（3）外治疗法　① 皮损以红斑、丘疹及风团为主，剧烈瘙痒，可选用千里光、威灵仙、地肤子及蛇床子适量，煎水外洗，1～2 次 / 日；② 皮损以水疱及大疱为主，有感染及渗液，可先用三黄洗剂，再外扑青黛散或六一散，也可用青黛散植物油调匀后外涂，2 次 / 日。

【预防与护理】

1.加强营养，注意保持身体健康和心情舒畅，避免受凉感冒。

2.认真做好产前检查，不可滥用对胎儿有损害的药物。

3.保持皮肤清洁，避免过度搔抓，防止继发感染。

第五节 线状 IgA 大疱性皮肤病

线状 IgA 大疱性皮肤病是一种以皮损的直接免疫荧光检查显示基底膜带有线状 IgA 沉积为特点的大疱性皮肤病。其病因多数学者认为是自身免疫反应。临床表现类似大疱性类天疱疮和疱疹样皮炎。本病慢性经过，预后良好。临床上分为成人型和儿童型。属中医"天疱疮""蜘蛛疮"的范畴。

【诊断要点】

1. 成人线状 IgA 大疱性皮肤病

（1）多见于成年人。

（2）好发于躯干及四肢屈侧。

（3）皮损表现类似疱疹样皮炎，呈多形性，可见水肿性红斑、丘疹及疱壁厚且紧张的小水疱或大疱，可沿红斑边缘呈弧形或环形排列。

（4）尼氏征阴性。

（5）伴轻微瘙痒。

（6）可有口腔黏膜损害。

（7）直接免疫荧光检查，病变皮肤或正常皮肤发现 IgA 呈线状沉积于表皮基底膜带。

（8）不会自愈。

2. 儿童线状 IgA 大疱性皮肤病

（1）多见于学龄前儿童。

（2）皮损分布广泛，多见于口周、四肢屈侧、腹股沟及外阴部，常呈对称分布。

（3）皮损表现为正常皮肤或红斑上出现张力性水疱或大疱，破后形成糜烂面，易愈合，不留瘢痕，仅留色素沉着。

（4）尼氏征阴性。

（5）伴不同程度瘙痒。

（6）口腔黏膜很少累及。

（7）直接免疫荧光检查发现 IgA 呈线状沉积于表皮基底膜带。

（8）2～3 年内可自愈。

【鉴别诊断】

1.疱疹样皮炎　皮疹呈多形性，以张力性群集水疱为主，剧痒，直接免疫荧光检查，真皮乳头部有 IgA 颗粒状沉积。

2.大疱性类天疱疮　表现为张力性水疱，疱壁厚，不易破裂，直接免疫荧光检查，基底膜带有线状 IgG 沉积。

3.大疱性表皮松解症　多在出生后不久发生，有家族遗传史，于易受压及摩擦部位发生大疱，伴黏膜病变，指甲发育不良、牙齿发育不良及毛发脱落等。

【治疗方法】

1. 西医治疗

（1）全身治疗　① 成人型首选氨苯砜，100mg/ 日，若疗效不显著，则可与糖皮质激素联合用药；② 儿童型首选泼尼松 1～2mg/（kg・d），分 2～3 次服用，疗效不满意，可以加用氨苯砜联合用药；③ 部分患者用磺胺吡啶有效；④ 有感染者，选用抗生素治疗。

（2）局部治疗　① 局限且无继发感染者，可选用 1% 樟脑炉甘石洗剂、1% 薄荷及酚炉甘石洗剂外搽，也可用类固醇皮质激素软膏外搽，2 次 / 日；② 皮损广泛，有糜烂、渗出者，可选用 1% 依沙吖啶溶液或 1：10000 高锰酸钾溶液浸泡外洗，再外用复方新霉素软膏、红霉素软膏，1～2次 / 日；③ 有口腔黏膜损害者，可外用 2% 硼酸溶液含漱，2 次 / 日。

2. 中医治疗

（1）辨证施治　① 热毒炽盛证，治以清热解毒，方用犀角地黄汤合黄连解毒汤加减：水牛角 20g，黄柏、黄芩、栀子、生地黄、芍药各 10g，牡丹皮 6g，黄连 3g，水煎服。② 心火脾湿证，治以清心泻火、健脾除湿，方用导赤散合除湿胃苓汤加减：滑石 15g，猪苓、泽泻、白术、防风、栀子、竹叶各 10g，苍术、厚朴、陈皮、木通各 6g，肉桂、甘草各 3g，水煎服。③ 气阴两虚证，治以益气养阴，方用竹叶石膏汤合益胃汤加减：石膏 20g，竹叶、麦冬、人参、沙参、生地黄、玉竹、冰糖各 10g，甘草 3g，水煎服。

（2）中成药　① 双黄连口服液 10ml，口服，3 次 / 日；② 鱼腥草口服液 10ml，口服，2 次 / 日；③ 益气养阴口服液 10ml，口服，3 次 / 日。

（3）外治疗法　① 皮损泛发，糜烂、渗出多者，选用生地榆 15g，黄柏、马齿苋 30g，煎水外洗或湿敷，1～2 次 / 日；② 皮损糜烂，渗出不多，可选用青黛散、麻油调成糊状搽于患处，2～3 次 / 日；③ 皮肤干燥、结痂，可选用三黄软膏外搽，2次 / 日；④ 有口腔黏膜损害，可选用康复新液含漱后，冰硼散、青吹口散外涂患处，2～3 次 / 日。

【预防与护理】

1. 加强营养，给予高蛋白、高维生素饮食，忌辛辣腥发食物。

2. 注意休息，保证充足睡眠。

3. 加强创面护理，保持局部干燥清洁，防止继发感染。

4. 避免搔抓患处。

第六节　获得性大疱性表皮松解症

获得性大疱性表皮松解症是一种自身免疫性慢性表皮下大疱性皮肤病。其病因和发病机制尚不清楚，无家族史。以外伤及受压部位水疱为特征。本病多发生于成年人。属中医"天疱疮"范畴。

【诊断要点】

1. 多见于 40～60 岁成年人，男女均可发生。

2. 好发于肢端及四肢伸侧，尤其是小腿的伸侧及指（趾）、肘膝关节伸侧面。

3. 常有轻微外伤及局部摩擦挤压史。

4. 皮损表现为正常皮肤上出现张力性水疱或大疱，疱液清，偶有血疱，尼氏征阴性，愈合后留有萎缩性瘢痕和（或）粟丘疹，严重病例皮损可泛发全身。

5. 部分患者有口腔黏膜的水疱或糜烂，瘢痕性脱发，指（趾）甲萎缩。

6. 一般无自觉症状。

7. 无家族史。

8. 直接免疫荧光检查示基底膜线形 IgG 沉积。

【鉴别诊断】

1. 大疱性类天疱疮　多发生于老年人，没有外伤及局部摩擦史，通过 1mol/L NaCl 分离表真皮基底膜的直接和间接免疫荧光检查及对皮损周围的免疫电镜检查可鉴别。

2. 皮肤迟发性卟啉病　通过检测尿卟啉可鉴别。

【治疗方法】

1. 西医治疗

（1）全身治疗　① 糖皮质激素：泼尼松 20～60mg/ 日，3 次/

日。② 免疫抑制剂：甲氨蝶呤每周肌内注射 10～20mg，硫唑嘌呤 100～150mg 口服等。③ 氨苯砜 50～100mg/ 日，可单独使用或配以小剂量糖皮质激素。

（2）局部治疗　① 皮损局限可外用糖皮质激素，有感染外用抗生素软膏，如莫匹罗星软膏，2 次 / 日；② 皮损广泛者，可使用 0.1% 依沙吖啶溶液或 1∶10000 高锰酸钾溶液浸泡外洗，1～2 次 / 日，外用氧化锌软膏，1～2 次 / 日。

2. 中医治疗

（1）辨证施治　① 心火脾湿证，治以清心泻火除湿，方用导赤散合萆薢渗湿汤加减：薏苡仁、滑石各 15g，竹叶、生地黄、萆薢、牡丹皮、泽泻、茯苓、防风、牛膝、车前草各 10g，通草、甘草各 3g，水煎服。② 脾虚湿阻证，治以健脾利湿行气，方用参苓白术散加减：莲子肉、薏苡仁、砂仁、茯苓、人参、白术、山药各 10g，桂枝、白扁豆各 6g，甘草 3g，水煎服。③ 气阴两虚证，治以益气养阴，方用益胃汤加减：沙参、麦冬、生地黄、玉竹、冰糖各 10g，水煎服。

（2）中成药　① 雷公藤片 3 片，口服，3 次 / 日；② 火把花根片 5 片，口服，2 次 / 日；③ 清脾除湿颗粒 10g，口服，3 次 / 日。

（3）外治疗法　① 皮损局限，无糜烂、感染者，给予黛倍膏外搽，2～3 次 / 日；② 皮损广泛，无糜烂、感染，可予千里光 60g，生大黄 30g，五倍子 10g，水煎浸泡外洗，青黛散麻油调涂，1～2 次 / 日；③ 皮损广泛有糜烂、渗出，可予野菊花 60g，土茯苓、牡丹皮、生大黄各 30g，水煎外洗，青黛散麻油调涂或三黄散麻油调涂，1～2 次 / 日。

【预防与护理】

1. 避免外伤及摩擦挤压局部皮肤。

2. 衣物舒适宽松，避免过紧刺激皮肤。

3. 保持局部干燥、清洁，防止继发感染。

第七节　慢性家族性良性天疱疮

本病是一种少见的常染色体显性遗传性皮肤病，又称 Hailey-Hailey 病。男性多见，多于青春期后开始发病。以皮损好发于颈、腋、肘窝、乳房下、腹股沟及肛周等皱褶及摩擦部位，夏重冬轻，反复出现水疱、糜烂，慢性经过为特征。病程较长，预后良好，50 岁以后病情减轻。属中医"天疱疮"范畴。

【诊断要点】

1. 本病多在青春期发病，70% 有家族史。

2. 好发于颈、腋窝、脐周、腹股沟、外阴、会阴、肛周、股内侧等容易摩擦的部位，病变可限于上述一两处，也可泛发。

3. 基本损害为成群小疱或大疱，发生于外观正常的皮肤上或红斑上，疱液早期澄清，很快混浊，易破裂，留下糜烂和结痂，中心渐愈，周边又出现新皮疹，而呈环形排列，有腥臭味，水疱尼氏征阳性，也有的患者为阴性，少数患者有黏膜损害，波及口腔、食管和阴道。

4. 皮损有轻度痒感，在皱褶处有时会引起疼痛，病变附近淋巴结可以肿大或疼痛。

5. 一般没有全身症状，夏季恶化，冬季能自行缓解，皮疹经过数周可自行消退，以后又往往在原处复发。

6. 组织病理学示基底层上形成裂隙、绒毛或大疱，表皮内可见广泛的棘刺松解，棘细胞间桥消失。

【鉴别诊断】

1. 寻常型天疱疮　口腔黏膜损害常见且严重，糜烂面不易愈合，一般情况差，棘刺松解限于基底层上，棘刺松解细胞变性严重，不见角化不良细胞，直接免疫荧光棘细胞间有 IgG 沉积。

2. 毛囊角化病　在染色体 12q 上发生基因突变，虽然也可以发生水疱，但主要皮损是在脂溢部位发生角化性丘疹，常伴甲萎缩，病理为基层上小的裂隙，不形成大疱，棘刺松解不显著，角化不良细胞明显。

【治疗方法】

1. 西医治疗

（1）全身治疗　① 抗生素：可酌情选用四环素、米诺环素和红霉素，亦可服用磺胺类药物，如复方新诺明等，或根据培养及药敏试验选择敏感抗生素。② 氨苯砜：可试服 100～150mg/日，控制病情后可减至 50mg/日维持治疗。③ 糖皮质激素：个别皮疹泛发者使用泼尼松 0.5～1mg/（kg·d），每日早晨服，1～2周病情好转后减量至停用。

（2）局部治疗　保持局部干燥，减少摩擦，炎热多汗季节，可于病变部位扑粉，合并细菌感染者可外擦 1%～2% 金霉素软膏、0.5%～1% 红霉素软膏或 2% 莫匹罗星软膏，2 次/日；真菌感染者，可外擦 1%～2% 益康唑霜或 2% 咪康唑霜，2 次/日。

2. 中医治疗

（1）辨证施治　① 湿热熏蒸证，治以清热除湿，方选龙胆泻肝汤和茵陈汤加减：龙胆、黄芩、栀子、泽泻、当归各 10g，茵陈 15g，泽泻 10g，柴胡 8g，甘草 3g，水煎服。② 脾虚湿盛证，治以燥湿健脾、清热利湿，方选参苓白术散加减：茯苓、人参、白术、山药、莲子肉、薏苡仁、砂仁各 10g，桂枝、白扁豆各 6g，甘草 3g，水煎服。③ 热毒炽盛证，治以清热解毒利湿，方选清瘟败毒饮加减：生石膏、水牛角各 20g，生地黄、黄芩、栀子、玄参、连翘、知母、赤芍、竹叶各 10g，桔梗、牡丹皮各 6g，生甘草 5g，水煎服。

（2）中成药　①雷公藤片3片，口服，3次/日；②昆明山海棠片2片，口服，3次/日；③益气养阴口服液10ml，口服，3次/日。

（3）外治疗法　①皮损糜烂，渗出不多，可选用青黛散调麻油外涂，2～3次/日；②皮损泛发、糜烂，渗出较多，可选用大黄、黄柏、苦参、蒲公英、黄芩、野菊花、地榆、千里光、白矾适量，煎水外洗或湿敷，1～2次/日；③口腔黏膜糜烂，破溃，选用金银花、白菊花及麦冬煎水含漱，再用冰硼散涂患处。

【预防与护理】

1. 衣物舒适宽松，避免过紧刺激皮肤。

2. 保持局部干燥、清洁，防止继发感染。

第八节　疱疹样脓疱病

疱疹样脓疱病又称脓疱性疱疹样皮炎，是一种好发于妊娠妇女的罕见皮肤病。以在红斑的基底上发生浅表性、群集的无菌性脓疱为特征。常伴有系统性病变，全身症状严重，可危及生命，也可引起流产或死胎。本病属中医"登豆疮"的范畴。

【诊断要点】

1. 主要发生于妊娠期妇女，非孕妇和男性罕见，皮损好发于腹股沟、脐周、胸及腋部等皱褶部位，对称分布。

2. 原发损害为在红斑基底上发生浅表性群集的针头大小无菌性脓疱，周期性或成批出现，常排列成环状，可互相融合成"脓湖"状，严重者可侵犯全身，有时累及黏膜。

3. 自觉有不同程度的瘙痒，全身有高热、抽搐、腹泻及呕吐等症状。

4. 严重时可危及生命，也可引起流产或死胎。

5. **实验室检查** 外周血象中白细胞可增高，但血及脓液培养阴性，常伴有低钙血症，组织病理学示表皮角化不全及棘层肥厚脓疱形成。

【鉴别诊断】

1. **妊娠疱疹** 多发于妊娠中期，皮损呈多形性，以水疱为主，有剧痒，患者一般情况良好，不发热，不影响妊娠。

2. **角层下脓疱病** 皮损常同时有小水疱，无全身症状，组织病理学所见为角层下脓疱。

3. **连续性肢端皮炎** 常先有指端或足趾外伤感染史，早期的脓疱损害是在肢端，组织病理学所见的海绵状脓疱中以中性粒细胞为主。

4. **脓疱型银屑病** 常有银屑病史，或同时有银屑病损害，病理学上除海绵状脓疱外，尚有银屑病改变。

【治疗方法】

1. 西医治疗

（1）全身治疗 ① 泼尼松，一般 30～60mg/日，分次口服；② 甲氨蝶呤每周 10mg，肌内注射；③ 甲砜霉素 0.5g，口服，2～3 次/日，或磺胺吡啶 0.5g，口服，5～6 次/日；④ 严重病例可以考虑终止妊娠。

（2）局部治疗 ① 皮损局限，可选 1% 氢化可的松软膏及0.075% 地塞米松霜剂等外搽；也可用新霉素糠馏油糊剂等外涂，2～3 次/日；② 皮损泛发，有渗液，可先用硼酸溶液或利凡诺尔溶液外洗或湿敷，再外扑复方氧化锌粉或樟脑扑粉。

2. 中医治疗

（1）辨证论治 ① 热毒炽盛证，治以清热解毒，方用黄连解毒汤加减：栀子、黄柏、黄芩各 10g，黄连 3g，水煎服。② 湿热蕴结证，治以清热利湿，方用龙胆泻肝汤加减：龙胆、黄芩、栀子、泽泻、当归各 10g，泽泻 10g，柴胡 8g，甘草 3g，水煎服。
③ 热入营血证，治以清热凉血，方用清营汤加减：水牛角 20g，
生地黄、玄参、金银花、连翘、丹参、麦冬各 10g，竹叶心、黄
连各 3g，水煎服。④ 气阴两虚证，治以益气养阴，方用补中益
气汤合增液汤加减：黄芪、人参、白术、玄参、生地黄、麦冬、
炙甘草、当归身各 10g，柴胡、陈皮各 6g，升麻 3g，水煎服。
⑤ 阴阳两虚证，治以滋阴壮阳，方用二仙汤合右归饮加减：仙
茅、淫羊藿、熟地黄、山药、山茱萸、枸杞子、菟丝子、杜仲、
当归各 10g，鹿角胶 8g，肉桂、熟附子各 3g，水煎服。

（2）中成药　① 益气养阴口服液 10ml，口服，3 次 / 日；
② 竹黄颗粒剂 10g，口服，3 次 / 日；③ 安宫牛黄丸 1 粒，口服，
1 次 / 日。

（3）外治疗法　① 皮肤潮红，有脓疱，可用三黄洗剂外搽，
2～3 次 / 日；② 皮损广泛，脓疱群集成片，可选用大黄、黄柏、
皂角刺、蒲公英、野菊花、鱼腥草、半枝莲、鬼针草适量，煎水
外洗或药浴，1～2 次 / 日，再用青黛散以麻油调搽；③ 皮损干燥、
脱屑，可选用甘草油外涂，3 次 / 日。

【预防与护理】

1. 解除精神负担，注意饮食营养，忌食辛辣发物。

2. 注意身体健康，保持情绪愉快，避免受凉。有高热者，应
卧床休息，给予易消化吸收的食品。

3. 保持皮肤清洁，勤洗澡、勤换衣，防止继发感染。

4. 病情严重的孕妇，应及时考虑终止妊娠。

第九节　掌跖脓疱病

掌跖脓疱病又称脓疱性细菌疹，是一种仅发于掌跖部的慢性

复发性皮肤病。以在红斑的基底上周期性发生深在的成簇无菌性小脓疱，伴角化及脱屑为特征。病因不明，好发于30～50岁的中年人，女性多于男性。常与体内慢性病灶有关。属中医"田螺疱"的范畴。

【诊断要点】

1. 多自中年发病，体内常有慢性病灶，如扁桃体炎、鼻旁窦炎、蛀牙或装有金属牙料等。

2. 皮损常发于两掌跖中央部分，可逐渐蔓延至掌跖各处及侧面，包括指、趾的屈面，常对称分布，但甲不受累。

3. 原发损害为在红斑基底上发生深在的小脓疱和水疱，可互相融合成簇；表皮增厚，脓疱可干燥结痂，变成棕色鳞屑而脱落，常呈周期性急性发作，病程较长。

4. 自觉有不同程度的瘙痒或疼痛，无系统性症状。

5. 实验室检查　外周血象中白细胞增高，脓液培养阴性，组织病理学示棘细胞层内发生单房性脓疱，内含中性粒细胞。

【鉴别诊断】

1. 连续性肢端皮炎　与创伤或感染有关，起病自一侧的指（趾）末节开始，表现为甲沟炎及甲下脓疱，逐渐向上呈匐行性蔓延，组织病理学所见为海绵状脓疱。

2. 汗疱疹继发感染　汗疱疹好发于掌跖和手指侧面，成群菜籽至黄豆大的圆形疱疹，继发感染时可发生脓疱，疱液可查见细菌。

3. 局限性脓疱型银屑病　常有银屑病史，或同时有银屑病损害，组织病理学所见为表皮内有海绵状脓疱，周围有银屑病的病理改变。

4. 疱疹样脓疱病　多见于妊娠期妇女，初发于躯体，在红斑上起小脓疱，指甲可脱落，全身症状较重，恶化者可危及生命。

【治疗方法】

1. 西医治疗

（1）全身治疗　① 首先要注意有无慢性病灶及金属致敏的可能性，如有则应做相应的处理；② 四环素 0.5～1g/ 日，口服，连用 1～2 月；③ 维胺酯胶囊 25mg，口服，3 次 / 日；④ 病情严重时，可选用泼尼松 20～30mg/ 日，分次口服。

（2）局部治疗　① 皮损以红斑、脓疱为主者，可选 1% 氢化可的松软膏、肤轻松软膏、0.075% 地塞米松霜剂外用，2 次 / 日；② 皮损以角化及增厚为主时，可选用维 A 酸软膏或水杨酸软膏外搽，1～2 次 / 日。

2. 中医治疗

（1）辨证论治　① 热毒炽盛证，治以清热解毒，方用黄连解毒汤加减：黄芩、黄柏、栀子各 10g，黄连 3g，水煎服。② 湿热蕴结证，治以清热利湿，方用萆薢渗湿汤加减：薏苡仁、滑石各 15g，萆薢、泽泻、防风、茯苓、牛膝、车前草各 10g，牡丹皮、通草各 6g，水煎服。③ 阴虚血燥证，治以滋阴润燥，方用养血润肤汤加减：生地黄、熟地黄、天花粉、当归各 15g，天冬、麦冬、黄芪、黄芩各 10g，桃仁 6g，升麻、红花各 3g，水煎服。④ 气阴两虚证，治以益气养阴，方用补中益气汤合增液汤加减：黄芪、人参、炙甘草、当归身、白术、玄参、生地黄、麦冬各 10g，柴胡、陈皮各 6g，升麻 3g，水煎服。

（2）中成药　① 雷公藤片 3 片，口服，3 次 / 日；② 血府逐瘀丸 6g，口服，3 次 / 日；③ 复方甘草酸苷片 3 片，口服，3 次 / 日。

（3）外治疗法　① 脓疱成簇、浸淫湿烂者，可用淫羊藿、鹤虱、蛇床子、刺猬皮、石榴皮、半枝莲适量，水煎外洗，1～2 次 / 日；也可用三黄洗剂浸泡或湿敷，1～2 次 / 日。② 脓疱较少，伴角化、脱屑者，可用黄灵丹以麻油调膏外涂，2～3次/日。③官粉（煅黄）、松香、黄丹、枯矾，共研细末，香油调敷。

【预防与护理】

1. 积极消除体内慢性病灶，如患者有扁桃体炎、鼻旁窦炎及蛀牙等，应积极治疗。装有金属假牙者也应去除。

2. 防止外伤，避免搔抓及不良刺激，预防继发感染。

3. 加强营养，忌食辛辣发物，注意休息。

第十节　连续性肢端皮炎

连续性肢端皮炎又称肢端脓疱病，是一种病因不明的慢性复发性皮肤病。常于创伤或局部感染后发病。以指、趾部周期性地出现无菌性小脓疱、糜烂、干燥及结痂为特征。好发于中年人，无性别差异。属中医"镟指疳"的范畴。

【诊断要点】

1. 常自某一指（趾）端开始发病，好发于手指部，常有外伤或感染史。

2. 基本损害为小脓疱，甲下常累及，呈脓性浅溃疡或脓性指头炎的表现，有渗液、糜烂、结痂，并出现新脓疱，如此连续而缓慢地发展，逐渐累及各指及四肢，主要是累及皮肤，偶可达黏膜，久病者可引起甲破坏、变形及萎缩。

3. 有瘙痒与疼痛感，发作期有发热及畏寒等全身症状。

4. 病程慢性，反复发作与缓解。

5. 实验室检查　外周血象中白细胞可增高，脓液培养阴性，组织病理学示表皮内有海绵状脓疱，大量中性粒细胞浸润。

【鉴别诊断】

1. 脓疱性银屑病　常有银屑病史或同时有银屑病损害，组织病理学所见为海绵状脓疱，周围有银屑病的病理改变。

2. 疱疹样脓疱病　以女性为多，且多见于孕妇，初发于躯体部，在红斑基底上出现针头大小脓疱，全身症状严重，孕妇常见流产或死胎，病情恶化者可危及生命。

3. 掌跖脓疱病　脓疱见于掌跖部中央，不累及黏膜。

4. 角层下脓疱病　脓疱疱液上部澄清，下部混浊，无全身症状及黏膜损害，组织病理学所见为角层下脓疱。

【治疗方法】

1. 西医治疗

（1）全身治疗　① 首先应寻找和根除感染病灶；② 四环素0.5～1g/日，口服，4周为一疗程，最长达3个月；③ 皮疹泛发伴有全身症状，可选用糖皮质激素，如泼尼松40mg/日，分次口服。

（2）局部治疗　① 皮损以脓疱、糜烂及渗液为主，可先用0.5%新霉素溶液、利凡诺尔液外洗或湿敷，再外搽复方新霉素软膏、红霉素软膏或莫匹罗星软膏，2～3次/日；② 皮损以干燥、结痂为主者，外用糖皮质激素软膏或密闭包扎；③ 有黏膜损害，可外用3%硼酸溶液，1%双氧水冲洗。

2. 中医治疗

（1）辨证论治　① 热毒炽盛证，治以清热解毒，方用黄连解毒汤加减：黄芩、黄柏、栀子各10g，黄连3g，水煎服。② 湿热蕴结证，治以清热利湿，方用萆薢渗湿汤加减：薏苡仁、滑石各15g，萆薢、泽泻、防风、茯苓、牛膝、车前草各10g，牡丹皮、通草各6g，水煎服。③ 经脉瘀滞证，治以活血化瘀，方用桃红四物汤加减：当归、赤芍、生地黄、川芎各10g，桃仁8g，红花3g，水煎服。④ 气血不足证，治以补气养血，方用八珍汤加减：人参、白术、茯苓、甘草、当归、川芎、熟地黄、白芍各

10g，水煎服。

（2）中成药　①雷公藤片3片，口服，3次/日；②双黄连口服液10ml，口服，3次/日；③补气养血胶囊3～5粒，口服，2次/日。

（3）外治疗法　①脓疱多、渗水湿烂明显，可选用马齿苋、大青叶、蒲公英、生地榆适量，煎水外洗或湿敷，1～2次/日；②脓疱较多，渗液少，可选用玉露膏外搽，2～3次/日；③皮损干燥、脱屑，可用青黛、黄柏及生地榆研细末，用花椒油调匀后涂搽患处；④土三七茎叶适量，捣烂敷于患处；⑤五倍子适量炒黑、研细末，用香油调匀涂患处。

【预防与护理】

1. 积极根除感染病灶，如有指（趾）端外伤或感染，应及时处理。

2. 避免一切不良刺激，忌用碱性肥皂或热水烫洗患肢。

3. 加强营养，忌食辛辣发物。避免过度搔抓，保持皮肤清洁，防止继发感染。

第十一节　角层下脓疱病

角层下脓疱病是一种慢性、良性、复发性、脓疱性皮肤病。主要累及皱褶部位及肢体屈面。以在红斑基底上周期性发生浅表性小脓疱、水疱，呈环状排列，易干燥、结痂，愈后留有色素沉着为特征。一般情况好，多发于中年妇女，病因不明，一般认为是疱疹样皮炎的异型。属中医"蜘蛛疮"的范畴。

【诊断要点】

1. 主要发生于25～45岁的中年妇女，皮损好发于腋下、腹股沟、乳房下及四肢近端屈面，面部及掌跖部一般不累及，无黏膜损害。

2. 原发损害为在红斑基底上发生浅表而松弛的小脓疱，偶尔为水疱，很快成脓疱，疱液内上部澄清，下部混浊，常向外围扩展成环状或成群分布，1～2日后脓疱破裂，干燥结痂，愈后留有色素沉着。

3. 局部有轻至中度的痒感，无全身症状，一般情况良好。

4. 病程慢性，反复发作与缓解。

5. 实验室检查　外周血象中白细胞可增高，脓液培养阴性，组织病理学示角层下脓疱，内含中性粒细胞。

【鉴别诊断】

1. 疱疹样皮炎　损害以群集水疱为主分布于四肢伸面、肩胛及骶部，局部剧痒，皮下水疱，疱壁紧张，病理学所见为表皮下水疱。

2. 疱疹样脓疱病　损害为针尖大小浅表脓疱，对称分布于腹股沟、腋部、脐窝、乳房及其他皱褶部位，严重时可侵犯全身，甲与黏膜也可受累。全身症状明显，多发于妊娠妇女。

3. 脓疱性银屑病　脓疱较深，每批发疹时常伴有高热及寒战等全身症状，组织病理学所见为海绵状脓疱，并有银屑病的病理改变。

4. 脓疱疮　多见于儿童，接触传染性强，皮损好发于暴露部位，疱液内可查见葡萄球菌或链球菌，抗生素治疗有效。

【治疗方法】

1. 西医治疗

（1）全身治疗　① 氨苯砜50mg，2次/日；② 磺胺吡啶0.5g，口服，4次/日，同时服等量碳酸氢钠；③ 皮损严重患者可用泼尼松10mg，口服，3次/日。

（2）局部治疗　① 皮损以脓疱、水疱为主，有渗液，0.1%

利凡诺尔溶液外洗或湿敷，1～2 次 / 日；② 皮损以干燥、结痂为主，可外用 1% 氢化可的松软膏、0.075% 地塞米松霜剂等，2次 / 日。

2. 中医治疗

（1）辨证论治 ① 热毒蕴结证，治以清热解毒，方用黄连解毒汤加减：黄柏、黄芩、栀子各 10g，黄连 3g，水煎服。② 湿热蕴阻证，治以清利湿热，方用龙胆泻肝汤加减：龙胆、黄芩、栀子、泽泻、当归各 10g，泽泻 10g，柴胡 8g，甘草 3g，水煎服。③ 阴虚血热证，治以养阴清热，方用增液汤加减：玄参、生地黄、麦冬、牡丹皮各 10g，水煎服。④ 肾阴不足证，治以滋肾养阴，方用六味地黄汤加减：熟地黄、山药、山茱萸、牡丹皮、茯苓、泽泻各 10g，水煎服。

（2）中成药 ① 竹黄颗粒剂 10g，口服，3 次 / 日；② 健脾除湿颗粒剂 10g，口服，3 次 / 日；③ 益气补阴口服液 10ml，口服，3 次 / 日。

（3）外治疗法 ① 脓疱成群，渗水湿烂者，选用马齿苋、五倍子、紫河车、密陀僧、鱼腥草、生地榆、土黄柏、蛇床子适量，煎水外洗或湿敷，1～2 次 / 日；② 脓疱吸收、干涸或结脓痂，可选用青蒿、黄柏及生地榆研细末，麻油调匀外敷；③ 松树叶适量，煎水洗去脓痂，再涂以清凉膏；④ 寒水石、黄连、滑石及冰片共研细末，用麻油调匀涂搽患处。

【预防与护理】

1. 保持局部清洁和干燥，防止继发感染。

2. 加强营养，忌食辛辣发物，注意休息。

3. 避免精神刺激，积极治疗体内其他感染病灶。

第十三章

营养及代谢障碍性皮肤病

第一节　维生素 A 缺乏症

维生素 A 缺乏症，又名蟾皮病，是维生素 A 缺乏或不足所引的一种营养缺乏性慢性皮肤病。以皮肤干燥、四肢伸侧有非炎性的棘刺状毛囊丘疹，伴有眼干燥、角膜软化或夜盲等为特征。好发于儿童及青少年，男多于女。属中医"藜藿之亏""雀目"的范畴。

【诊断要点】

1. 好发于四肢伸侧，也可累及颈、肩、背及臀部。

2. 初为皮肤干燥、粗糙、脱屑，逐渐形成坚实与毛囊一致的角化性小丘疹，中心有棘状角质栓，去除角栓则留一凹坑，常伴有毛发干燥，无光泽，稀疏脱落，指（趾）甲出现纵嵴、点状凹陷及变脆。

3. 可伴有夜盲、视物不清、角膜干燥，严重者出现角膜软化、穿孔，暗适应能力减退。

4. 实验室检查　血清维生素 A 含量不足，组织病理为表皮中度角化过度，毛囊上部扩张，内有大的角栓及卷曲毛发。皮脂腺小叶明显缩小，皮脂腺口扩大，充满角质性物质。汗腺萎缩。

【鉴别诊断】

1.毛周角化病　常见于青壮年，可有家族史，好发于四肢伸侧，为散在的针尖大小毛囊角化丘疹，无眼部症状，血中维生素A水平正常。

2.小棘苔藓　多见于男性儿童，损害为有棘刺的毛囊角化丘疹，主要分布于颈、肩及臀部外侧，不伴发眼部症状。

3.毛发红糠疹　皮损为密集成片的毛囊角化丘疹，掌跖部皮肤角化明显，无眼部症状。

4.毛囊角化病　有家族史，始自幼年，经过迟缓，好发于颜面及胸背中央等皮脂溢出部位，常可侵及口腔及阴部黏膜，皮损倾向融合，底面可有潮红糜烂。

【治疗方法】

1.西医治疗

（1）全身治疗　① 维生素A胶丸2.5万～5万U，1～2次/日，重者可用10万～20万U/日；② 吸收不良时，可改用维生素A注射液0.5ml，肌内注射，1次/日；③ 应同时给予多种维生素，如维生素E、复合维生素B和维生素C。

（2）局部治疗　① 皮肤症状可外搽鱼肝油软膏、水杨酸软膏、尿素霜、维A酸霜等，1～2次/日。② 眼部症状可选用消毒鱼肝油，滴双眼，1～2次/日；0.25% 氯霉素眼药水，滴双眼，1～2次/日。

2.中医治疗

（1）辨证施治　① 脾虚血亏证，治以健脾补血，方用八珍汤加减：人参、白术、茯苓、甘草、当归、川芎、熟地黄、白芍各10g，水煎服。② 肝肾不足证，治以滋肾养肝，方用杞菊地黄汤加减：枸杞子、菊花、熟地黄、山药、山茱萸、牡丹皮、茯苓、泽泻各10g，水煎服。

（2）中成药 ① 八珍口服液 1 支，2 次 / 日；② 杞菊地黄丸或明目地黄丸 10g，3 次 / 日；③ 石斛夜光丸 10g，3 次 / 日；④ 珍珠明目液 2～3 滴，滴眼，3～5 次 / 日。

（3）外治疗法 ① 杭白菊、地骨皮、郁李仁、谷精草、木贼、白芍、甘松、茉莉花适量，煎水外洗或浸泡全身，1 次 / 日；② 桃仁、杏仁、胡麻仁适量，捣烂如泥，加入薄荷油搅匀后外搽，2～3 次 / 日；③ 白杨膏，外搽，2～3 次 / 日。

（4）其他疗法 ① 针灸疗法：体针常用穴血海、三阴交、风池、脾俞，备用穴足三里、阴陵泉、曲池、合谷，每次选 2～4 穴，用补法，留针 15～20min，1 次 / 日，连续 10 次为 1 疗程；耳穴可选取肝、肾、脾、内分泌、交感等腧穴，每次用 2～4 穴，单耳埋针，双耳交替，每周轮换 1 次。② 饮食疗法：猪肝、瘦肉泥各 50g，粳米 150g，加水熬煮成粥内服，2 次 / 日；或猪肝（切片）150g，鸡蛋 1 个，加水煮汤内服，2 次 / 日；胡萝卜、韭菜各 100g，经常当菜煮食。

【预防与护理】

1.加强营养，食用含维生素 A 或胡萝卜素丰富的食物，平时多吃水果。

2.注意锻炼身体，增强体质，如有其他慢性疾病，应积极治疗。

第二节 维生素 B_1 缺乏症

维生素 B_1 缺乏症又称脚气病，是一种因机体内缺乏维生素 B_1 而导致神经系统受累的营养缺乏病。以上升性、对称性周围神经炎、四肢肌肉酸痛无力为主要表现，并可累及心脏为特征。多见于以米为主食的地区。饮食不当，淘米和烹煮方法不正确，以及一些慢性、消耗性疾病，均可导致维生素 B_1 的吸收障碍，而发生本病。

【诊断要点】

1. 上升性、对称性周围神经炎　起病多从下肢开始，自足踝部出现感觉过敏、灼痛、针刺样或蚁行感，下肢皮肤微红，其后损害逐渐向上发展而累及双上肢。

2. 四肢肌肉病变　四肢肌肉出现酸痛，以腓肠肌最著，肌力下降，腱反射减退或消失，并可发生肌肉挛缩。

3. 心血管系统病变　可出现心悸、气促、水肿，心包、胸腔或腹腔积液，心脏扩大等，严重者可出现心力衰竭。

【鉴别诊断】

1. 维生素 B_6 缺乏症　主要表现为精神萎靡、嗜睡、忧郁，面部脂溢性皮炎改变，而无四肢肌肉酸痛及心血管系统病变。

2. 维生素 B_{12} 缺乏症　有四肢远端对称性麻木和感觉异常，肢体无力，行动困难等表现，但常伴有贫血、呕吐、腹泻等表现。

3. 病毒性心肌炎　常有心脏扩大、心律失常、心功能减退等表现，但发病前有病毒感染病史，一般无上升性、对称性周围神经炎的症状。

【治疗方法】

1. 西医治疗

（1）全身治疗　① 应多食糙米类、麦类和其他含维生素 B_1 丰富的食物；② 口服维生素 B_1 5～10mg/ 次，3 次 / 日，或维生素 B_1 100mg/ 次，肌内注射，1 次 / 日，同时应注意补充其他水溶液性维生素。

（2）局部治疗　① 皮肤红斑，干燥，可用维肤膏外涂，1～2 次 / 日；② 四肢肌肉酸痛，可用红外线、超短波理疗。

2. 中医治疗

（1）辨证施治 ① 湿热下注证，治以清热除湿，方用当归拈痛汤加减：茵陈、当归、猪苓各 15g，黄芩、苦参、知母、泽泻、防风、葛根、白术各 10g，羌活 6g，升麻、甘草各 3g，水煎服。② 寒湿阻络证，治以温阳通络，方用当归四逆汤加减：当归、大枣、芍药各 10g，通草、桂枝各 6g，细辛、甘草各 3g，水煎服。③ 气滞血瘀证，治以理气活血，方用桃红四物汤加减：桃仁 8g，红花 3g，当归、赤芍、生地黄、川芎各 10g，水煎服。④ 肝肾不足证，治以滋肝补肾，方用六味地黄汤加减：熟地黄、山药、山茱萸、牡丹皮、茯苓、泽泻各 10g，水煎服。

（2）中成药 ① 血塞通片 4～6 片，口服，3 次 / 日；② 六味地黄丸 10g，口服，2～3 次 / 日；③ 龟鹿二仙膏 10ml，口服，2 次 / 日。

（3）外治疗法 ① 四肢远端皮肤感觉异常，可用牛膝、姜黄各 30g，川椒 15g，煎水外洗，1 次 / 日；② 四肢肌肉酸痛，可用透骨草、徐长卿、石菖蒲、络石藤、海风藤、鸡血藤各 30g，煎水外洗，1 次 / 日。

【预防与护理】

1. 注意稻米加工、淘米及烹煮方法，避免维生素 B_1 从淘米水、米汤中流失。

2. 多食糙米、麦类、玉米和其他含维生素 B_1 丰富的食物。

3. 积极治疗可导致维生素 B_1 缺乏的慢性、消耗性疾病。

4. 在青春期、妊娠、哺乳、长期发热、甲状腺功能亢进和剧烈劳动等情况下，尤应注意适当补充维生素 B_1。

第三节 核黄素缺乏症

核黄素缺乏症是因机体内核黄素（维生素 B_2）缺乏或不足

所引起的一种以口角、唇、舌和阴囊为主要损害的营养缺乏性皮肤病。以口角炎、唇炎、舌炎、阴囊炎或面部脂溢性皮炎的综合病症为特征。多发于儿童或青少年，也可见于成人。中医对此无确切病名，一般依据其发病部位、皮损特点而有不同的名称，如"口丫疮""唇风""肾囊风""白屑风"等。

【诊断要点】

1. 常有集体发病的情况。

2. 阴囊炎为本病主要损害，表现为阴囊一侧或对称性红斑，边缘清楚，或成片的黄豆大小丘疹，常覆以灰白色发亮的鳞屑，或有渗液、浸润，间有裂隙，自觉瘙痒或痛感。

3. 舌炎表现为舌尖或中部发红，早期乳头肥厚，晚期萎缩，裂纹深浅、纵横长短不一，有痛感。

4. 唇炎表现为干燥、脱屑、微肿或发红、糜烂，间有裂隙，稍有痛感。

5. 口角炎表现为糜烂、浸渍或裂隙，有灼痛感。

6. 面部皮肤干燥，缺乏滋润感，或有淡红斑和糠秕状鳞屑等脂溢性皮炎的表现。

7. 实验室检查　血核黄素水平降低，24h尿中核黄素水平减少，组织病理为阴囊皮损处表皮显著角化，颗粒层减少或消失，严重时基底层色素减少或消失，真皮毛细血管扩张，舌、唇等上皮有角化，舌乳头萎缩。

【鉴别诊断】

1. 阴囊湿疹　皮损以红斑、丘疹、渗液为主，有剧烈瘙痒，常反复发作，病程长，无舌炎、唇炎及口角炎，核黄素治疗无效。

2. 剥脱性唇炎　以口唇部红肿、痒痛、干燥，日久溃烂、流黄水为特征，无阴囊及皮肤损害，用核黄素治疗无效。

3. 脂溢性皮炎　无阴囊炎、舌炎、口角炎等表现，用核黄素治疗无效。

【治疗方法】

1. 西医治疗

（1）全身治疗　①维生素 B_2 5～10mg，3次/日；②口服吸收不良者，可改为维生素 B_2 5～10mg，肌内注射，1次/日，连续 10 日左右为 1 个疗程。

（2）局部治疗　①阴囊炎：有渗出时，3%硼酸溶液，冷湿敷，2～3次/日，湿敷间歇期外用 40%氧化锌油，2次/日；无渗出时，维生素 E 霜，外搽，2～3次/日，或中效糖皮质激素霜剂外搽，2次/日。②口角炎、唇炎、舌炎愈合较慢者，1%硝酸银溶液外用，2～3次/日。

2. 中医治疗

（1）辨证施治　①脾胃失运证，治以健脾和胃，方用参苓白术散加减：莲子肉、薏苡仁、砂仁、茯苓、人参、白术、山药各 10g，桂枝、白扁豆各 6g，甘草 3g，水煎服。②阴虚血热证，治以养阴清热，方用知柏地黄汤加减：知母、黄柏、熟地黄、山茱萸、干山药、牡丹皮、白茯苓、泽泻各 10g，水煎服。③气血亏虚证，治以补益气血，方用人参养荣汤加减：人参、黄芪、白术、茯苓、甘草、当归、白芍、熟地黄、远志各 10g，五味子、陈皮各 6g，桂心 3g，水煎服。

（2）中成药　①参苓白术丸 10g，3次/日；②知柏地黄丸 10g，3次/日；③龙胆泻肝丸 10g，3次/日。

（3）外治疗法　①口角或口唇发白、浸渍、糜烂者，锡类散或珠黄散外用，2～3次/日；如皮损干燥、有裂隙，黄柏霜外涂，2～3次/日。②阴囊炎，先用三黄洗剂外洗，再用青黛、黄柏、苍术各 30g，冰片 5g，共研细末，以麻油调搽患处，2～3次/日。

（4）其他疗法　① 针灸疗法。体针：口角炎、唇炎、舌炎取穴足三里、阴陵泉、合谷、内庭、通里、中脘；阴囊炎取穴血海、三阴交、太冲、涌泉。每次选2～4穴，用补法，留针15～20min，1次/日，连续10次为1疗程。耳穴：可选取心、肝、脾、胃、内分泌、神门等腧穴，每次用2～4穴，单耳埋针或双耳压豆，双耳交替，每周轮换1次。② 食物疗法。猪肝泥100g，糙米150g，加水煮熬成粥内服，2～3次/日；蘑菇100g，常法烹饪食用，1次/日；鲜竹笋150g，常法烹饪食用，1次/日。

【预防与护理】

1. 注意改善饮食的烹调方法，调整饮食结构，寻找并除去有关病因。

2. 加强营养，给予含维生素 B_2 丰富的食物，禁饮酒。

3. 加强体育锻炼，增强体质。

第四节　维生素 B_{12} 缺乏症

维生素 B_{12} 缺乏症是一种因机体内缺乏维生素 B_{12} 所致的贫血、神经系统和皮肤黏膜病变的营养缺乏病。以巨幼细胞性贫血、神经障碍、舌炎和皮肤广泛对称性色素沉着为特征。供给不足，胃切除和萎缩性胃炎、胰腺功能不全，肠道疾病以及一些慢性、消耗性疾病均可导致维生素 B_{12} 缺乏而发生本病。

【诊断要点】

1. 贫血，严重者有发热、皮肤巩膜黄染，肝脾肿大。

2. 神经障碍，可出现手足对称性麻木和感觉异常，四肢无力，行动困难，共济失调。

3. 精神症状，可出现健忘，易激动，抑郁、淡漠，甚至痴呆。

4. 消化道症状，有呕吐、腹泻等。

5. 舌面初为苍白，继之红绛光滑，舌乳头萎缩，舌面有小疱或溃疡，自觉疼痛。

6. 皮肤有广泛对称性棕色色素沉着，主要位于手掌、手背、腕部、前臂和下肢。

7. 实验室检查　血清维生素 B_{12} 水平低于正常，血象和骨髓象提示大细胞正色素性贫血。

【鉴别诊断】

1. 叶酸缺乏症　主要有巨幼细胞性贫血、唇炎、舌炎、口炎性腹泻、智力退化和精神症状，暴露部位皮肤呈灰褐色色素沉着，并有脂溢性皮炎样皮损。

2. 维生素 B_1 缺乏症　上升性、对称性周围神经炎是其主要特征，尚伴有四肢肌肉酸痛、腱反射减退或消失以及血管系统病变等。

3. 维生素 B_6 缺乏症　颜面部有脂溢性皮炎样改变，并可扩展至身后、阴囊和会阴部，并有唇炎、舌炎、口腔炎和舌乳头肥大，但无巨幼细胞性贫血等表现。

【治疗方法】

1. 西医治疗

（1）全身治疗　去除病因，改善营养，适量补充维生素 B_{12}，可给予维生素 B_{12} 100μg，肌内注射，1 次 / 日，连续 2 周后，改为 1 次 / 周，连用 4 周，同时可酌情配合其他维生素等治疗。

（2）局部治疗　① 皮肤广泛性色素沉着，可外涂 3% 氢醌霜或 3% 过氧化氢等脱色剂，1～2 次 / 日；② 舌炎等黏膜损害，可外用四环素混悬液或皮质类固醇制剂，1～2 次 / 日。

2. 中医治疗

（1）辨证施治　① 心脾两虚证，治以健脾养心，方用归脾汤加减：人参、茯神、白术、黄芪、当归、大枣、甘草、远志各10g，木香6g，水煎服。② 虚火上炎证，治以滋阴降火，方用知柏地黄汤加减：知母、黄柏、熟地黄、山茱萸、干山药、牡丹皮、茯苓、泽泻各10g，水煎服。③ 气血不足证，治以补气养血，方用八珍汤加减：人参、白术、茯苓、甘草、当归、川芎、熟地黄、白芍各10g，水煎服。

（2）中成药　① 归脾丸10g，口服，3次/日；② 六味地黄丸10g，口服，3次/日；③ 驴胶补血冲剂20g，开水冲服，2次/日。

（3）外治疗法　① 手足部皮肤有棕褐色色素沉着，可选用紫河车粉、绿豆粉各50g，茯苓、白芷、白及各30g，白附子15g，煎水外洗后，再用二白药膏外搽，1～2次/日；② 舌质红绛，有小疱或溃疡，可先用金银花、白菊花各30g，甘草15g煎水后含漱，再外用冰硼散。

【预防与护理】

1. 注意饮食营养，多食含维生素 B_{12} 丰富的肉、兔、虾、蛋、奶等食品。

2. 对胃切除、萎缩性胃炎，肠道疾病等慢性病患者，应适当补充维生素 B_{12}，进行预防性治疗。

3. 积极锻炼身体，增强体质，保持心情舒畅。

第五节　维生素 C 缺乏症

维生素 C 缺乏症又称坏血病，是一种体内长期缺乏维生素 C 引起的营养缺乏病。以毛囊角化性丘疹、牙龈炎和毛细血管壁损害产生的皮肤、黏膜渗血、出血为特征。属于中医"青腿牙疳"的范畴。

【诊断要点】

1. 有过分限制饮食，少食新鲜蔬菜史。

2. 早期表现为四肢伸侧发生毛囊角化性丘疹以及螺旋状毛发，皮肤干燥；毛囊周围皮肤有皮下瘀斑、瘀点，或在肌肉、关节等处形成血肿，多发生在小腿后侧、股及臀部。

3. 牙龈炎表现为齿龈红肿，常有糜烂、溃疡、出血及口腔恶臭。

4. 一般有贫血、浮肿、抵抗力下降、极易感染，创面出血和愈合慢等，少数可出现鼻衄、便血、血尿及月经过多等。

5. 实验室检查　外周血象中有血红蛋白减少，空腹血清维生素 C 浓度下降，毛细血管脆性试验阳性。

【鉴别诊断】

1. 维生素 A 缺乏症　有毛囊角化现象，但无毛周瘀斑和出血倾向。

2. 毛周角化症　无毛周瘀斑和出血倾向，无牙龈炎。

3. 过敏性紫癜　起病急剧，无其他出血倾向。

4. 血液病引起的紫癜　有凝血机制缺陷。

【治疗方法】

1. 西医治疗

（1）全身治疗　① 维生素 C 0.1～0.3g，3 次 / 日；② 口服不便或口服吸收困难者，维生素 C 0.5～3g，静脉滴注，1 次 / 日；③ 有贫血者应补充铁剂，如硫酸亚铁 0.6g，3 次 / 日。

（2）局部治疗　① 皮肤损害用维生素 E 霜外搽，2 次 / 日；② 口腔用 0.02% 呋喃西林溶液，含漱，3～6 次 / 日。

2. 中医治疗

（1）辨证施治　① 胃火炽盛证，治以清胃泻热，方用清胃散加减：黄连 3g，当归、生地黄各 15g，牡丹皮 6g，升麻 3g，水煎服。② 寒湿阻络证，治以散寒祛湿，方用活络流气饮加减：独活、枳壳、羌活、苍术各 6g，槟榔、木瓜各 10g，黄柏、山楂各 15g，怀牛膝 10g，干姜、附子、麻黄、甘草各 3g，水煎服。③ 气血亏虚证，治以补气养血，方用归脾汤加减：人参、茯神、白术、黄芪、当归各 10g，酸枣仁 15g，甘草 3g，远志、木香各 10g，水煎服。

（2）中成药　① 三黄片或牛黄解毒片 4～6 片 / 次，3 次 / 日；② 归脾丸 10g，2 次 / 日；③ 八珍口服液 1 支，2 次 / 日；④ 三七总苷片 4 片，2 次 / 日。

（3）外治疗法　① 皮肤损害用黄柏霜软膏外搽，2 次 / 日；② 口腔黏膜和舌部溃疡，冰硼散外用，2 次 / 日。

【预防与护理】

1. 注意改进烹调方法，多食用维生素 C 丰富的食物，如各种新鲜蔬菜和水果。

2. 对维生素 C 需要量增加者，如妊娠、发热、慢性消耗性疾病、早产和人工喂养的婴儿，应注意补充维生素 C。

3. 保持口腔清洁卫生，预防或治疗继发感染，避免创伤。

第六节　维生素 D 缺乏症

维生素 D 缺乏症是一种长期缺乏维生素 D 所引起的营养缺乏病。主要为体内钙磷代谢紊乱而影响骨骼系统，在婴幼儿引起佝偻病，在成人导致骨软化病。患佝偻病的儿童，以皮肤多汗、烦躁不安，枕部头发稀疏脱落及囟门闭合延迟等，甚则发生骨骼畸形为特征。软骨病者一般无明显皮肤病症。日光照射不足、生长迅速的婴幼儿、慢性消耗性疾病和饮食不当等，均有可能导致维生素 D 的不足，引起维生素 D 缺乏症。属中医"五迟""五软"

等范畴。

【诊断要点】

1. 有引起维生素 D 缺乏的病史，如长期日光照射不足、慢性消耗性疾病及饮食不当等。

2. 佝偻病主要表现为头颈和背部常大量出汗、烦躁不安、头部不停转动、枕和顶部头发稀疏或脱落，囟门闭合延迟，严重者可发生骨骼畸形等。

3. 软骨病主要表现为骨骼疼痛、软弱无力、步态蹒跚，手足搐搦，或自发性、多发性骨折等。

4. 实验室检查　血清钙、磷减低，碱性磷酸酶增高。

【鉴别诊断】

1. 维生素 A 缺乏症　以皮肤广泛性干燥、头发干枯、躯干和四肢有密集的毛囊角化性丘疹为特征，有夜盲、眼干燥或角膜软化，但无骨软化或畸形等骨骼系统病变。

2. 核黄素缺乏症　主要表现为阴囊炎、舌炎、唇炎和口角炎等皮肤黏膜损害，而无骨软化或畸形等骨骼系统病变。

【治疗方法】

1. 西医治疗

（1）全身治疗　给予含维生素 D 丰富的食物，如动物肝脏、蛋及牛奶等，同时选择口服或注射维生素 D 制剂，或服浓缩鱼肝油。并注意补充钙剂。

（2）局部疗法　① 日光浴，让尽可能多地暴露部位直接晒太阳或人工紫外线照射；② 颈、项及背部多汗可单纯扑粉，如痱子粉或去汗粉；③ 骨骼畸形严重者，可于病情静止后行矫形手术。

2. 中医治疗

（1）辨证施治　① 脾肾虚弱证，治以健脾补肾，方用扶元散加减：人参、白术、茯苓、熟地黄、茯神、黄芪、山药（炒）、炙甘草、当归、白芍、川芎各 10g，石菖蒲 6g，水煎服。② 肾气亏损证，治以补肾益气壮骨，方用补益地黄丸加减：熟地黄、菟丝子、茯苓各 15g，车前子（盐制）、地骨皮、牛膝各 10g，枳壳（麸炒）6g，诃子肉 3g，水煎服。

（2）中成药　① 参苓白术散 6g，口服，3 次/日；② 归脾丸 10g，口服，3 次/日；③ 六味地黄丸 10g，口服，3 次/日；④ 龙牡壮骨颗粒，开水冲服，2～3 次/日。

（3）外治疗法　① 小儿佝偻病，2～3 岁仍不能行走者，可选用草乌头 10g，当归、地龙各 20g，紫草、椒目、葱须、荆芥各 30g，煎水后倒入浴盆中洗浴，1 次/日；② 成人软骨病，周身疼痛者，可选用艾叶、杜仲、续断、牛膝、姜黄、桂枝各 30g，肉苁蓉、透骨草、鸡血藤、狗脊各 60g，煎水后倒入浴盆中泡全身，1 次/日。

（4）其他疗法　① 醋炒鱼骨、炒鸡蛋壳、胎盘粉及白糖，共研细末，开水冲服，2～3 次/日；② 海螵蛸焙干研粉，加入等量白糖，开水冲服，2～3 次/日。

【预防与护理】

1.增强营养，给予含维生素 D 丰富的饮食，适当参加户外活动，增加日光照射。

2.对人工喂养及生长迅速的婴幼儿，应适当补充维生素 D 或鱼肝油，平时让暴露部位尽量多晒太阳。

3.积极治疗慢性疾病，注意保养身体，防止受凉或呼吸道及肠道感染。

第七节　叶酸缺乏症

叶酸缺乏症是因机体叶酸不足引起的一种以皮肤发生色素

沉着为主要表现的营养缺乏性皮肤病。以暴露部位色素沉着，伴有舌炎及唇炎等黏膜损害，或有巨幼红细胞性贫血为特征。中医对此无确切病名，一般依据其发病部位、皮损特点而有不同的名称，如"黧黑斑""唇风"等。

【诊断要点】

1. 颜面和手足等暴露部位的皮肤和掌纹处有灰褐色色素沉着，掌跖处可表现为斑点状。

2. 黏膜损害有舌炎或唇炎，患处疼痛、充血，或有溃疡，舌面平滑，乳头消失。女性阴道也可受累。

3. 可发生巨幼红细胞性贫血，伴发脂溢性皮炎。

4. 叶酸治疗效果显著。

5. 实验室检查　外周血象中可呈大红细胞性贫血，血清中叶酸含量减少。

【鉴别诊断】

1. 黑变病　好发于颜面、颈部、前臂、手背等暴露部位，为片状的灰褐色色素斑，多见于中年妇女，无舌炎或唇炎等黏膜损害，不发生巨幼红细胞性贫血。

2. 地图舌　早期舌面发生扁豆大小红斑，丝状乳头消失，蕈状乳头存在或更显著，损害逐渐扩大融合成地图状，多见于儿童和妇女，不发生皮肤色素沉着。

3. 剥脱性唇炎　损害为口唇部红肿、痒痛、干燥，有裂隙或溃疡，无皮肤色素沉着。

【治疗方法】

1. 西医治疗

（1）全身治疗　① 叶酸 5～10mg，1～3 次 / 日；② 口服困难及吸收不良者，可改为叶酸 15mg，肌内注射，1 次 / 日；③ 同时配合维生素 C、维生素 B_{12} 或复合维生素 B。

（2）局部治疗 ① 颜面及手足部皮肤色素沉着者，以 3% 氢醌霜外搽，1 次 / 日；② 舌炎或唇炎，外用 1% 硝酸银溶液或 4% 硼酸软膏外搽，2 次 / 日。

2. 中医治疗

（1）辨证施治 ① 肝郁脾虚证，治以疏肝健脾，方用逍遥散加减：白芍、当归、白术、茯苓各 10g，柴胡 8g，甘草、生姜、薄荷各 3g，水煎服。② 虚火上炎证，治以滋阴降火，方用知柏地黄汤加减：知母、黄柏、熟地黄、山茱萸、干山药、茯苓、泽泻各 10g，牡丹皮 6g，水煎服。③ 气血不足证，治以调补气血，方用八珍汤加减：人参、白术、茯苓、甘草、当归、川芎、熟地黄、白芍各 10g，水煎服。

（2）中成药 ① 八珍口服液，2 次 / 日；② 知柏地黄丸 10g，3 次 / 日；③ 逍遥丸 6g，3 次 / 日。

（3）外治疗法 ① 皮肤色素沉着，二白药膏外搽，2 次 / 日。② 舌炎或唇炎：无溃疡者，黄柏霜外搽，2～3 次 / 日；有溃疡者，冰硼散外用，2～3 次 / 日。

【预防与护理】

1. 积极治疗原发疾病，婴儿期应合理喂养，及时添加辅助食品。妊娠期妇女应注意营养，多吃新鲜蔬菜和水果。

2. 对慢性贫血患者或长期服用抗癫痫药物者，应给叶酸预防性治疗。

3. 加强体育锻炼，增强体质和抗病能力。

第八节　烟酸缺乏症

烟酸缺乏症又称糙皮病，是由于烟酸缺乏或不足所致的一种以皮肤、胃肠道及神经系统症状为主要表现的营养缺乏病。以面部、肢端暴露部位产生对称性红斑、黑色素沉着、粗厚脱屑等为特征。以女性为多，常见于中青年。属于中医"癞皮病"范畴。

【诊断要点】

1. 本病典型三联征是皮炎、腹泻和痴呆，但三者同时出现者少见，常表现 1～2 种。

2. **皮肤损害**　好发于光暴露部位和易摩擦部位，如面、颈、手背、前臂和足，手背是最常见病变部位，常对称分布，皮损为鲜红色、暗紫红色斑，似晒斑，边缘有一鲜红色晕轮，边界清楚，肿胀明显，逐渐变成褐色或暗褐色，粗糙脱屑，可伴有口炎、舌炎、咽炎、外阴阴道炎等黏膜损害，表现为黏膜红肿、溃疡、疼痛。

3. **胃肠道症状**　主要累及食管、胃、结肠，有食欲减退、腹胀腹痛、恶心呕吐、腹泻或便秘或便中带血等症状。

4. **神经系统**　以神经衰弱症状最为常见，可有烦躁、焦虑、失眠、头昏、眼花、乏力和记忆力减退等，也可表现为精神症状，如抑郁、躁狂、幻想、谵妄、肢体僵硬或僵直，最终发展为痴呆症，少数患者伴有周围神经炎，如麻木、烧灼感。

5. **实验室检查**　血清烟酸水平降低，尿烟酸排泄量减少。

【鉴别诊断】

1. **接触性皮炎**　有明确的接触史，与饮食和曝光无关，皮损发于接触部位，无特殊角化过度和黑色素沉着，无其他胃肠及神经系统症状。

2. **光感性药疹**　有明确的服药史，无特殊角化过度和色素沉着，无其他胃肠及神经系统症状。

3. **日光性皮炎**　常有明显的暴晒史，但除局部红斑及轻微脱屑外，无其他胃肠及神经系统症状。

4. **迟发性皮肤卟啉病**　有化学物质接触史或长期饮酒史，无胃肠及神经症状。

【治疗方法】

1. 西医治疗

（1）全身治疗　① 烟酸或烟酰胺，病情轻者 50～100mg，3次／日；较重者 100～200mg，3次／日。② 如腹泻明显或不能口服者，应肌内或静脉注射烟酸或烟酰胺，1～5mg/（kg·d）。③ 同时补充其他 B 族维生素，如有明显舌炎、口炎的加用维生素 B_2，神经系统症状突出者加用维生素 B_1、维生素 B_{12}。④ 出现严重腹泻，大量水分和盐丢失者，应注意补充电解质。

（2）局部治疗　① 局部外用遮光剂，如对氨基苯甲酸霜或 15% 氧化锌软膏外搽，2次／日；也可用糖皮质激素制剂，如醋酸去炎松尿素软膏外搽，2～3次／日。② 口炎以 0.02% 呋喃西林溶液含漱，3～6次／日。

2. 中医治疗

（1）辨证施治　① 脾胃虚弱证，治以健脾养胃，方用参苓白术散加减：莲子肉、薏苡仁、茯苓、人参、白术、山药各 10g，砂仁、桂枝、白扁豆各 6g，甘草 3g，水煎服。② 阴虚血燥证，治以滋阴润燥，方用养血润肤汤加减：黄芪、黄芩、当归、皂角刺、生地黄、熟地黄、天冬、麦冬、天花粉各 10g，桃仁 6g，红花、升麻各 3g，水煎服。③ 气血不足证，治以补气养血，方用八珍汤加减：人参、白术、茯苓、甘草、当归、川芎、熟地黄、白芍各 10g，水煎服。

（2）中成药　① 八珍口服液 1 支，2次／日；② 参苓白术丸 10g，3次／日；③ 六味地黄丸 10g，2次／日。

（3）外治疗法　① 红斑为主，三黄洗剂外搽，2次／日；② 皮肤干燥者，玉露膏外涂，2次／日；③ 黏膜溃疡，双料喉风散外撒，2次／日。

【预防与护理】

1. 积极治疗原发疾病，婴儿期应合理喂养，及时添加辅助食品。妊娠期妇女应注意营养，多吃新鲜蔬菜和水果。

2. 对慢性贫血患者或长期服用抗癫痫药物者，应给予烟酸预防性治疗。

3. 加强体育锻炼，增强体质和抗病能力。

第九节　钙质沉着症

钙质沉着症是指不溶性钙盐沉积于皮肤、皮下、肌肉和其他内脏组织中所产生的疾病。以皮肤坚硬的丘疹、结节或肿块，溃破后排出乳酪色油状砂粒样物质，或有内脏发生钙化为特征。根据临床特点可分为原发性和继发性两大类。原发性钙质沉着症原因尚不清楚，既无组织损伤，又无钙磷代谢紊乱，钙沉积在皮肤、皮下和肌肉组织中。继发性钙质沉着症实质上是一种继发于其他原发病后，影响到钙磷代谢，可引起其他内脏如肾、肺、心血管和胃等组织钙质沉着。本病可发生于各种年龄，无明显性别差异。

【诊断要点】

1. 原发性钙质沉着症

（1）好发于上肢，如手指、腕及肘部等处，常对称分布，也可累及四肢、躯干及阴囊等部位。

（2）皮损为坚硬的丘疹、结节和斑块，开始皮色正常，以后与皮肤粘连即发红，溃破，流出乳酪色油状物质，伤口不易愈合。

（3）组织病理学检查，钙盐微粒用冯库萨（Von kossa）染色示黑色反应。

2.继发性钙质沉着症

（1）有影响钙磷代谢异常的原发病，如甲状旁腺功能亢进、破坏性骨病、维生素 D 过多及慢性肾病等。

（2）常易发生肾、肺、心血管和胃等内脏组织钙质沉着或钙化。

（3）皮肤损害为小而坚实的正常皮色小结节，常见于下肢，如腘窝、髂嵴等部位，多对称分布。

（4）实验室检查见血清钙或磷水平增高。

（5）X 线片可发现和确定深部组织的钙质沉着。

【鉴别诊断】

1. **痛风**　硬结主要发生于关节及软骨组织，尤其是耳郭软骨，常伴关节炎，组织病理学显著，硬结为尿酸结晶。

2. **皮肤纤维瘤**　女性多见，好发于肩、背、臀和股部，损害为单个或多个绿豆大小半球形结节，质地坚实，可连结增至樱桃大小，表面与皮肤相连，外缘常有沟状凹陷，组织病理学示纤维组织增生。

3. **脂肪瘤**　女性多见，好发于肩、背、颈、乳房或臀部，损害为单个或多个皮下局限性肿块，质地柔软，可推动，表面皮肤正常，无自觉症状，组织病理学示由脂肪细胞组成。

【治疗方法】

1. **西医治疗**

（1）全身治疗　①原发性损害，可试用糖皮质激素、乙二胺四乙酸二钠及磷酸纤维素，并结合低钙饮食；②继发性损害，积极治疗原发疾病，伴高血钙或高血磷者，应限制钙盐或磷脂（乳类、蛋黄）摄入，同时服用氢氧化铝凝胶，以减少磷的吸收。

（2）局部治疗　①局限性损害，可分次分批手术切除；

② 可在损害处皮肤上做一鱼口状切口，翻起皮瓣，用磨牙钻将钙质敲碎，然后用生理盐冲洗。

2. 中医治疗

（1）辨证施治 ① 痰湿结聚证，治以燥湿化痰、软坚散结，方用二陈汤加减：茯苓 15g，陈皮、半夏各 6g，甘草 3g，水煎服。② 寒凝气滞证，治以温阳通滞、化瘀散结，方用阳和汤加减：熟地黄 30g，肉桂、生甘草各 3g，姜炭、麻黄各 2g，鹿角胶 9g，白芥子 6g，水煎服。③ 气滞血瘀证，治以活血化瘀、通络散结，方用桃红四物汤加减：桃仁 8g，红花 3g，当归、赤芍、生地黄、川芎各 10g，水煎服。④ 肺肾阴虚证，治以补肺益肾、软坚散结，方用六味地黄汤加减：熟地黄、山药、山茱萸、牡丹皮、茯苓、泽泻各 10g，水煎服。

（2）中成药 ① 六味地黄丸 10g，口服，3 次 / 日；② 血塞通片 6 片，口服，3 次 / 日；③ 舒筋活血片 4～6 片，口服，3 次 / 日。

（3）外治疗法 ① 皮肤硬结，未溃者，可选用黑色拔膏棍或稀释拔膏外敷；也可选用鸦胆子（去壳取核）、黄连、冰片、雄黄、轻粉适量，加入 75% 乙醇浸泡后外涂，2 次 / 日；② 皮肤硬结，已溃破，流出乳酪色油状物质，可先用三黄洗剂清洗创口后，再外敷生肌玉红膏，1 次 / 日；③ 取鲜矮地茶，鲜十大功劳叶，鲜大蒜各适量，捣汁后外用，2 次 / 日。

（4）其他治疗 隔蒜灸疗法，取独头蒜切成薄片，敷于皮损上，以艾绒置于其上灸之。

【预防与护理】

1. 积极治疗有关原发性疾病，不滥用维生素 D 制剂，伴高血钙或高血磷者，应限制钙盐或磷质的摄入。

2. 合理调配饮食。注意加强营养，积极参加体育锻炼，做到生活规律化。

3. 避免擦伤或碰伤皮肤。防止继发感染。

第十节　黄瘤病

皮肤黄瘤病是由于脂蛋白酯酶活性异常，肝内残余分解代谢异常或低密度脂蛋白分解异常所致的以甘油三酯分解代谢降低为特点的各种原发性或继发性病变。以皮肤上出现橘黄色或棕红色斑片、丘疹、结节或肿块，伴发心血管及肝脾等器官损害为特征。本病可发于各种年龄，但以中年女性多见。

【诊断要点】

1. 原发性黄瘤病

（1）扁平黄瘤　皮损为针头到扁豆大小的橘黄色圆形或椭圆形扁平或稍隆起的斑块，好发于眼睑（又称睑黄疣）、颈、躯干、肘窝、腘窝、股内侧、臀部和手掌等处，伴高脂血症。

（2）结节性黄瘤　皮损为花生米到黑豆大小的橘黄或黄褐色的丘疹或结节，散在或融合成更大的斑块，好发于肘、膝、髋、踝、臀及跟腱（又称腱黄瘤）等处，可伴高脂血症。

（3）发疹性黄瘤　皮损为突然分批出现的针头到米粒大小黄褐色小丘疹，周围绕有红晕，好发于臂和腿的伸侧及臀部，也可散发全身各处，伴高脂血症。

（4）播散性黄瘤　临床较罕见，常起病于青少年，皮损为针头到绿豆大小的黄红或棕黄色小丘疹或结节，分布成群，但不融合，好发于颈、腋、腹股沟、肘窝及腘窝等皱褶处，可累及黏膜，侵犯垂体后叶而致尿崩症，但可自行缓解，一般预后好，血脂正常。

2. 继发性黄瘤病

（1）多继发于肝、胆、肾、胰腺及糖尿病等疾病。

（2）皮损与原发性黄瘤病相同，有各种扁平、结节或发疹性黄瘤。

（3）实验室检查　血清中可出现总胆固醇、甘油三酯、乳糜微粒及 β 脂蛋白等增高。

【治疗方法】

1. 西医治疗

（1）全身治疗　① 氯贝丁酯（安妥明）1g，2 次 / 日；② 考来烯胺（消胆胺）3～4g，3 次 / 日；③ 烟酸 100mg，3 次 / 日；④ 烟酸肌醇酯 0.2g，3 次 / 日。

（2）局部治疗　① 局限性皮损，可采用激光、液氮冷冻等治疗；② 个别较大的黄瘤可手术切除。

2. 中医治疗

（1）辨证施治　① 肝胆湿热证，治以清利湿热，方用龙胆泻肝汤加减：龙胆、黄芩、栀子、泽泻、当归各 10g，柴胡 8g，甘草 3g，水煎服。② 脾虚湿阻证，治以健脾祛湿，方用参苓白术散加减：茯苓、人参、白术、山药、莲子肉、薏苡仁、砂仁各 10g，桂枝、白扁豆各 6g，甘草 3g，水煎服。③ 肝肾不足证，治以滋肾养肝，方用六味地黄汤加减：熟地黄、山药、山茱萸、牡丹皮、茯苓、泽泻各 10g，水煎服。

（2）中成药　① 脉安冲剂 1 袋，2 次 / 日；② 龙胆泻肝丸 9g，2～3 次 / 日；③ 山楂冲剂 10g，2 次 / 日。

（3）外治疗法　① 五妙水仙膏点治；② 脱色拔膏棍外贴，2～3 日换 1 次。

【预防与护理】

1. 注意饮食调理，给予低糖、低脂、高蛋白饮食，多食新鲜蔬菜和水果。

2. 积极治疗原发性疾病，定期测定血胆固醇和类脂质，并予相应的治疗。

3. 加强体育锻炼，保持心情舒畅，增强体质和抗病能力。

第十一节 皮肤淀粉样变

皮肤淀粉样变是一种由于淀粉样物质沉着于皮肤组织中引起的慢性皮肤病。以皮肤出现多数黄褐色圆锥形的坚硬丘疹，呈念珠状排列，轻微磷屑，呈苔藓样淀粉样变性，自觉剧痒为特征。本病多发于中年。属于中医"松皮癣""顽癣"等范畴。

【诊断要点】

1. 好发于小腿伸侧及上背部，广泛的可波及大腿、臀部及上肢伸侧，常呈对称性分布，进展缓慢。

2. 皮损为半球形、圆锥形的黄褐色或浅褐色的坚硬丘疹，针头至黄豆大小，表面粗糙，密集而不融合，常排列成串珠状。

3. 自觉剧烈瘙痒。

4. 实验室检查　刚果红皮内试验阳性，组织病理为真皮乳头层有紫红色淀粉样蛋白沉积。

【鉴别诊断】

1. 神经性皮炎　好发于颈部、四肢伸侧、尾骶部，早期皮损为密集扁平丘疹，后期呈典型苔藓样变，刚果红试验阴性。

2. 扁平苔藓　皮疹为紫蓝色的多角形小丘疹，融合成斑片，好发于前臂屈侧、小腿、龟头和口腔黏膜，刚果红试验阴性。

3. 黏液性水肿性苔藓　瘙痒不明显，丘疹蜡状皮色，组织病理检查可见亮蓝色的黏蛋白。

【治疗方法】

1. 西医治疗

（1）全身治疗 ① 瘙痒剧烈者，选用抗组胺药，如氯苯那敏（扑尔敏）4mg，3 次 / 日，羟嗪（安泰乐）25mg，2 次 / 日，西替利嗪 10mg，1 次 / 日。② 维生素 A 5 万 U，3 次 / 日；或维 A 酸类药物，如异维 A 酸 10mg，3 次 / 日。③ 10% 低分子右旋糖酐 500ml，静脉滴注，1 次 / 日，10 天为 1 个疗程。④ 与日光有关者：加用氯喹 0.25g，1～2 次 / 日。

（2）局部治疗 ① 10% 硫黄水杨酸软膏外搽，2 次 / 日。② 糖皮质激素：醋酸去炎松混悬液 10mg 或醋酸强的松龙混悬液 25mg 加适量 2% 普鲁卡因或 1% 利多卡因，皮损内注射，1 周 1 次，4～5 次为 1 个疗程；醋酸去炎松尿素软膏或恩肤霜，外用加封包，1 次 / 日。③ 60%～100% 二甲基亚砜溶液涂擦，1～2 次 / 日。④ 0.05% 维 A 酸霜外搽，1～2 次 / 日。⑤ 皮肤磨削术。⑥ 液氮冷冻，1 周 1 次。⑦ 二氧化碳激光联合糖皮质激素乳膏封包治疗。

2. 中医治疗

（1）辨证施治 ① 风热血燥证，治以疏风清热，方用消风散加减：石膏 20g，荆芥、防风、生地黄、当归、胡麻仁、牛蒡子、知母各 10g，木通 8g，蝉蜕、甘草各 3g，水煎服。② 脾虚湿阻证，治以健脾祛湿，方用参苓白术散加减：茯苓、人参、白术、山药、莲子肉、薏苡仁、砂仁各 10g，桂枝、白扁豆各 6g，甘草 3g，水煎服。③ 气滞血瘀证，治以活血化瘀，方用桃红四物汤加减：桃仁 8g，红花 3g，当归、赤芍、生地黄、川芎各 10g，水煎服。④ 血虚风燥证，治以养血润燥，方用养血润肤饮加减：天花粉、当归、熟地黄、生地黄、黄芪各 15g，麦冬、黄芩各 10g，桃仁 8g，红花 3g，水煎服。

（2）中成药 ① 肤康片12mg，3次/日；② 复方丹参片3片，

2 次 / 日。

（3）外治疗法　① 透骨草、丹参、石菖蒲、苦参、地骨皮、大枫子、大黄、地榆、红花、皂角刺、白鲜皮、千里光适量，煎水外洗或湿敷，1 次 / 日；② 黄柏霜、薄肤膏或外搽斑蝥醋外涂，1～2 次 / 日；③ 肤康霜外涂，3～4 次 / 日，局部涂抹后宜按摩5min。

（4）其他疗法　① 滚刺疗法，用滚刺筒在病变部位推滚，后用伤湿止痛膏或橡皮膏外封，每隔 5～7 日推滚 1 次，7 次为1 个疗程；② 梅花针疗法，以七星针在患处来回移动击针，以少量出血为度，隔日 1 次；③ 艾灸疗法，直接灸患处，1 次 /日；④ 针刺，下肢皮损取足三里、阴陵泉、血海，得气后留针15min，1 次 / 日，10 次为 1 疗程。

【预防与护理】

1. 平时多以温水洗浴，保持皮损区清洁，避免过度搔抓，防止感染。

2. 增加营养性食物，多食新鲜蔬菜和水果，保持大便通畅，忌食辛辣发物。

3. 避免不良刺激、保持心情舒畅，积极参加体育锻炼。

第十二节　痛风

痛风是由于嘌呤代谢障碍，引起血尿酸水平升高，尿酸盐沉积于皮下、关节及肾脏等组织中，而出现的代谢障碍性疾病。以急性发作时第一跖趾关节红肿热痛、病久可见痛风石、痛风结节等为特征。常于中年以后发病，男性发病率明显高于女性，约为20∶1。属于中医"痹症"范畴。

【诊断要点】

1.临床分为无症状期、急性关节炎期和慢性关节炎期。

（1）急性关节炎期　多发于一侧单关节，尤以左侧第一跖趾关节最常见，也可见于其他中小关节，关节红肿热痛，常于夜间发作，可伴发热，数日或数周后症状缓解，后可再发，并转为慢性。

（2）慢性关节炎期　可在皮下组织形成痛风石，痛风石沉积于肾脏时可出现剧烈肾绞痛。

2.实验室检查　血尿酸升高；X线片检查示关节面附近有骨损。

【鉴别诊断】

1.假性痛风　多见于老年人，由关节软骨钙化所致，膝关节受累最多，急性发作时疼痛症状很像痛风，但血尿酸不高，X线示软骨钙化。

2.钙质沉着症　有时类似痛风，但自觉症状较轻，血尿酸不高，X线示有钙质沉着。

3.丹毒　尽管急性痛风发作时，白细胞也可增高，临床表现和丹毒相似，但丹毒患者血尿酸不高。

4.类风湿性关节炎　血尿酸不高，不会出现痛风石。

【治疗方法】

1.西医治疗

（1）全身治疗　①促进尿酸排出药物：羧苯磺胺（丙磺舒）0.25g，2～4次/日，1周后可增至0.5～1g，同时大量饮水。②抑制尿酸合成药物：别嘌呤醇100mg，1～3次/日，待尿酸正常后渐减至50mg，1次/日。③急性发作时可用秋水仙碱1mg，2～4次/日，1～2日内症状缓解，改为0.5mg，2～3次/日，1周即可停药；强的松10mg，2～3次/日。④非甾体消炎止痛药：保泰松0.1g，3次/日；吡罗昔康（炎痛喜康）20mg，1次/日。

（2）局部治疗　① 急性发作期，局部热敷或冷敷；② 痛风石，可手术切除。

2. 中医治疗

（1）辨证施治　① 湿热蕴结证，治以清热利湿，方用当归拈痛汤加减：茵陈、知母、当归、猪苓各 15g，黄芩、苦参、泽泻、防风、白术各 10g，羌活、葛根各 6g，升麻、甘草各 3g，水煎服。② 寒湿痹阻证，治以温化寒湿、通络止痛，方用独活寄生汤加减：桑寄生、人参、茯苓、炙甘草、防风、杜仲、牛膝、秦艽、当归、白芍、熟地黄各 10g，独活 6g，桂心、细辛、甘草各 3g，水煎服。③ 气滞血瘀证，治以活血化瘀，方用活血散瘀汤加减：川芎、槟榔、当归尾、赤芍各 10g，枳壳、瓜蒌子（去壳）各 8g、苏木、牡丹皮、桃仁（去皮、尖）各 6g，大黄（酒炒）3g，水煎服。

（2）中成药　新癀片 4 片，3 次 / 日。

（3）外治疗法　急性痛风性关节炎，可用金黄膏外敷，1 次 / 日。

【预防与护理】

1. 注意调理饮食，少食含嘌呤高的食物，多饮开水。肥胖者应适当控制饮食，禁饮酒。

2. 避免诱因，防止关节损伤，积极防治感染。

3. 急性发作期应卧床休息，局部热敷或冷敷。有肾结石和肾功能受损者，忌用排尿酸药物。

第十三节　黏液性水肿

黏液性水肿是由于黏蛋白的代谢障碍，引起大量黏蛋白沉积于皮肤组织内而形成的各种黏液状态的代谢障碍性疾病。以皮肤坚实的非凹陷性水肿性斑块或结节，呈蜡样光泽，或伴有甲状腺功能异常为特征。根据临床特点，分为全身性黏液性水肿、胫骨前黏液性水肿和黏液水肿性苔藓3种类型。本病大多发生于成年人，女性多见。

【诊断要点】

1. 全身性黏液性水肿

（1）皮肤呈非凹陷性肿胀、干燥、粗糙，颜色苍白或蜡样光泽，鼻宽、唇厚。

（2）毛发枯槁、稀疏、脱落，指（趾）甲变脆易裂。

（3）基础代谢率降低、甲状腺功能减退。

2. 胫骨前黏液性水肿

（1）好发于小腿前外侧，开始可为一侧，后累及两小腿伸侧，多呈对称性。

（2）损害为圆形或不规则形的肿胀，坚实、无凹陷性的斑块或结节，其上可见毛囊口扩大的表现，边界清楚，呈蜡样半透明状，表面凹凸不平。

（3）发病前或同时伴有甲状腺功能亢进或突眼症。

3. 黏液水肿性苔藓

（1）常见于面部及四肢伸侧。

（2）损害为苔藓样丘疹，群集或线状样排列，互不融合，呈淡红色或淡黄色，蜡样，间有瘙痒感。

（3）甲状腺功能正常。

【鉴别诊断】

1. 心性或肾性水肿　心脏或肾脏疾病引起的水肿按之凹陷，同时伴有心、肾的其他症状和临床及实验室检查的异常。

2. 皮肤淀粉样变性　皮损为半球形或圆锥形的坚实丘疹，常密集于小腿伸面，表面有少量鳞屑，自觉瘙痒，病理活检见真皮或皮下有淀粉样沉积物。

3. *局限性硬皮病* 皮损为圆形、椭圆形或不规则形及线条状的斑块，表面光滑，有蜡样光泽，局部发硬、萎缩。

【治疗方法】

1. 西医治疗

（1）全身治疗 ① 全身性黏液性水肿，可选择甲状腺素制剂治疗，如甲状腺素片、L- 甲状腺素及 L- 三碘甲腺原氨酸等；② 胫骨前黏液性水肿，有甲状腺功能亢进（甲亢）或突眼症者，应首先按内科治疗甲亢，其次可酌情选用糖皮质类激素或免疫抑制剂，如泼尼松、苯丁酸氮芥或环磷酰胺等，对消退皮损有一定效果，但需注意不良反应；③ 对黏液水肿性苔藓尚无有效疗法，可酌情试用糖皮质激素或免疫抑制剂，如泼尼松及环磷酰胺等。

（2）局部治疗 局限性皮损，可选择糖皮质激素，如曲安西龙（去炎松）皮损内注射，或以糖皮质激素薄膜密闭封包皮损处；局限性苔藓样皮损，可用浅层 X 线局部放射治疗。

2. 中医治疗

（1）辨证施治 ① 痰湿结聚证，治以化痰软坚，方用海藻玉壶汤加减：海藻 30g，昆布 15g，贝母 15g，半夏 10g，青皮 6g，陈皮 10g，当归 15g，川芎 10g，连翘 10g，甘草 6g，水煎服。② 气滞血瘀证，治以理气活血，方用桃红四物汤加减：桃仁 8g，红花 3g，当归、赤芍、生地黄、川芎各 10g，水煎服。③ 脾肾阳虚证，治以健脾温肾，方用参苓白术散合真武汤加减：茯苓、人参、白术、山药、芍药、莲子肉、薏苡仁各 10g，砂仁、桂枝、白扁豆各 6g，生姜、炮附子、甘草各 3g，水煎服。

（2）中成药 ① 血塞通片 4～6 片，口服，3 次 / 日；② 参苓白术散 6g，口服，3 次 / 日；③ 肾气丸 6g，口服，3 次 / 日。

（3）外治疗法 ① 皮损广泛者，可选用透骨草、丝瓜络、

六月雪、白僵蚕、珍珠母、皂角刺、海藻、昆布、红花、牛膝各
30g，煎水外洗或浸泡，1 次 / 日；② 皮损局限者，可用生肌白玉
膏或白杨膏外搽，2 次 / 日。

（4）其他治疗　脱色拔膏棍贴敷患处。

【预防与护理】

1. 加强营养，多食新鲜蔬菜和水果，禁用烟、酒及刺激性
食品。

2. 保持心情舒畅，积极治疗诱发本病的甲状腺功能减退或亢
进及糖尿病等内分泌疾病。

3. 避免患处碰伤或擦伤，防止继发感染。

第十四节　胶样粟丘疹

胶样粟丘疹又称皮肤胶样变性，是皮肤结缔组织的一种退
行性改变，以曝光部位皮肤出现带黄色的透明小丘疹、结节或斑
片，无明显自觉症状为特征。好发于 15～50 岁，男性多于女性。
发生于儿童者，常于青春期后自行消退。

【诊断要点】

1. 好发于上面部、颈部、耳部及手背等暴露部位。

2. 基本损害为针头到豌豆大小、圆形的橘黄色透明丘疹、结
节或斑片，质柔韧，密集成群，但不融合，多对称，穿刺或划破
后可释放出胶样物质。

3. 组织病理学示为真皮上层无结构均质性的胶样物质。

【鉴别诊断】

1. 粟丘疹　丘疹呈白色，以针尖挑破后可挤出珍珠样小颗
粒，组织病理学示真皮上层有表皮囊肿。

2. 扁平苔藓　丘疹呈红色或紫红色，不透明，疹内无胶样物

质，好发于前臂屈侧，自觉剧痒。

3. **汗管瘤**　多见于青年女性，主要发生于眼周、前额、颈或前胸等处，损害为针头到豌豆大、呈肤色或褐色、光滑圆形丘疹，质地柔软而有弹性，群集或散在分布。

4. **皮脂腺瘤**　皮损为针头至黄豆大、油腻的橘黄色丘疹，常对称分布于面中部的鼻、颊和鼻唇皱褶处。

【治疗方法】

1. 西医治疗

（1）全身治疗　可选择小剂量氯喹和大剂量维生素 C 口服。

（2）局部治疗　少数皮疹可选择冷冻、激光、电解或手术切除等疗法。

2. 中医治疗

（1）辨证施治　① 风热痰湿证，治以疏风清热、化痰消肿，方用牛蒡解肌汤加减：夏枯草、连翘各 15g，牛蒡子、石斛、玄参、荆芥、栀子各 10g，牡丹皮 6g，薄荷 3g，水煎服。② 湿热蕴结证，治以清热利湿，龙胆泻肝汤加减：黄芩、栀子、泽泻、当归各 10g，柴胡、龙胆各 8g，甘草 3g，水煎服。③ 气滞痰凝证，治以理气化痰，方用二陈汤加减：陈皮、半夏各 6g，茯苓 15g，甘草 3g，水煎服。

（2）中成药　龙胆泻肝丸 6g，口服，3 次/日。

（3）外治疗法　① 皮疹数目不多者，可选择五妙水仙膏或水晶膏点治；② 取苦参子仁适量，研细末，用凡士林调匀成膏后外敷患处；③ 取鸦胆子适量，捣烂如泥，包敷于皮疹之上。

【预防与护理】

1. 避免日光暴晒及长期接触石油产品，勿过量使用氢醌等脱色剂。

2. 避免过度搔抓，局部不可滥用腐蚀药物，防止继发感染。

第十四章

皮下脂肪组织疾病

第一节　结节性脂膜炎

结节性脂膜炎是发生在皮下脂肪层炎性浸润的一种皮下脂肪组织疾病。以多发性对称性群集的皮下脂肪层炎性硬结或斑块，伴反复发热，愈后皮肤呈萎缩性凹陷，并可损害内脏为特征。本病少见，可发生于婴儿到老年，但以 30～50 岁的妇女为多。本病属于中医"恶核"的范畴。

【诊断要点】

1. 皮损常对称分布于股部和小腿，也可累及上臂、躯干，面部罕见。

2. 基本损害为皮下结节或斑块，初发时皮肤呈水肿性红斑，常与皮肤粘连，有触痛，数周后水肿性红斑消退，留有色素沉着，结节吸收消退后，皮下脂肪萎缩，形成盘状皮肤凹陷。

3. 常有发热、乏力、纳差、肌肉和关节酸痛等症状，如累及内脏脂肪组织，则出现相应的症状，病情严重，预后差。

4. 脂膜炎可间隔数周或数年后复发。

5. 实验室检查　外周血白细胞总数增加或偏低，中性粒细胞左移，血沉增快，后期可有肝、肾功能紊乱，组织病理为脂肪细胞退化变性及坏死，并有中性粒细胞浸润，晚期可形成典型嗜脂肉芽肿。

【鉴别诊断】

1. 结节性红斑　好发于春秋季，结节分布于小腿伸侧，对称性，不溃破，结节消退后局部皮肤不发生凹陷，全身症状轻。

2. 结节性血管炎　为复发性微痛的结节，常发于小腿，沿血管排列，慢性经过，全身症状轻，组织病理为肉芽肿改变，血管腔内有血栓。

3. 硬红斑　结节呈紫红色，位于小腿屈侧，破后形成穿凿性溃疡，经过慢性，组织病理所见为结核结节样变化。

4. 结节性多动脉炎　有多脏器损害症状，皮损呈多形性，结节常沿血管排列，多发于足、小腿及前臂，但不对称。

【治疗方法】

1. 西医治疗

（1）全身治疗　① 糖皮质激素强的松 10mg，3 次 / 日，症状控制后逐渐减量；② 雷公藤多苷片 20mg，3 次 / 日；③ 有感染者，加用抗生素。

（2）局部治疗　① 皮损炎症明显，10% 鱼石脂软膏或莫匹罗星软膏外搽，2 次 / 日；② 皮损局限，可用音频电疗。

2. 中医治疗

（1）辨证施治　① 风热郁表证，治以疏风清热、活血通络，方用牛蒡解肌汤加减：夏枯草 15g，荆芥、连翘、栀子、牛蒡子、石斛、玄参各 10g，牡丹皮 6g，薄荷 3g，水煎服。② 湿热蕴结证，治以清热利湿，方用当归拈痛汤加减：茵陈、知母、当归、猪苓各 15g，黄芩、苦参、泽泻、防风、白术各 10g，羌活、葛根各 6g，升麻、甘草各 3g，水煎服。③ 气血失和证，治以调和气血，方用桃红四物汤加减：桃仁 8g，红花 3g，当归、赤芍、生地黄、川芎各 10g，水煎服。

（2）外治疗法　① 结节红肿明显者，金黄膏外敷，1 次 / 日；② 结节未溃者，冲和膏外敷，1 次 / 日；③ 结节已溃者，生肌玉红膏掺九一丹外敷，1 次 / 日。

【预防与护理】

1. 合理调配饮食，加强营养，多食新鲜蔬菜和水果，忌食辛辣发物，戒烟酒。

2. 除去体内感染病灶，积极治疗内科疾病。

3. 溴剂与碘剂和磺胺、锑剂等可加剧症状，应避免应用。

第二节　糖皮质激素后脂膜炎

糖皮质激素后脂膜炎是由于大量全身糖皮质激素治疗停用后，因皮下脂肪大量聚集而发生的结节性皮下脂膜炎。以皮下坚实结节，表面皮肤正常或充血，伴有痒和压痛感，可自行消退为特征。多见于儿童。

【诊断要点】

1. 多发生于长期大量全身糖皮质激素治疗停用后 1 个月左右。

2. 好发于颊、上臂、躯干和臀部。

3. 皮损为具有压痛的坚硬皮下结节，表面皮肤正常或潮红，有痒感，一般无全身症状，也不累及内脏。

4. 经数周或数月后可自行消退。

【鉴别诊断】

1. 结节性脂膜炎　皮损为多发性、对称性皮下硬结或斑块，伴发热等全身症状，有内脏损害，发病前无糖皮质激素治疗史。

2. 结节性红斑　结节对称分布于小腿伸侧，疼痛及红肿明显，常反复发作，多见于青中年女性，发病前无糖皮质激素治疗史。

【治疗方法】

本病经 2~3 个月后，结节可自行消退，故一般无须治疗。

【预防与护理】

1. 避免长期大剂量应用糖皮质激素，停用时要逐渐减量。

2. 做好皮肤护理，避免过度搔抓，防止继发感染。

第三节　寒冷性脂膜炎

寒冷性脂膜炎是一种由于寒冷刺激，损伤局部脂肪组织，引起局限性脂肪坏死所致的皮下脂膜炎。以暴露部位出现边界清楚的皮下结节性损害，局部温度降低为特征。本病发生于寒冷季节，多见于婴儿，也见于儿童和老人。

【诊断要点】

1. 好发于面部、手背及四肢等暴露部位，也可见于臀部和下腹部。

2. 遇冷数小时至 3 天后，局部皮肤呈青红色或发绀，局部温度降低，并出现边界清楚的皮下结节或痛性坚硬的斑块。

3. 经过 2~3 周，皮下结节变软、消退，而不留下痕迹。

【鉴别诊断】

1. 糖皮质激素后脂膜炎　大量全身糖皮质激素治疗停药后，皮下出现结节性损害，伴有痒和压痛感，与寒冷刺激无关。

2. 结节性脂膜炎　皮损为对称性皮下结节或斑块，局部皮温正常或升高，伴发热等全身症状，与寒冷刺激无关。

【治疗方法】

如不再受寒冷刺激，给予保暖后，皮下结节或斑块可自行消退，必要时可给予以下治疗：

（1）全身治疗 ① 维生素 E100mg，3 次 / 日；② 烟酰胺 100mg，3 次 / 日；③ 硝苯地平 10mg，3 次 / 日；④ 复方丹参片 3 片，3 次 / 日。

（2）局部治疗 ① 1% 维生素 E 霜外搽，1～3 次 / 日；② 肝素钠乳膏（海普林）外搽，1～3 次 / 日；③ 喜疗妥外搽，1～3 次 / 日。

【预防与护理】

1. 寒冷季节应注意防冻、保暖，面部和四肢一旦受冻，不可立即加温，以防组织缺氧、坏死。

2. 给予足够的热量和丰富的维生素饮食，禁食生冷食品。

3. 做好皮肤护理，避免皮损擦破或碰伤，防止继发感染。

第四节 皮下脂肪肉芽肿病

皮下脂肪肉芽肿病是一种特异性的局限性脂膜炎，以四肢和躯干有不成群的皮下结节，伴有脂肪细胞坏死、噬脂肉芽肿和囊肿形成为特征。主要发生于儿童，中年人也可发生，特别是肥胖女性。

【诊断要点】

1. 好发于下肢及躯干，也可累及上肢和面部，常呈对称性分布。

2. 基本损害为扁豆到核桃大的结节或斑块，质坚硬或有弹性，表面皮肤正常或发红，可有轻压痛。

3. 损害可自行消退，表面皮肤不留任何痕迹。

4. 无发热等全身症状。

5. 组织病理 脂肪细胞变性、坏死，有脂肪肉芽肿和囊肿形成。

【鉴别诊断】

1. 结节性脂膜炎　皮损为多发性、对称性群集的皮下硬结，伴发热等全身症状，愈后皮肤呈萎缩性凹陷。

2. 硬红斑　好发于小腿屈侧，皮损呈紫红色结节，破溃后形成穿凿性溃疡，慢性经过，愈合后遗留瘢痕或局部皮肤萎缩。

【治疗方法】

1. 西医治疗

本病有自愈倾向，一般无须特殊疗法。必要时可参照结节性脂膜炎处理。

2. 中医治疗

（1）辨证施治　① 风热郁表证，治以疏风清热、活血消肿，方用牛蒡解肌汤加减：夏枯草、连翘各 15g，牛蒡子、荆芥、栀子、石斛、玄参各 10g，牡丹皮 6g，薄荷 3g，水煎服。② 痰湿瘀结证，治以化痰散结、活血通络，方用二陈汤合桃红四物汤加减：陈皮、半夏各 6g，茯苓、当归、赤芍、生地黄、川芎各 10g，甘草、桃仁各 8g，红花 3g，水煎服。③ 气滞血瘀证，治以活血化瘀、软坚散结，方用活血散瘀汤加减：川芎、当归尾、赤芍、槟榔各 10g，牡丹皮、枳壳、瓜蒌子（去壳）、桃仁（去皮、尖）、苏木各 6g，大黄（酒炒）3g，水煎服。

（2）外治疗法　① 皮肤结节或斑块未溃者，冲和膏外敷，1次 / 日；② 皮肤结节有溃破并排出油状样物质，生肌玉红膏掺九一丹外敷，1次 / 日。

【预防与护理】

1. 避免皮肤外伤，防止继发感染。

2. 肥胖患者应适当控制饮食，多食新鲜水果和蔬菜，忌食辛辣发物，避免不良刺激。

3. 保持心情愉快，防止过度疲劳，积极治疗体内其他感染。

第五节 创伤性脂肪坏死

创伤性脂肪坏死是由于各种外伤引起的皮下脂肪坏死。以无痛性皮下结节或斑块，呈离心性扩大并与皮肤粘连为特征。有时轻微外伤即可发病，潜伏期长短不一，多见于女性，以 50 岁左右发病率最高。

【诊断要点】

1. 有明显的各种外伤史。

2. 皮损为无痛性皮下结节或斑块，常为多发，并呈离心性扩大，与皮肤或深部组织有粘连。表面皮肤水肿呈橘皮样外观，颇似癌症。

3. 皮损可继发溃疡，愈后可遗留萎缩性瘢痕。

4. 好发于胸部、腹部和四肢。

5. 组织病理示皮下脂肪坏死，有炎性细胞浸润，形成脂肪肉芽肿、油囊肿或异物囊肿。

【鉴别诊断】

1. **脂肪瘤** 损害为单个或多个皮下局限性肿瘤，质柔软，可推动，组织病理示由成熟脂肪细胞组成。

2. **血管脂肪瘤** 损害为单个或多发的圆球形或分叶状结节，约板栗大小，可活动，质软而有弹性，组织病理示有明显包膜的分叶状脂肪组织肿瘤，有毛细血管增生。

【治疗方法】

宜做手术切除治疗。

【预防与护理】

1. 避免各种外伤，保持心情舒畅。

2. 做好皮肤护理，避免皮损擦破或碰伤，防止继发感染。

3. 积极参加体育锻炼，适当控制体重。

第六节 亚急性结节性游走性脂膜炎

亚急性结节性游走性脂膜炎是一种皮下脂膜炎。其病变主要位于皮下脂肪组织小叶间隔毛细血管。以小腿出现皮下结节，互相融合，中央消退，外缘向周围发展成不规则形的环状斑块，无明显自觉症状及全身症状为特征。本病多发生于中年女性。

【诊断要点】

1.好发于小腿下部及踝部，常为单侧性，少数为两侧性，可累及大腿。

2.损害为1～3cm大小孤立的鲜红或淡红色坚硬结节，互相融合，中央消退变平，外缘向周围发展成不规则的环状斑块。

3.局部无自觉症状，也无全身症状。

4.病程慢性，如不治疗可持续较长时间，但也有自行消退者。

【鉴别诊断】

1.结节性红斑 发病较急，皮损疼痛和压痛显著，常侵犯双侧小腿，春秋季多见。

2.硬红斑 慢性经过，常有其他部位的结核，损害可破溃，愈后遗留瘢痕或局部皮肤萎缩。

3.皮肤变应性结节性血管炎 皮下结节常沿静脉分布，局部常有疼痛和压痛，可多年反复发作，一般于春季发病，秋冬缓解。

【治疗方法】

1.西医治疗

（1）全身治疗 本病对碘治疗敏感，可选用10%碘化钾溶液10ml，口服，2～3次/日，有较好疗效。

（2）局部治疗　可外用 10% 樟脑霜或 10% 鱼石脂软膏涂搽患处，少数皮损经治疗不消退者，可采用外科手术切除。

2. 中医治疗

（1）辨证施治　① 湿热蕴阻证，治以清热利湿、活血通络，方用五神汤合桂枝茯苓丸加减：茯苓、金银花、牛膝、车前草、紫花地丁、赤芍各 10g，桂枝、牡丹皮、桃仁各 6g，水煎服。② 寒湿阻络证，治以温经散寒、通络化滞，方用阳和汤加减：熟地黄 30g，鹿角胶 9g，白芥子 6g，麻黄、姜炭各 2g，肉桂、生甘草各 3g，水煎服。③ 气滞血瘀证，治以理气活血、通络化瘀，方用桃红四物汤加减：桃仁 8g，红花 3g，当归、赤芍、生地黄、川芎各 10g，水煎服。

（2）中成药　① 血府逐瘀胶囊 4～6 粒，口服，3 次 / 日；② 复方丹参片 4～6 片，口服，3 次 / 日；③ 血塞通片 4～6 片，口服，3 次 / 日；④ 龙胆泻肝丸 9g，口服，3 次 / 日。

（3）外治疗法　① 局部皮损鲜红或淡红，可外敷玉露膏，1 次 / 日；② 皮损以结节性损害为主，皮肤不红，可外敷紫色消肿膏，1 次 / 日；③ 取桃仁适量，捣烂如泥，以醋调外敷患处；④ 黄柏、苦参、皂角刺、乳香、没药，煎水外洗或浸泡患处。

（4）其他疗法　针刺疗法，取足三里、三阴交、复溜、太冲等穴。

【预防与护理】

1. 积极治疗体内感染病灶，避免皮肤外伤和感染。

2. 适当参加体育锻炼，劳逸结合，保持心情愉快和情绪稳定。

3. 对小腿水肿或有静脉炎者，应注意休息，抬高患肢，或穿长筒弹力袜，以促进血液循环。

第十五章

渐进性坏死性疾病

第一节　环状肉芽肿

环状肉芽肿是发生于真皮或皮下组织以环状丘疹或结节性损害为特征的慢性皮肤病。本病无明显自觉症状，可发生于任何年龄，其中以儿童和青年为多，女性为男性的 2 倍。

【诊断要点】

1. 皮损多发生于四肢远端伸侧，常见于手指、臀部、足、膝等处。

2. 基本损害为正常皮色、淡红色或紫色的坚实小丘疹或结节，表面光滑，排列紧密，中央消退，外围扩展，形成环状或弧状，略高出皮面，损害数目为单个或多个。

3. 无自觉症状，病程慢性，可自行消失，愈后不留痕迹，但常复发。

4. 组织病理示真皮或皮下局灶性胶原纤维变性，炎症反应或纤维化。

【鉴别诊断】

1. **体癣**　环状损害，边缘常由丘疹、小水疱和鳞屑组成，真菌镜检阳性。

2. **环状扁平苔藓** 损害为多角形紫红色扁平丘疹，中央有脐状凹陷，伴有剧烈瘙痒，组织病理为炎症细胞呈带状浸润，而无胶原纤维变性。

3. **肉样瘤病** 皮损为弥漫性浸润性丘疹、结节或肿块，组织病理为上皮样细胞成团浸润，杂有少量淋巴细胞，晚期有巨细胞，外围有胶原纤维包绕。

4. **慢性进行性盘状肉芽肿（非糖尿病性类脂质渐进性坏死）** 多发生于女性的面部，皮损为黄红色较硬的斑块，无自觉症状，病程慢性，患者不伴糖尿病。

【治疗方法】

1. 西医治疗

（1）全身治疗 皮损数目多者可选择：① 糖皮质激素，如口服强的松 30mg/ 日；② 抗疟药，如氯喹等口服，0.25g/ 次，2～3 次 / 日；③ 水杨酸盐，如次水杨酸铋等口服，2 片 / 次，3 次 / 日；④ 磺胺类药物、维生素 E 等口服。

（2）局部治疗 损害范围小可采用：① 手术切除；② 氢化可的松普鲁卡因稀释液或去炎松利多卡因稀释液做皮损局部注射；③ 氯乙烷、固体二氧化碳、液氮等进行冷冻治疗；④ 局部电灼、浅层 X 线或紫外线照射；⑤ 个别患者做皮肤活检后导致自愈，其机制尚不明了。

2. 中医治疗

（1）辨证论治 ① 湿热蕴结证，治以清热利湿，方用萆薢渗湿汤加减：茯苓、滑石、薏苡仁各 15g，萆薢、泽泻、防风、牛膝、车前草各 10g，通草、牡丹皮各 6g，水煎服。② 寒湿凝滞证，治以温化寒湿，方用阳和汤加减：熟地黄 30g，肉桂、生甘草各 3g，姜炭、麻黄各 2g，鹿角胶 9g，白芥子 6g，水煎服。③ 气滞血瘀证，治以活血化瘀，方用桃红四物汤加减：桃仁 8g，红花 3g，当归、赤芍、生地黄、川芎各 10g，水煎服。

（2）外治疗法　① 皮损发于四肢远端，可选择药浴疗法，药用透骨草、徐长卿、鸡血藤、络石藤、清风藤、石菖蒲、桂枝、红花、丹参、赤芍适量，煎水外洗或浸泡，1 次 / 日；② 皮损范围小、浸润不深者，可用鲜芦荟折断，蘸雄黄解毒散外搽，或用稀释拔膏外敷。

（3）其他疗法　可口服 50% 徐长卿糖浆，或鸡血藤片、当归浸膏片、消散片等中成药；局部外贴香桂活血膏、代温灸膏或伤湿止痛膏等。

【预防与护理】

1.注意饮食调理，给予足够的营养，多食新鲜蔬菜和水果，忌饮酒、吸烟。

2.保持心情舒畅，避免不良刺激，积极治疗体内其他感染病灶。

3.注意皮损护理。避免皮损擦伤和碰伤，防止继发感染。

第二节　类脂质渐进性坏死

类脂质渐进性坏死又称糖尿病性类脂质渐进性坏死，是发生于胫前的大片硬皮病样损害。多见于妇女，部分患者伴有糖尿病。本病可发生于任何年龄，但以青壮年多见，伴有糖尿病者其发病年龄早于无糖尿病者，后者 85% 为女性；儿童和新生儿患者罕见。

【诊断要点】

1.损害主要发生于小腿伸侧，但股、小腿屈侧、踝部、足及跟部也可累及，少数可发生于上肢、躯干和头皮。

2.早期损害为圆形、坚硬、暗红色的丘疹、结节或斑块，逐渐扩展和融合，形成卵圆形或不规则的坚硬斑块，边缘呈棕红色或紫色，其中央扁平、凹陷，有的中央淡黄色，边缘红色，表面光滑或有少量鳞屑，并有明显的毛细血管扩张和纤维化，外观如硬皮病样。

3. 皮损局部，无异常感觉，患者常伴发糖尿病。

4. 病程慢性，常缓慢发展达数年之久，也可长期处于静止状态或完全消退后形成瘢痕。

5. 组织病理学示真皮中部胶原纤维肿胀和透明变性。

【鉴别诊断】

1. **局限性硬皮病** 初起为大小不等的淡红色、略带水肿的斑疹，后即硬化、萎缩，呈淡黄色，形状不一，可为点状、片状或带状，好发于额、颊、躯干和肢端，不伴发糖尿病。

2. **环状肉芽肿** 好发于四肢远端伸侧，皮损为正常皮色、淡红色或紫色的坚实丘疹或结节，呈环状排列，不发生萎缩和凹陷，愈后不留瘢痕。

3. **结节性脂膜炎** 损害为皮下结节或斑块，有触痛，常对称分布于股部和小腿，伴有发热等全身症状。

4. **结节性黄瘤** 皮损为橘黄色或黄褐色的丘疹或结节，散在或融合成斑块，好发于肘、膝、髋、踝、臀及跟腱等处，伴有高脂血症。

【治疗方法】

1. 西医治疗

（1）全身治疗 首先应积极治疗糖尿病，避免外伤，建议低脂饮食，另外可试用甲状腺素、胰岛素及大剂量维生素 E。

（2）局部治疗 ① 糖皮质激素，1% 氢化可的松软膏或0.075% 地塞米松霜等包封，1 次 / 日，也可用醋酸可的松类制剂于损害内注射，1 次 / 周；② 浅层 X 线、紫外线照射；③ 顽固性皮损，可行手术切除，必要时再予植皮。有的损害可自愈。

2. 中医治疗

（1）辨证论治 ① 湿热蕴结证，治以清热利湿，方用四妙散加减：威灵仙（酒浸）15g，羊角灰 9g，白芥子 3g，苍耳子 4.5g，上药研末，每服 3g，水煎去滓，用一大片生姜擂汁，入汤调服。② 寒湿阻络证，治以温经散寒，方用阳和汤加减：熟地黄 30g，肉桂、生甘草各 3g，姜炭、麻黄各 2g，鹿角胶 9g，白芥子 6g，水煎服。③ 气滞血瘀证，治以活血化瘀，方用桃红四物汤加减：桃仁 8g，红花 3g，当归、赤芍、生地黄、川芎各 10g，水煎服。

（2）外治疗法 ① 早期损害，以丘疹、结节为主，可选用冲和膏外敷，1 次 / 日；② 红肿明显可外敷玉露膏，1 次 / 日；③ 皮损萎缩、凹陷，可外敷阳和解凝膏，1 次 / 日；④ 损害处出现溃疡，可以生肌玉红膏外敷，1 次 / 日；⑤ 取透骨草、生大黄、桂枝、红花、丹参各适量，水煎后先熏后洗患处，1 次 / 日。

（3）其他疗法 ① 皮损萎缩明显，可用梅花针轻轻叩刺局部，每日或隔日 1 次；② 可酌情选择复方丹参注射液或毛冬青注射液做局部穴位注射。

【预防与护理】

1. 积极检查和治疗糖尿病，给予低糖、低脂饮食。

2. 避免皮损处挫伤或擦伤，防止继发性感染。

3. 保持心情舒畅，避免不良刺激，忌食辛辣发物，勿吸烟、饮酒。

第三节　多形性肉芽肿

多形性肉芽肿是一种皮肤组织细胞性肉芽肿病。以环状或多种不同形态损害的皮肤丘疹、结节，伴有瘙痒为特征。本病主要发生于非洲东部和中部的国家和地区的某些农村，我国农村中也可见到，大多发生于40岁以后的成年人，儿童及青少年少见，女性多于男性。

【诊断要点】

1. 主要发生于躯干上部和上臂等处。

2. 皮损初起为丘疹，很快形成环状、多环状、地图状或不同形态的损害，边界鲜明而高起，逐渐向周围扩展而中央愈合，留有轻度色素沉着斑，由于损害的反复发生和互相融合，常呈奇异的地图状。

3. 局部瘙痒明显，一般全身健康不受影响。

4. 病程慢性，可持续数月或数年，皮损不发生溃疡。

5. 组织病理学示真皮局限性渐进性坏死和组织细胞性肉芽肿，皮肤的神经组织无病变。

【鉴别诊断】

1. 结核样型麻风　好发于颜面、肩、臀及四肢伸侧等处，损害部位有明显的感觉障碍和神经受累，细菌检查可查到麻风杆菌。

2. 环状肉芽肿　多见于儿童和青少年，好发于手、腕伸侧或足背，无自觉症状，部分可自愈，组织病理为真皮或皮下局灶性胶原纤维变性和炎症反应。

3. 体癣　皮损为环状损害，边缘由丘疹或小水疱组成，表面有少许鳞屑，真菌镜检阳性。

【治疗方法】

1. 西医治疗

（1）全身治疗　目前无特效疗法。可试用糖皮质激素或喹啉，如口服强的松、地塞米松或氯化喹啉等。

（2）局部治疗　① 可选用1%氢化可的松软膏或0.075%地塞米松霜等糖皮质激素制剂封包，也可用去炎松利多卡因稀释液等做皮损内注射；② 局限性皮损可以浅层 X 线或紫外线照射；③ 局部电灼、液氮冷冻、激光治疗；④ 损害范围小，可采用手术切除。

2. 中医治疗

（1）辨证论治　① 风热袭表证，治以疏风清热，方用消风散加减：石膏 20g，荆芥、防风、生地黄、当归、胡麻仁、牛蒡子、知母各 10g，木通 8g，蝉蜕、甘草各 3g，水煎服。② 热毒内蕴证，治以清热解毒，方用黄连解毒汤加减：黄连 3g，黄芩、黄柏、栀子各 10g，水煎服。③ 热入营血证，治以清热凉血，方用犀角地黄汤加减：水牛角 20g，生地黄、赤芍、牡丹皮各 10g，水煎服。④ 气滞血瘀证，治以活血化瘀，方用桃红四物汤加减：桃仁 8g，红花 3g，当归、赤芍、生地黄、川芎各 10g，水煎服。

（2）外治疗法　① 可选用凤尾草、千里光、石菖蒲、蛇床子、徐长卿、蜂房、荆芥、防风、黄柏、红花适量，煎水外洗，1 次 / 日；② 局限性皮损，可选用黑色拔膏棍或稀释拔膏外敷 1 次 /2～3 日，或用紫金锭加醋调成糊状，涂敷患处，1 次 / 日；取五倍子适量研细末，以醋调后涂擦患处。

（3）其他疗法　可选择中成药当归浸膏、消散片或鸡血藤片等口服。

【预防与护理】

1. 注意皮肤清洁卫生，防止蚊虫叮咬。

2. 避免不良刺激，皮损处忌滥用刺激性较强的药物。

3. 发作期忌食辛辣发物，戒烟、酒。

第四节　嗜酸性粒细胞增多综合征

嗜酸性粒细胞增多综合征是一组原因不明，以外周血和皮肤组织或可能伴骨髓和脏器中嗜酸性粒细胞增多为特征的疾病。

【诊断要点】

1. 多见于成年男性。

2. 有皮损者占 1/4～1/2，仅有皮损表现者又称为嗜酸性粒细胞增多性皮炎，皮损表现可为荨麻疹、血管性水肿、红斑、丘疹和结节，以及红皮病等，常以其中一种损害为主，缓解与复发反复出现，持久延续，常伴剧痒。

3. 可伴全身症状，如发热、疲乏、关节肌肉酸痛、淋巴结肿大及心、肺、造血系统、神经、肝、脾、肾和胃肠道损害。

4. 实验室检查　外周血中嗜酸性粒细胞绝对值高于 $1.5 \times 10^9/L$，且持续 6 个月，排除其他可引起嗜酸性粒细胞增多的情况，如寄生虫感染、过敏、肿瘤等。

【鉴别诊断】

荨麻疹　表现为剧痒的一过性局限性水肿性风团，常突然发生，数小时后完全消退，慢性者反复发作，一般无持续半年的嗜酸性粒细胞增多达 $1.5 \times 10^9/L$。

【治疗方法】

1. 一般患者可口服雷公藤制剂或氨苯砜 50mg，2 次 / 日。

2. 严重病例口服中等剂量糖皮质激素或加用环磷酰胺。有报道口服色甘酸钠 0.2g，4 次 / 日，可获得满意疗效。

【预防与护理】

1. 皮肤护理，瘙痒剧烈者应经常修剪指甲，预防抓破皮肤和感染。

2. 避免不良刺激，皮损处忌滥用刺激性较强的药物。

3. 患者应穿松软棉质内衣，皮肤干燥者少洗澡，不用碱性大的肥皂。

第十六章

色素障碍性皮肤病

第一节 雀斑

雀斑是常见于面部较小的黄褐色或褐色的色素沉着斑点。以针尖至米粒大小的褐色斑点，形如雀卵，数目不定，无自觉症状为特征。夏季加重，病情与日晒有关。女性面部多见，常始发于4～5岁的学龄前儿童，少数自青春期发病，随年龄增长而逐渐增多。本病中西医同名。

【诊断要点】

1.好发于颜面、颈部和手背。

2.皮损为黄褐色或褐色的针尖至米粒大小的斑点，边界清楚，不高出皮面，散在或密集分布，但不融合。

3.夏季或日晒后，皮损颜色加深，数目增多，冬季则颜色变浅，数目减少。

4.无自觉症状。

5.组织病理学示基底细胞层的黑色素增多，而黑色素细胞的数目不增加。

【鉴别诊断】

1.雀斑样痣 出现较早，在1～2岁时开始出现，皮损密布在颈部、胸部或其他部位，但常为一侧，病损处肤色较黑，冬季不消退，组织病理学示表皮黑色素细胞数目增多，可见痣细胞。

2. 黄褐斑　皮损分布于颧、额、颊、鼻及口周，呈黄褐色斑片，状如地图或蝴蝶，可融合成片，形状不一，大小不等。

【治疗方法】

1. 西医治疗

（1）西医治疗　避免或减少日晒，夏季外出可用遮光剂外擦，如 2%～5% 二氧化钛霜、5% 对氨基苯甲酸软膏，1 次 / 日。

（2）脱色疗法　常用 3% 氢醌霜、10% 白降汞软膏局部外用，1 次 / 日。

（3）激光治疗　光子技术、激光技术。

2. 中医治疗

（1）辨证施治　① 肾水不足证，治以滋阴补肾，方用六味地黄丸加减：熟地黄、山药、山茱萸、牡丹皮、茯苓、泽泻各 10g，水煎服。② 火郁孙络证，治以祛风散火、凉血活血，方用犀角地黄汤加减：水牛角 20g，生地黄、赤芍、牡丹皮各 10g，水煎服。

（2）中成药　① 六味地黄丸 6g，2 次 / 日；② 知柏八味丸 6g，2 次 / 日。

（3）外治疗法　① 时珍玉容散、玉肌散、玉磐散等，外搽或洗面，1～2 次 / 日；② 茯苓适量研细末，蜂蜜调膏外涂，1 次 / 日；③ 绿豆适量研细末，洗面，1～2 次 / 日。

【预防与护理】

1. 避免日光暴晒，夏季外出时应戴遮阳帽或撑遮阳伞。

2. 保持心情舒畅，避免不良刺激。

3. 局部不宜滥用外用药物，以免伤害面容。

第二节　黄褐斑

黄褐斑也称为肝斑，是发生在颜面的色素沉着性皮肤病。以对称分布于颧及颊部，大小形状不一的黄褐色或灰褐色斑片，不高出皮面，无自觉症状为特征。男女均可发生，但以女性多见。属中医"黧黑斑"的范畴。

【诊断要点】

1. 好发于颜面部，尤以颧骨、前额、眼周部最为明显。

2. 皮损为黄褐色或深褐色斑片，边缘清楚，不高出皮面，表面平滑，呈对称分布，可散在，亦可融合。

3. 无自觉症状。

4. 色素斑可随季节、日晒及内分泌变化等因素稍有变化，但往往经久不退，部分患者分娩后可缓慢消退。

【鉴别诊断】

1. 阿狄森病　弥漫性青黑或红褐色斑片，除面部外还可见于乳晕及外生殖器处，有体重减轻、乏力及血压降低等全身症状。

2. 黑变病　好发于前额、颧部及颈侧，色素斑上常有粉状鳞屑。

【治疗方法】

1. 西医治疗

（1）全身治疗　口服大量维生素 C，或谷胱甘肽和维生素 C 混合静脉注射。

（2）局部治疗　① 脱色剂：氢醌类制剂，3%～5% 氢醌霜、2,6 叔丁基对苯酚霜、10%～20% 氢醌单苯醚霜及 3% 对苯二酚单丙酸酯，外用，2 次 / 日；维 A 酸制剂，0.1% 维 A 酸、5% 氢醌、0.1% 地塞米松放入亲水性软膏或配入等量丙二醇酒精溶液中

（溶液必须新鲜配制）外用，2 次 / 日；或 2%～5% 双氧水外擦，2 次 / 日。② 遮光剂：5% 对氨基苯甲酸 50%～60% 酒精溶液外用；10% 水杨酸苯酯乳膏外用；5% 二氧化钛霜剂外用，1 次 / 日。③ 抗皮肤衰老剂：1% 维生素 E 霜外用或 15% 沙棘乳剂外用，2 次 / 日。

（3）激光治疗　光子技术、激光技术。

（4）注射　水光针注射维生素 C 注射液或氨甲环酸注射液。

2. 中医治疗

（1）辨证施治　① 肝郁气滞证，治以疏肝理气活血，方用逍遥散、柴胡疏肝散加减：白芍、当归、白术、茯苓、川芎各 10g，柴胡 8g，陈皮、枳壳、香附、炙甘草各 6g，生姜、薄荷各 3g，水煎服。② 脾虚证，治以健脾益气，方用四君子汤加减：人参、白术、茯苓、甘草各 10g，水煎服。③ 肾虚证，治以滋阴补肾，方用六味地黄丸加减：熟地黄、山药、山茱萸、牡丹皮、茯苓、泽泻各 10g，水煎服。④ 血瘀证，治以活血化瘀、疏肝理气，方用血府逐瘀汤加减：当归、生地黄、赤芍、川芎、牛膝各 10g，桃仁、枳壳、柴胡、桔梗各 6g，红花、甘草各 3g，水煎服。

（2）外治疗法　① 可选用白芷、白及、甘松、皂荚、白蔹、绿豆、白附子、牵牛子、蒺藜适量，水煎后洗面，1～2 次 / 日；② 选用玉容散或白茯苓粉加温水适量洗面，1～2 次 / 日；③ 二白药膏外涂患处，2 次 / 日。

（3）其他疗法　中药药物倒膜疗法，先以二白药膏外涂患处，做面部穴位按摩后，以石膏倒膜。

【预防与护理】

1. 加强营养饮食，多食蔬菜和水果，补充维生素 C，忌食辛辣发物，少食油腻性食物。

2. 保持心情舒畅，避免不良刺激，忌忧思恼怒。

3.避免日光暴晒，忌滥用化妆品及外搽刺激性药物。

第三节　瑞尔黑变病

瑞尔黑变病是发生于面部的一种网状色素沉着病。以面部等暴露部位出现灰褐色或蓝灰色斑片，弥漫分布，边缘不清，表面有糠状鳞屑，或有痒感为特征。本病可发生于任何年龄，男女均可发病，但多见于中年妇女。属中医"黧黑斑"的范畴。

【诊断要点】

1.好发于面部，尤以前额、颞、颧部明显，也可扩展到耳前、耳后、颈部、上胸部、前臂及手背。

2.基本损害为边缘不清的灰褐色或蓝灰色斑片，呈弥漫分布，间有轻度网状毛细血管扩张，毛囊口角化和糠状鳞屑，呈"粉尘"样外观。

3.初起时可有瘙痒或灼热感，皮损发展过程中可偶有乏力、纳差及头痛等轻微的全身症状。

4.病程慢性，皮损发展到一定程度后即稳定不变，日久可有颜色逐渐变淡。

【鉴别诊断】

1.西瓦特皮肤异色病　发生于面颊、颈、前胸，有网状色素沉着，淡白斑点状的皮肤萎缩及显著的毛细血管扩张等症状。

2.苔藓样中毒性黑皮炎　有长期与沥青、煤焦油、石油接触史，表现为面、颊、颈部有发痒的网状色素斑，毛细血管扩张及黑色苔藓样毛囊性小丘疹及痤疮样炎性反应。

3.阿狄森病　为均一性的皮肤色素加深，尤其在皮肤、黏膜交界处更加明显，常累及黏膜如牙龈等处，有肾上腺皮质功能降低的症状。

【治疗方法】

1. 西医治疗

（1）全身治疗　维生素的应用，如维生素 A、维生素 B 及维生素 C，尤以维生素 C 更为重要，每日 1～3g 口服或静脉注射；也可口服维生素 E，及硫代硫酸钠等静脉注射。

（2）局部治疗　① 初起炎症期，有瘙痒或灼热，可外用糖皮质激素软膏，如 1% 氢化可的松软膏、0.075% 地塞米松霜等，2 次 / 日；② 色素沉着期，脱色剂外用，3%～5% 氢醌霜更为有效，但须注意避免过分应用致褪色不匀。

2. 中医治疗

（1）辨证施治　① 肝郁脾虚证，治以疏肝健脾，方用逍遥散加减：白芍、当归、白术、茯苓各 10g，柴胡 8g，甘草、薄荷、生姜各 3g，水煎服。② 肾水不足证，治以滋阴补肾，方用六味地黄汤加减：熟地黄、山药、山茱萸、牡丹皮、茯苓、泽泻各 10g，水煎服。③ 命门虚衰证，治以温肾助阳，方用金匮肾气丸加减：熟地黄、山药、山茱萸、牡丹皮、茯苓、泽泻各 10g，附子、肉桂各 3g，水煎服。

（2）外治疗法　① 可选用猪牙皂、紫背浮萍、甜樱桃枝、白梅肉、白石脂、白菊花、密陀僧、刺五加，水煎后加入柠檬汁、橘汁及黄瓜汁各适量，以干净纱布蘸药液擦洗面部，1～2 次 / 日；② 外涂玉碧散或外用玉容肥皂，二白药膏外涂，2 次 / 日；③ 生半夏、白僵蚕各适量研细末，米醋调敷患处。

（3）其他疗法　① 针刺疗法，取太冲、三阴交、足三里、阴陵泉、太溪、气海、血海、肝俞、肾俞等穴位；② 耳针疗法，取内分泌、肝、肾、肾上腺、交感、面等腧穴。

【预防与护理】

1. 尽可能减少日光直接暴晒，并找出可能的发病原因加以预防。

2. 避免接触和外用某些化妆品类致敏物质，不宜滥用外用药物。

3. 保持心情舒畅，忌食油腻及辛辣发物，禁烟、酒。

第四节　文身

文身系用外来不溶性的色素机械性地引入真皮而使皮肤产生一种永久性的色素斑。以先在人体上绘成不同的人物、字画等形象，然后用各种不溶性颜料刺入皮肤，使其永久存在而不消失为特征。其所用颜料最多是黑墨（碳），通常为青黑色，也有蓝靛、银朱及朱砂等。文身在局部可造成感染，引起过敏反应，发生瘢痕疙瘩、扁平苔藓、银屑病、黑色素瘤、肉芽肿或癌变等。

【诊断要点】

1. 有进行文身的病史。

2. 文身处皮肤上的字迹或各种图案多呈青黑色，边界截然，清晰可见。

3. 无自觉症状，皮肤除颜色变化外完全正常。

4. 少数因文身时继发感染，而遗留瘢痕。

【鉴别诊断】

1. 煤粉沉着症　在暴露易损伤部位皮肤见蓝灰色的不规则线形条纹，随黑色煤粉粒进入真皮内的深度不一，可出现从灰青色到青黑色的色素沉着，系由被煤块砸伤或因瓦斯爆炸大量煤粉飞溅所致，常见于煤矿工人。

2. 泥沙沉着症　泥沙碎石爆入皮肤或随污秽的搓伤埋在皮肤

内，形成灰青色或黑色的丘疹或斑疹，常发生在开山或基建爆破作业人员中和交通事故中。

【治疗方法】

患者无治疗要求，一般不需处理。去除文身，尚无良好的方法。为美容需要去除者可用皮刀手术切除，如面积大者，再行植皮整形。非美容需要去除者，如面积小可用电解和化学性腐蚀法，现一般多采用皮肤磨削术、液氮冷冻及激光治疗等。

【预防与护理】

1. 树立正确人生观，破除封建意识和迷信思想，非特殊职业需要，不进行文身。

2. 文身者如并发文身性肉芽肿、黑色素瘤、疣，甚至癌变等，应积极治疗。

3. 去除文身的治疗中，应避免过多损害正常组织，防止继发感染和瘢痕形成。

第五节　雀斑样痣

雀斑样痣又称黑子或黑子痣，可分布在皮肤的任何部位。以褐色或黑褐色的圆形或不规则形斑点，或稍高起皮肤，无自觉症状为特征。本病很常见，有时是某些遗传性综合征的特点之一。属中医"黑子"的范畴。

【诊断要点】

1. 皮损常见于儿童，一直到成年，可以逐渐增多。

2. 身体任何部位皮肤均可发生，但以前额、面部、前臂、手等暴露部位皮肤多见。

3. 皮损为散在性的褐色或黑褐色的圆形或不规则形色斑，色素均匀一致，直径 1～2mm，斑点可高起，表面可有轻微脱屑。

4. 无明显自觉症状。

5. 组织病理学示表皮与真皮交界处黑色素细胞增多，表皮中黑色素增多，真皮乳头及表皮嵴较为延长，乳头中载黑色素细胞增多。

【鉴别诊断】

1. 雀斑　最常见于面部（特别是鼻部）、肩及背上方。其症状随季节变化，夏季斑点数目增多，色加深，损害扩大；冬季斑点数目减少，色变淡，损害缩小。

2. 黄褐斑　皮损为淡褐色或深褐色斑片，形状不一，大小不等，对称分布于额、颧、颊、鼻、口周等颜面皮肤，好发于中年女性，尤以孕妇多见。

3. 色素痣　皮损可呈斑疹、丘疹、乳头瘤状、结节或有蒂损害等表现，其大小由几毫米到几厘米不等，颜色可为黄褐色、黑色、蓝色、紫色或无色素沉着等。可发生于任何部位。

【治疗方法】

1. 西医治疗

（1）全身治疗　无特殊治疗。可口服维生素 C 200mg，3 次 / 日，维生素 E 100mg，2 次 / 日。

（2）局部治疗　可用红宝石激光、液氮冷冻等方法治疗，或在医师指导下用 30% 三氯醋酸液外涂。

2. 中医治疗

（1）辨证施治　① 肾水不足证，治以滋阴补肾，方用六味地黄汤加减：熟地黄、山药、山茱萸、牡丹皮、茯苓、泽泻各 10g，水煎服。② 阴虚火旺证，治以滋阴降火，方用知柏地黄汤加减：知母、黄柏、熟地黄、山茱萸、干山药、牡丹皮、白茯苓、泽泻各 10g，水煎服。③ 火郁孙络证，治以祛风散火、凉血活血，方用犀角升麻汤加减：水牛角 20g，升麻、防风、黄芩、川芎各 10g，羌活 6g，白芷、白附子、甘草各 3g，水煎服。

（2）中成药　① 六味地黄丸，成人 10g/ 次，儿童 6g/ 次，2～3 次 / 日；② 知柏地黄丸，成人10g/次，儿童6g/次，2～3/日。

（3）外治疗法　选用时珍玉容散、白附子适量研细末，蜂蜜调膏外涂，2～3 次 / 日。

（4）其他疗法　① 针刺疗法，取足三里、阴陵泉、血海、绝骨、风池、肾俞等穴；② 耳针疗法，取内分泌、面颊、交感、肾上腺、肺、肾等腧穴。

【预防与护理】

1. 避免日光照晒，夏季外出时宜戴遮阳帽或撑遮阳伞。

2. 保持心情舒畅，避免不良刺激。

3. 局部不宜滥用外用药物，以免伤害皮肤。

第六节　蒙古斑

蒙古斑是一种先天发生的良性蓝色斑状损害。以生时即出现浅灰蓝或暗蓝色之圆形、椭圆形或方形斑状损害，几年后可自行消退为特征。一般多见于儿童，尤以白皮肤儿童明显。

【诊断要点】

1. 好发于新生儿腰骶中线部位，有时可见臀部或其他部位皮肤，一般随年龄增长而消退，不留痕迹，偶可直至成人期。

2. 皮损呈浅灰蓝、暗蓝或褐色之圆形、椭圆形或方形斑状损害，直径 0.5～12cm，通常为单个发生，有时亦可为多数，无主观症状。

3. 组织病理学示真皮内梭形黑色素细胞，广泛存在于胶原纤维束之间。

【鉴别诊断】

1. **蓝痣**　皮损为深蓝色小结节，高起皮面，边界清楚，直径2～6mm，最常发生在上肢和面部，终生不消退。

2. **色素痣**　损害可为斑疹、丘疹、乳头瘤状、疣状或结节状等表现，颜色可呈黄褐色、黑色、蓝色、紫色或无色素沉着等。可发生于任何部位。

3. **伊藤痣**　皮损为蓝色、褐色或青灰色之色素斑，直径约5cm或更大，主要分布于肩及上臂皮肤，很少消退。

4. **太田痣**　皮损为蓝色、褐色或青灰色之色素斑，直径通常5cm或更大，主要分布于面、眼周三叉神经区域，可波及眼睑、睑结膜、巩膜等部位，很少消失。

【治疗方法】

可自行消退，一般不需治疗。

【预防与护理】

1. 避免搔抓等不良刺激，保持皮肤干燥、清洁。

2. 局部不宜滥用外用药物，以免伤害皮肤。

第七节　太田痣

太田痣又称眼上腭部褐青色痣，是太田首先描述的一种波及巩膜及同侧面部三叉神经分布区域的灰蓝色斑状损害。以面部一侧的上下眼睑、颧部及颞部发生蓝色、褐色或青灰色之斑状损害，常可波及眼结合膜、巩膜、鼻翼及耳部等为特征。本病多发生于女性，多数出生时发生，其余出现在青春期之后。中医文献无相关病证的记载。

【诊断要点】

1. 本病好发于女性，男性亦可见，多在出生时或1岁内开始发生，亦有青春期发病者。

2. 皮损为面部一侧的上下眼睑、前额、颧部、颞部发生蓝色、褐色或青灰色之斑状、网状或地图状损害，偶可发生于颜面的两侧。

3. 病损广泛者可波及眼睑、睑结合膜、巩膜、角膜、鼻黏膜及口腔黏膜，分布通常限于三叉神经第 1、2 支所支配的区域，偶有色素斑发生于躯干部。

4. 无自觉症状。

5. 组织病理学示与蒙古斑相似，梭形树枝状黑色素细胞散在于真皮胶原纤维束之间，但细胞分布常常比蒙古斑更为表浅。

【鉴别诊断】

1. 黄褐斑　损害为淡褐色或深褐色斑片，形状不规则，对称分布于额、颧、颊、鼻、口周等颜面皮肤，不累及眼睑、睑结合膜、巩膜及角膜等。

2. 咖啡斑　皮损常从幼儿期开始，为淡褐色斑，边缘规则，形状不一，随年龄的增长而逐渐变大，数目增多，多数直径在1.5cm 以内。

3. 鲜红斑痣　表现为一个或数个暗红色或青红色斑片，压之易退色，可见毛细血管扩张，常在出生时或出生后不久出现，好发于面、颈和头皮，可伴有其他血管畸形。

4. 蒙古斑　皮损为浅蓝或暗蓝色的圆形、椭圆形或方形斑状损害，出生即有，随年龄增长而消退，好发于腰骶部位，且不涉及眼和黏膜。

【治疗方法】

暂无特殊治疗方法。近年来应用染料脉冲激光、红宝石激光等治疗有一定疗效。

【预防与护理】

1. 保持心情舒畅，避免不良刺激。

2. 局部禁止滥用外用药物，以免伤害皮肤而导致毁容。

3. 注意保护眼睛，夏季太阳光强烈时外出应佩戴变色眼镜以保护视力。

第八节　白癜风

白癜风是一获得性、局限性或泛发性皮肤色素脱失症。是一种影响美容的常见皮肤病。易诊断而治疗难。以皮肤颜色减退、变白、边界鲜明、无自觉症状为特征。本病可发生于任何年龄，男女发病大致相等，但以青年人多见。中医称之为"白癜"或"白驳风"。

【诊断要点】

1. 全身各部位皮肤均可发病，但好发于面部、颈部、前臂及手背部等部位。

2. 皮损为大小不等的圆形或不规则形局部色素脱失斑，常为乳白色，也可为浅粉色，表面光滑无鳞屑，白斑边界清楚，边缘色素较正常皮肤增加，白斑内毛发正常或变白。可为单个或多发。

3. 一般无自觉症状。

4. 病程长短不一，可缓慢进展或长期稳定不变，但完全自愈者少，愈后易复发。

【鉴别诊断】

1. 花斑癣　损害发生于颈、躯干、上肢，为淡白色圆形或卵圆形斑，表面往往有细微鳞屑，真菌镜检阳性。

2. 单纯糠疹　皮损淡白色或灰白色，其上覆盖少量灰白色糠状鳞屑，多发生于面部，其他部位很少累及。

3. 贫血痣　多在出生时即已存在，摩擦患部时周围皮肤充血而发红，但白斑处依然如故，且白斑更明显。

4. 黏膜白斑　多呈网状、条纹状或片状，为白色角化性损害，常有剧痒。

5. 盘状红斑狼疮　色素脱失斑有萎缩及毛细血管扩张，表面有黏着性鳞屑，剥除鳞屑后可见扩大的毛囊口和角质栓。

【治疗方法】

1. 西医治疗

（1）补骨脂素及其衍生物　8- 甲氧基补骨脂素、5- 甲氧基补骨脂素等外用，加日光或紫外线照射，用上述药物时应保护眼，免受紫外线损伤。

（2）糖皮质激素　对应激状态下皮损发展迅速及伴发自身免疫性疾病者，可选用糖皮质激素，如口服强的松 5～10mg，3 次 / 日等，白斑处外用去炎松霜、氯氟舒松霜、恩肤霜等，2 次 / 日。

（3）铜和锌制剂　可选用 0.5% 硫酸铜溶液、甘草锌、葡萄糖酸锌等口服或外用。

（4）免疫调节剂　左旋咪唑、转移因子、胸腺素等酌情选用。

（5）遮盖疗法　白斑影响美容时可用人工色素制成的遮盖剂，涂于患处，常用 0.2%～5% 二羟基丙酮酒精溶液涂于患部。

（6）外科疗法　对药物疗法无效者可考虑外科治疗，如自体吸疱表皮移植、自体微移植、自体黑色素细胞移植。

（7）其他疗法　可选择阿托品、0.05% 硫代硫酸钠液做皮损内注射；硫汞白癜风搽剂、复方氮芥酊或香柠檬油酊等外搽；并同时配合日光浴或长波紫外线照射。

2. 中医治疗

（1）辨证施治　① 气血不和证，治以疏风通络、调和气血，方用祛斑汤加减：柴胡、赤芍、当归各 10g，薏苡仁 30g，菟丝子、女贞子、墨旱莲各 15g，白芷 6g，珍珠母 20g，水煎服。
② 湿热内蕴证，治以清热除湿、调和气血，方用胡麻丸加减：大胡麻 15g，防风 10g，威灵仙、石菖蒲、苦参各 8g，白附子、独活各 6g，甘草 3g，水煎服。③ 瘀血阻络证，治以活血化瘀、通经活络，方用通窍活血汤加减：赤芍、川芎、大枣各 10g，鲜姜、桃仁各 8g，红花、老葱各 3g，麝香 0.1g，水煎服。④ 肝肾不足证，治以滋补肝肾、养血活血，方用六味地黄汤加减：熟地黄、山药、山茱萸、牡丹皮、茯苓、泽泻各 10g，水煎服。

（2）外治疗法　① 补骨脂、菟丝子、栀子、白芷、蒺藜、乌梅、三季红、益母草适量，浸泡入白酒中，1～2 周后取液外搽，1～2 次日；② 密陀僧、硫黄、雌黄、雄黄、白及、白附子、冰片适量，共研细末，用黑醋调搽，1～2 次 / 日；③ 30% 补骨脂酊外搽，1～2 次 / 日；④ 毛姜浸入 75% 乙醇内，使成糊状，涂搽患处，2 次 / 日；⑤ 其他可选择三黄药粉、黄灵粉、增色散、白斑酊及密陀僧散等外搽，2 次 / 日；⑥ 用铁锈水或白茄子蒂蘸硫黄细末涂搽患处。

（3）中成药　紫酮消白片或白驳丸内服，2～3 次 / 日，外搽紫酮消白酊，3～4 次 / 日，复方甘草酸苷片 3 片，口服，3 次 / 日。

（4）其他疗法　① 针刺疗法，可于皮损周边围刺，或取合谷、中脘、三阴交、血海、肝俞、肾俞等穴位；② 耳针疗法，取与皮损相应的区域，并配合内分泌、肾上腺、交感、枕部等区域；③ 梅花针疗法，用梅花针刺激皮损区，边缘用强刺激，中心用弱刺激手法。

【预防与护理】

1. 注意皮肤护理，避免滥用外用药物，防止皮肤损伤，尤其颜面部更需慎用刺激性的药物。

2. 平时尽可能少吃或不吃维生素 C，多进食豆类制品及黑木耳、黑芝麻等，忌食辛辣发物。

3.适当进行室外活动锻炼身体，适当接受日光浴，有助于皮损的恢复，但夏季不宜暴晒。

4.保持心情舒畅，劳逸结合，积极配合治疗，愈后巩固治疗一段时间有助于防止复发。

第九节　晕痣

晕痣又称离心性后天性白斑，通常是指围绕色素痣的局限性色素减退。可能是白癜风的一种类型，有时和白癜风同时发生。以皮肤上出现圆形或卵圆形白斑，中央有一黑褐色小痣为特征。本病并不少见，男女老少皆有，器官特异性自体免疫性患者，常易伴发本病。

【诊断要点】

1.好发于躯干部，尤以背部多见，偶见于头面部。

2.皮损中央常为一黑褐色痣，痣的大小不等，针尖至豌豆大，周围绕以白色斑状晕轮，可宽可窄，周边境界明显，少数患者的皮损中央可出现毛痣、蓝痣、纤维痣或恶性黑色素瘤。

3.损害数目可单个或多个，无自觉症状。

4.病程可持续数月或数年，早期白晕扩延，以后中心色素痣逐渐消退，最后白斑部出现色素，恢复正常。

【鉴别诊断】

1.色素痣　损害为棕色至黑色的斑点，或稍高起的斑丘疹，周围无白晕，全身各处均可发生，以面部较多见。

2.贫血痣　为一先天性减色斑，摩擦局部，白斑处不发红，而周围皮肤发红，中央无色素痣。

3.特发性滴状色素减少症　色素减少斑呈瓷白色点状，多角形或不规则形，中央无色素痣，常见于下肢及腹部。

【治疗方法】

1. 西医治疗

（1）全身治疗 一般无须治疗。① 皮损泛发者，可口服 8-甲氧基补骨脂素或三甲基补骨脂素等；② 伴发自身免疫性疾病，可选用糖皮质激素治疗，如口服强的松等。

（2）局部治疗 ① 皮损广泛者，可外用 8- 甲氧基补骨脂素或三甲基补骨脂素等；也可外搽硫汞白斑涂剂、复方氮芥酊，1～2 次 / 日。② 皮损单发或局限者，可外涂 0.2% 倍他米松霜等糖皮质激素软膏，1～2 次 / 日；或在皮损内注射去炎松混悬液。

2. 中医治疗

（1）辨证施治 ① 气血失和证，治以调和气血、疏风通络，方用祛斑汤加减：柴胡、赤芍、当归各 10g，薏苡仁 30g，菟丝子、女贞子、墨旱莲各 15g，白芷 6g，珍珠母 20g。② 气滞血瘀证，治以疏肝理气、活血化瘀，方用柴胡疏肝散合桃红饮加减：柴胡 8g，白芍、川芎各 10g，陈皮、枳壳、香附、桃仁各 6g，红花、炙甘草各 3g，水煎服。③ 肝肾不足证，治以滋补肝肾、养血活血，方用六味地黄汤加减：熟地黄、山药、山茱萸、牡丹皮、茯苓、泽泻各 10g，水煎服。

（2）外治疗法 ① 补骨脂、白蒺藜及姜黄各适量，加入白酒中浸泡后，外涂患处，2 次 / 日；② 密陀僧散干扑搽患处，或用黑醋调成糊状涂搽，2 次 / 日；③ 紫背浮萍、黑芝麻及益母草各适量，水煎服；④ 鲜苍耳子草适量，捣烂取汁，蘸硫黄粉涂搽患处，2 次 / 日。

（3）其他疗法 梅花针疗法，以梅花针轻敲皮损处，以皮肤发红为度，每日或隔日 1 次。

【预防与护理】

1. 避免滥用刺激性的外用药物，防止损伤皮肤。

2.注意饮食调理，多食豆类食品及核桃、动物肝等。

3.多参加室外活动，适度接受日光浴，有助于本病的恢复。

第十节 白化病

白化病又称白斑病，是皮肤、毛发及眼睛色素缺乏的一种先天性皮肤病。以全身皮肤呈白色，毛发变白呈细丝状，虹膜呈粉红色，伴有畏光羞明及眼球震颤为特征。本病是遗传性疾病，患者常有家族史，男女发病相近，各种族均可发生，但以黑种人为多，尤以同族通婚为主的边远地区居多。

【诊断要点】

1.全身皮肤呈白色或粉红色，各处毛发纤细如丝，呈白色或黄白色，虹膜透明呈粉红色或淡蓝色，常有畏光羞明、流泪及眼球震颤等。

2.对光线高度敏感，可产生晒斑和各种光感性皮炎，但皮肤从不变黑，部分可发生癌变。

3.可伴有其他先天性异常，如聋哑、精神异常、兔唇、耳及齿畸形等，常有家族史。

4.组织病理学示表皮内黑色素缺乏，黑色素细胞数量及外观正常，但不含酪氨酸酶。

【鉴别诊断】

1.白癜风 为后天发病的色素脱失斑，色素脱失的周围常有着色过深的边缘，不侵犯眼睛。

2.无色素性痣 皮肤色素减退斑常为节段性分布，或沿神经走向，无遗传因素，也不累及眼睛。

3.无色素性色素失禁症 从躯干到四肢呈泼水样色素减退斑，偏侧性分布，患处发汗功能减退，毛细血管张力减退，可继发水疱性损害，病变部位可凹陷性萎缩或隆起。

【治疗方法】

目前尚无有效及特殊治疗方法。为防止皮肤过早老化及由于日光照射而产生的病变，可选择避光剂外涂，如 5% 对氨基苯甲酸丙二醇溶液、10% 氧化锌软膏及 5% 二氧化钛软膏等。

根据中医辨证论治的原则，本病属先天不足、肾阴亏损证，治以培补先天，滋肾养阴，方用六味地黄汤或左归饮加减：熟地黄、山药、山茱萸、牡丹皮、茯苓、泽泻各 10g，水煎服。

【预防与护理】

1. 避免强烈的日光照射，外出时应撑遮阳伞或戴墨镜以保护眼睛，减轻畏光的不舒服症状。

2. 注意皮肤护理。防止皮肤擦伤或碰伤；如已发生癌前病变，应密切观察并及时处理。

3. 避免近亲结婚。

第十一节　老年性白斑

老年性白斑是一种随年龄增加，由于皮肤中的多巴阳性黑色素细胞数目减少，而出现的斑点状色素减退。以躯干、四肢等部位皮肤发生米粒至绿豆大小的圆形白点，稍凹陷，无自觉症状为特征。好发于 50 岁以后男性，亦可见于女性。

【诊断要点】

1. 好发于 50 岁以后男性，亦可见于女性。

2. 在暴露部位皮肤往往可先出现老年性黑子，毛发可变灰白，此时在胸背、腹部、四肢等处可出现米粒到绿豆大小的圆形白点，稍凹陷，数目逐渐增多。

3. 无自觉症状。

4.组织病理学示表皮中的多巴阳性黑色素细胞数目减少。

【鉴别诊断】

1. 白癜风　皮损为大小不等的圆形或不规则形状的乳白色斑片，边缘有色素沉着带，数目可为单个或多个，可发生于任何年龄。

2. 贫血痣　皮损为单个或多发的圆形、卵圆形或线形的浅白色斑。摩擦局部时，周围皮肤发红，而白斑处依然如故，且白斑更明显。多在出生时即已存在。

3. 花斑癣　损害发生于颈、躯干、上肢，为淡白色圆形或卵圆形斑，表面往往有细微鳞屑，皮损中容易找到真菌。

【治疗方法】

1. 西医治疗

（1）全身治疗　一般无须治疗。皮损泛发者，可口服甲氧沙林（8-甲氧基补骨脂素）或三甲基补骨脂素（TMP）等，也可配合口服维生素E100mg，1～2次/日。

（2）局部治疗　皮损广泛者，可用甲氧沙林（8-甲氧基补骨脂素）等外搽，也可外用硫汞白斑涂剂等，1～2次/日。

2. 中医治疗

（1）辨证施治　① 气血失和证，治以调和气血、疏风通络，方用祛斑汤加减：柴胡、赤芍、当归各10g，薏苡仁30g，菟丝子、女贞子、墨旱莲各15g，白芷6g，珍珠母20g，水煎服。② 肝肾亏损证，治以滋补肝肾、养血活血，方用六味地黄汤加减：熟地黄、山药、山茱萸、牡丹皮、茯苓、泽泻各10g，水煎服。

（2）中成药　① 六味地黄丸10g，2～3次/日；② 龟鹿二仙膏10g，2～3次/日。

（3）外治疗法　补骨脂30g，姜黄、红花、蒺藜各15g，加入 75% 乙醇 250ml 中浸泡后，外涂患处；也可用密陀僧散，以黑醋调成糊状涂搽，2 次 / 日。

【预防与护理】

1. 注意饮食营养，多食豆类食品及核桃、黑木耳等。

2. 多参加体育活动，适度接受日光浴，避免不良刺激。

3. 勿滥用刺激性的外用药物，防止损伤皮肤。

第十二节　继发性色素减退

继发性色素减退又称特发性点状白斑，是一种原因不明的斑点状色素减退症。以暴露部位皮肤出现粟米至黄豆大小乳白色斑，表面光滑，互不融合，可随年龄增长而增加，无自觉症状为特征。有些学者认为，本病和老年白斑为同一疾病，可以认为是在不同个体、不同病期中临床表现略有差别。

【诊断要点】

1. 可发生于各种年龄，但以中、老年男性较多。

2. 好发于暴露部位皮肤，如四肢、面部以及躯干部。

3. 损害为直径 2～6mm 的乳白色斑，有时可较大，形状不规则，呈圆形或多角形，表面光滑，互不融合，白斑可持久存在，偶有自愈者。

4. 无自觉症状。

5. 组织病理学示白斑表皮的黑色素细胞减少，多巴反应减弱，角质形成细胞的色素减少。

【鉴别诊断】

1. **老年性白斑**　多发生于 50 岁以上的老年人，损害为粟米至黄豆大小的圆形淡白或纯白色斑点，稍凹陷，常伴有其他老年性皮肤改变，如皮肤萎缩、干燥、弹性减退而发生皱纹，皮肤松弛等。

2. **白癜风** 损害为大小不等，形状各异的乳白色斑片，边缘可见色素圈，可互相融合，可单个或多发，可局限或泛发，患处毛发常可变白，任何年龄均可发生。

3. **贫血痣** 在出生时即有，摩擦白斑时周围皮肤充血色红，而白斑颜色不变，或更明显。

4. **花斑癣** 损害为淡白色圆形或卵圆形斑，可互相融合，表面常有细微鳞屑，皮损中容易找到真菌。常发生于颈、躯干、上肢等部位。

【**治疗方法**】

1. 西医治疗

（1）全身治疗 皮损广泛时，可选择补骨脂素及其衍生物治疗，如口服甲氧沙林（8-甲氧基补骨脂素）或三甲基补骨脂素等。可适当配合口服维生素 E100mg，1～2 次 / 日。

（2）局部治疗 皮损局限，可外涂 2% 倍他米松霜等，或选择甲氧沙林（8-甲氧基补骨脂素）、三甲基补骨脂素的酒精制剂外涂，1～2 次 / 日。近年来，为达到美容目的，可用 2% 二羟基丙酮溶液外涂，常能产生满意疗效。

2. 中医治疗

（1）辨证施治 ①气血失和证，治以调和气血、疏风通络，方用祛斑汤加减：柴胡、赤芍、当归各 10g，薏苡仁 30g，菟丝子、女贞子、墨旱莲各 15g，白芷 6g，珍珠母 20g，水煎服。②气滞血瘀证，治以活血化瘀，方用血府逐瘀汤加减：川芎、牛膝、当归、生地黄、赤芍各 10g，柴胡 8g，桃仁、枳壳、桔梗各 6g，红花、甘草各 3g，水煎服。③肝肾亏损证，治以滋养肝肾，方用六味地黄汤加减：熟地黄、山药、山茱萸、牡丹皮、茯苓、泽泻各 10g，水煎服。

（2）中成药 ① 六味地黄丸 10g，口服，2～3 次 / 日；② 紫铜消白片 6 片，2～3 次 / 日；③ 白驳丸 6g，2～3 次 / 日。

（3）外治疗法 选用补骨脂 30g、蒺藜、紫草、墨旱莲、丹参各 20g，加入 75% 乙醇 250ml 中浸泡后外涂，2～3 次 / 日，或用密陀僧散适量，以黑醋调成糊状外搽，2～3 次 / 日。

【预防与护理】

1. 注意调理饮食，多进食豆类制品和黑木耳、黑芝麻等。

2. 加强皮肤护理，避免滥用外用药物，防止皮肤损伤。

3. 加强体育锻炼，保持心情舒畅，避免皮肤过度被日光照晒。

第十七章

血管性皮肤病

第一节　过敏性紫癜

过敏性紫癜是一种过敏性毛细血管和细小血管的血管炎。以皮肤或黏膜发生紫红色瘀斑、瘀点，伴关节疼痛、腹部症状和肾脏损害为特征。本病好发于儿童和青少年，男性多于女性。春季发病率最高。属于中医"葡萄疫"的范畴。

【诊断要点】

1. 好发于下肢，尤多见于小腿伸侧，也可累及上肢或躯干部，常对称分布。

2. 发病前 1～3 周常有发热、咽喉疼痛、头痛、乏力、食欲减退等全身症状。

3. 皮损为针尖到黄豆大小的鲜红或紫红色瘀点、瘀斑，压之不退色，不突出皮面，往往分批陆续出现。

4. 部分患者常伴腹痛如急腹症样，若伴有消化道出血称为肠胃型；若伴有关节疼痛称为关节炎型；1/4 患者可侵犯肾脏，尿中出现红细胞、蛋白、管形，严重者可导致肾功能障碍称为肾型。

5. 实验室检查　血小板计数、出凝血时间正常。

【鉴别诊断】

1. **血小板减少性紫癜** 除皮肤紫癜外，常有鼻、牙龈等黏膜和内脏出血，脾脏常肿大，血小板计数减少、出凝血时间延长。

2. **维生素 C 缺乏症** 齿龈肿胀、糜烂，口腔黏膜时见出血，皮肤轻微碰伤即出现瘀斑，维生素 C 治疗有显效。

3. **血友病** 有家族遗传史，可因轻微外伤而有严重出血，凝血时间延长。

【治疗方法】

1. 西医治疗

（1）全身治疗 ① 病情轻，单纯型皮肤紫癜予维生素 C 0.2g，3 次 / 日；芦丁片 20～40mg，3 次 / 日；西替利嗪 10mg，1 次 / 日。② 病情较重，伴有全身症状的肾型、关节型、胃肠型，予强的松 10～20mg，3 次 / 日。③ 顽固性肾型紫癜加用环磷酰胺 50mg，2 次 / 日，或硫唑嘌呤 50mg，2 次 / 日。④ 胃肠型紫癜，加山莨菪碱 5～10mg，3 次 / 日。⑤ 试用氨苯砜 50mg，2～3 次 / 日。

（2）局部治疗 ① 炉甘石洗剂外搽，2 次 / 日；② 1% 丁酸氢化可的松软膏外搽，2 次 / 日。

2. 中医治疗

（1）辨证施治 ① 风热伤营证，治以疏风清热、凉血活血，方用消风散加减：石膏 20g，知母、胡麻仁、生地黄、当归各 15g，荆芥、防风、牛蒡子各 10g，木通 8g，蝉蜕、甘草 3g，水煎服。② 湿热蕴阻证，治以清热利湿、活血化瘀，方用当归拈痛汤加减：茵陈、知母、当归、猪苓各 15g，黄芩、苦参、泽泻、防风、白术各 10g，羌活、葛根各 6g，升麻、甘草各 3g，水煎服。③ 阴虚火旺证，治以滋阴清热、凉血化斑，方用知柏地黄汤加减：知母、黄柏、熟地黄、山茱萸、干山药、牡丹皮、白茯苓、泽泻各 10g，水煎服。④ 脾不统血证，治以健脾益气、活血祛瘀，方用归脾汤加减：人参、茯神、白术、黄芪、当归、酸枣仁、远志各 10g，木香 6g，甘草 3g，水煎服。⑤ 脾肾阳虚证，治以补肾健脾、温阳摄血，方用黄土汤加减：甘草、干地黄、白术、阿胶、黄芩各 9g，灶心土 30g，附子（炮）3g，水煎服。

（2）中成药　① 三七总皂苷片 10g，3 次 / 日；② 归脾丸 9g，2 次 / 日；③ 复方甘草酸苷片 3 片，口服，3 次 / 日。

（3）外治疗法　① 皮肤潮红、皮疹密集成片者，三黄洗剂外搽，3 次 / 日；也可用透骨草、仙鹤草、板蓝根、茜草、紫草、大黄、黄柏、红花、赤芍、冰片适量，水煎待冷后湿敷或外洗，2～3 次 / 日。② 皮疹散在分布、颜色暗红者，红灵酒外搽，2～3 次 / 日；紫草油膏外敷，2～3 次 / 日。

（4）其他疗法　① 针灸疗法：体针，主穴选曲池、足三里、气海，配穴选内关、天枢、合谷、膝眼、三阴交，急性者用泻法，慢性者用补法，1 次 / 日，10 日为 1 疗程；耳针，取肾上腺、脾、内分泌及肺等穴，可用强刺激手法，两耳交替，1 次 / 日。② 食疗：大枣 10 枚，绿豆 50g，煮汤内服，3 次 / 日。

【预防与护理】

1. 避免服用可致敏的药物和食物，忌食辛辣发物。

2. 防止上呼吸道感染，如有感染病灶，应加以去除。

3. 注意适当休息，加强皮肤护理，防止外伤。

第二节　变应性白细胞破碎性血管炎

变应性白细胞破碎性血管炎是多种原因致敏，累及皮肤和（或）内脏器官的小血管特别是毛细血管后静脉，以中性粒细胞浸润与核破碎为特征的急性血管炎疾病。临床上常有明显的皮肤损害，伴发热、乏力、肌肉或关节痛及内脏器官的损害。本病为谱系疾病，一端是皮肤受累，一端是系统损害。本病多发于青壮年，男女均可发病。

【诊断要点】

1. 可发于全身任何部位，但以双小腿为多。

2. 损害呈多形性皮疹，表现为红斑、丘疹、紫癜、风团、结节、水疱或溃疡等，尤以可触及的瘀斑为特征性损害。

3. 局部有瘙痒和疼痛，全身可伴发热、乏力、肌肉或关节痛等症状。

4. 内脏损害以肾炎常见，也可累及肺、心、胃肠道及神经系统。

【鉴别诊断】

1. 结节性多动脉炎　往往伴有高血压，因深部血管受累，皮肤有大片坏死，自觉症状有剧烈疼痛。

2. 丘疹性坏死性皮肤结核　皮肤损害限于小腿及前臂，仅有坏疽性脓疱，愈后有凹陷性褐色瘢痕，全身症状及前驱症状缺如。

3. 血小板减少性紫癜　除皮损外，常有鼻衄、牙龈等黏膜和内脏出血、脾常肿大、血小板数目减少、出血时间和血块凝缩时间延长。

【治疗方法】

1. 西医治疗

（1）全身治疗　① 首选糖皮质激素，如强的松 10mg，3～4 次 / 日。② 可配合使用下列任一种药物：秋水仙碱 0.5mg，2 次 / 日；吲哚美辛 25mg，3 次 / 日；阿司匹林 0.3g 加双嘧达莫（潘生丁）25mg，3 次 / 日；氨苯砜 50mg，2 次 / 日；苯乙双胍（降糖灵）

50mg 加乙炔雌醇 2mg，2 次 / 日。

（2）局部治疗 ① 皮损以红斑、丘疹、紫癜等为主，无渗出者，糖皮质激素制剂，如 1% 丁酸氢化可的松软膏外搽，2 次 / 日；② 皮损以水疱或溃疡为主，有渗出者，先用 3% 硼酸溶液湿敷，再用 2% 莫匹罗星软膏外搽，2 次 / 日。

2. 中医治疗

（1）辨证施治 ① 风热袭表证，治以疏风清热、凉血活血，方用消风散加减：石膏 20g，当归、胡麻仁、生地黄各 15g，荆芥、防风、牛蒡子、知母各 10g，木通 8g，甘草、蝉蜕各 3g，水煎服。② 湿热蕴阻证，治以清热利湿、活血化瘀，方用当归拈痛汤加减：茵陈、知母、当归、猪苓各 15g，黄芩、苦参、泽泻、防风、白术各 10g，羌活、葛根各 6g，升麻、甘草各 3g，水煎服。③ 热入营血证，治以清热凉血、化瘀解毒，方用凉血五根汤加减：白茅根 30～60g，瓜蒌根 15～30g，茜草根 9～15g，紫草根 9～15g，板蓝根 9～15g，水煎服。④ 阴虚火旺证，治以滋阴清热、凉血化斑，方用知柏地黄汤加减：知母、黄柏、熟地黄、山茱萸、干山药、牡丹皮、茯苓、泽泻各 10g，水煎服。⑤ 脾肾阳虚证，治以温补脾肾、益气活血，方用右归饮加减：熟地黄 6～9g 或加至 30～60g，山药（炒）6g，山茱萸 3g，枸杞子 6g，甘草（炙）3～6g，杜仲（姜制）6g，肉桂 3～6g，制附子 3～9g，水煎服。

（2）中成药 ① 三七总皂苷片 10g，3 次 / 日；② 复方丹参片 4 片，3 次 / 日；③ 雷公藤片 2 片，3 次 / 日。

（3）外治疗法 ① 三黄洗剂外搽，3 次 / 日；② 青黛膏外敷，1～2 次 / 日。

（4）其他疗法 ① 针刺治疗，取合谷、内关、曲池、足三里、三阴交、阴陵泉、血海、肺俞、脾俞、肾俞等穴，平补平泻，以得气为度，留针 30min，1 次 / 日，10 次为一疗程；② 耳针疗法，取肾上腺、内分泌、脾、肺等腧穴，两耳交替，1 次 / 日。

【预防与护理】

1. 积极治疗体内感染病灶，避免使用致敏药物。

2. 适当卧床休息，抬高患肢减轻下肢水肿和疼痛。

3. 加强皮肤护理，避免外伤刺激，防止继发感染。

4. 忌食辛辣发物，勿吸烟、饮酒。

第三节　皮肤变应性结节性血管炎

皮肤变应性结节性血管炎是一种发生在真皮深部或皮下的中小血管的血管炎所导致的皮下结节性皮肤病。以小腿皮肤反复出现多数皮下结节，多沿静脉分布，不易溃破，有疼痛和压痛为特征。本病男女均可发生，但主要见于中青年女性。发病有明显的季节性，大多数为春夏发病，盛夏较重，秋冬减轻，冬天消退或残留无明显自觉症状的结节损害，次春复发。属中医"附阴疽""梅核火丹"等范畴。

【诊断要点】

1. 好发于小腿，可累及大腿和臀部，单侧或双侧均可发生，但不对称。

2. 损害为大小和数目不一的皮下结节，常沿静脉分布，不易破溃，皮肤呈鲜红或淡红色，消退后皮肤无明显痕迹。

3. 局部常感疼痛和触痛，伴有下肢关节酸痛及小腿酸胀感。

4. 一般不侵犯内脏器官，但可有低热、乏力及食欲不振等。

5. 病程慢性，可多年反复发作，一般于春夏发病，秋冬缓解，次春又发。

【鉴别诊断】

1. 结节性红斑　好发于小腿前侧，为蚕豆大小或更大的皮下结节，表皮红，分布对称，不与静脉走向一致。

2. 硬红斑　多在小腿屈侧发生深红色有浸润的皮下结节，可溃破，形成瘢痕，病程长。

3. 结节性多动脉炎　常沿小动脉出现皮下结节，可有紫癜及多形性红斑等损害，常累及内脏器官。

【治疗方法】

1. 西医治疗

（1）全身治疗　① 可选用非激素抗炎药物、抗凝药和纤维蛋白溶解药治疗，如吲哚美辛 25mg，3 次 / 日；阿司匹林 0.3g 加潘生丁 25mg，3 次 / 日等，也可试用氨苯砜 50mg，2 次 / 日，环磷酰胺 50～100mg，2 次 / 日。② 严重者可选择类固醇皮质激素治疗，如泼尼松 30～60mg/ 日，口服，及地塞米松 5～10mg/ 日，静脉滴注等。

（2）局部治疗　① 皮肤呈鲜红色，可外搽炉甘石洗剂，也可外用糖皮质激素制剂，2 次 / 日；② 皮肤结节性损害，可外用 10% 樟脑霜或 10% 鱼石脂软膏，2 次 / 日。

2. 中医治疗

（1）辨证施治　① 湿热阻络证，治以清热利湿、活血通络，方用桂枝茯苓丸加减：茯苓、赤芍各 10g，桂枝、桃仁、牡丹皮各 6g，水煎服。② 寒湿阻络证，治以温经散寒、祛风除湿，方用阳和汤加减：熟地黄 30g，肉桂、生甘草各 3g，姜炭、麻黄各 2g，鹿角胶 9g，白芥子 6g，水煎服。

（2）中成药　① 复方丹参片 4～6 片，口服，3 次 / 日；② 血塞通片 4～6 片，口服，3 次 / 日；③ 龙胆泻肝丸 9g，口服，3 次 / 日；④ 三黄丸 9g，口服，3 次 / 日。

（3）外治疗法　① 可选用透骨草、当归尾、忍冬藤、鸡血藤、清风藤各 60g，丝瓜络、黄柏、大黄、紫草、石菖蒲各 30g，煎水外洗或浸泡患处，1 次/日；② 皮肤呈鲜红色，属湿热证者，可选用玉露膏外敷，1 次/日；③ 皮肤结节性损害，皮色不红，属寒湿证者，可选用紫色消肿膏加 5% 樟脑粉外敷，1 次/日；④ 可用红灵酒揉搽患部。

（4）其他疗法　① 可注射丹参注射液或当归注射液；② 针刺疗法，取足三里、阴陵泉、三阴交、血海、复溜、太冲等穴；③ 耳针疗法，取肾上腺、皮质下及交感等腧穴。

【预防与护理】

1. 积极治疗体内感染病灶，避免精神刺激，保持心情舒畅。

2. 病情较重者应卧床休息，减少站立和行走，或穿长筒弹力袜以加强下肢血液循环。

3. 注意皮肤护理，避免皮肤外伤，防止继发感染。

第四节　结节性红斑

结节性红斑是一种由于真皮脉管和脂膜炎症所引起的结节性疾病。以散在的皮下结节，鲜红到紫红色，大小不等，按之疼痛，好发于小腿伸侧为特征。多见于青年女性，以春秋季发病者为多。属于中医"瓜藤缠"的范畴。

【诊断要点】

1. 发病前常有恶寒、发热、头痛、骨节酸痛、神疲乏力等症状。

2. 常对称发生于小腿伸侧，为红色疼痛性硬结，但不溃破，消退后无萎缩和瘢痕。

3. 本病急性发作，一般在 6 周左右可自愈，但也有长达数月者，并在妇女行经期或劳累、感冒后易于复发。

【鉴别诊断】

1. 硬结性红斑 起病缓慢，结节好发于小腿屈侧，一般数目较少，呈暗红色，核桃大小，质较硬，并可融合形成斑块，可破溃，病程慢性。

2. 变应性皮肤血管炎 皮肤损害呈多形性，有红斑、丘疹、风团、紫癜、结节、坏死及溃疡，好发于下肢，局部有瘙痒及疼痛感，少数患者有肾损害。

【治疗方法】

1. 西医治疗

（1）全身治疗 ① 非甾体抗炎药，如阿司匹林 0.3g，3 次 / 日，吲哚美辛 25mg，3 次 / 日；② 重者，可用糖皮质激素，如强的松 10mg，3 次 / 日；③ 10% 碘化钾 10ml，3 次 / 日；④ 结核菌素试验阳性患者，异烟肼片 0.1g，3 次 / 日，配服维生素 B_6 10mg，3 次 / 日。

（2）局部治疗 ① 10% 鱼石脂软膏外敷，1 次 / 日；② 糖皮质激素，如 1% 丁酸氢化可的松软膏等外搽，2 次 / 日。

2. 中医治疗

（1）辨证施治 ① 湿热蕴结证，治以清热利湿、活血化瘀，方用三妙散合当归拈痛汤加减：茵陈、当归、猪苓各 15g，羌活、防风、白术、黄芩、苦参、知母、泽泻各 10g，葛根 6g，升麻、甘草各 3g，水煎服。② 气滞血瘀证，治以行气活血、化瘀散结，方用桃红四物汤加减：桃仁 8g，红花 3g，当归、赤芍、生地黄、川芎各 10g，水煎服。③ 脾虚血瘀证，治以健脾利湿、化瘀散结，方用归脾汤加减：人参、茯神、白术、黄芪、当归、远志、酸枣仁各 10g，木香 6g，甘草 3g，水煎服。

（2）中成药 ① 三七总皂苷片 10g，3 次 / 日；② 复方丹参片 3 片, 3 次/日；③ 雷公藤片 2 片/次, 3 次/日。

（3）外治疗法　① 局部结节红肿疼痛者, 金黄膏外敷, 1 次/日；② 皮下结节红肿不明显者, 冲和膏外敷, 1 次/日。

（4）其他疗法　针刺治疗：主穴取足三里、三阴交、昆仑、阳陵泉, 实证用泻法, 虚证用补法, 以得气为度, 留针 30min, 1 次/日, 10 次为 1 个疗程。

【预防与护理】

1. 急性期应适当休息, 抬高患肢, 以减轻局部水肿。

2. 忌饮酒和辛辣食物。

第五节　结节性多动脉炎

结节性多动脉炎为一种少见的全身性疾病, 其主要病变为多个器官或系统的坏死性中、小动脉炎。以皮损呈多形性, 但以沿小动脉分布的结节多见, 内脏病变以肾脏为主, 常伴有发热、多汗和关节酸痛等症状为特征。本病可发于任何年龄, 而多见于 40～50 岁, 男女发病率约为 4.5：1。属于中医"脉痹"的范畴。

【诊断要点】

1. 多发于足、小腿及前臂, 偶发于躯干、面部等处, 常双侧分布, 但不一定对称。

2. 损害为多形性皮疹, 可有红斑、水疱、风团及紫癜等, 但以沿动脉分布的结节多见, 有疼痛及压痛, 质较硬, 但可推动, 呈正常皮色或玫瑰红色, 结节中心可坏死, 形成溃疡。

3. 内脏病变以肾炎常见, 也可累及胃肠、心、肺、肝或神经系统。

4. 常伴有发热、多汗、乏力、肌肉及关节酸痛等症状。

5. 实验室检查　外周血象中白细胞明显升高, 血沉增快, 丙种球蛋白增高，肾脏受损时，尿检查有蛋白尿、血尿及管型尿。

【鉴别诊断】

1.结节性红斑　多见于成年女性，结节皮色鲜红，蚕豆至核桃大小，好发于小腿伸侧，有明显疼痛和压痛，但结节不沿浅动脉走向排列，不破溃，不侵犯内脏。

2.皮肤变应性结节性血管炎　多发生于中年女性，下肢有结节，有疼痛及触痛，皮色略红，病程发展缓慢，多无全身症状，也不侵犯内脏。

【治疗方法】

1.西医治疗

（1）全身治疗　①内脏型，首选糖皮质激素，如强的松10～25mg，3～4次/日，控制病情后逐渐减量，维持量5～10mg/日，在激素不能控制病情时，可改用或联合应用环磷酰胺50mg，2～3次/日；或硫唑嘌呤50mg，2次/日。②皮肤型，首选雷公藤多苷片20mg，3次/日。③吲哚美辛25mg，3次/日；④氨苯砜50mg，2次/日。

（2）局部治疗　①皮损以红斑、紫癜等为主，无渗出者，糖皮质激素制剂如1%丁酸氢化可的松软膏外搽，2次/日；②皮损以水疱或溃疡为主，有渗出者，先用3%硼酸溶液湿敷，再用2%莫匹罗星软膏外敷，2次/日。

2.中医治疗

（1）辨证施治　①风湿入络证，治以疏风通络、清热凉血，方用疏风清热饮加减：荆芥、防风、蒺藜、牛蒡子、生地黄、丹参、赤芍、栀子、黄芩、金银花、连翘各10g，蝉蜕、甘草各3g，水煎服。②气滞血瘀证，治以行气活血、化瘀通络，方用桃红四物汤加减：桃仁8g，红花3g，当归、赤芍、生地黄、川芎各10g，水煎服。③气阴不足，脉络不畅证，治以益气养阴、和营通络，方用四君子汤合增液汤加减：人参、白术、茯苓、甘草、玄参、生地黄、麦冬各10g，水煎服。④ 胸阳不通，心血瘀阻证，治以宣痹通阳、活血化瘀，方用瓜蒌薤白汤：瓜蒌15g，薤白6g，白酒适量，三味同煮，分次温服。⑤ 阴虚阳亢，肝风内动证，治以滋阴平肝、息风开窍，方用镇肝息风汤加减：怀牛膝15g，生赭石、生山药各20g，生麦芽、茵陈、川楝子各6g，生龙骨、生牡蛎、生龟甲、生白芍、玄参、天冬各15g，甘草3g，水煎服。

（2）中成药　① 三七总皂苷片10g，3次/日；② 复方丹参片3片，3次/日；③ 雷公藤片2片，3次/日。

（3）外治疗法　① 结节色红疼痛者，冲和膏外敷，1次/日；② 结节暗红者，阳和解凝膏外敷，1次/日；③ 溃后，生肌玉红膏掺九一丹外敷，1次/日。

（4）其他疗法　① 针刺治疗，取足三里、阴陵泉、三阴交、血海、太溪、复溜、太冲、承山等穴，以得气为度，留针30min，1次/日，10次为一疗程；② 耳针疗法，取肾上腺、内分泌、肝、脾、肺等腧穴，两耳交替，1次/日。

【预防与护理】

1.去除感染病灶，避免应用致敏药物。

2.发作期应适当休息，避免不良刺激，保持心情舒畅。

3 加强营养，多食新鲜蔬菜和水果，忌食辛辣发物，戒除烟、酒。

第六节　变应性肉芽肿

变应性肉芽肿是在哮喘反复发作后，出现肉芽肿性血管炎以及组织和血液内嗜酸性粒细胞增多的一种罕见的多系统损害疾病。以哮喘发作后皮肤出现多形性红斑样损害和结节，有内脏器官受损，伴发热、乏力、食欲不振及体重减轻等为特征。本病好发于有过敏体质的个体，以女性多见。大多数患者发病前均有反复发作的哮喘病史，发病较急。

【诊断要点】

1. 皮损多见于四肢伸侧，躯干较少。

2. 损害以可触及的瘀斑和皮下结节为常见，或有多形红斑样损害，也可出现水疱、紫癜或溃疡。

3. 肺是主要受累器官，心、肾、胃肠、周围和中枢神经系统、肝、脾等均可发病。

4. 全身症状明显，有发热、乏力、食欲不振及体重减轻等。

5. 实验室检查　外周血象中白细胞总数增多，嗜酸性粒细胞明显升高。

【治疗方法】

1. 西医治疗

（1）全身治疗　① 病情轻者，可单独首选强的松 30～60mg/日，晨起顿服；② 重者，加用环磷酰胺 50mg，2 次/日，或环磷酰胺 500mg，静脉滴注，1 次/周。

（2）局部治疗　① 多形红斑样皮损，炉甘石洗剂外搽，2～3 次/日，或用 1% 丁酸氢化可的松软膏外搽，2 次/日；② 水疱或溃疡为主，先用 3% 硼酸溶液湿敷，再用 2% 莫匹罗星软膏外搽，2 次/日。

2. 中医治疗

（1）辨证施治　① 热蕴血分证，治以清热凉血，方用清营汤加减：水牛角 30g，生地黄 15g，玄参、金银花、麦冬各 9g，连翘、丹参各 6g，竹叶心 3g，黄连 5g，水煎服。② 血脉瘀滞证，治以活血化瘀，方用桃红四物汤加减：桃仁 8g，红花 3g，当归、赤芍、生地黄、川芎各 10g，水煎服。③ 阴虚火旺证，治以滋阴清热，方用知柏地黄汤加减：知母、黄柏、熟地黄、山茱萸、干山药、牡丹皮、茯苓、泽泻各 10g，水煎服。④ 脾肾两虚证，治以补脾益肾，方用黄土汤合右归饮加减：甘草、干地黄、白术、附子（炮）、阿胶、熟地黄、山药、山茱萸、枸杞子、黄芩各 9g，灶心土 30g，杜仲 6g，甘草 3g，肉桂 3g，水煎服。

（2）中成药　雷公藤片 2 片，3 次 / 日。

（3）外治疗法　① 多形红斑样皮损，三黄洗剂外搽，2～3次 / 日；② 结节，紫色消肿膏外敷，1 次 / 日；③ 溃后，生肌玉红膏掺九一丹外敷，1 次 / 日。

（4）其他疗法　① 针刺治疗，取合谷、内关、曲池、足三里、阴陵泉、三阴交、血海、肺俞、肾俞、脾俞等穴，以得气为度，留针 30min，1 次 / 日，10 次为一疗程；② 耳针疗法，取肾上腺、内分泌、交感、脾、肺、心等腧穴，两耳交替，1 次 / 日。

【预防与护理】

1. 避免受凉，预防感冒，积极治疗支气管哮喘或体内其他感染病灶。

2. 避免应用易致敏药物或接触花粉、化学制剂等，忌食辛辣、鱼虾等发物，多食富含维生素 C 的蔬菜和水果。

3. 注意休息，保持心情舒畅和情绪稳定，避免不良精神刺激。

第七节　白塞病

白塞病是一种原因不明的，以细小血管炎为病理基础的慢性进行性复发性多组织系统损害的疾病。以口腔及生殖器溃疡、角膜溃疡或虹膜炎以及皮肤损害为特征。本病多见于青壮年，男女均可发病。属于中医"狐惑"的范畴。

【诊断要点】

1. 复发性口腔溃疡 每年至少发作 3 次，常是疾病的首发症状，口腔各处均可发生，也可累及咽、喉、食管和鼻腔，可单发或多发，疼痛，约 1～2 周后可痊愈，但反复发作。

2. 复发性生殖器溃疡 与口腔溃疡相似，疼痛，好发于龟头、阴道、阴唇和尿道口，也见于阴囊、肛周和会阴等处。

3. 眼损害 一般在疾病的晚期发生，双侧均可受累，眼球的前房和后房组织均可发生病变，但以虹膜睫状体炎最常见，严重时可失明。

4. 皮肤损害 可见多种皮肤损害，如结节性红斑样损害，也可见血栓性静脉炎、毛囊炎、痤疮样或多形性红斑样等，皮肤针刺反应阳性是本病较特征性表现。

5. 其他损害 有发热、头痛、乏力、关节疼痛以及多系统损害，如心血管、消化道、泌尿生殖系统及神经系统疾病等。

6. 病程慢性，常反复发作。

7. 实验室检查 程度不同的贫血，白细胞增高，血沉加快，免疫球蛋白增高；组织病理检查为不同程度的血管炎伴中性粒细胞或淋巴细胞浸润。

【鉴别诊断】

1. 阿弗他口炎 仅有口腔溃疡，而无其他部位的损害。

2. 急性女阴溃疡 以外阴部红肿、溃疡、剧痛为特征，而无其他部位的损害。

3. 结节性红斑 多见于青壮年女性，仅有下肢皮肤出现结节性损害，而无其他部位的损害。

【治疗方法】

1. 西医治疗

（1）全身治疗 ① 非甾体抗炎药物，吲哚美辛 25mg，3 次/

日；② 糖皮质激素，强的松 10～20mg，3 次 / 日；③ 免疫抑制剂治疗，环磷酰胺 50mg，2 次 / 日；④ 秋水仙碱片 0.5mg，2 次 / 日；⑤ 沙利度胺片（反应停）25～50mg，2～3 次 / 日；⑥ 氨苯砜 50mg，2 次 / 日；⑦ 免疫调节剂，如胸腺肽 10mg，肌内注射，1 次 /2 日，或转移因子 1～2U，皮下注射，1 次 /2 日；⑧ 血浆交换法。

（2）局部治疗　① 红霉素软膏外搽，1～3 次 / 日；② 糖皮质激素霜剂外搽，1～3 次 / 日；③ 无环鸟苷软膏外搽，1～3 次 / 日。

2. 中医治疗

（1）辨证施治　① 肝脾湿热证，治以清热解毒、和营化湿，方用甘草泻心汤或龙胆泻肝汤加减：黄芩、人参、大枣、龙胆、栀子、泽泻、当归、柴胡各 10g，生姜、半夏各 6g，甘草 3g，水煎服。② 肝肾阴虚证，治以养阴清热、解毒利湿，方用玉女煎或知柏地黄汤加减：知母、黄柏、熟地黄、山茱萸、干山药、牡丹皮、茯苓、泽泻各 10g，水煎服。③ 脾肾阳虚证，治以补脾益肾、温阳和血，方用桂枝加附子汤加减：桂枝、生姜各 6g，大枣、白芍各 10g，附子、甘草各 3g，水煎服。

（2）中成药　① 三七总皂苷片 10g，3 次 / 日；② 复方丹参片 3 片，3 次 / 日；③ 雷公藤片 2 片，3 次 / 日；④ 龙胆泻肝丸 6～9g，3 次 / 日；⑤ 黄连上清丸 6～9g，2 次 / 日；⑥ 知柏地黄丸 6～9g，2 次 / 日；⑦ 杞菊地黄丸 6～9g，2 次 / 日；⑧ 金匮肾气丸 6～9g，2 次 / 日。

（3）外治疗法　① 口腔溃疡，冰硼散外用，3 次 / 日；② 生殖器溃疡，先用苦参、蛇床子、地肤子适量，水煎外洗后，再用阴蚀黄连膏外敷，2 次 / 日；③ 眼部损害，珍珠明目滴眼液滴眼，2 次 / 日。

（4）其他疗法 ① 针刺治疗，取合谷、肺俞、内关、少冲、风池、足三里等穴，以得气为度，留针 30min，1 次／日，10 次为一疗程；② 先局麻，再用三棱针将大椎穴皮下肌纤维挑断 8～10 根，将大椎穴皮下瘀血用火罐拔出，最后以消毒纱布覆盖 24h。注意：在活动期，针刺治疗有时会产生同形反应。

【预防与护理】

1.注意适当休息，生活规律，避免精神刺激，保持心情舒畅。

2.发作期间，尽量避免注射用药和局部刺激。

3.加强营养，忌食辛辣发物，勿饮酒。

第八节 化脓性肉芽肿

化脓性肉芽肿是皮肤穿通性损伤后，在水肿性基质内新生毛细血管形成的息肉状损害，与感染无关，也不是真正的肉芽肿。以穿通性皮肤损伤后出现鲜红至棕红色丘疹，缓慢或迅速增大，形成有蒂或无蒂赘肉，无自觉疼痛为特征。本病可发生于任何年龄，但以青少年多见。

【诊断要点】

1.好发于手指、足、唇、头、颈和躯干上部及口腔黏膜等处。

2.初发损害为鲜红至棕红色丘疹，缓慢或迅速增大，形成有蒂或无蒂的隆起结节状增生性赘肉，一般 5～10mm 大小，也有更大的，质地柔软，可坏死形成溃疡、结痂。

3.轻度外伤即引起出血。

4.无自觉疼痛，压痛也不明显。

5.早期发展快，数周后停止发展，但罕能自行消退。

6.组织病理示带蒂的局限性毛细血管增生。

【鉴别诊断】

1.卡波西肉瘤 多见于中年以上男性,损害为紫色或紫红色斑片、结节,质较硬,可破溃、出血及结痂,有瘙痒和压痛,伴有内脏损害。

2.草莓状毛细血管瘤 常在出生后1~2个月内出现,损害为高出皮面并带草莓样分叶状小肿瘤,质地柔软,呈鲜红或紫红色,压之可退色。

3.寻常疣 损害为针头至黄豆大小的角质增生性丘疹,触之坚硬,表面干燥,粗糙,呈皮色或灰褐色。

【治疗方法】

1.西医治疗

(1)全身治疗 一般无须内治。

(2)局部治疗 可用二氧化碳激光、电烙、冷冻和刮除等方法。

2.中医治疗 五妙水仙膏点治。

【预防与护理】

1.积极预防和治疗皮肤外伤,加强皮肤护理,保持皮肤创面清洁,防止继发感染。

2.局部避免滥用刺激性过强的腐蚀性药物,防止过度损伤创面。

3.治疗局部皮损时,要完全、彻底,防止复发。

第九节 毛细血管扩张症

毛细血管扩张症是皮肤或黏膜的小血管呈持续性扩张而形

成的皮肤损害。以红色或紫红色的斑状、点状、线状或星芒状损害，压之退色或不退色，多无自觉症状，偶有灼热或刺痛感为特征。本病不论男女、年龄大小，可发于任何部位，或伴发于其他疾病。有原发性和继发性两种类型。毛细血管扩张多数属于美容问题，并无重要临床意义。但某些类型或特征的损害有助于某些疾病的诊断。

【诊断要点】

1. 损害为近皮肤或黏膜表面的细静脉、毛细血管和细动脉呈持久的斑片状、细丝状、星芒状或蛛网状扩张，呈鲜红色或紫红色，压之退色或不退色。

2. 其分布可为局限性或广泛性，或与血管、神经走行一致，或呈一侧性。

3. 病程长，可持久无变化或缓慢地发展、增多、增大。

4. 无明显自觉症状，偶有灼热或刺痛感。

【鉴别诊断】

主要鉴别毛细血管扩张症属原发性还是继发性。

1. *原发性毛细血管扩张症* 原因不明，常见于血管痣、血管瘤、遗传性出血性毛细血管扩张、共济失调性毛细血管扩张、全身特发性毛细血管扩张及蜘蛛状毛细血管扩张等。

2. *继发性毛细血管扩张症* 常继发于其他原发疾病。可见于酒渣鼻、持久性日光暴晒和接触煤焦油等损伤后、放射性皮炎、着色性干皮病、皮肤异色病、雷诺病、红斑狼疮、硬皮病、皮肌炎、肥大细胞病等。

【治疗方法】

继发性毛细血管扩张症，应以治疗原发病为主，原发性毛细血管扩张症，一般不需治疗，蜘蛛痣可用电灼、冷冻治疗。

【预防与护理】

1. 稳定情绪，保持心情舒畅，避免不良精神刺激。

2. 避免皮肤外伤，积极预防和治疗原发疾病。

3. 合理调配饮食，适当增加富含维生素的营养食品，忌食辛辣等刺激性食物，勿吸烟、饮酒。

第十节　色素性紫癜性皮炎

色素性紫癜性皮炎是一组类似的由淋巴细胞介导的红细胞外渗所致的疾病。包括进行性色素性紫癜性皮肤病、色素性紫癜性苔藓样皮炎和毛细血管扩张性环状紫癜三种疾病。本组三种病关系密切，临床形态及组织病理相似。以色素沉着和紫癜性损害、好发于小腿、自觉有轻微瘙痒或无自觉症状为特征。本病成年男女均可发生。属于中医"血疳""血风疮"的范畴。

【诊断要点】

1. 进行性色素性紫癜性皮肤病

（1）本病以成年男性多见，好发于小腿胫前、踝部和足背。

（2）初起为群集的针尖大红色瘀点，后密集成片并逐渐向外扩展，中心部转为棕褐色，但不断有新疹出现，散在于陈旧皮损内或其边缘，似撒在皮肤表面上的胡椒粉样外观。

（3）多无自觉症状，有时可轻微痒。

（4）病程慢性，持续数年后可自行缓解。

2. 色素性紫癜性苔藓样皮炎

（1）多见于40～60岁，尤以男性多见，最常发生于小腿，也可累及大腿、躯干和上肢。

（2）皮损为细小铁锈色苔藓样丘疹，伴紫癜性损害，融合成边界不清的斑片或斑块，有红斑、鳞屑。

（3）有不同程度瘙痒。病程持续数月至数年。

3. 毛细血管扩张性环状紫癜

（1）好发于小腿伸侧，女性多见。

（2）初起为紫红色环状斑疹，直径 1～3cm，边缘毛细血管扩张明显，出现点状、针尖大红色瘀点，损害中央部逐渐消退，周边扩大成环状、半环状或同心圆样外观。皮损颜色可为棕褐、紫褐或黄褐色。

（3）一般不痒，可自行消退，但其边缘可再发新疹，反复迁延一至数年。

【鉴别诊断】

1. 过敏性紫癜　多见于儿童和青少年，皮损主要为瘀点、瘀斑，常成批出现，可伴关节痛、胃肠道症状和尿中出现蛋白和红细胞。

2. 静脉曲张性淤积性皮炎　患肢肿胀、局部皮肤常呈湿疹样变，有红斑、丘疹、渗液、糜烂、鳞屑或苔藓样变等多形损害。

【治疗方法】

1. 西医治疗

（1）全身治疗　① 维生素 C0.2g，3 次 / 日；② 芦丁片 20～40mg，3 次 / 日；③ 维生素 E 胶丸 0.1～0.2g，3 次 / 日；④ 葡萄糖酸钙 0.5～1g，3 次 / 日。

（2）局部治疗　① 炉甘石洗剂外搽，2 次 / 日；② 1% 丁酸氢化可的松软膏外搽，2 次 / 日；③ 0.1% 糠酸莫米松霜外搽，2 次 / 日。

2. 中医治疗

（1）辨证施治　① 血热生风证，治以凉血祛风、和营活血，方用四物消风饮加减：生地黄 12g，当归身、川芎、黄芩、荆芥、赤芍各 10g，薄荷、甘草、蝉蜕各 3g，柴胡 6g，水煎服。② 血热生瘀证，治以清热凉血、活血化瘀，方用凉血五根汤加减：白茅根 30g，瓜蒌根 15g，茜草根 9g，紫草根 9g，板蓝根 15g，水煎服。③ 血燥伤阴证，治以养血润燥、滋阴生津，方用养血润肤汤加减：当归 9g，熟地黄、生地黄、黄芪各 12g，天冬（去心）、麦冬（去心）各 6g，升麻、黄芩各 3g，桃仁泥、红花各 2g，天花粉 4.5g，水煎服。

（2）中成药　① 复方丹参片 3 片，3 次 / 日；② 三七总皂苷片 10g，3 次 / 日。

（3）外治疗法　① 初期皮损鲜红者，三黄洗剂外搽，3 次 /日，也可用透骨草、仙鹤草、蒲公英、大黄、黄柏、泽兰、石菖蒲、杜鹃花适量，水煎外洗，2～3 次 / 日；② 皮损粗糙、轻度苔藓样变者，可用茯苓、寒水石、芒硝、冰片适量，共研细末，用去皮的鲜芦荟蘸药粉外搽，2～3 次 / 日；③ 明显瘙痒者，葎草酊或百部酊外搽，2～3 次 / 日。

（4）其他疗法　① 针灸疗法：体针，主穴大椎、阳陵泉、曲池、足三里，配穴血海、三阴交、阴陵泉、合谷，急性者用泻法，慢性者用补法，1 次 / 日，10 日为 1 个疗程；耳针，取肾上腺、皮质下、内分泌等腧穴，可用强刺激手法，两耳交替，1～2次 / 日。② 食疗：绿豆 50g，赤小豆 25g，煮汤后加红糖适量内服，2～3 次 / 日。

【预防与护理】

1. 加强营养，多食新鲜水果和蔬菜，忌食辛辣发物。

2. 避免过度搔抓和皮肤外伤，防止继发感染。

3. 保持心情舒畅，注意休息。

第十一节　匍行性血管瘤

匍行性血管瘤是一种少见的累及真皮上部小血管的痣样皮

肤病。以粟米大的鲜红到紫红色血管瘤样小斑点，微隆起呈丘疹状，压之退色，无色素沉着，也无任何自觉症状为特征。本病患者中90%为女性，多数在20岁前发病。

【诊断要点】

1.除掌、跖、黏膜外，身体任何部位均可发病，但以下肢和臀部为多见。

2.损害初起为粟米大小的鲜红到紫红血管瘤样小斑点，以后可融合成片，发展成环状、匐行状或网状，表面有少量细小鳞屑，无瘀点，消退后也无色素沉着，但周围可不断出现新皮疹，有萎缩趋势。

3.无任何自觉症状。

4.病程缓慢，经数月或数年扩展后，可渐趋静止。

5.组织病理为真皮上部毛细血管扩张，伴多数内皮细胞增生。

【鉴别诊断】

1.进行性色素性紫癜性皮肤病　好发于双小腿，损害为淡红色小斑点和瘀点，融合后形成棕红色色素斑片，弥漫分布。

2.色素性紫癜性苔藓样皮炎　皮损为针尖大小的圆形或多角形丘疹，呈紫红或棕红色，融合后形成苔藓样变，有不同程度瘙痒。

3.毛细血管扩张性环状紫癜　常对称分布于小腿伸面及侧面，损害特点为毛细血管扩张性小斑点，以后向外扩展形成同心圆样、多环状或弧形，有色素沉着。

4.过敏性紫癜　皮损为针尖到黄豆大小的鲜红或紫红色瘀点、瘀斑，压之不退色，往往成批陆续出现，常有发热、头痛及疲乏等全身不适。

【治疗方法】

一般不需处理。必要时可施行电分解法或电灼术。采用脉冲染料激光治疗，愈后不留瘢痕。

【预防与护理】

1. 避免情绪波动和精神刺激，积极治疗慢性感染病灶。

2. 注意皮肤护理，防止外伤和继发感染。

第十二节　贫血痣

贫血痣是一种少见的先天性局限性血管发育缺陷的皮肤病。以局限性的皮肤浅色斑、无自觉症状，常终身不消退为特征。女性较男性多见，神经纤维瘤患者伴有此病的较正常人为多。

【诊断要点】

1. 好发于躯干，尤以胸及背部多见，面部及四肢也可累及。

2. 损害为单个或多发的圆形、卵圆形或线形，边界清楚的浅白色斑；摩擦局部，周围皮肤发红，而白斑不红。

3. 无自觉症状。

4. 多在出生后即有，或婴幼儿期发生，常终身不消退。

【鉴别诊断】

下列方法可用于鉴别本病与白癜风及其他色素减退性皮肤病。

1. 用玻片压于本病皮损处周围皮肤可使损害消失。

2. 本病患区用摩擦或冷、热等物理性刺激均不能使之发生红斑反应。

【治疗方法】

一般不需处理。必要时可试行整容术。

【预防与护理】

1. 避免精神紧张和不良刺激，局部勿滥用腐蚀性的药物。

2. 注意皮肤护理，防止外伤或摩擦。

第十三节　雷诺病

雷诺病是一种由寒冷或情绪波动引起肢端细小动脉痉挛的血管功能障碍性疾病。以肢端皮肤阵发性苍白、青紫和潮红，伴有疼痛和感觉异常，并因温暖而恢复正常为特征。症状性者为雷诺现象，原发者为雷诺病。多见于青中年女性，寒冷季节发病明显增多，症状加重。属于中医"手足逆冷"的范畴。

【诊断要点】

1. 多见于青中年女性，好发于四肢末端，尤以手指常见，一般呈对称性发病。

2. 损害为手指突然苍白、青紫，继而潮红，然后恢复正常，常呈阵发性发作，重者指尖还会出现溃疡或坏疽。

3. 局部有麻木、刺痛、发凉等症状，一般无全身症状。

【鉴别诊断】

1. **雷诺现象**　二者在临床上有相似之处，雷诺现象为外伤、动脉硬化闭塞症、血栓闭塞性脉管炎及结缔组织病等疾病伴发的一种症状。

2. **红斑性肢痛病**　发病缓慢，无性别差异，皮肤潮红，有针刺灼热或血管搏动性疼痛，无苍白及青紫现象，皮肤出汗较多，遇冷后症状减轻，不发生溃疡及坏疽。

3. **肢端发绀症**　主要见于青年女性，肢端呈弥漫性青紫色，压之可退色，局部温度减低。常伴有多汗，触之有湿冷感。遇冷即发或加重，遇温热则减轻，冬季可持续存在。

【治疗方法】

1. 西医治疗

（1）全身治疗　①α受体阻滞剂：盐酸妥拉苏林25mg，3次/

日；苯苄胺 10mg，3 次/日；氢化麦角碱 1mg，3 次/日。② 血管平滑肌松弛剂：烟酸 50～200mg，3～4 次/日。③ 钙离子通道阻滞剂：硝苯地平 5～20mg，3 次/日。④ 影响交感神经节后纤维末梢传递介质药物：利血平 0.25mg，2～3 次/日。⑤ 胍乙啶片 5～10mg，3 次/日。⑥ 甲基多巴 0.25～0.5g，2～4 次/日。

（2）局部治疗 ① 2% 硝酸甘油软膏外涂，4～6 次/日；② 出现坏死、溃疡时，先用湿敷，再用 2% 莫匹罗星软膏外搽，2 次/日。

（3）交感神经切除术 病情严重，上述治疗无效，且有组织营养障碍者，上肢病变可行上胸交感神经切除术，下肢病变可行腰交感神经切除术。

2. 中医治疗

（1）辨证施治 ① 寒凝经脉证，治以温经散寒、活血通络，方用当归四逆汤加减：当归 12g，桂枝、芍药各 9g，大枣 8 枚，通草、炙甘草各 6g，细辛 3g，水煎服。② 气滞血瘀证，治以理气活血、通经化滞，方用桃红四物汤加减：桃仁 8g，红花 3g，当归、赤芍、生地黄、川芎各 10g，水煎服。③ 脾肾阳虚证，治以温补脾肾、活血通络，方用真武汤加减：茯苓、芍药、白术、生姜各 10g，炮附子 3g，水煎服。④ 热毒蕴结证，治以清热解毒、养阴活血，方用四妙勇安汤加减：玄参、当归、金银花各 10g，甘草 3g，水煎服。

（2）中成药 ① 三七总皂苷片 10g，3 次/日；② 复方丹参片 3 片，3 次/日。

（3）外治疗法 ① 红灵酒外搽，1 次/日；② 指尖出现溃疡，生肌玉红膏外敷，1 次/日。

（4）其他疗法 ① 针刺治疗，合谷、八邪、手三里、外关、足三里、三阴交、绝骨、阴陵泉、太冲，急性发作期用泻法，慢性缓解期用补法，留针 15～30min，1 次 / 日，10 日为 1 个疗程；② 耳针疗法，取心、肾、交感、皮质下、内分泌等腧穴，两耳交替，1 次 / 日；③ 艾灸疗法，取大椎、至阳、命门、上脘、中脘、足三里、膈俞、脾俞、肾俞，每次选灸 3～4 穴，灸 7～9 壮，隔日一次；④ 穴位注射，上肢取内关、曲池，下肢取足三里、三阴交，丹参注射液 4ml/ 次，左右轮流穴位注射，1 次 / 日，10 日为 1 个疗程。

【预防与护理】

1. 注意肢端保暖，尤其在冬季更应严防局部受寒。

2. 避免和消除不必要的精神紧张，保持情绪稳定。

3. 禁止吸烟，避免应用血管收缩性药物。

4. 加强肢端及皮肤护理，预防局部创伤，防止继发感染。

第十四节 红斑性肢痛病

红斑性肢痛病是一种少见的局限性阵发性血管扩张性疾病。以肢体末端皮肤阵发性潮红、灼热、疼痛、皮温增高，活动或受热后明显加重为特征。一般分为原发性和继发性两种类型。多见于中老年人，男女均可发生。属于中医"血痹"的范畴。

【诊断要点】

1. 对称性侵犯手足，尤以双足最多见，偶有发生一侧肢体或四肢者。

2. 损害为足或手部潮红、肿胀、灼热、疼痛、刺痛或跳痛，局部皮温增高（可比正常高 2～3℃），脉搏动有力，出汗多，常呈阵发性发作。

3. 每次发作大多在晚间，持续数分钟至数小时，发作时局部有麻木、刺痛感。

4. 局部加热、运动、站立，甚至肢体下垂，均可加剧疼痛，休息、冷敷、将患肢抬高及口服小剂量阿司匹林皆可使发作减轻或缓解，发作的临界温度为 32～36℃，高于 36℃ 疼痛发作，低于 32℃ 疼痛缓解。

【鉴别诊断】

1. 雷诺现象　以青年女性多见，病变多在手部，足部很少，肢端皮肤阵发性苍白、青紫、潮红，常因寒冷及情绪刺激而诱发。

2. 肢端发绀症　常发生于手指及足背，呈弥漫性青紫色，局部温度减低，遇冷即发或加重，遇温热则减轻，主要见于青年女性。

【治疗方法】

1. 西医治疗

（1）全身治疗　① 阿司匹林 0.3mg，1 次／日，多可使症状明显减轻，严重者可能需要加大剂量并与镇静剂合用。② 二甲麦角新碱 2mg，3 次／日，可完全缓解，逐渐减至 2mg，口服，1 次／日。③ 苯噻啶，第 1～3 日，每晚一次口服 0.5mg；第 4～6 日，0.5mg，2 次／日；第 7 日起，0.5mg，3 次／日，可在 2～4 周内消除症状。

（2）局部治疗　发作时，可用冷水或冰块外敷。

2. 中医治疗

（1）辨证施治　① 湿热羁绊证，治以清热利湿、活血通络，方用龙胆泻肝汤加减：龙胆、黄芩、栀子、泽泻、当归各 10g，柴胡 8g，甘草 3g，水煎服。② 郁火搏聚证，治以养阴清热、散火止痛，方用四妙勇安汤加减：玄参、当归、金银花各 10g，甘草 3g，水煎服。

（2）中成药　① 三七总皂苷片 10g，3 次／日；② 复方丹参片 3 片，3 次 / 日；③ 龙胆泻肝丸 9g，2 次 / 日。

（3）外治疗法　玉露散或如意金黄散，以冷开水调糊，外敷患处，1 次 / 日。

（4）其他疗法　① 邻近取穴，针刺患肢趾尖穴，放血少许，配穴足三里，施补法，1 次 /2 日。② 循环取穴，主穴三阴交、太谷、太冲，配穴内庭、行间、丘墟、中封，偶尔发生于手部者，加刺曲池、合谷、阳谷、外关、阳池。施泻法，留针 15min 并在针柄上燃烧拇指大艾绒一团，1 次 /2 日，连续 7 日为 1 个疗程。③ 耳针疗法，取肝、交感、皮质下、内分泌等腧穴，留针 15～30min，1 次 /2 日。

【预防与护理】

1. 避免各种激发因素，尽可能对体内潜在疾病加以治疗。

2. 避免过暖，防止发作，发作时可用冷水湿敷，以缓解症状。

3. 保持精神乐观和情绪稳定，避免长期内服偏湿热性的药物及食物，勿吸烟、饮酒。

第十五节　持久性隆起性红斑

持久性隆起性红斑是一种慢性血管炎性疾病。以四肢关节伸侧发生持久性红色、紫红色或带黄色的丘疹、斑块及结节，常对称分布为特征。本病男女均可发生，多见于青中年，也可见于儿童，与季节变化无关。

【诊断要点】

1. 好发于四肢关节伸侧，尤以肘、膝关节伸面及手背为多见，常对称分布。

2. 损害为大小不等的结节状扁平隆起，呈红色、紫红色或略带黄色，散在分布，边界清楚，表面光滑，可融合成不规则形或环形的坚硬斑块，严重者可出现水疱和溃疡。

3. 局部有轻中度瘙痒、灼热或疼痛，一般无全身症状。

4. 病程慢性，常可持续数年，部分可自行消退。

【鉴别诊断】

1. 环状肉芽肿　多发生于青年，损害为大小不等的聚集丘疹，呈环状排列，中央凹陷，边缘高出皮面，常发生于手指或手的伸侧，组织病理显示胶原纤维变性及肉芽肿病变，病变周围有单核细胞呈栅状排列。

2. 肉样瘤　损害为大小不等的结节，中央可萎缩呈环状，也可呈弥漫性浸润，常伴有内脏器官损害。

【治疗方法】

1. 西医治疗

（1）全身治疗　① 氨苯砜25mg，3次/日，一周后血常规无异常，则改为50mg，2次/日，如患者耐受好，每日100mg仍不能控制，可增加至150～200mg/日，或同时加用强的松20～30mg/日晨顿服；② 有纤维化增生明显的损害，加用维胺酯25mg，3次/日；③ 雷公藤多苷片20mg，3次/日；④ 秋水仙碱0.5mg，2次/日。

（2）局部治疗　① 炉甘石洗剂外搽，2次/日；糖皮质激素制剂外涂，2次/日。② 皮损为结节状扁平隆起，10%樟脑软膏外涂，2次/日；10%鱼石脂软膏外敷，1次/日。③ 皮损严重，有水疱或溃疡先用0.5%新霉素溶液外洗或湿敷，再以莫匹罗星软膏外搽，2次/日。

2. 中医治疗

（1）辨证施治　① 热毒蕴结证，治以清热解毒、活血通络，方用五味消毒饮加减：金银花、野菊花、紫花地丁各15g，紫背天葵、蒲公英各 10g，水煎服。② 湿热蕴阻证，治以清热利湿、活血化瘀，方用三妙散合当归拈痛汤加减：茵陈 15g，白术、防风、葛根、黄芩、苦参、知母、当归、猪苓、泽泻各 10g，羌活6g，升麻、甘草各 3g，水煎服。③ 阴虚火旺证，治以滋阴清热、养血活血，方用知柏地黄汤加减：知母、黄柏、熟地黄、山茱萸、干山药、牡丹皮、白茯苓、泽泻各 10g，水煎服。

（2）外治疗法　① 皮肤呈红色或紫红色，透骨草、忍冬藤、鸡血藤、蒲公英、皂角刺、大黄、黄柏、紫草、红花、姜黄适量，水煎外洗或浸泡患处，1 次 / 日；② 皮损为鲜红或紫红色结节状扁平隆起，金黄膏或玉露膏外涂，1 次 / 日；③ 皮损出现水疱或溃疡，三黄洗剂加适量明矾外洗或湿敷后，再用生肌玉红膏外敷，1 次 / 日。

（3）其他疗法　① 针刺治疗，合谷、外关、曲池、八邪、足三里、阴陵泉、阳陵泉、丰隆等穴，留针15～30min，1 次/日，10 次为 1 个疗程；② 耳针疗法，取肾上腺、交感、皮质下、内分泌等腧穴，两耳交替，1 次 / 日。

【预防与护理】

1.积极治疗体内感染病灶，避免应用致敏药物。

2.避免不良精神刺激，保持心情舒畅和情绪稳定。

3.注意休息，补充富含维生素 C 的食物，忌食辛辣发物，勿吸烟。

第十六节　网状青斑和青斑性血管炎

网状青斑和青斑性血管炎是由多种原因引起皮肤末梢循环障碍，皮肤出现青紫网状变化的血管性疾病。持久的功能性血管改变发展成器质性病变时称网状青斑性血管炎。以皮肤出现紫红色或青紫色的网状或树枝状斑纹，无自觉症状，遇寒冷时皮肤变色加深为特征。本病主要发生于中青年，女性多见。一般在冬季加重，夏季缓解，有原发性和继发性两种类型。

【诊断要点】

1. 好发于下肢及踝部，也可见于躯干及前臂等处。

2. 皮损为紫红色或青紫色的网状或树枝状斑纹，常沿皮肤血管分布，冬季或受寒冷时出现或加剧，夏季或温暖时减轻或消失。

3. 局部皮温低于正常，无全身症状。

4. 一般无自觉症状，或有麻木、刺痛和感觉异常。

5. 严重者，可出现瘀斑、血疱、出血性丘疹及皮下结节或溃疡等网状青斑性血管炎的表现。

【鉴别诊断】

1. 雷诺病　皮损为指（趾）端苍白，继而青紫，又复现潮红，然后恢复正常，遇冷或情绪波动时可加重。

2. 肢端发绀症　皮损为四肢末端青紫，局部温度减低，常伴掌跖部多汗，摸之有湿冷感，温暖后局部可渐转为红色，冬季加重，夏季缓解。

【治疗方法】

1. 一般方法

（1）全身治疗　对继发性网状青斑和青斑性血管炎，主要是积极治疗原发性疾病。原发性者，伴有高血压时可口服抗高血压药物，如尼群地平、胍乙啶等；另外可选用血管扩张剂和抗纤溶药物治疗，如烟酸、苯乙双胍（降糖灵）、炔雌醇（乙炔雌二醇），也可应用链激酶、尿激酶及低分子右旋糖酐等。

（2）局部治疗　① 皮损仅以网状或树枝状斑为主，可外用10% 樟脑霜、10% 鱼石脂软膏或30% 松节油，以增进局部血液循环，2～3 次 / 日；② 皮损以青斑性血管炎为主，可外搽炉甘石洗剂或扑粉，也可外用糖皮质激素，如 1% 氢化可的松软膏、肤轻松软膏或 0.075% 地塞米松霜等，2 次 / 日。

2. 中医治疗

（1）辨证施治　① 寒邪外袭、营卫失和证，治以温经散寒、调和营卫，方用桂枝汤加减：桂枝、生姜各 6g，芍药、大枣各 10g，甘草 3g，水煎服。② 气滞血瘀、瘀阻经脉证，治以活血化瘀、疏通经脉，方用桃红四物汤加减：桃仁 8g，红花 3g，当归、赤芍、生地黄、川芎各 10g，水煎服。③ 肝肾阴亏、气血失和证，治以滋肝补肾、调和气血，方用六味地黄汤加减：熟地黄、山药、山茱萸、牡丹皮、茯苓、泽泻各 10g，水煎服。

（2）中成药　① 血塞通片 4～6 片，口服，3 次 / 日；② 复方丹参片 4～6 片，口服，3 次 / 日；③ 舒筋活血片 4～6 片，口服，3 次 / 日；④ 六味地黄丸 9g，口服，3 次 / 日。

（3）外治疗法　① 皮损呈紫红色网状和树枝状斑纹，遇冷加重者，外搽红灵酒，2 次 / 日；② 皮损以瘀斑、水疱或溃疡为主，可用三黄洗剂加明矾适量外洗，再以青黛散调麻油外搽，2 次 / 日；③ 选用当归尾、大青叶、红花、紫草、槐花、大黄、乳香、没药适量，煎水外洗，1 次 / 日。

（4）其他疗法　① 针刺疗法，取足三里、阳陵泉、三阴交、血海、太溪、复溜等穴位，针刺，1 次 / 日；② 耳针疗法，取肾上腺、内分泌、交感等腧穴，1 次 / 日。

【预防与护理】

1. 积极治疗原发性疾病，避免使用致敏药物。

2. 注意防寒、保暖，避免精神刺激，保持心情舒畅。

3. 加强营养，忌食辛辣发物，勿吸烟。

第十七节　肢端发绀症

肢端发绀症是因寒冷刺激引起四肢末端对称性持久性发绀，可因温暖而缓解的血管功能障碍性疾病。以手足皮肤呈持续性青紫色，冷而多汗为特征。本病常有家族史，在智力缺损及精神分裂症患者中发病率较高，主要发生于年轻男女，尤以青年女性多见。

【诊断要点】

1. 好发于四肢末端，尤其是指（趾）和手足背面。

2. 患处皮肤呈紫红至青紫色，压之可退色，局部温度减低，掌跖部多汗，触之有湿冷感，遇冷即发，温暖后可减轻，冬季甚至夏季可持续存在。

3. 局部可有麻木或感觉异常，或伴发冻疮、网状青斑和小腿红绀症。

【鉴别诊断】

1. 雷诺病　好发于手指，以指端皮肤阵发性出现苍白、青紫，继而潮红，然后恢复正常为特征，遇冷或情绪激动时可加重。

2. 红斑性肢痛病　好发于两足，以皮肤潮红、灼热，疼痛为特征，皮肤温度增高，不出现青紫现象，遇热或站立可加重症状，休息或冷敷后可缓解疼痛。

3. 血栓闭塞性脉管炎　多见于青壮年男性，好发于下肢，常发于一侧肢体，足背动脉搏动减弱或消失，伴有局部冷感及静息痛。

【治疗方法】

1. 西医治疗

（1）全身治疗　用血管扩张药物治疗，如苯苄胺和妥拉唑林

（妥拉苏林）等，也可配合应用维生素 B_1 和维生素 B_2 等治疗。

（2）局部治疗　皮损可外用 10% 樟脑霜、2% 硝酸甘油软膏等，必要时，可采用红外线或紫外线做局部照射。

2. 中医治疗

（1）辨证施治　① 寒凝血滞证，治以温阳散寒、活血通脉，方用阳和汤加减：熟地黄 30g，肉桂、生甘草各 3g，姜炭、麻黄各 2g，鹿角胶 9g，白芥子 6g，水煎服。② 脾肾阳虚证，治以扶阳抑阴、活血通脉，方用四逆汤加减：炙甘草 15g，干姜 10g，附子 2g，水煎服。③ 气血衰损证，治以温补气血、通脉化瘀，方用人参养荣汤加减：白芍、当归、茯苓、人参、大枣、黄芪、炒白术、炒远志各 10g，五味子、炙甘草、陈皮各 6g，肉桂、生姜各 3g，水煎服。

（2）中成药　① 复方丹参片 4～6 片，口服，3 次/日；② 血塞通片 4～6 片，口服，3 次/日；③ 舒筋活血片 4～6 片，口服，3 次/日。

（3）外治疗法　湿冷、青紫，可用桂枝、赤芍、红花、当归、艾叶、鸡血藤各 30g，细辛、木通各 15g，水煎后先熏后洗或浸泡患处，1 次/日，局部可搽红灵酒，2～3 次/日。

（4）其他疗法　① 注射丹参注射液及当归注射液等；② 针刺疗法，取涌泉、临泣、太冲、复溜、合谷、八邪、外关、手三里等穴；③ 耳针疗法，取肾上腺、交感、皮质下、内分泌等腧穴。

【预防与护理】

1. 积极参加体育锻炼，冬季应注意肢端保暖，防止受冷。

2. 避免饮酒、浓茶和咖啡，平时忌食生冷食品，戒烟。

3. 持乐观情绪，避免不良精神刺激。平时适当口服一些益气回阳的中成药，可减轻症状和控制复发。

第十八节　红绀病

红绀病又称小腿红绀病，是真皮乳头层内静脉丛血管扩张淤血引起的一种循环障碍性疾病。以小腿皮肤呈紫红色，轻度肿胀，无自觉症状为特征。本病多发生于青年女性。其他年龄和男性也可发生，尤其以瘫痪或脊髓灰质炎患者多见，常因寒冷诱发和加重。

【诊断要点】

1. 好发于小腿，也可见于大腿和臀部，常呈对称性分布。

2. 患处皮肤呈紫红至青紫色，轻度肿胀，局部温度减低，压之可退色，冬季加剧，可出现类似冻疮的结节，有时可并发毛囊性红斑或弥漫性脱屑以及硬红斑样结节损害。

3. 局部无自觉症状，一般健康情况较好。

【鉴别诊断】

1. 肢端发绀症　好发于指（趾）和手足背部，呈持续性青紫，局部温度减低，冷而多汗。常有家族史，多见于青年女性。

2. 雷诺病　常见于手指，呈阵发性苍白、青紫，继而潮红，然后恢复正常，遇冷或情绪激动时可加重。

3. 红斑性肢痛病　皮损好发于两足，潮红、灼热、疼痛、皮肤温度增高，遇热可加重，遇冷则缓解。

【治疗方法】

1. 西医治疗

（1）全身治疗　可选用改善微循环类药物治疗，如肝素、链激酶及低分子右旋糖酐等，也可酌情选择利尿剂，如氢氯噻嗪（双氢克尿噻）等。

（2）局部治疗　局部可外用 10% 樟脑霜、2% 硝酸甘油软膏，必要时可采用红外线或紫外线照射。

2. 中医治疗

（1）辨证施治 ① 寒凝血滞证，治以温阳散寒、活血通络，方用阳和汤加减：熟地黄 30g，肉桂、生甘草各 3g，姜炭、麻黄各 2g，鹿角胶 9g，白芥子 6g，水煎服。② 湿热郁滞证，治以清利湿热、活血通脉，方用四妙散加减：黄芪、当归、金银花各 15g，甘草 3g，水煎服。③ 气滞血瘀证，治以活血化瘀、养阴清热，方用桃红四物汤加减：桃仁 8g，红花 3g，当归、赤芍、生地黄、川芎各 10g，水煎服。

（2）中成药 可选用以下中成药：① 复方丹参片 4～6 片，口服，3 次 / 日；② 血塞通片 4～6 片，口服，3 次 / 日；③ 舒筋活血片 4～6 片，口服，3 次 / 日。

（3）外治疗法 皮肤呈紫红色及轻度肿胀，可选用桂枝、红花、紫草、槐花各 30g，鸡血藤、当归尾、黄柏、大黄各 60g，水煎后先熏后洗，或浸泡患处，1 次 / 日，局部可外搽红灵酒，1～2 次 / 日。

（4）其他疗法 ① 注射丹参注射液、当归注射液等；② 针刺疗法，取足三里、阴陵泉、三阴交、委中、承山、复溜、太溪等穴；③ 耳针疗法，取肾上腺、皮质下、交感或内分泌等腧穴。

【预防与护理】

1. 注意局部保暖，急性发作时应卧床休息，抬高患肢。平时可穿弹力长袜，既能防寒，又能控制水肿。

2. 加强锻炼，避免精神刺激，保持情绪稳定和心情舒畅。

3. 忌食生冷食物，增加富含维生素C和能量的饮食，勿吸烟。

第十九节 掌红斑

掌红斑又称肝掌，是手掌部毛细血管扩张引起的局部发红现象。以发生于两手掌，特别是大小鱼际部的红斑，边界清楚，压之退色，无自觉症状为特征。掌红斑多为皮肤病和多种内脏疾病的表现。湿疹、银屑病、毛发红糠疹和许多遗传性皮肤病均能发生掌红斑，也能在肝病、类风湿性关节炎、肺结核等内科疾病及妊娠中见到。但也有不伴其他疾病而单独存在，而具有显性遗传的特征。

【诊断要点】

1. 好发于两手掌，尤以大小鱼际部常见，常对称性分布。

2. 损害为边界清楚的鲜红斑，压之退色，常先于大小鱼际部开始，逐渐累及全掌，也可掌、跖部同时发生。

3. 局部无任何自觉症状，红斑可持续存在多年。

【鉴别诊断】

1. 红斑性肢痛病　损害可发生于手掌或足底部，但以皮肤发红、疼痛、灼热、肿胀及出汗为特征，疼痛可扩展到整个肢体。

2. 肢端发绀症　好发于手、足背面，损害为皮肤紫红至青紫色，局部温度减低，常伴掌、跖多汗，触之有湿冷感。

【治疗方法】

主要以治疗原发性疾病为主，可参见各有关章节诊治，单独发生掌红斑并无临床意义，可持续多年不变，无须治疗。

【预防与护理】

1. 积极预防和治疗有关原发性疾病，避免应用致敏药物。

2. 避免精神刺激，保持情绪稳定和心情舒畅。

3. 加强营养，勿吸烟、饮酒。

第二十节　血栓闭塞性脉管炎

血栓闭塞性脉管炎是一种累及中、小动脉和静脉的慢性、持续进展的节段性炎症性疾病。以初起患肢趾（足背）怕冷、麻木、步履不便，逐渐变为紫暗、剧痛，继则为黑褐色肢节坏死、脱落为特征。主要发生在下肢，多见于青壮年男性，属中医"脱疽"的范畴。

【诊断要点】

1. 常发生于 20～40 岁的青年男性，尤以嗜烟者为多见，常伴有血栓性静脉炎病史。

2. 根据病程临床上分为 3 期：

（1）局部缺血期　患肢麻木、发凉、怕冷，皮肤色泽苍白，间歇性跛行，行走时症状加重，休息后缓解，足背动脉搏动减弱。

（2）营养障碍期　病情逐渐加重，间歇性跛行越来越明显，疼痛呈持续性静息痛，夜间疼痛加剧，患肢皮肤干燥无汗，出现紫斑、潮红，指（趾）甲变形，小腿肌肉萎缩，足背动脉搏动消失。

（3）坏疽期　症状继续加重，患肢趾端发黑、坏死，形成溃疡，如继发感染，可转为湿性溃烂，很难愈合，疼痛加剧烈呈持续性。

3. 病程较长，发展缓慢，日久体力渐衰，饮食减退，消瘦无力，严重贫血，甚至高热、烦躁等。

4. 特殊检查

（1）电阻抗血流测定　提示峰值幅度降低，降支下降速度减慢。

（2）多普勒超声检查　提示动脉搏动波形幅度降低。

（3）动脉造影　可见受累段处于狭窄或闭塞状态。

【鉴别诊断】

1. 闭塞性动脉硬化症　大多为 50 岁以上的老人，男女皆可发病，常伴其他部位动脉硬化表现（冠状动脉、肾动脉、脑动脉）和高血压、高血脂等。

2. **糖尿病性坏疽**　有糖尿病史，多为湿性坏疽，范围较大，蔓延迅速，并有尿糖阳性，空腹血糖增高和多饮、多食、多尿等。

3. **雷诺病**　多见于青年女性，好发于上肢，两侧对称，遇冷、情绪激动等刺激，手指突然苍白、青紫，继而潮红，然后恢复正常，常呈阵发性发作。

4. **大动脉炎**　好发于青年女性，肢体麻木发凉，酸胀乏力，下肢可见间歇性跛行，动脉搏动减弱或消失，肢体无坏疽发生，在颈部两侧或腰部可听到血管杂音。

【治疗方法】

1. 西医治疗

（1）全身治疗　① 血管扩张剂：可选用妥拉唑林（妥拉苏林）25～50mg，口服，3 次 / 日；烟酸 100mg，口服，3 次 / 日；罂粟碱 30mg，口服，3 次 / 日。② 低分子右旋糖酐 500ml，静脉滴注，1～2 次 / 日，10～15 日为 1 个疗程。③ 前列腺素 E1（PGE1）100～200U，加入 5% 葡萄糖液 500ml 中，静脉滴注，1 次 / 日，2 周为 1 个疗程。④ 抗生素：严重感染者，可选用青霉素 320 万～400 万 U，加入生理盐水 100ml 中，静脉滴注，2 次 / 日；头孢噻肟钠 2g，加入生理盐水 100ml 中，静脉滴注，2 次 / 日。⑤ 出现溃疡时，选用胃蛋白酶合剂 15ml，口服，2 次 / 日；胰酶 0.5g，口服，2 次 / 日。⑥ 对症治疗：疼痛剧烈，可适当选用止痛剂，如吗啡、哌替啶（度冷丁）等，但易成瘾，不宜长期使用，也可用 1%～2% 普鲁卡因穴位注射，静脉封闭或腰交感神经节阻滞等。⑦ 高压氧疗法：通过血氧量的提高，可增加肢体的供氧量，1 次 / 日，1 次 3～4h，10 次为 1 个疗程。

（2）局部治疗　宜以手术治疗为主。① 足趾坏死组织切除术：足趾发生坏死，可在局麻下切除患趾。② 膝下截肢术：病变已扩展到足踝或踝关节以上，又继发严重感染而难以控制者，可行截肢术。③ 腰交感神经节切除术：局部缺血期和营养障碍期患者，可酌情选择腰交感神经节切除术。④ 血栓剥离和血管移植术：病变为节段性，通过动脉造影可确定病变部位的患者，可考虑选用血栓剥离和血管移植术。⑤ 大网膜移植术：营养障碍期和坏疽期患者，小腿动脉完全闭塞者，可考虑选用大网膜移植术。

2. 中医治疗

（1）辨证施治 ① 阳虚寒凝证，治以温经散寒、活血通络，方用阳和汤加减：熟地黄 30g，肉桂、生甘草各 3g，姜炭、麻黄各 2g，鹿角胶 9g，白芥子 6g，水煎服。② 血瘀阻络证，治以活血化瘀、扶正解毒，方用血府逐瘀汤加减：当归、牛膝、川芎、赤芍、生地黄各 10g，桃仁、柴胡各 8g，桔梗、枳壳各 6g，红花、甘草各 3g，水煎服。③ 湿热阻络证，治以清热利湿、活血通络，方用茵陈赤小豆汤加减：茵陈 30g，赤小豆、苦参各 12g，炒薏苡仁 24g，泽泻、炒苍术、防己、炒黄柏、佩兰、木通、豆蔻各 9g，生甘草 3g，水煎服。④ 热毒阻络证，治以清热解毒、活血养阴，方用四妙勇安汤加减：玄参、当归、金银花各 10g，甘草 3g，水煎服。⑤ 气血两虚证，治以补益气血、调和营卫，方用八珍汤加减：人参、白术、茯苓、甘草、当归、川芎、熟地黄、白芍各 10g，水煎服。

（2）中成药 ① 阳和丸 6g，口服，2～3 次 / 日；② 复春片 4～8 片，口服，3 次 / 日；③ 毛冬青片 5 片，口服，3 次 / 日；④ 血塞通片 4～8 片，口服，3 次 / 日；⑤ 抗栓保荣胶囊 10 粒，口服，2 次 / 日；⑥ 复方丹参片 6 片，口服，3 次 / 日。

（3）外治疗法 ① 患处麻木、冷痛，可用阳和膏或回阳玉龙膏外敷，1 次 / 日；也可用红灵酒外搽患处，2 次 / 日，或选用透骨草、毛冬青各 120g，泽兰、鸡血藤各 60g，桂枝、红花各 30g，细辛 10g，水煎待温，熏洗患处，1 次 / 日。② 患处红肿热痛明显，可用金黄膏或玉露膏外敷，1 次 / 日；也可选用白花蛇舌草、地丁草、大黄各 60g，威灵仙、七叶莲、川牛膝各 30g，桂枝 15g，煎水外洗，1 次 / 日。③ 患处皮肤变黑、溃烂、化脓，可选用三黄洗剂外洗后，再用黄连膏或提脓丹敷于疮面，1 次 / 日。④ 患处发生坏死或有死骨，应做残端切除术。⑤ 患处创面肉芽组织生长缓慢，久不收口，可选用生肌玉红膏或象皮生肌膏外敷，1 次 / 日。

（4）其他疗法　① 针刺疗法：上肢取曲池、外关、合谷、中渚等穴；下肢取足三里、三阴交、绝骨、阳陵泉、阴陵泉、解溪等穴。② 耳针疗法：取交感、心、肾、皮质下、内分泌等腧穴。③ 电针疗法：上肢取曲池、内关、合谷、后溪；下肢取足三里、三阴交、阴陵泉、复溜；电针刺激强度频率以快为佳，电流以强为宜；开启电源时从小到大至能最大耐受为度。④ 注射疗法：丹参注射液 20ml，加入 10% 葡萄糖液 500ml 中，静脉滴注，1～2 次 / 日，2 周为 1 个疗程；蝮蛇抗栓酶 0.5～0.75U，加入 5% 葡萄糖液 250ml 中，静脉滴注，1 次 / 日，10 日为 1 个疗程；脉络宁注射液 10ml，加入 10% 葡萄糖液 500ml 中，静脉滴注，1 次 / 日，2～4 周为 1 个疗程；毛冬青注射液 2～4ml，肌内注射，2 次 / 日，4 周为 1 个疗程。⑤ 食物疗法：赤小豆 60g，红枣 5 枚，红糖适量，水煎后趁热内服，2 次 / 日；猪蹄 500g，八角茴香、白胡椒、桂皮各 10g，炖汤内服，1～2 次 / 日；狗肉 500g，桂皮、八角茴香各 10g，炖汤内服，1～2 次 / 日。

【预防与护理】

1.严格戒烟是获得治疗效果和防止复发的首要措施。

2.注意肢体防寒，寒冷季节要尽量避免长时间户外停留，鞋袜、手套要保暖合适，不宜过紧，以免影响肢体血液循环。

3.每晚坚持用温开水清洗足部，然后用清洁毛巾拭干，患足不宜用过热的水外敷和烫洗。

4.积极治疗足部真菌感染、趾间及甲周感染或溃疡，彻底消除诱发本病的因素。

5.平时应注意保护好肢体，患肢更应防止外伤，以免加重病情。

6.加强饮食营养，多食含维生素 C 丰富的蔬菜、水果，忌过食辛辣、油腻等刺激性食物。

7.患肢应适当进行功能锻炼，多做足部旋转、屈伸活动，以促使侧支循环更好地建立。

8.保持情绪稳定，多做患者的思想工作，给予患者精神安慰，树立战胜疾病的信心。

第二十一节 闭塞性动脉硬化症

闭塞性动脉硬化症是一种进行性动脉管壁粥样硬化变性，引起管腔狭窄或闭塞的血管性疾病。主要侵犯主动脉、冠状动脉、脑动脉和肾动脉等弹性型的大动脉和中等管径的动脉。最常累及腹主动脉下端和下肢的大、中型动脉，由于粥样斑块或继发的血栓形成而引起动脉闭塞。以患肢怕冷、麻木、疼痛、间歇性跛行，动脉搏动减弱或消失，足趾坏疽或溃疡形成为特征。大多发生于 50～70 岁的男性，属于中医"脱疽"的范畴。

【诊断要点】

1.多发生于 50 岁以上的男性，常伴有高血压、糖尿病以及其他脏器动脉粥样硬化的临床症状。

2.患肢怕冷，麻木、间歇性跛行，足趾或足部发生静息痛，夜间尤剧，动脉搏动减弱或消失。

3. 患肢皮肤变薄，肌肉萎缩、趾甲变形、骨质疏松、缺血性神经炎。

4. 严重者，足和小腿可发生干性坏疽，或溃疡形成。

5. 实验室检查　血脂、血糖增高，脂蛋白电泳图异常。

6. 特殊检查

（1）X 线检查　提示闭塞处有不规则钙化斑点和受累肢体骨质疏松。

（2）多普勒超声检查　提示动脉搏动波形幅度降低。

（3）动脉造影　可见受累血管壁呈广泛性不规则狭窄和闭塞。

【鉴别诊断】

1. 血栓闭塞性脉管炎　多发生于 20～40 岁青壮年男性，发病前常有血栓性静脉炎病史，病程进展慢，无动脉壁钙化，无糖尿病、高血压、高脂血等。

2. 雷诺病　多发生于青、中年女性的手部，两侧对称，遇冷或情绪激动等刺激，手指出现苍白、青紫、潮红，然后恢复正常，呈阵发性发作。

3. 大动脉炎　多见于青年女性，肢体麻木发凉，腹胀、乏力，可见间歇性跛行，动脉搏动减弱或消失，上肢血压测不出或明显降低，肢体无坏疽发生。

【治疗方法】

1. 西医治疗

（1）全身治疗　① 降血脂药物：可选用烟酸肌醇（烟酸肌醇酯）0.2～0.4g，口服，3 次/日；多烯康胶囊 0.9～1.8g，口服，3 次/日；阿昔莫司（乐脂平）0.5g，口服，3 次/日，血脂康胶囊 0.6g，口服，2 次/日。② 扩血管药物：可选用妥拉唑林（妥拉苏林）25～50mg，口服，3 次/日；烟酸 100mg，口服，3 次/日；低分子右旋糖酐 500ml，静脉滴注，1 次/日，10～15 日为 1 疗

程；前列腺素 E1（PGE1）100～200U，加入 5% 葡萄糖液 500ml
中，静脉滴注，1 次 / 日，1 周为 1 个疗程。③ 降血压药物：可
用尼群地平 10mg，口服 2～3 次 / 日；卡托普利 25mg，口服，3
次 / 日。④ 降血糖药物：可选用格列脲（优降糖）5mg，口服，3
次 / 日；格列齐特（达黄康）80mg，口服，1 次 / 日。⑤ 抗生素
药物：并发感染者，可选用青霉素 240 万～320 万 U，加入生理
盐水 100ml 中，静脉滴注，2～3 次 / 日；或用头孢噻肟钠 2g，加
入生理盐水 100ml 中，静脉滴注，2～3 次 / 日。⑥ 对症治疗药物：
必要时可给予哌替啶（度冷丁）、地西泮等药物止痛和镇静。

（2）局部治疗　宜选用手术治疗为主。① 动脉重建性手术：
对动脉粥样硬化闭塞远侧的流出道通畅者，可进行旁路转流手术；
对腹主动脉下段，髂股动脉的短段狭窄或闭塞者，可选择动脉内
膜剥离手术。② 腰交感神经节切除术：对腹主动脉或髂动脉进
行重建性手术时，同时施行辅助性腰交感神经节切除，可以提高
疗效。

2. 中医治疗

（1）辨证施治　① 痰浊瘀阻证，治以化痰散结、活血化瘀，
方用二陈汤合桃红四物汤加减：陈皮、半夏各 6g，桃仁 8g，甘
草、红花各 3g，当归、茯苓、赤芍、生地黄、川芎各 10g，水煎
服。② 气滞血瘀证：治以理气活血、化瘀通络，方用补阳还五
汤加减：黄芪 15g，川芎、当归、丹参、鸡血藤、赤芍、桑枝各
10g，桃仁 8g，地龙、路路通各 6g，甘草、红花各 3g，水煎服。
③ 热盛伤阴证，治以清热解毒、养阴活血，方用四妙勇安汤加
减：玄参、当归、金银花各 10g，甘草 3g，水煎服。④ 气血两虚
证，治以补益气血、和营解毒，方用人参养荣汤加减：白芍、当
归、茯苓、人参、大枣、黄芪、炒白术、炒远志各 10g，五味子、
炙甘草、陈皮各 6g，肉桂、生姜各 3g，水煎服。

（2）中成药　① 毛冬青片 5 片，口服，3 次 / 日；② 复方丹参片 5 片，口服，3 次 / 日；③ 血塞通片 4～8 片，口服，3 次 / 日；④ 复春片 4～8 片，口服，3 次 / 日；⑤ 抗栓保荣胶囊 10 粒，口服，3 次 / 日；⑥ 松龄血脉康胶囊 4 粒，口服，3 次 / 日。

（3）外治疗法　① 患肢怕冷、麻木、疼痛，可选用透骨草、鸡血藤、威灵仙各 60g，桂枝、红花、毛冬青各 30g，水煎待温，熏洗患肢，1 次 / 日，也可用红灵酒外搽患肢，3 次 / 日；② 患足发生坏疽，或溃疡形成，可选用三黄洗剂外洗后，再用黄连膏或提脓丹撒于疮面，1 次 / 日；③ 患处发生坏死，有死骨形成，应做残端切除术；④ 患处疮面肉芽组织生长较慢，久不收口，宜选用生肌玉红膏或象皮生肌膏外敷，1 次 / 日。

（4）其他疗法　① 针刺疗法：取血海、足三里、解溪、申脉、照海、三阴交、昆仑、太溪等穴。② 耳针疗法：取热穴、交感、心、肾、皮质下、内分泌等腧穴，1 次 / 日。③ 电针疗法：取足三里、三阴交、阳陵泉、复溜、血海、委中等穴。④ 注射疗法：丹参注射液 20ml，加入 10% 葡萄糖液 500ml 中，静脉滴注，1～2 次 / 日，2 周为 1 个疗程；蝮蛇抗栓酶 0.5～0.75U，加入 5% 葡萄糖液 250ml 中，静脉滴注，1 次 / 日，10 日为 1 个疗程，脉络宁注射液 10ml，加入 10% 葡萄糖液 500ml 中，静脉滴注，1 次 / 日，1～4 周为 1 个疗程。

【预防与护理】

1. 积极参加体育锻炼，避免过度精神紧张，保持心情舒畅。

2. 避免接触过冷或过热之物，应戒烟、酒，宜低胆固醇和低动物性脂肪饮食。

3. 及时发现和治疗糖尿病，控制血压，避免应用血管收缩药物。

4. 注意患肢清洁、卫生，避免各种外伤，防止继发感染。

第二十二节　静脉曲张

静脉曲张是下肢浅静脉的扩张和扭曲性延长。以下肢静脉扩张、隆起、弯曲，站立时更显著，伴患肢肿胀、易疲劳或隐痛为特征。本病好发于长期站立或下肢用力过多的中年人，男女均可发生。属于中医"筋瘤"的范畴。

【诊断要点】

1. 好发于下肢，尤以小腿、足背多见。

2. 常发生于大隐静脉或小隐静脉及其分支，扩张的静脉隆起、弯曲，站立时更明显。

3. 患肢肿胀、易疲劳或隐痛。

4. 局部皮肤常有湿疹样变，或伴发小腿慢性溃疡。

【鉴别诊断】

1. 血栓性浅静脉炎　损害主要为沿浅静脉可触及皮下硬结或条索状硬物，局部红肿、疼痛和压痛，可无静脉的扩张、隆起和弯曲。

2. 色素性紫癜性皮炎　皮损以色素沉着和紫癜性损害为主，一般无浅静脉扩张、隆起、弯曲。

【治疗方法】

1. 西医治疗

（1）全身治疗　一般无特殊治疗，如伴感染用抗生素控制感染；伴湿疹样变按湿疹处理，用抗组胺药、维生素 C 等；伴溃疡用大剂量维生素 C、维生素 E、维生素 P 等。

（2）局部治疗　① 对轻度静脉曲张、症状又不明显的病例，可长期应用弹性绷带或绑腿裹缠小腿。② 对重度静脉曲张、症状又较明显的病例，可采用手术疗法。③ 伴湿疹样变，3% 硼酸溶液湿敷，3～4 次 / 日；40% 氧化锌油外涂，2 次 / 日；1% 丁酸氢化可的松软膏外搽，2次 / 日。④ 伴溃疡：先用3%硼酸溶液湿敷，再外涂 2% 莫匹罗星软膏或鱼肝油软膏，3 次 / 日；照射紫外线、氦氖激光或频谱波等。

2. 中医治疗

（1）辨证施治　① 火旺血燥证，治以清肝泻火、养血舒筋，方用清肝芦荟丸合黄连阿胶汤加减：川芎、当归、生地黄、白芍各 15g，青皮、芦荟、昆布、海粉各 6g，甘草节、猪牙皂、黄连各 3g，水煎服。② 气虚血瘀证，治以补中益气、活血舒筋，方用补中益气汤合四物汤加减：黄芪、人参、炙甘草、白术、当归身各 10g，柴胡 8g，陈皮 6g，升麻 3g，水煎服。③ 寒湿凝筋证，治以暖肝散寒、活血通脉，方用暖肝煎合当归四逆汤加减：当归、茯苓、芍药、枸杞子、大枣各 10g，通草、生姜、乌药、小茴香各 6g，甘草、细辛、沉香、肉桂各 3g，水煎服。

（2）外治疗法　① 伴湿疹：急性期用三黄洗剂湿敷，2～3 次 / 日；亚急性期、慢性期用青黛膏或润肌膏外涂，1～2 次 / 日。② 伴溃疡：生肌玉红膏掺九一丹外敷，1 次 / 日。

（3）其他疗法　针刺治疗：取足三里、三阴交、阴陵泉、血海、复溜、阳陵泉、委中、承山等穴位，平补平泻，以得气为度，留针 30min，1 次 / 日，10 次为一疗程。

【预防与护理】

1. 适当避免长期站立或负重工作，长时间从事站立工作者，可穿长筒弹力袜或应用弹性绷带裹绑小腿，以防止或减少静脉曲张的发生。

2. 经常活动下肢，卧床休息时应注意抬高患肢，以促进静脉血液回流通畅。

3. 加强皮肤护理，防止皮肤外伤和摩擦，一旦发生静脉曲张或有各种并发症，应及早治疗。

4.忌食辛辣食物，戒烟，避免患肢受凉。

第二十三节　血栓性静脉炎

血栓性静脉炎是一种静脉壁的急性非化脓性炎症和管腔内血栓形成的静脉疾病。可分为浅表性血栓性静脉炎和深静脉血栓性静脉炎两型。浅表性血栓性静脉炎以损害为沿静脉分布的单个或多个条索状的鲜红或暗红色硬化结节，有疼痛和压痛为特征；深静脉血栓性静脉炎常见下肢弥漫肿胀、疼痛。本病多见于青壮年，以男性为多。浅表性血栓性静脉炎和深静脉血栓性静脉炎属于中医"脉痹""青蛇毒""恶脉"和"股肿"的范畴。

【诊断要点】

1.浅表性血栓性静脉炎

（1）好发于下肢，尤以小腿多见，也可累及上肢、胸腹壁等处。

（2）损害为沿静脉分布的单个或多个条索状或卵圆形鲜红或暗红色硬化结节。

（3）患处皮肤红肿、疼痛和压痛。

2.深静脉血栓性静脉炎

（1）髂、股静脉血栓形成　突然性、广泛性、单侧下肢粗肿是本病的临床特征，可见整个下肢弥漫性肿胀、皮肤苍白、皮下静脉怒张和青紫色，股三角处有压痛，可伴发热。

（2）小腿深静脉血栓形成　早期症状一般不甚显著，通常是在活动后腓肠肌部肌肉沉重和疼痛，有压痛，霍夫曼征阳性，小腿和踝部肿胀，行走时加重，休息或平卧后明显减轻，一般无全身症状。

（3）静脉超声血流图、深静脉造影检查有助于诊断。

【治疗方法】

1. 西医治疗

（1）全身治疗 ① 肠溶阿司匹林 0.3g，3 次 / 日；② 潘生丁 25mg，3 次 / 日；③ 吲哚美辛 25mg，3 次 / 日；④ 抗凝疗法，肝素 5000U 加入 5%～10% 葡萄糖溶液或 0.9% 氯化钠注射液中，在 30～60min 内滴完，需要时可按 4～6h 重复滴注 1 次，总量可达 25000U/ 日；⑤ 溶血栓疗法，链激酶 50 万 U 溶于 100ml 生理盐水或 5% 葡萄糖溶液中，30min 内滴完。

（2）局部治疗 局部热敷或理疗，可帮助炎症吸收、消退。

（3）手术疗法 ① 发生于胸腹部的血栓性静脉炎，顽固难愈，影响身心健康者，可行病灶切除术；② 对病变广泛的髂、股静脉血栓形成，经西医治疗无改善者，应考虑血栓摘除术。

2. 中医治疗

（1）辨证施治 ① 脉络湿热证，治以清热利湿、化瘀通络，方用二妙散合五神汤加减：茯苓、金银花、牛膝、车前草、紫花地丁、苍术、黄柏各 10g，水煎服。② 脉络瘀阻证，治以活血化瘀、行气散结，方用活血通络汤加减：海风藤、透骨草各 15g，木瓜、海桐皮、栀子、艾叶、川芎各 10g，刘寄奴、苏木各 8g，桑枝、乳香、没药各 6g，生大黄、红花各 3g，水煎服。③ 脾虚湿阻证，治以益气健脾、祛湿通络，方用健脾通络汤加减：延胡索 15g，丹参 10g，柴胡 8g，莱菔子、枳壳、木香、香附各 6g，大黄、甘草各 3g，水煎服。

（2）中成药 ① 三七总皂苷片 10g，3 次 / 日；② 复方丹参片 3 片，3 次 / 日；③ 血府逐瘀胶囊 4 粒，3 次 / 日；④ 三黄片 4 片，3 次 / 日；⑤ 归脾丸 9g，2 次 / 日。

（3）外治疗法 ① 初期局部红肿者：金黄膏外敷，1 次 / 日。

②后期：阳和解凝膏或回阳玉龙膏外敷，1次/1～2日；红灵酒外搽，2次/日。

（4）其他疗法　针刺治疗：病在下肢取足三里、三阴交、地机、丰隆、阴陵泉、血海等穴，上肢取合谷、曲池、内关、曲泽等穴，平补平泻，以得气为度，留针30min，1次/日，10次为一疗程。

【预防与护理】

1.病变早期不宜久站、久坐，应穿长筒弹力袜或使用弹性绷带包裹小腿，以防止下肢水肿的发生。

2.急性发作期应卧床休息，适当抬高患肢，以减轻疼痛和水肿。

3.术后患者或长期卧床患者，应多做深呼吸、咳嗽动作，术后多做下肢运动。尽早下床活动。若为患者输液应尽可能避免用刺激性液体。

4.积极治疗下肢静脉曲张，已有静脉血栓形成者应尽早处理，防止血栓向近端延伸。

5.避免肢体受凉，忌食辛辣刺激食物，勿吸烟。

第十八章

角化性及萎缩性皮肤病

第一节　毛周角化病

毛周角化病又称毛发苔藓，是一种慢性毛囊角化异常性皮肤病。以在漏斗状毛孔内有一丘疹为特征。本病好发于儿童和青少年及皮肤干燥者，常于儿童期开始发病，青春期达到高峰，以后随着年龄增长皮疹可逐渐消退。部分患者常伴发鱼鳞病，可能与先天因素有关。

【诊断要点】

1.好发于四肢，尤以上臂或股外侧及臀部多见，常对称性分布。

2.损害为针头大小的正常皮色毛囊性角化丘疹，互不融合，顶部有淡褐色角质栓，剥掉角质栓，可见微小的凹窝，但很快角质栓又可形成。

3.一般无主观感觉或有轻度瘙痒。

4.病程慢性，损害常在冬季明显，持续几年后可好转。

【鉴别诊断】

1.维生素A缺乏症　角化性丘疹较大，毛发稀疏变脆，皮肤干燥、粗糙，常伴有夜盲、眼干燥及角膜软化等。

2. **毛发红糠疹** 丘疹往往有炎症，且可融合成斑片，表面覆有糠样鳞屑，头面部有脂溢性皮炎表现，掌跖角化明显。

3. **小棘苔藓** 毛囊性丘疹密集成群，有明显的界限，丘疹顶端有 1 根丝状角质小棘。常见于颈、股外侧及臀外侧部位。

【治疗方法】

1. 西医治疗

（1）全身治疗 轻者一般不需治疗，重者可口服维生素 A、维生素 E 等，可以减轻症状。

（2）局部治疗 ① 轻症者，可用复方甘油搽剂外涂或外用润肤水，2 次 / 日；或使用果酸治疗，由低浓度向高浓度逐渐递增使用。② 重症者，可外用 5% 水杨酸软膏、15% 尿素软膏、30% 鱼肝油软膏、5% 硫黄霜及 0.1% 维 A 酸软膏等，2 次 / 日。

2. 中医治疗

（1）辨证施治 ① 脾虚湿盛证，治以健脾除湿兼润肤，方用除湿胃苓汤加减：滑石 15g，猪苓、泽泻、白术、防风、栀子各 10g，苍术、厚朴、陈皮、木通各 6g，肉桂、甘草各 3g，水煎服。② 血虚风燥证，治以养血祛风兼润燥，方用养血润肤汤加减：当归、生地黄、熟地黄、天冬、麦冬、天花粉、黄芪、皂角刺、黄芩各 10g，桃仁 8g，升麻、红花各 3g，水煎服。

（2）中成药 ① 当归片 4 片，3 次 / 日；② 何首乌片 4 片，3 次 / 日；③ 六味地黄丸 10g，3 次 / 日；④ 润肤丸 10g，3 次 / 日。

（3）外治疗法 ① 皮损广泛者，可选用地骨皮、皂角刺、石菖蒲、益母草、甘松、白及、漏芦、红花、赤芍、当归适量，煎水外洗或擦浴，1 次 / 日；② 皮损局限者，可用 10% 五倍子膏外搽或外用润肤甘草油，2 次 / 日；③ 取五倍子、白芷、黄柏适量，研细和匀，用麻油调擦患处，1～2 次 / 日。

【预防与护理】

1. 加强饮食营养，多食含维生素 A、维生素 E 的食物，忌食辛辣发物。

2. 局部避免使用刺激性较强的药物，忌用碱性肥皂擦洗或用热水过度烫洗。

3. 注意皮肤护理，冬季可适当外用护肤霜以保持皮肤滋润，和减轻皮损干燥。

4. 行矿泉浴或紫外线照射，可能使症状改善。

第二节 小棘苔藓

小棘苔藓又称小棘毛发苔藓，是一种表皮角化过度，毛孔有角质栓形成的慢性皮肤病。以成片的毛囊性丘疹，伴中央角质性纤维状突起为特征。本病主要见于儿童，男孩稍多于女孩，成人少见，无种族差异。病因不明，可能与维生素 A 缺乏或体内某种感染有关。

【诊断要点】

1. 好发于颈、肩、腹、臀、股及上臂伸面，常呈对称性分布。

2. 损害为淡红色或正常皮色的毛囊性角质丘疹，常有丝状角质栓棘突，除去棘突，可留下一个漏斗状小窝，皮损常成批发生，散在分布或群集排列成斑片。

3. 可有微痒或无自觉症状，一般不影响健康。

4. 发病急性或亚急性，进展缓慢，数月后可自行消退。

【鉴别诊断】

1. 毛周角化病 起病缓慢，好发于青少年，角化性损害，不如小棘苔藓那样突起，丘疹疏散分布，不密集成片。

2. 瘰疬性苔藓 有结核病史，丘疹呈淡黄至棕红色，炎症较明显，常对称分布于躯干部，无自觉症状。

3. 维生素 A 缺乏症 损害为四肢伸侧针头至米粒大小的毛囊性角化丘疹，同时合并夜盲、眼干燥或角膜软化等。

【治疗方法】

1. 西医治疗

（1）全身治疗 本病预后良好，可自行消退。严重者，可口服维生素 A、维生素 E 等。

（2）局部治疗 外用角质溶解剂。① 症状较轻者，可外用复方甘油搽剂，2～3 次 / 日；② 症状较重者，可外用 5% 硫黄水杨酸软膏、10% 间苯二酚（雷琐辛）软膏或 0.1% 维 A 酸软膏等。

2. 中医治疗

（1）辨证施治 ① 脾湿蕴阻证，治以健脾除湿兼润肤，方用除湿胃苓汤加减：滑石 15g，猪苓、泽泻、白术、防风、栀子各 10g，厚朴、木通各 8g，陈皮、苍术各 6g，肉桂、甘草各 3g，水煎服。② 血虚风燥证，治以养血祛风兼润燥，方用养血润肤汤加减：当归 9g，熟地黄、生地黄、黄芪各 12g，天冬（去心）、麦冬（去心）各 6g，黄精 10g，桃仁泥、红花各 2g，天花粉 4.5g，水煎服。

（2）中成药 ① 当归片 4 片，3 次 / 日；② 润肤丸 10g，3 次 /日；③ 乌蛇止痒丸 10g，3 次 / 日。

（3）外治疗法 ① 皮损广泛，伴有轻度瘙痒，可用千里光、皂角刺、蒲公英、徐长卿、刺蒺藜、黄柏、红花、防风、乳香、没药适量，煎水外洗或擦洗，1 次 / 日；② 皮损局限，可用黄柏霜外搽，或用 10% 五倍子膏外涂，2～3 次 / 日；③ 取等量黄柏及甘草，加入香油中，以文火煎至深黄色，滤渣后外涂患处，2～3 次 / 日。

【预防与护理】

1. 注意补充营养，多食含维生素 A、维生素 E 的食物，忌食辛辣发物。

2. 积极治疗体内其他感染病灶，避免应用致敏药物。

3. 局部忌用刺激性过强的外用药物，勿用碱性肥皂擦洗或热水烫洗。

第三节　毛发红糠疹

毛发红糠疹又称毛发糠疹，是一种慢性鳞屑性炎症性皮肤病。以毛囊角化性丘疹，中央有黑色角质栓，密集成片，表面有糠状鳞屑，并伴有头面部脂溢性皮炎和掌跖角化过度为特征。本病有遗传性型和获得性型两型，遗传性型发病早，常在婴儿期或儿童期发病；获得性型可在任何年龄发病，与性别及种族差异无关。属中医"狐尿刺"的范畴。

【诊断要点】

1. 好发于手指和肘、膝伸侧，也可累及躯干和四肢伸侧。

2. 损害为毛囊角质性丘疹，呈圆锥形，淡红色至暗红色，质硬，中央有毛发贯穿，触之似棘刺，密集成片，基底发红，表面覆盖糠状鳞屑。在片状损害外围可见散在毛囊性丘疹，尤以第一、二指节背面毛囊性丘疹具有特征性。

3. 头皮、面部常伴有脂溢性皮炎表现，掌跖角化过度明显。严重者皮损可波及全身，形成剥脱性红皮病。

4. 无明显自觉症状，或有轻度瘙痒、干燥及灼热等，一般对健康状况无影响。但病情严重发展为剥脱性红皮病时，可出现畏寒、发热及不适等全身症状。

5. 组织病理学示表皮泛发性角化过度及毛囊角质栓。

【鉴别诊断】

1. 银屑病　损害为银白色云母状多层鳞屑，剥去鳞屑后基底有薄膜及点状出血，累及头皮时，头发呈束状，无毛囊角化性丘疹。

2. 扁平苔藓　皮损为紫红或暗红色丘疹，顶部扁平，呈多角形，发亮，表面可见白点或白色条纹，很少累及头、面和掌跖部。

3. 脂溢性皮炎　毛发红糠疹在早期发生于头面部者与脂溢性皮炎不易区别，但脂溢性皮炎无毛囊角化性丘疹，而为具有油腻性鳞屑的黄红色斑片。

【治疗方法】

1. 西医治疗

（1）全身治疗　① 可选择维生素 A、维生素 E、B 族维生素及维 A 酸口服，也可用甲状腺素片，青霉胺及砷剂治疗；② 对继发红皮病者，可适当应用糖皮质激素或免疫抑制剂。

（2）局部治疗　① 局部可酌情选择 0.1% 维 A 酸软膏、20% 鱼肝油软膏、15% 尿素软膏及 5% 硫黄水杨酸软膏等外用，2 次 / 日；② 皮损广泛，可试用矿泉浴、淀粉浴、糠浴，1 次 / 日；③ 皮损局限，可用高浓度维生素 A 洗剂局部包封，也可外用糖皮质激素制剂，1 次 / 日。

2. 中医治疗

（1）辨证施治　① 风邪外侵、气血不和证，治以疏散风邪、调和气血，方用四物消风饮加减：生地黄 12g，当归身、赤芍各 6g，荆芥、薄荷、蝉蜕各 4.5g，柴胡、川芎、黄芩各 3.6g，生甘草 3g，水煎服。② 阴虚内热、气滞血瘀证，治以养阴清热、活血化瘀，方用知柏地黄汤合四物汤加减：知母、黄柏、熟地黄、山茱萸、山药、当归、白芍、牡丹皮、茯苓、泽泻等各 10g，水煎服。

（2）中成药　①复方丹参片4片，3次/日；②当归片4片，3次/日；③地龙片4片，3次/日；④六味地黄丸10g，3次/日。

（3）外治疗法　①皮损泛发者，可用地骨皮、白花蛇舌草、茶树根、天花粉、红花、皂角刺、土茯苓、紫草、虎杖、玄参适量，煎水外洗，1次/日；②皮损局限者，可外搽白杨膏，或用大枫子油、甘草油等外涂，2次/日；③取熟鸡蛋黄适量，加入麻油中调成糊状外涂患处，2次/日。

【预防与护理】

1.注意适当休息，给予高热量、高维生素饮食。

2.避免精神刺激，保持心情舒畅和情绪稳定。

3.加强皮肤护理，局部常用复方甘油搽剂以保护皮肤、软化皮损及预防和减轻因皮损干燥角化而发生皲裂。

第四节　毛囊角化病

毛囊角化病是一种少见的遗传性角化不良的慢性皮肤病。以油腻结痂性角化小丘疹，常沿毛囊分布，互相融合，形成肥厚性蕈样斑片为特征。本病男女均可发生，可起病于任何年龄，但以儿童期多见，学龄前儿童很少发生。皮损常在夏季加重，冬季可缓解。

【诊断要点】

1.好发于皮脂溢出部位，如头皮、额、颈、背部、前胸及腋窝、腹股沟等处，常对称性分布。

2.损害为针尖至豌豆大小的坚硬丘疹，表面有正常肤色的油腻性结痂，剥除痂皮，丘疹中央可见漏斗状的小凹窝。丘疹可互相融合成片，呈黄褐色或棕色，鳞屑和油腻性痂皮逐渐堆积于表面，可形成增殖或乳头瘤样、蕈样斑块，伴恶臭。

3. 损害可累及指（趾）甲，出现甲板脆裂、扁平、有纵嵴或纵沟，偶可累及黏膜。

4. 无明显自觉症状，或有轻度瘙痒，一般健康状况不受影响。

5. 病程慢性，常对日光敏感，夏季加重，冬季缓解。

6. 组织病学示角化不良，表皮层内有圆体、谷粒和腔隙形成。

【鉴别诊断】

1. 黑棘皮病　皮损色深，多局限于屈侧如腋部、腹股沟、乳房及脐部等，呈柔软的乳头瘤状，常合并内脏恶性肿瘤。

2. 融合性网状乳头瘤病　损害为扁平的较大丘疹，且常局限于躯干上部，无油腻性结痂及恶臭。

3. 脂溢性皮炎　损害为鲜红色或黄红色斑片，表面覆有油腻性鳞屑或痂皮，多见于头面部，可伴有稀疏脱发，皮损不融合成乳头瘤样或蕈样斑块损害。

【治疗方法】

1. 西医治疗

（1）全身治疗　目前尚无满意的有效治疗方法。① 可选择维生素 A、芳香维 A 酸及 B 族维生素等治疗；② 也可试用糖皮质激素、羟氯喹等；③ 为预防和控制感染，可酌情选用抗生素治疗。

（2）局部治疗　① 局部可外用 5% 硫黄水杨酸软膏、10% 间苯二酚软膏、0.1% 维 A 酸软膏或 5- 氟尿嘧啶软膏等，2 次 / 日；② 皮损泛发，损害有油腻性结痂及恶臭，或继发感染者，可用 0.5% 新霉素溶液外洗后，再外涂 10% 鱼石脂软膏，2 次 / 日；③ 局限性蕈样斑块损害，可用激光、冷冻及电灼治疗或外科手术切除。

2. 中医治疗

（1）辨证施治　① 血燥失养证，治以养血润燥，方用清燥敛肺汤加减：石膏 20g，桑叶、人参、甘草、天冬、杏仁、枇杷叶各 10g，水煎服。② 脾不布津证，治以健脾助运，方用参苓白术散加减：茯苓、人参、白术、山药、莲子肉、薏苡仁、砂仁各 10g，桂枝、白扁豆各 6g，甘草 3g，水煎服。③ 肝肾阴虚证，治以滋肾养肝，方用六味地黄汤加减：熟地黄、山药、山茱萸、牡丹皮、茯苓、泽泻各 10g，水煎服。

（2）中成药　① 六味地黄丸 10g，3 次 / 日；② 当归片 4 片，3 次 / 日；③ 复方丹参片 4 片，3 次 / 日。

（3）外治疗法　① 皮损为油腻性痂皮、渗出及恶臭者，可加黄柏、地榆、蒲公英、苍术、苦参、皂角刺、徐长卿、土茯苓、芒硝、明矾适量，煎水外洗后，再外涂青黛膏，1 次 / 日；② 皮损干裂、脱屑者，可外用疯油膏、润肤甘草油等，2 次 / 日；③ 皮损呈乳头瘤或蕈样斑块者，可外敷黑色拔膏棍、稀释拔膏等，2 次 / 日；④ 可取鲜马齿苋适量，水煎后外洗患处，1 次 / 日；⑤ 鲜藿香及鲜佩兰各适量，水煎内服，余渣水煎外洗患处，2 次 / 日；⑥ 核桃仁、杏仁、郁李仁适量，分别捣烂如泥，入轻粉少许，外涂患处，2 次 / 日。

（4）其他疗法　① 针刺疗法，取风池、曲池、足三里、血海、三阴交、中脘、脾俞等穴；② 耳针疗法，取内分泌、肝、脾、交感、皮质下等腧穴。

【预防与护理】

1. 注意皮肤护理及卫生，保持干燥，避免日光照晒，防止继发感染。

2. 加强营养，多食含维生素 A 的食物及新鲜蔬菜和水果，忌食辛辣发物及油腻食物，勿吸烟、饮酒。

3.局部不宜用碱性肥皂擦洗或热水过度烫洗，忌用刺激性过强的外用药物涂搽患处。

第五节　黑棘皮病

黑棘皮病又称黑色角化病，是一种少见的角化性皮肤病。以皮肤色素沉着、粗糙、角化过度及绒毛状、乳头状或疣状增生为特征。本病可发生于任何年龄，男女均可发病，中年以后发病者约半数合并内脏恶性肿瘤。临床上一般将本病分为良性型和恶性型。

【诊断要点】

1.好发于颈、腋窝、腹股沟、乳房、肘窝、腘窝、脐部、外生殖器及肛周等皱褶部位。

2.损害为皮肤呈灰褐色或黑色的弥漫性色素沉着、干燥，表面粗糙，逐渐增厚，形成细小的乳头瘤样丘疹，如绒毛状，触之柔软。病情进展时，损害可呈疣状或伴大的疣状赘生物形成，皮肤纹理增深增宽。

3.常伴掌、跖角化过度及甲损害，也可累及口腔、咽及外阴部等黏膜，出现乳头瘤样损害或色素沉着斑，口角处可呈湿疣状损害。

4.病程缓慢，无明显自觉症状，或有轻度瘙痒。

5.恶性型患者伴有内脏的恶性肿瘤，皮损广泛而严重，色素沉着更明显，常伴有全身症状或发展为恶病质。

6.组织病理学示角化过度、棘层肥厚和乳头瘤样增生。

【鉴别诊断】

1.肾上腺皮质功能减退症　皮肤、黏膜只有色素沉着而无乳头瘤样增殖，伴有全身无力、食欲减退、畏寒、头晕及血压过低等。

2.融合性网状乳头瘤病 常青年发病，损害好发于躯干上部，为粗糙的黄棕色扁平丘疹，可融合成网状斑片，部分表面呈乳头状，病程慢性，无自愈倾向。

3.毛囊角化病 初起时为毛囊性丘疹及痂皮，逐渐扩大和增多，成为增殖性斑块状损害，有油腻性痂皮伴恶臭感，组织病理学有"圆体""谷粒"及"腔隙"改变。

【治疗方法】

1.西医治疗

（1）全身治疗 ① 可选择大剂量维生素 A、维生素 E 和 B 族维生素治疗；② 也可试用甲状腺素片、雌激素或砷剂等；③ 病情严重者，可应用糖皮质激素治疗。

（2）局部治疗 ① 局部可外用 10% 硫黄煤焦油软膏、5% 水杨酸软膏、10% 鱼石脂软膏、1% 维 A 酸软膏等，2 次／日；② 皮损局限，呈乳头瘤样或疣状增殖者，可选用激光、电灼、冷冻或外科手术切除。

2.中医治疗

（1）辨证施治 ① 肝郁气滞、气血不和证，治以疏肝理气、调和气血，方用逍遥散合四物汤加减：白术、茯苓、白芍、当归、生地黄各 10g，生姜、柴胡各 8g，薄荷、甘草各 3g，水煎服。② 肝肾阴虚、气滞血瘀证，治以滋肾养肝、活血化瘀，方用六味地黄汤合桃红四物汤加减：熟地黄、山药、山茱萸、牡丹皮、茯苓、生地黄、川芎、当归、泽泻、赤芍各 10g，桃仁 8g，红花 3g，水煎服。③ 肾阳亏损、气血虚衰证，治以温补肾阳、补气养血，方用附桂地黄汤合八珍汤加减：人参、白术、茯苓、当归、川芎、熟地黄、白芍各 10g，甘草 3g，水煎服。

（2）中成药　①逍遥丸 10g，3 次 / 日；②六味地黄丸 10g，3 次 / 日；③复方丹参片 4 片，3 次 / 日。

（3）外治疗法　①皮损广泛，损害以色素沉着、干燥、粗糙为主者，可用地骨皮、白僵蚕、皂角刺、木贼、款冬花、白附子、郁李仁、当归、白及、甘松适量，煎水外洗，1 次 / 日；②皮损局限，损害以乳头瘤样或疣状增殖为主者，可外用紫角消肿膏及稀释拔膏等，1 次 / 日；③取生半夏、白芥子等量研细末，以香油调成糊状外用，1 次 / 日；④刺猬皮、石榴皮、朴硝，水煎外洗，1 次 / 日。

（4）其他疗法　①针刺疗法，取太冲、足三里、气海、三阴交、阴陵泉、肝俞、肾俞、命门等穴；②耳针疗法，取内分泌、交感、皮质下、肝、肾上腺等腧穴。

【预防与护理】

1. 加强营养，多食含维生素 A、维生素 E 的食物和新鲜蔬菜和水果，避免应用致敏药物。

2. 注意观察病情，对恶性型患者。应尽量做到早期诊断、早期治疗。

3. 加强皮肤护理，局部避免应用刺激性过强的外用药物，防止继发感染。

第六节　疣状肢端角化病

疣状肢端角化病是一种遗传性角化异常的皮肤病。以肢体远端出现扁平疣状的丘疹性损害，无主观症状，且终身持续存在为特征。本病大多数发生在婴儿期或儿童期，少数在青春期发病，女性多见。常与毛囊角化病伴发，或有毛囊角化病的家族史。

【诊断要点】

1.好发于手、足背部，可蔓延至掌、跖、手指屈面、腕、前臂肘及膝。

2.损害为疣状或苔藓样多角形丘疹，类似扁平疣，呈皮肤色或暗红棕色，质硬，成群分布，但不融合。掌跖部损害常表现为散在的半透明丘疹。

3.可有掌、跖弥漫性增厚及甲板增厚、变白、混浊。

4.病程慢性，损害可终身持续存在，一般无自觉症状。

5.组织病理学示角化过度显著，颗粒层和棘层增厚，轻度乳头瘤样增生，表皮细胞无空泡形成和角化不全。

【鉴别诊断】

1.毛囊角化病 呈疣状、结痂性损害，分布在胸腹部皮脂腺丰富的部位，组织病理有角化不良、谷粒及腔隙等特征性改变。

2.扁平疣 损害为扁平丘疹，表面较光滑，不累及掌跖，组织病理学示表皮细胞有空泡形成。病程短，有自愈倾向。

3.疣状表皮细胞发育不良 丘疹较粗糙，且数量多，分布广，有恶变倾向，组织病理学显示花篮状角化过度、空泡变性及角化不良。

【治疗方法】

1.西医治疗

（1）全身治疗 目前尚无特效疗法，一般可口服大剂量维生素 A、维生素 E 及维 A 酸制剂等。

（2）局部治疗 ① 局部可外用角质溶解剂，如 10% 水杨酸软膏、20% 松馏油软膏、20% 尿素软膏及 10% 硫黄煤焦油软膏等，1 次 / 日；② 皮损局限时，可试用冷冻、激光、电灼及浅层 X 线照射等治疗。

2. 中医治疗

（1）辨证施治　①脾不运津证，治以健脾和营、养血润燥，方用四君子汤合当归补血汤加减：人参、白术、茯苓各 10g，甘草 3g，水煎服。②气血亏虚证，治以补气养血、滋阴润燥，方用八珍汤合增液汤加减：人参、白术、茯苓、甘草、当归、川芎、熟地黄、白芍各 10g，水煎服。

（2）中成药　①苍术膏10g，3 次 / 日；②当归片4片，3 次 / 日；③复方丹参片4片，3 次 / 日；④六味地黄丸10g，3 次 / 日。

（3）外治疗法　①皮损泛发时，可用透骨草、地骨皮、皂角刺、重楼、威灵仙、王不留行、天冬、乳香、没药、明矾适量，煎水外洗或浸泡，1 次 / 日；②皮损局限时，可外用疯油膏、雄黄膏，或加热烘疗法，1 次 / 日；③少数疣状或苔藓样丘疹，可用五妙水仙膏点治。

（4）其他疗法　①针刺疗法，取合谷、曲池、血海、绝骨、太溪、后溪、三阴交、脾俞等穴；②耳针疗法，取内分泌、交感、手、足、脾、肾上腺等腧穴。

【预防与护理】

1. 补充营养，多食含维生素 A、维生素 E 的食物和新鲜蔬菜及水果，忌食辛辣燥烈食物。

2. 避免用碱性肥皂洗涤患处，局部不滥用外涂药物。

3. 掌、跖部皮肤应避免接触有刺激性的化学物质，局部可常用复方甘油外搽，以保护皮肤。

第七节　汗孔角化病

汗孔角化病是与遗传有关的慢性进行性角化性皮肤病。以边缘堤状隆起，中央轻度萎缩为特征。属中医"鸟啄疮"的范畴。

【诊断要点】

1. 男性多见，初发于幼年期。

2. 皮损开始为一小的角化性丘疹，缓慢向周围扩展形成环形、地图形、匍匐形或不规则形的边界清楚的斑片，边缘呈堤状、有沟槽的角质性隆起，灰色或棕色，中心部分皮肤干燥光滑而有轻度萎缩，缺乏毳毛，汗孔处可有针头大小的角质栓，皮损形态不一，可从细小的角质性丘疹直到巨大疣状隆起，或呈一圈黑线，或扩展成线状，或呈多环形。

3. 好发四肢、面部、颈、肩部及外阴，也可累及头皮及口腔黏膜，不同部位皮损有不同的临床表现。

4. 易恶变，且多发生在线状型。

5. 组织病理取自周围高起的角化过度嵴处，镜下该嵴处有角蛋白的凹陷，在凹窝中央有一角化不全柱，即圆锥形板层。

【鉴别诊断】

1. **扁平苔藓** 皮损为扁平而发亮的丘疹，表面附有蜡样薄膜鳞屑，粟粒至绿豆大，圆形或类圆形，边界清楚，表面可见威克姆纹，多发于四肢屈侧，自觉瘙痒。病理表现为表皮角化过度，局灶性呈楔形颗粒层增厚，棘细胞层不规则增厚，基底细胞液化变性，真皮上部以淋巴细胞为主的带状浸润。

2. **萎缩性扁平苔藓** 初起损害多呈紫红色扁平丘疹，以后萎缩发白，其外围可查见紫红色扁平小丘疹。无羊皮纸样皱纹。

3. **表皮痣** 发病年龄很早，多为单侧性疣状隆起损害，病理上有疣状及乳头瘤样增生。

【治疗方法】

1. 一般治疗

（1）可选用 10% 水杨酸软膏、0.05%～0.1% 维 A 酸软膏外用，2 次 / 日。

（2）外用 5- 氟尿嘧啶封包，1 次 / 日。

（3）内服阿维 A 酯、阿维 A 或异维 A 酸在用药期有效，疑与日晒有关者，可试用氯喹治疗。

（4）局限性皮损可用 CO_2 激光、电灼、液氮冷冻或手术切除。

2. 中医治疗

（1）辨证施治　①血虚风燥证，治以养血祛风润燥，方用四物消风散加减：石膏 20g，荆芥、防风、生地黄、当归、胡麻仁、牛蒡子、知母各 10g，木通 6g，甘草、蝉蜕各 3g，水煎服。②肝肾亏虚证，治以补益肝肾，方用六味地黄汤加减：熟地黄、山药、山茱萸、牡丹皮、茯苓、泽泻各 10g，水煎服。

（2）中成药　①当归片和乌蛇片各 5 片，口服，3 次 / 日；②润肤丸 6g，口服，2～3 次 / 日。

（3）外治疗法　可选用黄柏霜或 10% 五倍子膏外涂，2 次 / 日。

【预防与护理】

1. 多吃胡萝卜和蔬菜，忌食油腻和辛辣刺激性食物。

2. 局部忌用碱性过强的肥皂或热水烫洗。

3. 忌用刺激性强的外用药物。

第八节　进行性对称性红斑角化病

进行性对称性红斑角化病是与遗传有关的慢性进行性角化性皮肤病。早年发病。以掌跖部红斑角化明显为特征。中医文献无明确记载。

【诊断要点】

1. 早年发病，少数成年发病。

2. 开始为双侧掌跖部发生弥漫性红斑及角化过度损害，附有片状角质性鳞屑，皮损边界清楚，或边缘有色素沉着。皮损逐渐扩大累及手背、足背、胫前、肘、膝以及大腿伸侧等部，偶见于上臂、肩、颈、面部、臀部及腔口周围，均为片状潮红浸润性肥厚性斑片，覆有糠秕状鳞屑，指（趾）甲增厚失去光泽。

3. 皮损在青春期波及范围最广，以后可逐渐消退，部分患者可有同形反应。

4. 病程缓慢，常呈进行性，冷、热、风等环境因素或情绪波动可为发病或病情加重的诱因。患者健康状况一般不受影响。

【治疗方法】

1. 一般治疗　无特效疗法，可酌情选用以下方法：

（1）阿维 A 酯每日 1～2mg/kg 或阿维 A 0.5mg/kg 内服，同时外用 0.1% 维 A 酸软膏。

（2）维生素 A10 万～15 万 U/ 日和维生素 E 0.3～0.6g/ 日。

（3）局部外用 20% 尿素霜、10%～20% 水杨酸软膏、喜疗妥软膏及 20% 鱼肝油软膏等，2 次 / 日。

（4）局限性角化显著者可试用 X 线照射治疗。

2. 中医治疗

（1）辨证施治　① 血虚风燥证，治以养血祛风润燥，方用四物消风散加减：石膏 20g，荆芥、防风、生地黄、当归、胡麻仁、牛蒡子、知母各 10g，木通 6g，蝉蜕、甘草各 3g，水煎服。② 血热风燥证，治以清热凉血，方用凉血五根汤加减：板蓝根、紫草根、茜草根、瓜蒌根、白茅根各 15g，水煎服。③ 肝肾亏虚证，治以补益肝肾，方用六味地黄汤加减：熟地黄、山药、山茱萸、牡丹皮、茯苓、泽泻各 10g，水煎服。

（2）中成药　① 当归片 5 片，口服，3 次 / 日；② 润肤丸 6g，口服，2～3 次 / 日。

（3）外治疗法　透骨草、地骨皮、王不留行、明矾各适量，煎水浸泡患部后可选用黄柏霜、独角莲膏或 10% 五倍子膏外涂，2 次 / 日。

【预防与护理】

1. 多吃胡萝卜和蔬菜，忌食油腻和辛辣刺激性食物。

2. 局部忌用碱性过强的肥皂或热水烫洗。

3. 忌用刺激性强的外用药物。

第九节　萎缩纹

萎缩纹又称膨胀纹，以局部皮肤先发生膨胀，继以条纹状萎缩，初起颜色淡红，之后转为淡白，无自觉症状为特征。本病男女均可出现，常在发育期、妊娠、肥胖或长期应用糖皮质激素等情况下发生。因妊娠发生者称妊娠纹。

【诊断要点】

1. 对称分布于腰腹部、臀部、乳房及股外侧，亦可见于躯干和四肢。

2. 损害为稍凹陷的波浪形条纹状萎缩，表面平滑而有光泽，伴细微皱纹，常互相平行，长短不一。初呈淡红色或紫红色，以后变成皮肤色或乳白色，无自觉症状。

3. 组织病理学示表皮萎缩、真皮变薄、弹力纤维减少、胶原纤维均质化、淡染。

【鉴别诊断】

1. 斑萎缩　损害为圆形或卵圆形斑状萎缩，皮肤松弛，柔软，微凹陷或隆起，指压有疝样感觉，好发于背部、肩胛及上臂伸侧。

2. 进行性特发性皮肤萎缩　皮损常呈圆形或卵圆形的斑状

萎缩，可互相融合成不规则形，大小不等，表面光滑，稍凹陷，常分布于躯干，以背部多见。

3. 慢性萎缩性肢端皮炎　损害以四肢伸侧为主，初起为范围不等的红肿炎性变化，继以皮肤萎缩和硬化为特征，局部有轻微疼痛和瘙痒症状。

【治疗方法】

本病对健康无害，无须治疗。

【预防与护理】

1. 积极参加体育锻炼，控制肥胖，分娩后的妇女，应适当参加恢复形体的训练。

2. 避免长期大剂量内用或外用糖皮质激素药物。

3. 注意皮肤护理，勿滥用刺激性的外用药物。

第十节　斑萎缩

斑萎缩又称斑状萎缩性皮炎，是一种界限性皮肤松弛、柔软、菲薄伴细致皱纹，略微凹陷或呈袋状突起的皮肤萎缩性疾病。以皮肤弹性消失而松弛的卵圆形、萎缩性青白色斑，皮肤菲薄光亮、起皱，指压可感觉其下有缺陷为特征。本病常于青、中年发病，很少见于少年或老年，女性多于男性。一般将本病分为原发性和继发性两种类型。

【诊断要点】

1. 原发性斑萎缩　常对称分布于躯干、四肢，以背、肩胛、上臂伸侧多见。损害为圆形或卵圆形的淡红色斑，边界清楚。从中心开始可逐渐萎缩，呈皮色或青白色，微凹陷或隆起呈气球状，指压有疝样感觉，表面光亮起皱，触之柔软。皮损发展至一定程度后终身不变。

2. 继发性斑萎缩　常由于某些特异性炎症而使真皮弹力纤维破坏所致。好发于躯干部，损害为圆形或卵圆形柔软的萎缩斑，指压可引起凹陷。常继发于皮肤结核、红斑狼疮、扁平苔藓、梅毒、雅司病、麻风、黄瘤病、皮肤黑热病、肉样瘤及慢性萎缩性肢端皮炎等。也可继发在放射治疗及皮质激素外用治疗的部位。

3. 组织病理学　示真皮萎缩，弹力纤维断裂或完全消失。

【鉴别诊断】

1. 硬化萎缩性苔藓　损害为点状较小的白色萎缩性丘疹，表面有小的角质栓塞性黑点，剥除后可见一小坑状凹陷。组织病理学示表皮角化过度、棘层萎缩。

2. 神经纤维瘤病　损害为多发性带蒂的肿瘤，伴牛奶咖啡色素斑，可有智力减退等神经系统异常的表现，男性多见。

3. 局限性硬皮病　损害为淡红或紫红色水肿性发硬的斑块，表面干燥平滑、具蜡样光泽，触之有皮革样硬度，可逐渐形成白色或淡褐色萎缩性瘢痕。组织病理学示胶原纤维肿胀、增生和硬化，真皮明显增厚。

【治疗方法】

1. 西医治疗

（1）全身治疗　目前尚无特效疗法。① 早期炎症阶段，可试用青霉素治疗；② 后期发生萎缩，可试用各种维生素、甲状腺及糖皮质激素治疗，但疗效均不肯定；③ 继发性斑萎缩应以治疗原发性疾病为主，可参照各有关章节诊治。

（2）局部治疗　尚无有效疗法。可试用自体血清局部注射、温浴、体疗、透热疗法以及紫外线、X 线局部照射等。

2. 中医治疗

（1）辨证施治　① 气滞血瘀证，治以疏肝理气、活血化瘀，方用逍遥散合桃红四物汤加减：柴胡 8g，白芍、当归、白术、茯苓、当归、赤芍、生地黄、川芎各10g，生姜、桃仁各6g，薄荷、红花、甘草各3g，水煎服。② 脾不健运证，治以健脾和营、益气养血，方用人参养营汤加减：白芍、当归、茯苓、人参、大枣、黄芪、炒白术、炒远志各10g，五味子、炙甘草、陈皮各6g，肉桂、生姜各3g，水煎服。③ 肝肾亏损证，治以滋肾养肝、养血活血，方用六味地黄场合四物汤加减：熟地黄、山药、山茱萸、牡丹皮、茯苓、泽泻各10g，水煎服。

（2）中成药　① 白术膏10g，口服，3次/日；② 当归片4片，口服，3次/日；③ 复方丹参片4片，口服，3次/日；④ 六味地黄丸10g，口服，3次/日。

（3）外治疗法　① 取透骨草、皂角刺、桃仁、红花、五灵脂、独活、防风、防己、桂枝、艾叶适量，煎水熏洗患处，1次/日；② 可用阳和解凝膏、脱色拔膏棍外敷患处，或用加热烘疗法。

（4）其他疗法　① 针刺疗法，取合谷、手三里、曲池、肩髃、天宗、脾俞、肾俞、足三里、血海、三阴交等穴；② 耳针疗法，取内分泌、肾上腺、皮质下、肝、脾等腧穴；③ 梅花针疗法，叩打局部皮损及周围，至局部略有潮红或有温热感为宜。

【预防与护理】

1. 加强营养，多食含维生素丰富的食物。

2. 积极治疗体内感染或内分泌疾病，保持情绪稳定。

3. 注意皮肤护理，避免皮肤外伤和感染，防止外界冷、热的过度刺激。

第十一节　糖皮质激素局部注射引起的皮下组织萎缩

糖皮质激素局部注射引起的皮下组织萎缩是指采用局部注射

糖皮质激素的方法，在注射部位发生暂时性的皮肤萎缩。以注射部位皮肤变薄，微凹陷，呈蓝红色为特征。常发生在某些慢性皮肤病，如神经性皮炎、结节性痒疹、肥厚性扁平苔藓及斑秃等采用局部皮损内注射糖皮质激素的情况下。其皮下组织的萎缩与药物浓度、注射次数成正比，与注射部位及深度也有一定关系。

【诊断要点】

1. 仅发生于局部注射的部位或周围。

2. 损害为圆形或卵圆形、大小不等的蓝红色或暗红色斑，皮肤变薄，表面平滑、光亮、逐渐萎缩，微凹陷，边界清楚，触之柔软。少数可发生瘀斑、脓肿或溃疡。

3. 一般无自觉症状，如发生脓肿或溃疡，则有疼痛感。

【鉴别诊断】

1. 局限性硬皮病　损害为淡红色或紫红色水肿性发硬的斑块，逐渐形成萎缩性瘢痕，触之有皮革样硬度，损害部位无注射类固醇皮质激素史。

2. 原发性斑萎缩　常不明原因于躯干、四肢对称出现圆形或卵圆形的斑状萎缩，微凹陷或隆起，指压有疝样感觉，局部无注射类固醇皮质激素史。

【治疗方法】

本病多数在数周至数月后能恢复正常，一般无须治疗。

【预防与护理】

1. 局部避免长期、过量注射类固醇皮质激素，防止皮肤外伤和继发感染。

2. 加强皮肤护理，对局部注射类固醇皮质激素的患者，应同时配合局部温浴、热敷等理疗及按摩的方法，以防发生皮肤萎缩。

第十九章

皮脂腺及汗腺疾病

第一节　痤疮

痤疮俗称"青春痘"，是一种毛囊皮脂腺的慢性炎症性病变。以皮肤出现散在性粉刺、丘疹、脓疱、结节、囊肿及瘢痕等损害，且常伴皮脂溢出为特征。本病多发生于青春期男女，但也可见于青春期以后或成人发病者。本病属中医"肺风粉刺""酒刺"的范畴。

【诊断要点】

1. 皮损好发于面部、胸背等皮脂腺发达的部位，常对称分布。

2. 初起损害为与毛囊一致的丘疹，用手挤压可见乳白色脂栓，有的丘疹由于毛囊开口脂栓的氧化变成黑色称黑头粉刺，丘疹顶端呈灰白色或白色，毛囊开口不明显，不易挤出脂栓的称白头粉刺，皮损在发展过程中可出现炎性丘疹、脓疱、结节、囊肿或瘢痕等。

3. 常伴有面部出油多，毛孔粗大，头发光泽油亮，头屑多等皮脂溢出的症状。

4. 一般无自觉症状，炎症明显时可引起疼痛及触痛。

5.病程慢性，一般在青春期后症状可缓解或痊愈。

【鉴别诊断】

1. **酒渣鼻**　好发于中年人，损害为面部中央及鼻尖弥漫性红斑、丘疹、脓疱及毛细血管扩张，晚期形成鼻赘。

2. **颜面播散性粟粒性狼疮**　损害呈棕黄色或暗红色半球状或略扁平的结节，对称分布于眼睑、鼻唇沟及颊部，在眼睑下缘呈堤状排列，中央可有坏死，愈后留有色素性萎缩性瘢痕。玻片压诊可见苹果酱色改变。

3. **职业性痤疮**　常见于与矿物油接触者，可产生痤疮样皮疹。除面部外，亦好发于手背、前臂、肘、膝等接触部位。

【治疗方法】

1. 西医治疗

（1）全身治疗　① 抗生素类，可选用四环素0.25g，3次/日；米诺环素50mg，2次/日；红霉素0.25g，3次/日等。② 维生素类，常用的有维生素A、维生素B_2、维生素B_6、泛酸钙等。③ 性激素类，螺内酯（安体舒通）20mg，口服，2次/日；西咪替丁0.2，口服，2次/日；黄体酮10mg，经前10天注射，每日1次；复方炔诺酮0.625g，经前5天开始，连服22天等；重症痤疮者可以性激素类药物与糖皮质激素联用。④ 维A酸类，口服维胺酯25mg，3次/日，连用4～6周，对囊肿性或聚合性痤疮有较好的疗效。⑤ 锌制剂，可口服硫酸锌片，0.2g，2～3次/日；⑥ 氨苯砜，对结节、囊肿及聚合性痤疮者可试用氨苯砜，50mg，2次/日。

（2）局部治疗　① 抗生素类，常用制剂有1%水氯酊、2%红霉素酒精、1%洁霉素液等，2次/日；② 维A酸类，可用0.05%～0.1%维A酸霜、凝胶或溶液等，2次/日；③ 过氧化苯甲酰，可用2.5%～10%过氧化苯甲酰洗剂、凝胶或乳剂等，2次/

日；④ 其他制剂，如 1%～2% 硫酸锌溶液、复方硫黄洗剂、5% 硫黄霜、硫新霜及 2% 间苯二酚制剂等，2 次 / 日；⑤ 糖皮质激素，皮损内局部注射曲安西龙，适用于结节及囊肿性痤疮，1～2 次 / 周；⑥ 物理疗法，包括紫外线、冷冻、激光疗法等，适用于结节、囊肿或瘢痕性痤疮。

2. 中医治疗

（1）辨证施治　① 肺胃蕴热证，治以清肺泄热，方用枇杷清肺饮或平胃散加减：人参、枇杷叶、桑白皮、黄柏各 10g，黄连、甘草各 3g，水煎服。② 肠胃湿热证，治以清热利湿通腑，方用茵陈蒿汤加减：茵陈蒿 15g，栀子、黄柏各 10g，大黄 3g，水煎服。③ 气血瘀滞证，治以凉血清肺、化瘀理气，方用凉血清肺饮加减：生石膏 20g，生地黄、知母、桑白皮、枇杷叶各 10g，牡丹皮 6g，甘草 3g，水煎服。④ 痰瘀结聚证，治以活血化瘀、消痰软坚，方用海藻玉壶汤加减：海藻 30g，昆布、当归、贝母各 15g，半夏、青皮、陈皮各 6g，川芎、连翘各 10g，甘草 6g，水煎服。

（2）中成药　① 丹参酮胶囊 2 粒，3 次 / 日；② 暗疮丸 2 片，3 次 / 日；③ 牛黄解毒片 5 片，3 次 / 日；④ 六神丸 10 粒，口服，3 次 / 日。

（3）外治疗法　① 颠倒散用凉茶水调涂患部，或用硫黄洗剂、肤炎灵、克痤隐酮乳霜等外搽，2 次 / 日；② 皮损红肿明显者，可外敷金黄膏或玉露膏等，2 次 / 日；③ 取硫黄、浙贝母、煅石膏、枯矾、冰片各适量，共研细末，稀蜜水调搽，1～2 次 / 日。

（4）其他疗法　① 取白花蛇舌草、生枇杷叶、山楂、当归、生栀子、白芷、桑白皮、黄柏、黄连、生甘草，水煎内服；② 中药面膜石膏倒膜术，先用克痤霜外涂面部，并沿皮纹方向按摩面部各穴位后，再做石膏倒膜。

【预防与护理】

1.注意合理饮食，多食新鲜蔬菜和水果，少食或不食糖果甜食、油腻及辛辣刺激食物。避免饮酒。宜多饮水，保持大便通畅。

2.局部常用温水或硫黄香皂洗面，以减少油脂附着面部及堵塞毛孔，保持面部清洁。

3.禁用手抚弄和挤压皮疹，不可滥用外用药物或采取不当措施，防止继发感染。

4.解除思想顾虑，避免精神刺激，保持情绪稳定。

第二节　酒渣鼻

酒渣鼻是一种主要发生于颜面中部的慢性炎症性皮肤病。以面部中央出现弥漫性潮红、伴发丘疹、脓疱、水肿及毛细血管扩张为特征。本病好发于中年人，女性多于男性。属中医"酒糟鼻"的范畴。

【诊断要点】

1.好发于面部中央，尤其是鼻部及其两侧和前额中部，多对称分布，常伴有皮脂溢出，面部出油多，鼻尖部毛囊口扩张等症。

2.皮损按病情发展可分为三期：① 红斑期，损害初为暂时性的阵发性红斑，以后可持续不退，伴有浅表的毛细血管扩张；② 丘疹脓疱期，在红斑基础上出现针头至黄豆大小丘疹和脓疱，毛细血管扩张加重；③ 鼻赘期，鼻部组织肥大，形成大小不等、高低不平的暗红色柔软的结节，毛细血管扩张更为显著。

3.皮损常在春季及情绪紧张和疲劳时加重，一般无自觉症状。

【鉴别诊断】

1. 痤疮　常见于青春期，皮损除侵犯面部外，胸背部也常受侵犯，有典型的黑头粉刺，鼻部常不受侵犯。

2. 脂溢性皮炎　分布部位较广泛，不只局限于面部，有油腻状鳞屑，不发生毛细血管扩张，常有不同程度瘙痒。

【治疗方法】

1. 西医治疗

（1）全身治疗　① 抗生素类，可选用四环素、红霉素、氨苄西林、甲硝唑等；② 维生素类，可口服维生素 B_2、维生素 B_6、复合维生素 B 等；③ 对暴露阳光后加剧者，可试服氯喹；④ 绝经期妇女，可应用己烯雌酚或甲状腺素片治疗。

（2）局部治疗　① 可用 5% 硫黄霜、复方硫黄洗剂、硫黄鱼石脂软膏、3% 甲硝唑霜、5% 过氧化苯酰乳剂等外搽，2 次 / 日；② 鼻旁封闭疗法，以 0.5% 普鲁卡因沿鼻颊两侧分四点封闭，1 次 / 日；③ 冷冻疗法，毛细血管扩张显著者，可用液氮冷冻治疗；④ 毛细血管扩张期及鼻赘期可用切割术。

2. 中医治疗

（1）辨证施治　① 肺胃积热证，治以清肺泄胃，方用枇杷清肺饮加减：枇杷叶、桑白皮、黄芩、野菊花、栀子仁、丹参各 10g，黄连、甘草各 3g，水煎服。② 血热壅聚证，治以凉血清肺，方用凉血清肺饮加减：生石膏 20g，桑白皮、枇杷叶、生地黄各 10g，牡丹皮、浙贝母各 6g，甘草 3g，水煎服。③ 血瘀凝滞证，治以活血化瘀，方用通窍活血汤加减：赤芍、大枣、川芎各 10g，鲜姜（切碎）、桃仁各 8g，红花 3g，老葱 3 根（切碎），麝香 0.15g（绢包），水煎服。

（2）中成药　① 丹参酮胶囊 2 粒，3 次 / 日；② 大黄䗪虫丸

1 丸，2 次 / 日；③ 栀子金花丸 6g，2 次 / 日。

（3）外治疗法　①鼻部红斑、丘疹为主，可外涂去斑膏或用颠倒散茶水调涂，2 次 / 日；② 鼻部丘疹、脓疱为主，可用四黄膏外涂，2 次 / 日；③ 鼻赘形成，可用三棱针放血后，用脱色拔膏棍贴敷；④取白蔹、白石脂、杏仁、雷丸、鹤虱、川椒、蛇床子、甘松、牵牛子、狼毒、硫黄适量，煎水外洗或浸泡患处，适用于各期酒渣鼻。

【预防与护理】

1. 注意饮食调理，宜清淡饮食，忌辛辣、酒类等刺激性食物，多食新鲜蔬菜和水果，保持消化良好及大便通畅。

2. 平时洗脸水温要适宜，避免冷、热刺激及不洁之物接触患部，涂搽外用药物前，应先用温水洗净，搽于患处。

3. 避免不良精神刺激，保持心情舒畅和情绪稳定。

第三节　皮脂溢出症

皮脂溢出症是指皮脂腺分泌功能亢进所致的皮脂分泌过多症。以头发、皮肤多脂发亮，头皮油腻，鳞屑较多为特征。本病与年龄和性别有关，大多有遗传倾向，常见于初生婴儿及青壮年，男性多于女性，好发于头面、胸背等皮脂腺较多的部位。根据临床表现可分为干性和油性两种类型，属中医"白屑风""面油风"的范畴。

【诊断要点】

1. 干性皮脂溢出症　头部出现弥漫性、灰白色细小略带油腻的糠秕状鳞屑，伴有瘙痒，日久头发稀疏脱落。

2. 油性皮脂溢出症　皮脂分泌旺盛，在头皮特别是额部、鼻翼等处非常油腻，头发油光发亮，常并发脂溢性皮炎、脂溢性脱发和痤疮等，至年老后症状可逐渐减轻。

【鉴别诊断】

1. 脂溢性皮炎 好发于皮脂腺较多的部位，特别是毛发部位，如头部、腋窝及阴毛部，炎症较明显，部分患者渗出较显著。

2. 头部银屑病 头皮有鲜红色或暗红色斑疹，上附多层银白色鳞屑，皮损处头发呈束状，皮损常超过发际，身体其他部位常有同样损害。

3. 白癣 主要见于儿童，损害为头皮有局限性灰白色鳞屑斑，毛发无光泽，有折断现象，真菌检查阳性。

【治疗方法】

1. 西医治疗

（1）全身治疗 ① 可口服维生素 B_2、维生素 B_6 及复合维生素 B，常规剂量；② 必要时短暂服用雌激素，如己烯雌酚，或抗雄激素制剂，如螺内酯 20mg，口服，2 次 / 日。

（2）局部治疗 ① 干性脂溢者，可外用 2% 间苯二酚酊剂或 5% 水杨酸软膏，2 次 / 日；② 油性脂溢者，可外用 5% 硫黄霜或复方硫黄洗剂，2 次 / 日。

2. 中医治疗

（1）辨证施治 ① 湿热蕴蒸证，治以清热利湿，方用萆薢渗湿汤加减：薏苡仁、滑石各 15g，萆薢、泽泻、茯苓、防风、牛膝、车前草各 10g，通草、牡丹皮各 6g，水煎服。② 脾虚湿阻证，治以健脾祛湿，方用参苓白术散加减：莲子肉、薏苡仁、茯苓、人参、白术、山药、砂仁各 10g，桂枝、白扁豆各 6g，甘草3g，水煎服。③ 血虚风燥证，治以养血润燥，方用当归饮子加减：当归、生地黄、白芍、川芎、何首乌、荆芥、防风、白蒺藜、黄芪各 10g，生甘草 3g，水煎服。

（2）中成药　①白术膏或苍术膏 9g，3 次 / 日；②祛风换肌丸 6g，3 次 / 日；③龙胆泻肝颗粒 6g，3 次 / 日。

（3）外治疗法　①取透骨草、侧柏叶、皂角刺、虎杖、山楂、威灵仙、天花粉、当归、硫黄、明矾适量，煎水外洗或湿敷，1～2 次 / 日；②皮损干燥者，用润肌膏或一扫光外涂，1～2 次 / 日；③皮损油腻者，可用颠倒散洗剂外搽，1～2 次 / 日。

【预防与护理】

1. 适当限制过多脂肪、糖类及辛辣等刺激性饮食，多食新鲜蔬菜、水果和富含维生素 B 的食物，保持大便通畅。

2. 不宜过勤洗头，洗头时不要用碱性过强的肥皂，可用中性肥皂或硫黄香皂。

3. 保持皮肤清洁，避免搔抓，皮损处忌用刺激性强的外用药物。

4. 生活规律化，避免精神紧张，保持情绪稳定和心情舒畅。

第四节　脂溢性皮炎

脂溢性皮炎是发生在皮脂溢出基础上的一种慢性炎症性皮肤病。以皮肤鲜红色或黄红色斑片，表面覆有油腻性鳞屑或痂皮，常有不同程度的瘙痒为特征。本病好发于成年人及婴幼儿，常分布于皮脂腺较多的部位。属中医"白屑风""面油风"的范畴。

【诊断要点】

1. 好发于头皮、面部、胸部、背部、腋窝及会阴等处，重者可泛发全身。

2. 损害为鲜红色或黄红色斑片，表面有油腻性鳞屑或结痂，边界清楚，有融合倾向，严重者，可呈大片弥漫性损害，炎症明显，可有渗液、糜烂、结痂等湿疹样改变。

3.病程呈慢性，常有不同程度的瘙痒，头皮损害可引起头发细软、稀疏脱落，面部皮损常与痤疮、酒渣鼻并发。

【鉴别诊断】

1.头皮银屑病 损害为红色斑块，表面呈银白色云母状鳞屑，无油腻性，边界清楚，头发呈束状，无脱发，其他部位有相同皮损。

2.玫瑰糠疹 好发于颈、躯干及四肢近端，常先有母斑，皮损呈椭圆形，鳞屑细薄不油腻，皮疹长轴与肋骨及皮纹走向一致。

【治疗方法】

1.西医治疗

（1）全身治疗 ① 口服维生素 B_2、维生素 B_6 及复合维生素 B，瘙痒剧烈时，可服止痒剂及镇静剂；② 炎症明显或炎症范围较大时，可短期给予糖皮质激素和抗生素，如强的松或四环素。

（2）局部治疗 ① 皮损较轻，以鳞屑为主者，可外用 5% 硫黄霜、复方硫黄洗剂或 5% 硫黄煤焦油洗剂，每日 2 次；② 皮损较重、炎症明显者，外搽 5% 新霉素糠馏油糊剂、氧化锌四环素糊剂或外用糖皮质激素软膏，如肤轻松软膏、地塞米松霜等，2次／日；③ 头皮损害，可用 10% 磺胺酰钠溶液、2% 酮康唑溶液外搽或洗头，1 次／日。

2.中医治疗

（1）辨证施治 ① 风热血燥证，治以疏风清热，方用祛风换肌丸加减：天花粉 12g、何首乌 12g、威灵仙 9g、牛膝 6g、大胡麻 15g、生甘草 3g、石菖蒲 9g、川芎 9g、当归 9g，水煎服。② 湿热蕴蒸证，治以清热利湿，方用龙胆泻肝汤加减：龙胆、黄芩、栀子、泽泻、当归、柴胡各 10g，甘草 5g，水煎服。③ 阴虚血燥证，治以养阴润燥，方用养血润肤汤加减：当归 10g，升麻

3g，皂角刺、生地黄、熟地黄、天冬、麦冬、天花粉各 10g，红花 3g、桃仁 6g、黄芪 10g、黄芩 10g，水煎服。

（2）中成药　①三黄丸 4.5g，3 次 / 日；②清解片 5 片，3次 / 日。

（3）外治疗法　①透骨草、苍耳子、石菖蒲、木贼、白花蛇舌草、王不留行、生山楂、苦参、威灵仙、明矾适量，煎水外洗或湿敷，1 次 / 日；②皮损脱屑、干燥者，可用润肌膏外涂，或用青黛散调麻油外涂，2 次 / 日；③皮损湿润、渗液者，用三黄洗剂外洗后，再扑三石散或青黛粉，1～2 次 / 日；④铜绿、胆矾、轻粉及石膏适量，研为细末，湿则干撒，干则用猪胆汁调搽；⑤鲜山楂及鲜侧柏叶适量，捣烂后取汁，外涂患处；⑥绿豆粉、滑石、炉甘石及明矾适量，研细为末，分次早晚调水洗脸。

【预防与护理】

1. 应少食脂肪及糖类食物，多食新鲜蔬菜和水果，保持大便通畅。

2. 不宜用碱性肥皂洗头，可用中性肥皂或硫黄香皂。洗头不要过勤，以每周 1～2 次为宜。

3. 保持情绪稳定和心情舒畅，避免不良精神刺激。

4. 加强皮肤护理，保持皮肤清洁，避免搔抓等机械性刺激，防止继发感染。

第五节　多汗症

多汗症是指皮肤出汗异常过多的现象。有功能性和器质性两种，前者与情绪紧张有关，后者见于内分泌失调、神经系统疾病等。根据临床表现，可分为局限性多汗症和泛发性多汗症两种类型。属中医"头汗""腋汗""手足汗""阴汗"等范畴。

【诊断要点】

1. 局限性多汗症　常见于掌、跖、腋下、腹股沟、会阴部，其次为前额、鼻尖和胸部，表现为皮肤湿润、黏腻，严重时似滴水样，情绪紧张激动时尤为明显，儿童或青壮年常见，男女均可发病。

2. 泛发性多汗症　主要由于其他疾病引起，轻者汗珠点滴，重者顷刻间湿透衣衫。常见于甲亢及糖尿病等内分泌疾病、神经系统疾病、感染性疾病等。

【鉴别诊断】

生理性出汗　正常人在体力劳动或剧烈运动、热天高温环境下可有大量出汗，属正常生理现象，不属多汗症。

【治疗方法】

1. 西医治疗

（1）全身治疗　泛发性多汗症以治疗原发性疾病为主，其次同局限性多汗症治疗。一般选用镇静剂及抗胆碱能类药物，如地西泮、溴剂、苯巴比妥、阿托品、普鲁苯辛、颠茄合剂及谷维素等。

（2）局部治疗　① 可用 5% 甲醛溶液或 20% 氯化铝溶液外搽，2～3 次 / 日，也可用 0.5% 醋酸铅溶液、5% 明矾溶液或 5% 鞣酸溶液浸泡，或涂布患处，2～3 次 / 日；② 严重的掌跖多汗症，可用浅层 X 线照射，以抑制汗腺分泌；③ 腋部多汗症，可在腋部行汗腺切除术。

2. 中医治疗

（1）辨证施治　① 胃热上蒸证，治以清泄阳明胃热，方用白虎汤加减：石膏 20g，知母、粳米 15g，甘草 3g，水煎服。② 心火亢盛证，治以清心降火，方用清心莲子饮加减：莲子、茯苓、黄芪、人参、地骨皮、车前子各 10g，甘草 3g，水煎服。

③ 肝火旺盛证，治以清泄肝火，方用当归龙荟丸加减：当归、黄芩、黄柏、龙胆、栀子各 10g，芦荟、青黛、大黄、黄连各 3g，水煎服。④ 阴虚火旺证，治以滋阴降火，方用知柏地黄汤加减：知母、黄柏、熟地黄、山茱萸、干山药、牡丹皮、茯苓、泽泻各 10g，水煎服。⑤ 湿热蕴蒸证，治以清热利湿，方用龙胆泻肝汤加减：龙胆、黄芩、栀子、泽泻、当归各 10g，柴胡 8g，甘草 3g，水煎服。⑥ 寒湿凝滞证，治以温阳化湿，方用理中汤合藿朴夏苓汤加减：藿香、厚朴、杏仁、淡豆豉、半夏各 6g，茯苓、薏苡仁、猪苓各 10g，水煎服。⑦ 阳虚不固证，温阳固表，方用桂枝汤合玉屏风散加减：生姜、桂枝各 6g，芍药、大枣各 10g，甘草 3g，水煎服。⑧ 气血瘀阻证，治以理气活血，方用血府逐瘀汤加减：当归、生地黄、川芎、赤芍、牛膝各 10g，柴胡、桃仁各 8g，桔梗、枳壳各 6g，红花、甘草各 3g，水煎服。⑨ 气虚血瘀证，治以益气活血，方用补阳还五汤加减：黄芪、当归、赤芍、川芎各 10g，地龙、桃仁各 8g，红花 3g，水煎服。

（2）中成药　① 六味地黄丸 6g，3 次 / 日；② 玉屏风丸 6g，3 次 / 日。

（3）外治疗法　① 取刺猬皮、地骨皮、五倍子、麻黄根、浮小麦、乌梅、千里光、葛根、王不留行、枯矾适量，煎水外洗或浸泡患处，1～2 次 / 日，或用明矾泡水外洗，1～2 次 / 日；② 麻黄根、煅牡蛎、龙骨及赤石脂适量，共研细末，盛纱布袋中，扑于多汗处，也可用六一散扑患处，或用苍肤水剂外搽，2 次 / 日。

（4）其他疗法　① 浮小麦适量，泡水当茶喝；② 全身性多汗，可用五倍子研细末，温水调成糊状，睡前敷填脐窝；③ 针刺疗法，取鱼际、复溜、合谷、劳宫、三阴交、血海、阴陵泉、足三里等穴；④ 耳针疗法，取肾上腺、交感、内分泌、神门等腧穴。

【预防与护理】

1. 注意个人卫生，应勤洗澡、勤换衣，保持皮肤清洁和干燥。

2. 足部多汗者应勤换鞋袜，不宜穿胶鞋或皮鞋，腋部或会阴部多汗者，可于清洁后扑粉，以保持局部干燥。

3. 积极治疗体内其他原发性疾病，避免精神刺激，保持心情舒畅和情绪稳定。

4. 宜清淡饮食、勿食辛辣刺激或油腻食物，做到饮食、起居等生活规律化。

第六节　臭汗症

臭汗症是一种汗腺分泌液有特殊臭味的皮肤汗腺疾病。以腋窝、腹股沟、足部、肛周、外阴部、脐部及女性乳房下等处多汗、汗液不易蒸发，并且有特殊的臭味为特征。本病常有家族史，多在青春期开始发生，至老年后可逐渐减轻或消失。女性多于男性。好发于大汗腺所在部位，临床上以腋部臭汗症最为多见，常称之为腋臭。属中医"狐臭""体气"等范畴。

【诊断要点】

1. 主要发生于腋下、足部和会阴部，其次是腹股沟、肛周、脐部及女性乳房下。

2. 患部有一种特殊的刺鼻臭味，常与汗液有关，夏季加重，以青春发育期臭味最浓，随年龄增长而减轻。

3. 臭汗气味轻重不同，重者臭味刺鼻，轻者在不出汗时几乎无气味发生。

【鉴别诊断】

1. **多汗症**　以皮肤出汗异常过多为主，多见于掌、跖、前额、腋下及外阴等处，对称发生，由于汗液分解也可产生汗臭味，但无特殊的刺鼻臭味。

2. **色汗症**　是大汗腺分泌的有色汗液，较罕见，可有黄色、蓝色、棕色、黑色或淡红色，以黄色为多见，常局限于腋下及阴部等处，无特殊的臭味。

【治疗方法】

1. 西医治疗

（1）全身治疗　本病对健康无影响，轻的可不必治疗，重的伴有多汗症者，应以治疗多汗症为主。可酌情口服镇静剂和抗胆碱能类药物等。

（2）局部治疗　① 局部可以温水或 2% 醋酸铅溶液，5% 明矾水清洗腋部，然后用硼酸滑石粉及氧化锌扑粉，每日 2 次；② 也可外用 4% 甲醛溶液、2% 铬酸溶液、0.5% 新霉素乳剂或溶液，每日 2 次；③ 严重者可行液氮冷冻或激光治疗；④ 必要时可采用手术切除术或高频电针根治术。

2. 中医治疗

（1）辨证施治　① 秽浊内蕴证，治以芳香辟秽，方用五香丸加减：豆蔻、丁香、藿香、零陵香、青木香、白芷、桂心各 3g，香附子 6g，当归 15g，槟榔 2 枚，水煎服。② 湿热熏蒸证，治以清热利湿、芳香化浊，方用甘露消毒丹加减：滑石、茵陈各 15g，黄芩、车前子各 10g，石菖蒲、木通、豆蔻、藿香、射干各 6g，薄荷 3g，水煎服。

（2）中成药　① 当归芦荟丸 6～9g，口服，2～3 次 / 日；② 清胃黄连丸 6～9g，口服，2～3 次 / 日；③ 龙胆泻肝颗粒 6g，口服，2 次 / 日。

（3）外治疗法　① 零陵香、桂圆核、甘松、白芷、佩兰、胡椒、生姜适量，水煎后加入枯矾粉、蛤蜊壳粉及樟脑粉，搅匀后擦洗患部，再外涂腋香散、五香散；② 患部多汗，可外搽密陀僧散，或取白矾、白芷、丁香、密陀僧、轻粉，共研细末，纱布包裹后外扑患处；③ 取生姜适量，捣烂取汁，反复涂搽患处；④ 铜绿、轻粉、枯矾，共研细末，人乳汁调和，外涂患处；⑤ 青木香适量，研细末，以醋调成膏，外涂患处。

【预防与护理】

1.注意清洁卫生，经常洗澡，勤换衣服，保持局部皮肤干燥。

2.少食或不食辛辣刺激性食物，戒除烟、酒。

3.避免不良精神刺激，保持乐观情绪，树立治疗疾病的信心。

第七节 色汗症

色汗症是一种较罕见的大汗腺分泌有色汗液的汗腺疾病。以汗液颜色呈黄色、蓝色、青色、紫色或黑色等为特征。本病可发生于任何年龄，男女均可发病，可呈持续性或间断性出现。临床上以黄色汗液最为多见。属中医"黄汗""汗血"等范畴。

【诊断要点】

1.发生部位以颜面多见，其次为腋窝、脐部和阴部等处。

2.汗液颜色可有黄色、蓝色、青色、紫色、棕色、绿色、黑色或红色等不同颜色，但以黄色汗最为多见。

3.可呈持续性或间断性出现，情绪刺激常促发或加重。

【鉴别诊断】

1.臭汗症 汗液有特殊的刺鼻臭味，无颜色的改变，常局限于腋窝、腹股沟、足部、脐部、肛周、外阴部及女性乳房下。

2. 多汗症　皮肤出汗过多，不伴颜色的改变，多见于掌、跖、前额、腋下及外阴部等处。

【治疗方法】

1. 西医治疗

（1）局部治疗　无特殊疗法。可以 2% 醋酸铅溶液或 5% 明矾乳溶液清洗患部，然后用硼酸滑石粉及氧化锌扑粉，也可外用 4% 甲醛溶液或 0.5% 新霉素乳剂或溶液。

（2）全身治疗　尚无特殊治疗方法。出汗过多、色汗严重者，可适当口服镇静剂和抗胆碱能类药物。

2. 中医治疗

（1）辨证施治　① 湿热蕴蒸证，治以清热利湿，方用龙胆泻肝汤加减：龙胆、黄芩、栀子、泽泻、当归各 10g，柴胡 8g，甘草 3g，水煎服。② 脾虚湿盛证，治以健脾祛湿，方用参苓白术散加减：莲子肉、薏苡仁、砂仁、茯苓、人参、白术、山药各 10g，桂枝、白扁豆各 6g，甘草 3g，水煎服。

（2）中成药　① 地榆片和屏风安心胶囊各 4 片，口服，3 次/日；② 归脾丸 9g，口服，2 次/日；③ 六味地黄丸 6g，口服，2 次/日。

（3）外治疗法　① 密陀僧、石菖蒲、郁金花、白胡椒、甘松、白芷、佩兰、枯矾适量，水煎后入轻粉及冰片充分搅拌，外洗患处，1 次/日；② 密陀僧、白芷、白及、白附子、白矾适量，共研细末，纱布包裹后外扑患处，1 次/日；③ 阴部黄汗者，可用牡矾丹粉外擦患处，2～3 次/日；④ 蔓荆子适量，水煎后外洗患处，1～2 次/日；⑤ 白胡椒粉、煅牡蛎粉、牛脂各等份，调和成膏，外涂患处，2 次/日。

【预防与护理】

1. 注意皮肤护理，经常洗浴局部，勤换衣服，保持皮肤清洁和干燥。

2. 忌食辛辣刺激、油腻及含人工色素的食物，戒除烟、酒。

3. 避免不良精神刺激，保持心情舒畅和情绪稳定。

第二十章

毛发病

第一节　多毛症

多毛症是指体表毛发过度生长，超出正常界限的毛发过多症。以体表任何部位的毛发密度增加、增长、变粗、变黑为特征。

【诊断要点】

1. 全身性多毛症，全身广泛部位都有不同程度的毛发过度生长；局限性多毛症，仅某一部位毛发过度生长。

2. 体表毛发异常生长，密度增加、增长、变粗、变黑，超出正常范围。

3. 先天性多毛症与遗传和种族有关。获得性多毛症与内分泌功能紊乱或局限性病变及药物有关。

【鉴别诊断】

本病诊断容易，主要应鉴别属先天性多毛症还是获得性多毛症。

1. 先天性多毛症　患儿生下就有多毛，皮肤某处胎毛过多，体毛与头发一样，可长达数厘米，眉毛浓而长，四肢均呈多毛现象。

2. 获得性多毛症　常由内分泌功能紊乱、某些严重疾病以及药物等因素引起，见于躯干、四肢，偶见面部，广泛部位或局限于某一部位的毛发生长，特别是毳毛过度生长。

【治疗方法】

1.西医治疗

（1）局部治疗　① 选用拔毛糊脱毛后，外涂氢化可的松乳剂或氧化锌泥膏。② 小范围的可用电解术或短波透热法。③ 临床现多用激光脱毛，但国内文献报道激光治疗唇部多毛症的脱毛率明显低于腋下、四肢等部位，治愈所需治疗时间长，次数多，易出现色素沉着等不良反应，患者满意度低。810nm 半导体激光治疗唇部多毛症具有疗效好、痛苦小、不良反应少等优点。

（2）全身治疗　① 以去除有关病因为主；② 首先治疗原发性疾病，其次进行必要的对症处理；③ 由药物引起的，停药后可自行恢复。

2.中医治疗

（1）辨证施治　① 肝脾不和证，治以调理肝脾，方用逍遥散加减：柴胡 8g，白芍、当归、白术、茯苓各 10g，生姜 6g，甘草、薄荷各 3g，水煎服。② 脾肺气虚证，治以补脾益肺，方用补中益气汤加减：黄芪、人参、炙甘草、当归身、陈皮、白术各 10g，柴胡 8g，升麻 3g，水煎服。③ 肾气不足证，治以补养肾气，方用肾气丸加减：熟地黄、山药、山茱萸、牡丹皮、茯苓、泽泻各 10g，附子、肉桂各 3g，水煎服。

（2）中成药　逍遥丸 6g，3 次 / 日。

（3）外治疗法　① 取松香适量，溶于白蜡中，薄摊于纱布上，敷贴患处，1 次 / 日；② 雄黄及生石灰各适量，研细末，温水调涂患处，1 次 / 日。

【预防与护理】

1.积极治疗原发性疾病，尽量避免长期使用刺激毛发生长的药物。

2.注意皮肤护理，避免局部皮肤摩擦与刺激，勿使用刺激性的外用药物。

3.避免不良精神刺激，保持乐观的情绪，树立治疗疾病的信心。

4.加强营养，多食富含维生素和蛋白质的食物，少食辛辣刺激的食物，戒除烟酒。

第二节　早秃

早秃亦称男性型脱发，是一种头顶部发生稀疏性脱发的疾病。以头发逐渐变细变软，枯燥脱落为特征。常有遗传倾向。属中医"发蛀脱发"范畴。

【诊断要点】

1.多见于男性，常在20～30岁发病。

2.先从前额两侧，鬓角部开始，头发逐渐细软，稀疏脱落，渐向内延伸，最终额上部和顶部的头发可完全脱光，皮肤光滑，毛孔缩小或遗留少量毳毛，而枕部及两颞部仍保留正常的头发。

3.一般无自觉症状，可伴有皮脂溢出。

4.病程发展缓慢，常有家族史。

【鉴别诊断】

1.斑秃　头部突然发生的局限性斑状脱发，脱发区边缘头发常有松动现象，有自愈倾向。

2.脂溢性秃发　头发呈稀疏、散在性脱落，头皮覆有灰白色糠秕状或油腻性鳞屑，伴有瘙痒。

【治疗方法】

1.西医治疗

（1）全身治疗　① 胱氨酸50mg，3次/日。② 维生素B_2

50mg，3 次 / 日；维生素 B_6 10mg，3 次 / 日。③ 必要时可内服糖皮质激素，如强的松等。

（2）局部治疗　① 2% 米诺地尔（敏乐啶）溶液外搽，1～2 次 / 日；② 必要时选择糖皮质激素制剂，如氢化可的松或地塞米松霜，2 次 / 日等。

2. 中医治疗

（1）辨证施治　① 肝肾不足证，治以补益肝肾，方用七宝美髯丹加减：枸杞子、菟丝子、何首乌、茯苓各 15g，怀牛膝、当归各 10g，补骨脂 8g，水煎服。② 血虚风盛证，治以养血祛风，方用神应养真丹加减：熟地黄、当归各 15g，白芍、川芎、天麻、木瓜各 10g，羌活 6g，水煎服。

（2）中成药　① 六味地黄丸 6g，2 次 / 日；② 养血生发胶囊 2 粒，3 次 / 日。

（3）外治疗法　① 鲜侧柏叶、闹洋花、骨碎补适量，70% 酒精浸泡外搽，1～2 次 / 日；② 枯矾、百部用白酒浸泡外搽，1～2 次 / 日。

【预防与护理】

1. 避免不良精神刺激，解除思想负担，保持乐观的情绪。

2. 如伴有皮脂溢出，可做相应的处理。避免过多洗头或外用刺激性较强的药物。

第三节　斑秃

斑秃为突然发生的非炎症性、非瘢痕性的片状脱发。头发全部脱落称全秃，全身毛发均脱落则称普秃。以突然出现的圆形或椭圆形斑片状脱发，脱发区皮肤正常，无自觉症状为特征。多见于青年人。属中医"油风"范畴。

【诊断要点】

1. 青壮年多见。

2. 首发可见于任何部位，但多见于头部。

3. 发生较快的圆形或椭圆形斑片状脱发，大多钱币大小，边界清楚，脱发区皮肤正常，进展期脱发区边缘头发松动，易于拔下，可见其下段逐渐变细，如惊叹号样。

4. 一般无自觉症状，可在无意中或被他人发现。

5. 慢性经过，有自愈倾向，一般在停止脱发后3～6个月内恢复。

【鉴别诊断】

假性斑秃　一种炎症，瘢痕性脱发，常继发于头皮红斑狼疮、扁平苔藓等炎症性皮肤病，脱发部位皮肤萎缩变小，毛囊口消失，脱发区境界清楚，但边缘不甚规则。

【治疗方法】

1. 西医治疗

（1）局部治疗　① 2% 敏乐啶溶液、盐酸氮芥溶液外涂，1～2 次 / 日；② 中、强效糖皮质激素制剂，如 0.1% 去炎松霜外涂，1～2 次 / 日；③ 皮损范围小者，可用曲安西龙混悬液或强的松龙混悬液等长效糖皮质激素局部注射，2 周 1 次，连续 3～4 次；④ 富血小板血浆治疗，1 次 / 月。

（2）全身治疗　① 对于精神紧张，失眠者可给予镇静剂，地西泮 2.5mg，2～3 次 / 日，或谷维素 10mg，3 次 / 日；② 胱氨酸 50mg，3 次 / 日；③ 全秃、普秃患者，可给予强的松 10mg，3～4 次 / 日，1～2 月后逐渐减量维持。

2. 中医治疗

（1）辨证施治　① 血虚风盛证，治以养血祛风，方用神应养真丹加减：熟地黄、当归各 15g，白芍、川芎、天麻、木瓜各

10g，羌活 6g，水煎服。② 气滞血瘀证，治以理气活血，方用通窍活血汤加减：赤芍、红花、川芎各 3g，桃仁 6g（研泥），红枣 7 个（去核），老葱 3 根（切碎），鲜姜 9g（切碎），麝香 0.15g（绢包），水煎服。③ 肝肾不足证，治以滋补肝肾，方用七宝美髯丹加减：枸杞子、菟丝子、何首乌、茯苓各 15g，怀牛膝、当归各 10g，补骨脂 8g，水煎服。④ 气血两虚证，治以益气养血，方用八珍汤加减：人参、白术、茯苓、甘草、当归、川芎、熟地黄、白芍各 10g，水煎服。

（2）中成药　① 养血生发胶囊 2 粒，2 次 / 日；② 雷公藤片 3～4 片，2 次 / 日；③ 复方甘草酸苷片 3 片，口服，3 次 / 日。

（3）外治疗法　① 生姜切片，烤热后涂擦患处，每天数次；② 5%～10% 斑蝥酊、1% 辣椒酊外搽。

（4）其他疗法　针灸治疗斑秃的方法主要有梅花针、毫针、七星针、火针、耳针、电针、灸法、穴位注射、穴位刺血等。梅花针是最常用的方法。直接选取头皮脱发区及附近的穴位（阿是穴）。其次，根据中医理论辨证选穴。

【预防与护理】

1.避免恶性刺激，解除思想负担，保持心情舒畅，坚定治愈信心。

2.注意寻找发病诱因，并去除之。注意劳逸结合，适当休息，做到生活规律化。

3.给予足够的营养，多食含维生素丰富的新鲜蔬菜和水果，纠正偏食的不良习惯。

4.保持头发清洁卫生，避免用碱性太强的肥皂洗头，局部勿用刺激过强的外用药物。

第二十一章

黏膜疾病

第一节　接触性唇炎

接触性唇炎是一种唇部因接触外界物质而发生的局部刺激性、变应性或光敏反应的黏膜疾病。多由于各种化妆品，如油彩、唇膏等和用于局部治疗某些皮肤病的外用药物所致。以唇黏膜红肿、水疱、糜烂或干燥、脱屑、皲裂为特征。本病常见于妇女。

【诊断要点】

1. 有明显的接触史，常于接触刺激性物质后数小时或数日内出现损害。

2. 损害主要局限于唇部，病变范围与接触面积基本一致，但也可蔓延到周围皮肤。

3. 急性期损害为唇黏膜红肿、水疱，甚至糜烂、结痂，长期不愈的慢性者常表现为唇黏膜干燥、脱屑、肥厚或皲裂。

【鉴别诊断】

1. 剥脱性唇炎　损害易发生于下唇红缘处，表面结痂及鳞屑，脱落后露出红而发亮的表面，唇红缘干燥、皲裂，病程慢性，可持续数月至数年。

2. 光化性唇炎　唇部干燥、脱屑性损害发生在暴晒之后，每于夏季加重或诱发。

3. 腺性唇炎　可见到肥大的腺体和扩张的腺管开口部，有时可摸到囊肿形成的结节。

【治疗方法】

1. 西医治疗

（1）全身治疗　去除各种致病因素。① 维生素 C 0.2g，3 次/日；复合维生素 B$_2$ 片，3 次/日；② 病情较重者，可酌情用强的松 5～10mg，3 次/日。

（2）局部治疗　① 局部红肿、水疱或糜烂等急性期，可外涂 1% 龙胆紫液；② 干燥、脱屑或皲裂等慢性期，可外搽 1% 氢化可的松软膏、肤轻松软膏或 0.075% 地塞米松霜等，或以维生素 E 软胶囊油外用，3 次/日。

2. 中医治疗

（1）辨证论治　① 脾胃湿热证，治以清泻胃热，方用清胃散加减：当归、生地黄各 10g，牡丹皮各 6g，黄连、升麻各 3g，水煎服。② 血虚风燥证，治以养血润燥，方用养血润肤汤加减：当归、生地黄、熟地黄、天冬、麦冬、天花粉、黄芪、皂角刺、黄芩各 10g，桃仁 8g，升麻、红花各 3g，水煎服。

（2）中成药　① 龙胆泻肝颗粒 6g，3 次/日；② 清解片 5 片，2 次/日。

（3）外治疗法　① 局部红肿、水疱、糜烂，可用金银花、甘草适量，水煎后外搽或湿敷唇部，1 次/日；② 局部干燥、脱屑、皲裂，可用冰硼散调麻油外涂，1～2 次/日；③ 黄连、苦参、儿茶、白鲜皮、蛇床子、地肤子适量，煎水外洗唇部，1～2 次/日；④ 唇部红肿明显，可外涂黄连软膏，2 次/日。

【预防与护理】

1.避免接触外界刺激性物质，勿滥用油彩、唇膏等化妆品。

2.局部忌用有刺激性的外用药物，防止继发感染。

3.饮食宜清淡，多食含维生素丰富的新鲜蔬菜和水果。

第二节　剥脱性唇炎

剥脱性唇炎是一种唇黏膜的慢性浅表性脱屑性炎症。以唇红缘干燥、结痂、皲裂及反复脱屑为特征。本病多见于年轻女性，每因情绪波动而发病。本病属中医"唇风""紧唇"等范畴。

【诊断要点】

1.多见于年轻女性。

2.损害常自下唇中部开始，逐渐扩展至整个下唇或上唇，表面结痂及鳞屑，脱落后露出鲜红而发亮的表面，唇红缘往往干燥而发生皲裂，易出血。

3.自觉局部灼热、疼痛或有触痛感。

4.病程慢性，可持续数月或数年之久。

【鉴别诊断】

1.接触性唇炎　有明显接触史，如油彩、唇膏等。停止接触后症状逐渐消失，再接触再发。斑贴试验阳性。

2.光化性唇炎　与日光有直接关系，唇黏膜损害常发生在阳光下暴晒之后，每于夏季加重或诱发。

3.腺性唇炎　唇黏膜损害为有肥厚的黏液腺，可见到肥大的腺体和扩张的腺管开口部，有时可摸到囊肿形成的结节，晨起上下唇往往粘在一起。

【治疗方法】

1.西医治疗

（1）全身治疗　①纠正不良习惯，避免各种外界刺激；

② 复合维生素 B_2 片，3 次 / 日，维生素 C 0.2g，3 次 / 日；③ 长期不愈者，可试用小剂量糖皮质激素，如强的松 5～10mg，3 次 / 日；④ 严重者可服用氨苯砜 50mg，1～2 次 / 日。

（2）局部治疗　① 局部可外涂抗生素软膏或 1% 氢化可的松软膏及 0.075% 地塞米松霜等，2 次 / 日，或以维生素 E 软胶囊油外用，3 次 / 日；② 局部封闭，醋酸强的松 25mg 加 2% 利多卡因 1ml，皮损处注射。

2. 中医治疗

（1）辨证论治　① 风火上乘证，治以疏风清热，方用双解通圣散加减：石膏 20g，滑石 15g，防风、栀子、黄芩、荆芥、当归、白芍、川芎各 10g，桔梗 6g，薄荷、麻黄、甘草各 3g，水煎服。② 脾胃积热证，治以清泻胃热，方用清胃散加减：当归、生地黄各 15g，牡丹皮 6g，黄连、升麻各 3g，水煎服。③ 血虚化燥证，治以养血润燥，方用养血润肤汤加减：当归、生地黄、熟地黄、天冬、麦冬、天花粉、黄芪、皂角刺、黄芩各 10g，桃仁 8g，升麻、红花各 3g，水煎服。

（2）中成药　① 六神丸 10 粒，3 次 / 日；② 六味地黄丸 9g，3 次 / 日。

（3）外治疗法　① 白鲜皮、蛇床子、土槿皮、地肤子、苦参、地骨皮适量，水煎后外洗唇部；② 皲裂灼痛较甚者，可用青吹口散调麻油外涂，2～3 次 / 日；③ 痂皮较厚，鳞屑较多者，可用甘草蛋黄油外涂，2～3 次 / 日；④ 紫草及当归各等份，加入适量麻油煎熬后，去渣出火气，外搽唇部，2～3 次 / 日；⑤ 局部红肿、出血者，可外涂黄连软膏或以冰硼散吹之，2～3 次 / 日。

【预防与护理】

1. 注意口腔卫生，避免风吹或日晒等外界因素刺激，戒除咬唇、舔唇的不良习惯。

2.避免接触化学物质刺激,勿滥用口红、唇膏及油彩等化妆品,局部禁用刺激性药物。

3.宜清淡饮食,多食新鲜蔬菜和水果,忌食辛辣等刺激性食物,勿吸烟。

第三节　光化性唇炎

光化性唇炎又称夏季唇炎,是一种对光线过敏所致的唇黏膜过敏的急性或慢性炎症。以日光暴晒后唇黏膜红肿、水疱、糜烂、结痂或干燥、脱屑、皲裂等湿疹样改变为特征。本病常见于农民、渔民及户外工作者,男性多于女性,常在夏季发病或加重,与日光照射有密切关系。属中医"唇风"的范畴。

【诊断要点】

1.多见于户外工作者,以男性为多。

2.病变发生于唇黏膜,尤以下唇部常见,临床有两种类型的损害,急性光化性唇炎多有强烈日光照射史,急性发作,表现为唇红肿、充血,群集小水疱,疱壁极薄,迅速破裂,形成糜烂面、结痂或溃疡,易出血,愈后有瘢痕;慢性光化性唇炎潜隐性发病或由急性演变而来,表现为下唇干燥,脱屑或皲裂,黏膜浸润肥厚、变硬、失去弹性,角化过度、发展为疣状结节,可演变为鳞状细胞癌。

3.自觉有局部紧绷、灼热及疼痛感。

4.多在日光暴晒后发病,有明显的季节性,春末起病,夏天加重,秋天减轻或消退。

5.组织病理示黏膜上皮角化不全或角化过度,棘层肥厚,细胞内或细胞间水肿,真皮细胞带状浸润。

【鉴别诊断】

1. 接触性唇炎　有明确的接触史，症状轻重与接触机会有关，避免接触致敏物质后，症状减轻或消退，斑贴试验常阳性。

2. 盘状红斑狼疮　唇部可见鳞屑、结痂与皲裂等表现，其境界清楚，边缘浸润，有扩大的毛囊口以及毛细血管扩张等改变，唇以外部位亦可见到类似病变。

3. 扁平苔藓　常表现为斑片状紫红色斑，排列常呈网状、花纹状或环状，上覆痂皮，边缘见多角形的扁平丘疹，颊黏膜可见对称性网状威克姆纹。

【治疗方法】

1. 西医治疗

（1）全身治疗　① 氯喹 0.25g，1 次 / 日；② 对氨苯甲酸片 1～2g，3 次 / 日；③ 复合维生素 B_2 片 5mg，3 次 / 日；④ 烟酰胺 50～100mg，3 次 / 日；⑤ 维生素 C 0.2g，3 次 / 日；⑥ 静脉注射硫代硫酸钠 1g，1 次 / 日。

（2）局部治疗　① 局部外涂避光软膏，如 5% 对氨苯甲酸酊、5% 二氧化钛软膏，1 次 / 日；② 外搽 1% 氢化可的松软膏，0.075% 地塞米松霜等，2 次 / 日；③ 局部封闭，1% 去炎松混悬液 1ml 与 2% 利多卡因 5ml 混合皮损内注射，1 次 / 周。

2. 中医治疗

（1）辨证论治　① 风热壅盛证，治以疏风清热，方用双解通圣散加减：滑石、石膏各 15g，防风、荆芥、当归、白芍、栀子、黄芩、川芎各 10g，桔梗 6g，薄荷、麻黄、甘草各 3g，水煎服。② 脾胃湿热证，治以清泻胃热，方用清胃散加减：当归、生地黄各 15g，牡丹皮 6g，黄连、升麻各 3g，水煎服。③ 胃阴亏损证，治以养胃润燥，方用养阴益胃汤加减：沙参、麦冬、生地黄、玉竹、冰糖各 10g，水煎服。

（2）中成药　①黄连上清丸6g，2次/日；②通宣理肺丸9g，2次/日。

（3）外治疗法　①黄柏、黄连、野菊花、蒲公英、苦参、地肤子适量，水煎后外洗唇部，1次/日；②局部红肿、水疱，可用三黄洗剂外搽或用冰硼酸干扑，1次/日；③糜烂、结痂，可用黄连软膏或冰硼散调麻油外涂，1次/日；④鲜马齿苋适量，捣烂取汁，外搽患处，2次/日；⑤局部红肿、皲裂、出血，可用铜粉丸泡水外洗患处，或以紫草当归油外涂，2次/日。

【预防与护理】

1.寻找病因，去除诱发因素，如唇膏、某些食物或药物。

2.避免直接暴晒于阳光下，外出时可戴阔边帽或撑伞等，戒除咬唇、舔唇的不良习惯。

3.饮食宜清淡，多食蔬菜和水果，忌食辛辣等刺激性食物。勿吸烟。

第四节　腺性唇炎

腺性唇炎又称唇部黏液腺炎，是一种唇部异位唾液腺的增生和继发炎症性改变的唇部疾病。以下唇增厚、外翻、伴有唇红黏液腺增生、腺管口扩张、黏液分泌和不同程度的炎症反应为特征。本病多发生于儿童或青年期。少数病例可发生癌变。属于中医"茧唇"的范畴。

【诊断要点】

1.好发于下唇、上唇及颊黏膜，可同时有肥厚的黏液腺。

2.损害主要为下唇肿胀、外翻，唇红缘及唇内侧有多数界限清楚的黏液腺管开口，黏液样或黏液脓性分泌物增多。

3.唇黏膜表面可触及砂粒样的黏液腺管口。

4.自觉局部绷紧感、触痛或感觉过敏。

【鉴别诊断】

1.剥脱性唇炎　损害以唇红缘表面结痂、鳞屑、干燥或皲裂为主，鳞屑脱落后露出红而发亮的光滑表面，常反复发作，可持续数月或数年。

2.光化性唇炎　唇黏膜损害常发生在阳光暴晒之后，多在夏季发病或加重，秋冬季可缓解或消退。

3.唇癌　唇缘部硬结高突，日渐增大，表面结痂、皲裂，溃烂后流黄色恶臭分泌物，肿块形状不一，坚硬作痛。

【治疗方法】

1.西医治疗

（1）全身治疗　寻找病因，去除诱发因素。① 10% 碘化钾溶液口服，10ml，2 次 / 日。② 维生素 C 0.2g，3 次 / 日；复合维生素 B_2 片 5mg，3 次 / 日。③ 强的松 5～10mg，3 次 / 日。

（2）局部治疗　① 局部外用 1% 氢化可的松软膏及 0.075% 地塞米松霜等，2 次 / 日；② 有脓肿或瘘管时，应切开引流，局部以 0.5% 新霉素溶液或软膏换药，1 次 / 日；③ 必要时局部可试用浅层 X 线照射。

2.中医治疗

（1）辨证论治　① 脾胃蕴热证，治以清泻胃热，方用清胃散加减：当归、生地黄各 10g，牡丹皮 6g，黄连、升麻各 3g，水煎服。② 肝肾阴亏证，治以滋肝养肾，方用六味地黄汤加减：熟地黄、山药、山茱萸、牡丹皮、茯苓、泽泻各 10g，水煎服。

（2）中成药　① 六神丸 10 粒，2 次 / 日；② 龙胆泻肝颗粒 6g，2 次 / 日。

（3）外治疗法　① 大黄、苦参、黄柏、皂角刺、白芷、丹参适量，水煎后外洗唇部，1 次 / 日；② 局部外搽清凉软膏或

5% 没药酊，1 次 / 日；③ 红肿明显者可外敷玉露膏，1 次 / 日；④ 有脓肿和瘘管时，切开引流后可外涂生肌玉红膏。

【预防与护理】

1. 注意口腔清洁卫生，避免滥用口红、唇膏及油彩等化妆品。

2. 饮食宜保持清淡，忌食辛辣等刺激性食物。戒除烟、酒。

3. 有恶变迹象时，应早期诊断、早期治疗，必要时应行手术切除等根治疗法。

第五节　阿弗他口炎

阿弗他口炎又称复发性口腔溃疡。是指口腔黏膜复发性、单发或多发的、孤立的、圆形或椭圆形浅表溃疡，伴剧烈的自发性烧灼样疼痛。病程呈自限性。本病是最常见的黏膜疾病，发病率较高，女性多见。常初发于学龄儿童及青年期，中年以上可有不同程度的复发。属于中医"口疮""口疳"等范畴。

【诊断要点】

1. 好发于唇内侧、颊黏膜、舌缘或舌尖、软腭等处。

2. 局部可先有刺痛、紧张、烧灼、疼痛或感觉过敏，口腔黏膜有 2～10mm 的圆形或椭圆形边界清楚的红斑或淡黄色丘疱疹、单个或多个，很快表面变灰白色，形成溃疡，周围红晕明显，边缘整齐，基底柔软，表面覆以淡灰色或黄色薄膜，愈后不留瘢痕。

3. 常有剧烈的烧灼样疼痛，影响进食，严重者可有不同程度的全身症状，如乏力、低热、食欲减退、颌下淋巴结肿大、压痛。

4. 溃疡常在 1～2 周内自愈。但易反复发作。

5. 组织病理　唾液腺及导管变性、破裂、坏死、导管周围有大量中性白细胞浸润及淋巴细胞浸润。溃疡后期以慢性芽肿改变为主。

【鉴别诊断】

1. 白塞病　除口腔黏膜损害外，尚有眼及生殖器黏膜损害，常伴有结节性红斑、毛囊炎及血栓性静脉炎等多种症状，同形反应阳性。

2. 手足口病　口腔黏膜出现疼痛性小水疱，疱破后迅速形成灰白色糜烂或小溃疡，病程 1 周，很少复发。手足掌跖可见帽针大小之炎性水疱。

3. 单纯疱疹　常发生于口唇周围或口腔黏膜，多为小而浅的疱疹性或溃疡性病变，密集分布。

4. Vincent 咽峡炎　溃疡较深，且伴剧痛及明显臭味，局部淋巴结常肿痛。

【治疗方法】

1. 西医治疗

（1）全身治疗　① 维生素 B_1、维生素 B_2 或复合维生素 B_2 片 5mg，2～3 次 / 日；② 左旋咪唑 50mg，3 次 / 日，连服 3 天，停 4 天，服 3～4 个疗程；③ 反应停 50mg，2 次 / 日，4 周为 1 疗程，孕妇禁用；④ 强的松 15～40mg/ 日，分 2～3 次口服，疗程 1 周左右，适用于重症患者，短期服用；⑤ 组胺球蛋白肌内注射，每周 2 次，每次 2ml，可减轻症状和防止复发。

（2）局部治疗　① 0.5% 金霉素溶液或复方甲硝唑漱口，每 2h 1 次；② 0.5% 氯己定（洗必泰）溶液含漱，2～3 次 / 日；③ 0.1% 高锰酸钾溶液含漱，2～3 次 / 日；④ 康复新溶液含用，先口含 2～3min 后再咽下，2～3 次 / 日；⑤ 剧痛难忍的溃疡，可用 2% 丁卡因或 1% 普鲁卡因涂抹或含漱，特别在进食前用此法，可减少痛苦；⑥ 大片的剧痛溃疡可用醋酸氢化可的松或醋酸去炎松混合液做病变基底部浸润注射，2次/周，也可加等量普鲁卡因注射。如注射4～5次无明显效果时应考虑停药。

2. 中医治疗

（1）辨证论治　① 脾胃炽热证，治以清热和胃、泻火解毒，方用清胃散合导赤散加减：当归、生地黄各10g，牡丹皮6g，黄连、升麻各3g，水煎服。② 阴虚火旺证，治以滋阴降火、养血清热，方用知柏地黄汤加减：知母、黄柏、熟地黄、山茱萸、干山药、牡丹皮、白茯苓、泽泻各10g，水煎服。③ 脾胃虚弱证，治以健脾益气、利湿解毒，方用参苓白术散合银花解毒汤加减：莲子肉、薏苡仁、砂仁、茯苓、人参、白术、山药、金银花各10g，白扁豆、桂枝各6g，甘草3g，水煎服。④ 心火亢盛证，治以清心泻火、养心安神，方用导赤散合补心汤加减：麦冬、远志、茯神、地骨皮、木通、人参、当归、牛膝、黄芪、龙眼肉、生地黄、大枣各10g，木通、石菖蒲、竹叶各6g，甘草3g，水煎服。⑤ 上热下寒证，治以育阴潜阳、引火归原，方用金匮肾气丸加减：熟地黄、山药、山茱萸、牡丹皮、茯苓、泽泻各10g，附子、肉桂各3g，水煎服。

（2）中成药　① 知柏地黄丸9g，3次/日，适用于阴虚火旺者；② 补中益气丸9g，3次/日；③ 黄连上清片6片，3次/日。

（3）外治疗法　① 金银花、白菊花、蒲公英、黄连、薄荷、甘草适量，水煎后含漱，徐徐咽下，2～3次/日；② 人中白、孩儿茶、青蒿、黄连、黄柏、冰片、硼砂、薄荷适量，研细末后用水调匀，外涂溃疡面，1次/日；③ 冰硼散、锡类散、青吹口散等，外吹患处，1次/日。

（4）其他疗法　① 野蔷薇根适量，煎浓汁，稍稍含漱，2～3次/日；② 西瓜汁徐徐饮之，夏季可用西瓜翠衣水煎当茶喝，2～3次/日；③ 针刺疗法，取承浆、合谷、人中、长强、委中、后溪等穴；④ 耳针疗法，取神门、心、脾、胃、肝、肾、内分泌等腧穴。

【预防与护理】

1. 注意口腔清洁卫生，避免局部创伤，拔除残存牙根与牙冠。掌握正确的刷牙方法。

2. 宜清淡饮食，不能过食辛辣、油炸及烧烤等刺激性食物，多食新鲜蔬菜和水果，保持大便通畅。

3. 避免不良精神刺激，保持心情舒畅，加强身体锻炼，戒除烟、酒，生活规律化。

第六节　黏膜白斑

黏膜白斑是一种发生于口腔、外生殖器黏膜的角化过度的白色斑片。以口腔黏膜、外阴部黏膜发生大小、形状不同的表浅白斑，粗糙、增厚、变硬为特征。本病多发生于 40 岁以后的中老年人。口腔白斑以男性多见，外阴白斑多见于女性，也可见于男性龟头及包皮内侧等部位。属中医"口疮""阴疮"的范畴。

【诊断要点】

1. 口腔白斑　多见于男性。好发于腭、颊部、牙龈、舌的背面及两侧，早期损害为境界清楚的点状或条纹状的小斑片，呈微亮的乳白色，表面光滑如薄膜，晚期可变粗糙、增厚、变硬，呈疣状或乳头瘤状增殖。

2. 外阴白斑　主要见于女阴部位，好发于阴蒂、小阴唇或大阴唇内侧等处，损害为 1 个或数个边缘清楚的带灰白色的肥厚性斑片，表面粗糙、变硬，可呈乳头瘤状增殖，甚至糜烂或溃疡。

3. 多无明显症状，口腔白斑除用舌舔时感到粗糙外，对热及刺激性食物敏感。外阴白斑可伴有剧痒或灼热、疼痛感。

4. 组织病理学显示表皮角化过度，棘细胞不规则增生，上皮脚延长。上皮细胞部分呈异型性，细胞极性紊乱，可见角化不良性细胞。

【鉴别诊断】

1. 白癜风　为局限性皮肤色素消失，边缘清楚，患处毛发也往往变白，但不引起萎缩、增厚或脱屑等其他变化，无自觉症状。

2. 扁平苔藓（口腔）　颊黏膜可见对称性紫红色或灰白色丘疹，常有 Wickham 纹和糜烂，极少累及舌，组织病理学检查为基层液化变性，真皮可见带状淋巴细胞浸润。

3. 硬化性萎缩性苔藓　皮肤呈象牙白色，起皱纹，并有毛孔填塞，常在会阴处有同样损害，组织病理学检查可肯定诊断。

【治疗方法】

1. 西医治疗

（1）全身治疗　寻找病因，去除诱发因素，可试服维生素 A、维生素 B_2 或复合维生素 B 以及维生素 C、维生素 E 等。

（2）局部治疗　① 瘙痒明显者，可给予止痒剂，如苯唑卡因霜、达克罗宁霜及糖皮质激素霜外搽，2～3 次／日；② 角化过度者，可用维 A 酸霜、5- 氟尿嘧啶软膏、5% 水杨酸软膏、20% 尿素软膏等，2～3 次／日；③ 炎症明显者，可用肤轻松、恩肤霜等，2 次／日；④ 伴有感染者，可用新霉素软膏、红霉素软膏、莫匹罗星等，2～3 次／日；⑤ 萎缩性病变可局部应用雌性激素，如苯甲酸雌二醇、乙酰雌酚配成的软膏，2～3 次／日；⑥ 浅层 X 线照射、冷冻或激光治疗；⑦ 如确诊其有癌变倾向，应考虑做手术切除。

2. 中医治疗

（1）辨证论治　① 肝肾阴虚证，治以滋补肝肾，方用六味地黄汤加减：熟地黄、山药、山茱萸、牡丹皮、茯苓、泽泻各

10g，水煎服。② 气血两亏证，治以补养气血，方用八珍汤加减：人参、白术、茯苓、甘草、当归、川芎、熟地黄、白芍各 10g，水煎服。③ 肝郁脾虚证，治以疏肝理脾，方用逍遥散加减：柴胡 8g，白芍、当归、白术、茯苓各 10g，薄荷、甘草、生姜各 3g，水煎服。④ 脾肾阳虚证，治以温肾健脾，方用肾气丸合理中汤加减：熟地黄、山药、白术、甘草、山茱萸、牡丹皮、茯苓、泽泻各 10g，附子、肉桂各 3g，水煎服。

（2）中成药　① 六味地黄丸 6g，3 次 / 日；② 六神丸 10 粒，2 次 / 日；③ 龙胆泻肝颗粒 6g，3 次 / 日。

（3）外治疗法　① 淫羊藿、蛇床子、益母草、苦参、蒲公英、防风、三棱、莪术、鹿衔草、蒺藜适量，水煎后含漱，2～3 次 / 日，或坐于药液中洗浴外阴，1 次 / 日；② 口腔白斑，可以青吹口散油膏外涂，或冰硼散、锡类散等吹敷患处，2～3 次 / 日；③ 外阴白斑，可用血竭、生蒲黄、樟丹、蛤粉、白芷及枯矾适量，共研细末，以香油调匀后涂搽患处，2～3 次 / 日；④ 黏膜白斑萎缩瘙痒者，用淫羊藿、鹿衔草及覆盆子各等份研细末，以香油调涂患处，2～3 次 / 日；

（4）其他疗法　① 鲜白蓼花 1 味，水煎浓缩后制成蜜膏，内服，2～3 次 / 日；② 一枝黄花、淫羊藿、白鲜皮、艾叶、花椒、土槿皮、十大功劳叶、冰片适量，煎水含漱或外洗患处，2～3 次 / 日；③ 针刺疗法，口腔白斑取承浆、人中、长强、合谷等穴，外阴白斑取曲池、横骨、三阴交、太溪等穴；④ 耳针疗法，取神门、肺、脾、胃、内分泌等腧穴。

【预防与护理】

1. 去除局部刺激性因素，注意口腔清洁卫生，少食过热饮料及刺激性食物，戒除烟酒。外阴部应经常清洗，保持局部干燥、清洁。

2. 局部避免应用腐蚀性药物，定期复查，防止癌变。如有恶变倾向，应及时行手术切除等治疗。

3. 避免不良情绪刺激，保持心情舒畅，树立治愈疾病的信心。

第七节　龟头炎

龟头炎是指龟头黏膜的炎症，临床上常和包皮炎同时存在，统称为龟头包皮炎。是由各种不同原因引起的急慢性炎症性病变。以龟头和包皮水肿性红斑、糜烂、渗液或干燥、脱屑为特征。本病主要发生于青春期以后的青年和成人，好发于有包皮过长或包茎的患者。属于中医"龟头肿痛"的范畴。

【诊断要点】

1. 主要发生于龟头黏膜和包皮内面，也可累及整个阴茎。

2. 损害为外阴部潮湿，阴茎皮肤发红、肿胀；龟头黏膜和包皮内面充血、水肿及糜烂。继发细菌感染后，可发生浅小溃疡，有恶臭的乳白色脓性分泌物。

3. 自觉局部瘙痒、灼热及疼痛。

4. 一般无全身症状。严重者可有畏寒、发热及全身不适等症状。

【鉴别诊断】

1. 单纯疱疹　损害以密集成群的针头大小水疱为主，破裂后露出糜烂面，逐渐干燥、结痂，可有自愈倾向。

2. 固定性药疹　损害发生在服药之后，表现为红斑、水疱及糜烂等，停用致敏药物后常可自愈。

【治疗方法】

1. 西医治疗

（1）全身治疗　寻找诱发因素，针对病因给予相应处理。一般可选择抗生素治疗，如青霉素或磺胺类药物等。

（2）局部治疗 ① 急性期糜烂、渗液，选用硼酸水、0.5%新霉素溶液或间苯二酚（雷琐辛）、雷佛奴尔液外洗或湿敷，1～2 次 / 日；② 亚急性期结痂、浸润，可用新霉素糠馏油糊剂外涂，或外用四环素氧化锌糊剂，2 次 / 日；③ 慢性期干燥、脱屑，可用四环素可的松软膏外搽，2 次 / 日；④ 有溃疡者，可外用黏膜溃疡膏，2 次 / 日。

2. 中医治疗

（1）辨证论治 ① 肝经湿热证，治以清利湿热，方用龙胆泻肝汤加减：龙胆、黄芩、栀子、泽泻、当归各 10g，柴胡 8g，甘草 3g，水煎服。② 阴虚内热证，治以滋阴清热，方用知柏地黄汤加减：知母、黄柏、熟地黄、山茱萸、干山药、牡丹皮、茯苓、泽泻各 10g，水煎服。

（2）中成药 龙胆泻肝颗粒 6g，3 次 / 日。

（3）外治疗法 ① 大黄、黄柏、苦参、蒲公英、龙胆、蛇床子、皮硝、冰片适量，煎水外洗或湿敷，1～2 次 / 日，或黄柏液外洗，1～2 次 / 日；② 局部可外涂青吹口散油膏或青黛油膏，也可外扑冰硼散或锡类散等，2 次 / 日；③ 有溃疡者，可用生肌玉红膏外敷或外用生肌散，1 次 / 日。

【预防与护理】

1. 去除局部刺激性因素，注意龟头清洁卫生，少食过热饮料及刺激性食物，戒除烟酒。

2. 避免不良情绪刺激，保持心情舒畅，树立治愈疾病的信心。

第八节　珍珠状阴茎丘疹

珍珠状阴茎丘疹又称阴茎多毛样乳头瘤，是指环绕阴茎冠状沟的成串珠样的小珍珠状丘疹。以阴茎冠状沟发生呈串珠样排列的小珍珠状丘疹，无任何症状为特征。本病主要发生于成人，常见于 20～50 岁的患者，可能为生理发育上的变异，不引起任何功能上的障碍。

【诊断要点】

1.好发于阴茎冠状沟，尤以背侧常见，也可环绕整个冠状沟，偶可分布于龟头及系带上。

2.损害为成串珠样排列的白色、黄色或淡红色的半透明的小珍珠状丘疹，直径约 1～2mm，呈圆锥状、球状或不规则形，质较硬，互不融合。

3.无自觉症状，无触痛，也不破溃，不引起任何功能障碍。

【鉴别诊断】

1.尖锐湿疣　损害初发为淡红色柔软的小丘疹，以后逐渐增大、增多，部分融合而形成乳头状、菜花样或鸡冠状，常有性接触传染史。

2.生殖器疱疹　多发生于龟头，冠状沟及尿道口；损害为 1 个或多个红色小丘疹，迅速变成小水疱，可形成糜烂或溃疡，伴有烧灼样痛，常有性接触传染史。

【治疗方法】

本病良性经过，一般无须治疗，较严重者，可外涂氟尿嘧啶（5-氟尿嘧啶）软膏，或用激光、冷冻、高频电灼等治疗，中医可应用五妙水仙膏局部点治。

【预防与护理】

1.注意局部清洁卫生，经常清洗包皮垢，避免局部不良刺激。

2.有包皮过长或包茎者，应考虑做包皮环切术。

第九节 糜烂性龟头包皮炎

糜烂性龟头包皮炎是由于包皮过长、包皮垢过量积聚，刺激局部所致的龟头和包皮的糜烂渗出性炎症。以龟头和包皮内侧红肿、糜烂，有黄色的乳酪样恶臭渗液为特征。本病主要发生于青春期以后的成年人。属于中医"袖口疳""臊疳"等范畴。

【诊断要点】

1. 常有包皮过长或包茎，包皮内侧面及冠状沟和龟头表面有包皮垢过量积聚。

2. 损害为龟头和包皮内侧潮红、肿胀及糜烂，有黄色的乳酪样恶臭渗液，严重时可形成浅在溃疡，包皮肿胀明显形成炎性包茎而影响排尿。

3. 局部有瘙痒或剧烈的疼痛，严重者可有畏寒、发热、全身不适等症状。

【鉴别诊断】

1. 单纯疱疹　损害为密集成群的小水疱，破裂后出现糜烂面、干燥及结痂。

2. 固定性药疹　损害以红斑、水疱及糜烂为主，但常发生在服药之后，停药后易愈合。

【治疗方法】

1. 西医治疗

（1）全身治疗　可酌情选用抗生素治疗，如青霉素、四环素或磺胺类药物等。

（2）局部治疗　患处可用 1∶8000 高锰酸钾溶液浸洗，再外涂 0.5% 新霉素软膏，1～2 次 / 日。

2. 中医治疗

（1）辨证施治　① 湿热下注证，治以清热利湿，方用龙胆泻肝汤加减：龙胆、黄芩、栀子、泽泻、当归各 10g，柴胡 8g，甘草 3g，水煎服。② 热毒蕴结证，治以清热解毒，方用黄连解毒汤加减：黄连 3g，黄芩、黄柏、栀子各 10g，水煎服。

（2）中成药　龙胆泻肝颗粒 6g，口服，3 次 / 日。

（3）外治疗法　① 用大黄、黄柏、苦参、明矾适量，水煎后将包皮上翻浸洗，再外涂青吹口散油膏，或外扑青黛散、冰硼散等，1～2 次 / 日；② 鲜马齿苋适量，水煎后浸洗患处，1～2 次 / 日；③ 裸花紫珠、地锦草，水煎后浸洗患部，1～2 次 / 日。

【预防与护理】

1. 注意局部清洁卫生，经常将包皮翻转后清洗包皮污垢，保持局部干燥，避免不良刺激。

2. 发作期应限制辛辣、油腻等刺激性饮食，戒除烟、酒。

3. 局部炎症控制后应做包皮环切术，以去除诱发因素。

第二十二章

遗传性皮肤病

第一节　鱼鳞病

鱼鳞病是一种常见的遗传性角化障碍性皮肤病。以皮肤干燥、粗糙，伴有鱼鳞状鳞屑为特征。本病为先天性，自幼即有，多在 1～4 岁发病，随年龄增长而加剧，至青春期最显著，以后可停止发展。常有家族史。冬重夏轻。属于中医"蛇皮癣"的范畴。

【诊断要点】

1. 好发于四肢伸侧及躯干部，常对称性分布，严重者可波及全身。

2. 损害为皮肤干燥、粗糙，表面覆有淡褐至深褐色的糠秕状或菱形、多角形的鱼鳞状鳞屑，常伴有掌跖角化或皮纹显著，头皮有糠秕状脱屑等。

3. 一般无自觉症状，偶可有轻微的痒感。

4. 病程慢性，与季节关系密切，常于冬季加重，夏季减轻。

【鉴别诊断】

1. 黑棘皮病　多侵犯腋窝及腹股沟等处，皮损呈黑褐色斑块及乳头瘤样增殖，可并发癌瘤，一般多见于成人。

2. 鳞状毛囊角化病　多发生于躯干及股外侧，皮损为与毛囊一致的圆形小片状鳞屑，中央有小黑点，一般不融合，

3. 毛周角化病　皮损为针头大小的尖顶性毛囊角化丘疹，质硬，中央有毳毛卷曲在内或穿出，常见于上臂和大腿外。

【治疗方法】

1. 西医治疗

（1）全身治疗　可试用较大剂量维生素 A 注射或内服，也可应用芳香维 A 酸乙酯、维生素 E 等治疗。

（2）局部治疗　① 外用润肤的油膏，如 10% 尿素软膏、0.1% 维 A 酸软膏及 30% 鱼肝油软膏等，2～3 次 / 日；② 局部应用角质松解剂，如 5% 水杨酸软膏、5% 硫黄煤焦油软膏或 40%～60% 丙二醇水溶液等，1～2 次 / 日；③ 可酌情选择紫外线照射、淀粉浴或矿泉水浴等。

2. 中医治疗

（1）辨证施治　① 血虚风燥证，治以养血活血、润燥息风，方用养血润肤饮加减：当归、生地黄、熟地黄、天冬、麦冬、天花粉、黄芪、皂角刺、黄芩各 10g，桃仁 8g，升麻、红花各 3g，水煎服。② 瘀血阻滞证，治以活血化瘀、养肤润燥，方用血府逐瘀汤加减：当归、生地黄、赤芍、川芎、牛膝各 10g，柴胡、桃仁各 8g，枳壳、桔梗各 6g，红花、甘草各 3g，水煎服。

（2）中成药　① 润燥止痒胶囊，一次 3 粒，3 次 / 日，适用于血虚风燥证患者；② 桂枝茯苓胶囊，一次 3 粒，3 次 / 日，适用于瘀血阻滞证患者。

（3）外治疗法　① 皮肤干燥、粗糙、脱屑，可选用杏仁、桃仁、胡麻仁、郁李仁、火麻仁及核桃仁适量，共捣烂如泥，水煎后外洗，外涂胡桃膏或羊髓膏，1～2 次 / 日；② 皮肤粗糙、增厚、皲裂，可选用大黄、透骨草、桂枝、桃仁、当归、丹参、地

骨皮、皂角刺适量，煎水外洗，然后外涂润肌膏或当归膏，1～2次/日；③ 大枫子油、蛋黄油和甘草油混匀后外涂患处，1～2次/日；④ 白芝麻适量，加入麻油中以文火煎熬至枯黄成糊状，温后外涂患处，1～2次/日。

（4）其他疗法 ① 针刺疗法，取血海、风池、肾俞、曲池、阴陵泉等穴；② 耳针疗法，取交感、内分泌、肾上腺、肺、上肢、下肢等腧穴。

【预防与护理】

1. 避免近亲结婚。加强皮肤护理，防止皮肤干燥，禁用碱性肥皂洗浴，可适当外涂护肤油脂，保持皮肤柔润。

2. 冬季应避免寒冷刺激，注意衣着保暖，防止暴露部位皮肤受冻。

3. 注意饮食营养，多食新鲜蔬菜和水果及动物肝脏、蛋黄、豆类食品，忌食辛辣等刺激性食物。戒除烟、酒。

第二节　掌跖角化病

掌跖角化病是一种掌跖部皮肤呈弥漫性或局限性角化过度的遗传性皮肤病。以掌跖部角质蛋白过度形成，产生弥漫性或局限性的掌跖皮肤增厚为特征。本病多在婴儿期开始发病，随年龄增长而加剧，少数可自青春期发病，可持续终身。男女发病率大致相等，常有家族史。

【诊断要点】

1. 病变局限于掌及跖部，偶尔可累及手背、足背等处，呈对称性分布。

2. 损害为皮肤增厚、变硬、光滑、发亮、干燥，呈淡黄色、棕色或黑色，边缘清晰，于冬季发生皲裂。可伴有掌跖多汗，甲增厚、混浊、弯曲或有纵嵴。

3. 一般无自觉症状，偶有瘙痒。皲裂较甚时有疼痛及触痛感。

4. 组织病理学示表皮角化过度，颗粒层和棘层增厚，真皮浅层有轻度炎性细胞浸润。

【鉴别诊断】

1. 手足癣　损害可发生角化过度，除掌跖增厚外，脱屑，指（趾）甲常被累及，刮下鳞屑中能找到真菌。

2. 慢性湿疹　掌跖部慢性湿疹常有急性发作史，边界不清楚，不一定对称，可为局限性，其他部位也常有湿疹，自觉瘙痒明显。

【治疗方法】

1. 西医治疗

（1）全身治疗　无特殊治疗，可试服维生素A及维A酸、维生素E等。

（2）局部治疗　① 局部外用角质溶解剂，如5%水糖膏、30%尿素软膏、0.1%维A酸软膏等，1～2次/日；② 病情严重失去活动能力，可考虑分层皮移植术。

2. 中医治疗

（1）辨证施治　① 脾虚血亏证，治以健脾养血，方用八珍汤加减：人参、白术、茯苓、甘草、当归、川芎、熟地黄、白芍各10g，水煎服。② 阴虚血燥证，治以滋阴润燥，方用养血润肤饮加减：当归、熟地黄、生地黄、黄芪、麦冬、天花粉、黄芩各10g，桃仁8g，红花3g，水煎服。

（2）中成药　① 理中丸4.5g，2次/日；② 当归丸9g，3次/日。

（3）外治疗法　透骨草、地骨皮、王不留行、明矾适量，浸泡患处，然后选用疯油膏、玉黄膏或独角莲膏，猪脂及白蜡各适量，先将猪脂以文火熬化后入白醋，再用轻粉调匀，待凉成膏后涂搽患处，1～2 次 / 日。

【预防与护理】

1.注意皮肤护理，避免用碱性肥皂洗涤患处，局部不滥用刺激性或腐蚀性的外用药物。

2.避免接触汽油、油漆、乙醇及苯等化学物质，防止皮肤外伤。

3.多食新鲜蔬菜、水果，忌食辛辣等刺激性食物。

4.冬季注意手足保暖，防止皮肤受冻干裂。

第三节　着色性干皮病

着色性干皮病是一种较少见的遗传性皮肤病。以暴露部位发生色素改变、萎缩、角化和癌变为特征。本病多发生于婴儿期或儿童期，成年后发病者较少见。常有家族史，在 1 个家庭中可有多人患病，尤在近亲结婚的子女中常见。与日光照有密切关系，并易发生癌变。

【诊断要点】

1.好发于颜面、颈部和双手背等暴露部位，严重时也可波及四肢和躯干部。

2.损害为多数散在性雀斑样黑色斑点，常较密，可互相合成不规则的色素沉着斑，伴有皮肤干燥、萎缩及毛细血管扩张，在萎缩处有角化过度或疣状增生，可发展成基底细胞或鳞状细胞癌。

3.对光线敏感，常有畏光、流泪和眼损害。

4.患者常瘦小、发育差、智力低下。如发生癌变，预后不好。

【鉴别诊断】

1. 雀斑　主要发生于面部，为多数大头针大小灰黄至灰褐色斑点，夏季或行紫外线照射后剧增，不形成皮肤角化、瘢痕及癌变，无血管扩张。

2. 盘状红斑狼疮　面部损害为局限性红斑，呈蝴蝶状分布，毛囊口扩大，可有角质栓嵌入。

【治疗方法】

1. 西医治疗

（1）全身治疗　无特殊治疗，可应用较大剂量维生素 A、维生素 C 及烟酰胺等治疗。

（2）局部治疗　① 局部外用防光剂，如 5% 对氨苯甲酸搽剂、5% 二氧化钛霜及 10% 氧化锌糊剂等，1～2 次 / 日；② 角化性损害，可外用 5- 氟尿嘧啶软膏或 10% 硫黄煤焦油软膏等，1～2 次 / 日；③ 有疣状增生或癌变，应早期做适当手术切除。

2. 中医治疗

（1）辨证施治　① 肝火血燥证，治以清肝养血，方用柴胡疏肝汤加减：柴胡、白芍、川芎各 10g，陈皮、枳壳、香附各 6g，炙甘草 3g，水煎服。② 元气虚弱证，治以益气固本，方用补中益气汤加减：黄芪、人参、炙甘草、白术、当归身各 10g，柴胡 8g，陈皮、升麻各 10g，水煎服。③ 肝肾亏损证，治以养肝滋肾，方用六味地黄汤加减：熟地黄、山药、山茱萸、牡丹皮、茯苓、泽泻各 10g，水煎服。

（2）中成药　① 龙胆泻肝丸 6g，3 次 / 日，用于早期；② 青蒿蜜丸 20g，2～3 次 / 日，用于早期；③ 菊藻丸 10g，3 次 / 日，用于癌变；④ 平消片 5g，3 次 / 日，用于癌变；⑤ 西黄丸，2 次 / 日，用于癌变；⑥ 小金丹 1 丸，2 次 / 日，用于癌变。

（3）外治疗法　① 七叶一枝花、白花蛇舌草、透骨草、地骨皮、石菖蒲、桃仁、红花、桂枝适量，煎水外洗或浸泡患处，1 次 / 日；② 皮肤萎缩、角化过度，可选择润肌膏或玉黄膏外涂患处，2 次 / 日；③ 萎缩处病状增生或癌变者，可选用藜芦膏外敷患处，2 次 / 日；④ 若有腐溃，状如菜花者，可酌情选择五虎丹、皮癌净或消癌散等外用，2 次 / 日。

【预防与护理】

1. 避免近亲结婚，防止日光照晒，夏季外出应戴宽边草帽或撑遮阳伞。

2. 患者亲属应仔细检查，以便早期发现轻型患者，尽早预防和治疗。

3. 加强营养，多食新鲜蔬菜、水果、动物肝脏、蛋黄及豆类食品等，忌食辛辣等刺激性食物。

第四节　大疱性表皮松解症

大疱性表皮松解症是一种发生于皮肤和黏膜的大疱性遗传性皮肤病。以轻微机械性损伤后，受压和摩擦部位即可引起皮肤和黏膜发生水疱或大疱为特征。本病常自幼年开始发病，男女均可发生，但以男性多见。根据临床特点一般分为单纯性、显性遗传营养不良性和隐性遗传营养不良性 3 种类型。

【诊断要点】

1. 好发于易受压力和摩擦的部位，如关节和手足，尤以掌、跖等处常见。

2. 单纯型大疱性表皮松解症，损害为大小不等的水疱和大疱，尼氏征阴性，疱壁紧张而丰满，可破溃、糜烂，但迅速愈合，愈后不留瘢痕，可有色素沉着，黏膜很少受累。

3.显性遗传营养不良性大疱性表皮松解症，损害为松弛性大疱，尼氏征阳性，愈后留下萎缩性瘢痕，常伴发粟粒疹，有色素障碍，黏膜较少受累，可伴有鱼鳞病、毛周角化病、多汗症或厚甲等。

4.隐性遗传营养不良性大疱性表皮松解症，损害除松弛性大疱外，常有血疱，尼氏征阳性，愈合留下萎缩性瘢痕和色素障碍，黏膜常易受累，唇、口腔、气管、咽喉、食管、生殖器及肛周等均可累及，并有甲和牙齿发育不良，毛发稀疏或脱落。

5.病程呈慢性，常反复发作，单纯性者至青春期可获改善，而营养不良性者预后较严重。

【鉴别诊断】

1.寻常型天疱疮　多见于成人，损害不限于摩擦部位，易侵犯黏膜。全身情况差，预后不良。每次发病前体温可升高，尼氏征阳性。

2.脓疱疮　常见于儿童，极易传染，可呈流行性，开始可为水疱，内容迅速变为脓性，易于破裂，干燥后形成黄色脓痂，易于治愈。

3.迟发性皮肤卟啉病　损害好发于手背及日晒部位，对日光过敏，可见多毛，常伴发肝硬化及脂肪变性。

【治疗方法】

1. 西医治疗

（1）全身治疗　① 可选择维生素 E 及枸橼酸钠治疗；② 病情严重者应用糖皮质激素；③ 有继发感染应选用适当抗生素治疗。

（2）局部治疗　① 损害部位局限，一般可外用糖皮质激素软膏，2 次 / 日；② 有水疱和大疱，可先用复方硼酸水或 1∶2000 醋酸铅溶液湿敷，然后外涂氧化锌糊剂，2 次 / 日；③ 损害面积较大，水疱破溃，可用 0.5% 新霉素溶液或 0.1% 依沙吖啶溶液清洗创面后，再外用 0.5% 新霉素糠馏油糊剂或四环素氧化锌糊剂，2 次 / 日。

2. 中医治疗

（1）辨证施治 ① 湿热蕴结证，治以清热利湿，方用清脾除湿饮加减：茯苓、白术、苍术、黄芩、栀子、泽泻、甘草、连翘、茵陈各 10g，枳壳、玄明粉各 6g，竹叶、灯心草各 3g，水煎服。② 脾虚湿盛证，治以健脾祛湿，方用健脾祛湿汤加减：党参、白术、茯苓、吴茱萸、白芍各 10g，厚朴 6g，黄连、甘草各 3g，水煎服。③ 气阴两虚证，治以益气养阴，方用竹叶石膏汤加减：石膏 20g，竹叶、麦冬、人参、半夏各 8g，水煎服。④ 脾肾阳虚证，治以温补脾肾，方用右归饮加减：熟地黄、山药、山茱萸、枸杞子、菟丝子、当归、杜仲各 10g，鹿角胶 8g，肉桂、熟附子各 3g，水煎服。

（2）中成药 ① 龙胆泻肝颗粒 6g，3 次 / 日；② 肾气丸 6g，3 次 / 日；③ 右归丸 6g，2 次 / 日。

（3）外治疗法 ① 大黄、黄柏、苦参、蒲公英、野菊花、千里光、十大功劳叶、威灵仙、皮硝、冰片适量，煎水外洗或湿敷，1～2 次 / 日，然后用青黛散调麻油外涂，1～2 次 / 日；② 局部可外用清凉膏，如水疱糜烂较重，可以三黄洗剂或复方黄柏液、康复新液做湿敷，2～3 次 / 日。

【预防与护理】

1. 加强皮肤护理，注意保护皮肤，防止过度摩擦及外伤。

2. 水疱破溃后，应注意保持皮肤清洁，防止继发感染。

3. 给予足够的营养和易消化的食物，避免受凉，保持心情愉快，注意休息。

第五节　肠病性肢端皮炎

肠病性肢端皮炎是一种少见的常染色体隐性遗传性皮肤病。以口腔周围、四肢末端发生皮炎和腹泻、脱发等为特征。本病主要发生于婴儿期，男女发病率相近。常于 1 岁左右开始发病，尤在断奶前后发病率最高。严重病例不治则可死亡。

【诊断要点】

1. 主要发生于口腔周围和四肢末端，也可见于眼睑、肛周、肘及膝等处，常对称分布。

2. 损害为水疱和大疱成批出现，很快干燥、结痂，并形成鳞屑，酷似银屑病，可继发白念珠菌感染和甲营养不良。

3. 常有毛发稀疏、脱落或全秃，以及腹泻等胃肠道症状。

4. 严重时，有精神淡漠、发育不良及智力障碍等。

5. 病程慢性，随年龄增大，病情可逐渐减轻，如不尽早治疗可导致死亡。

6. 实验室检查示血清锌水平低下。

【鉴别诊断】

1. **皮肤念珠菌病**　常发生于肥胖或有腹泻的婴儿，皮损多分布于颈、腋、腹股沟等皱褶处或躯干部，皮损区可检查到白念珠菌。

2. **大疱性表皮松解症**　水疱主要发生于受压和摩擦部位，常与外伤有关。

3. **连续性肢端皮炎**　常先有局部外伤史，皮损开始于手指远端，长期局限于 1 个或几个手指。

4. **寻常型银屑病**　皮损主要为红斑和鳞屑，刮出鳞屑可见薄膜和点状出血，损害位于头皮、四肢及躯干。

【治疗方法】

1. 西医治疗

（1）全身治疗 ① 可口服硫酸锌、双碘喹啉、磺胺二甲基嘧啶以及补充维生素 A、维生素 E 和 B 族维生素；② 必要时输液和输血；③ 继发感染可选择适当抗生素治疗。

（2）局部治疗 ① 皮损以水疱为主，可选用 1∶2000 醋酸铅溶液外洗或湿敷，2 次 / 日；再外涂氧化锌糊剂或复方硼酸软膏，2 次 / 日；② 皮肤干燥、结痂或有鳞屑，可外搽糖皮质激素软膏，如 1% 氢化可的松软膏、0.075% 地塞米松霜，也可外涂 5% 糠馏油软膏或硫黄水杨酸软膏，2 次 / 日；③ 皮损继发白念珠菌感染，可外搽 1% 克霉唑软膏或特比萘芬软膏，2 次 / 日。

2. 中医治疗

（1）辨证施治 ① 湿热蕴结证，治以清热利湿，方用龙胆泻肝汤加减：龙胆、黄芩、栀子、泽泻、当归各 10g，柴胡 8g，甘草 3g，水煎服。② 脾虚湿盛证，治以健脾祛湿，方用参苓白术散加减：莲子肉、薏苡仁、砂仁、茯苓、人参、白术、山药各 10g，桂枝、白扁豆各 6g，甘草 3g，水煎服。③ 肝肾不足证，治以滋肾养肝，方用六味地黄汤加减：熟地黄、山药、山茱萸、牡丹皮、茯苓、泽泻各 10g，水煎服。

（2）中成药 ① 龙胆泻肝颗粒 6g，3 次 / 日；② 六味地黄丸 6g，3 次 / 日。

（3）外治疗法 ① 十大功劳、大黄、黄柏、苦参、蒲公英、地肤子、蛇床子、地榆、紫草、冰片适量，煎水外洗或湿敷，1～2 次 / 日；② 皮损以水疱和糜烂为主，可用青黛散调花椒油后外涂，1～2 次 / 日，或用复方黄柏液、康复新液湿敷，1～2 次 / 日；③ 皮损干燥、结痂或有鳞屑，可外涂黑豆馏油、蜈黛软膏，1～2 次 / 日。

【预防与护理】

1. 合理调配饮食，增强营养，提倡母乳喂养。

2. 注意皮肤清洁卫生，防止和控制继发性细菌或真菌感染。

3. 适当参加户外活动，多直接接受日光照射。

第六节　皮肤松弛症

皮肤松弛症是一种真皮弹力纤维发育障碍的遗传性皮肤病，以皮肤及皮下组织过度松弛、起皱褶，呈悬垂状态为特征。本病可分为先天性和获得性两种类型。先天性皮肤松弛症为一常染色体隐性遗传病，发生于婴儿期，获得性皮肤松弛症常在青春期或以后发生，可能与内分泌或其他全身性障碍有关。

【诊断要点】

1. 好发于眼睑、颜面、颈部、躯干、耳或皱褶部位的皮肤，也可累及全身皮肤。

2. 损害为皮肤及皮下组织过度松弛，起皱褶，可呈悬垂状态，皮肤丧失弹性，儿童常呈现出老人面貌。

3. 可伴发腹疝、食管弛缓和肺气肿。大血管如主动脉亦常受累，可发生动脉瘤。

4. 组织病理学示真皮内弹力纤维数量减少且短，呈颗粒性退行性变以致溶解。

【鉴别诊断】

1. **弹力过度性皮肤**　皮肤呈正常外观，皮肤过度伸展而松弛。

2. **弹性假黄疣**　颈侧和皱襞部位皮肤可以松弛，但有特征性的黄色，面部无损害，组织病理学也可鉴别。

3. **神经纤维瘤**　皮肤松弛呈局限性，不对称，伴有本病的其他表现如皮肤色素斑和多发性皮肤结节。

【治疗方法】

1. 一般治疗

（1）全身治疗　无特殊疗法，属获得性皮肤松弛症，主要应针对病因进行治疗，呼吸功能测定可早期诊断肺气肿，应做积极的对症处理。

（2）局部治疗　尚无有效疗法，可试用温浴、体疗及透热疗法等，必要时可施行手术切除或整容术，以减轻损坏的外貌。

2. 中医治疗

（1）辨证施治　① 血虚失养证，治以养血润肤，方用养血润肤汤加减：当归、生地黄、熟地黄、天冬、麦冬、天花粉、黄芪、皂角刺、黄芩各 10g，桃仁 8g，升麻、红花各 3g，水煎服。② 脾气虚弱证，治以补脾益气，方用补中益气汤加减：黄芪、人参、炙甘草、当归身、白术各 10g，柴胡 8g，陈皮、升麻各 3g，水煎服。③ 肝肾亏损证，治以滋肾养肝，方用六味地黄汤加减：熟地黄、山药、山茱萸、牡丹皮、茯苓、泽泻各 10g，水煎服。

（2）中成药　① 补中益气丸 9g，口服，2 次 / 日；② 六味地黄丸 6g，口服，3 次 / 日。

（3）外治疗法　① 透骨草、刺五加、黄精、白蔹、升麻、桃仁、红花、川芎、当归、艾叶适量，水煎后先熏后搽患处，1 次 / 日；② 局部可选择润肌膏或脱色拔膏棍外敷，1 次 / 日。

（4）其他疗法　① 针刺疗法，取合谷、手三里、曲池、尺泽、肝俞、脾俞、肾俞、足三里、阴陵泉、血海等穴；② 耳针疗法，取肾上腺、内分泌、肝、脾、肾、交感、皮质下等腧穴；③ 推拿、按摩疗法，根据病变部位的不同，施以不同的按摩手法。

【预防与护理】

1.寻找病因，去除诱发因素，积极治疗体内感染和内分泌疾病。

2.注意营养，给予高蛋白、高维生素饮食，少食辛辣等刺激素食物。

3.加强皮肤护理，避免外伤和继发感染。

第七节　遗传性血管性水肿

遗传性血管性水肿是一种常染色体显性遗传性皮肤病。以反复发作的急性局限性非凹陷性水肿，常伴有腹痛、恶心呕吐，血清中 C1 酯酶抑制剂降低为特征。本病可发生于任何年龄，但大多数出现于儿童期或少年期，常有家族史。属于中医"赤白游风"的范畴。

【诊断要点】

1.好发于四肢、面部及咽喉和胃肠道。

2.损害为突然发生的局限性、非凹陷性和非炎症性水肿，无痒感，也不伴发风团损害，少数可表现为无痒感的红斑性皮疹。

3.常伴发胃肠道水肿引起腹部绞痛和恶心、呕吐，或咽喉部水肿引起窒息而危及生命。

4.有明显的自限性，但可终身反复发作。

5.实验室检查示血清中 C4 和 C2 水平降低，C1 酯酶抑制剂缺乏或减低。

【鉴别诊断】

1.获得性血管性水肿　损害多发生于眼睑、口唇及外生殖器等组织疏松部位，常伴发风团，血清中 C1 酯酶制剂和 C4、C2 检查均正常。

2. **接触性皮炎** 有明显的接触史，皮损限于接触部位，并有丘疹、水疱和结痂等表现。

3. **颜面部丹毒** 发病较急、往往有畏寒、发热及头痛等全身症状，患部红斑水肿，表面光亮、灼热，颌下或耳后常有淋巴结肿大。

4. **虫咬皮炎** 蚊虫叮咬颜面，局部红肿、灼热，中央有针头大暗红色瘀点，或有水疱，瘙痒或疼痛明显。

【治疗方法】

1. 一般治疗

（1）全身治疗 一般均以采取对症处理为主。糖皮质激素、肾上腺素和抗组胺药物无效。可选择抗纤溶药物，如 6- 氨基己酸、雄性激素如炔羟雄烯异噁唑等治疗，腹部绞痛时宜服用鸦片类制剂。

（2）局部治疗 ① 局限性水肿，可外搽 10% 炉甘石洗剂或 1% 薄荷脑洗剂，2～3 次 / 日；② 也可以 1∶2000 醋酸铅溶液外洗或湿敷，1～2 次 / 日；③ 发生急性喉头水肿者应及时做气管切开。

2. 中医治疗

（1）辨证施治 ① 风热壅滞证，治以疏风清热，方用消风散加减：石膏 20g，荆芥、防风、生地黄、当归、胡麻仁、牛蒡子、知母各 10g，木通 8g，蝉蜕、甘草各 3g，水煎服。② 风寒相搏证，治以疏风散寒，方用荆防败毒散加减：荆芥、防风、茯苓、川芎、人参各 10g，柴胡 8g，羌活、独活、桔梗、枳壳各 6g，甘草 3g，水煎服。③ 脾虚湿阻证，治以健脾祛湿，方用除湿胃苓汤加减：滑石 15g，猪苓、泽泻、白术、防风、栀子各 10g，苍术、厚朴、陈皮、木通、肉桂各 6g，甘草 3g，水煎服。④ 热入营血症，治以清热凉血，方用清营汤加减：水牛角 20g，生地黄、玄参、金银花、连翘、丹参、麦冬各10g，黄连、竹叶心各3g，水煎服。

（2）中成药　祛风换肌丸6g，口服，3次/日。

（3）外治疗法　① 透骨草、防风、千里光、独活、地肤子、桃仁、红花、赤芍、白芷、艾叶适量，煎水外洗或湿敷，1～2次/日；② 局部水肿可用如意金黄散蜂蜜水调涂，或用如冰散冷开水调敷，1～2次/日；③ 喉头水肿，可用冰黛散、金钥匙吹撒患处；④ 鲜马齿苋、石韦，煎水外洗患处；⑤ 颜面水肿，可速取鸡蛋清外涂，局部水肿不适，可用生大黄捣烂涂之，1～2次/日。

（4）其他疗法　① 针刺疗法，取合谷、曲池、血海、足三里、三阴交、丝竹空、迎香、风池等穴；② 耳针疗法，取神门、肾上腺、内分泌、肺、脾、肾等腧穴。

【预防与护理】

1. 寻找病因，去除诱发因素，避免近亲结婚。

2. 避免不良精神刺激，保持心情舒畅和情绪稳定，注意适当休息。

3. 忌食辛辣、鱼腥、海味等刺激性食物，避免外伤和感染。

第二十三章

皮肤肿瘤

第一节　表皮痣

表皮痣又称线状表皮痣、疣状痣。本病是表皮细胞发育过度致表皮局限性发育异常所致的良性肿瘤。常在婴幼儿时发病，男女均可发病。

【诊断要点】

1. 多发于四肢及躯干部的某一部位或对称分布。

2. 皮损表现为淡黄色至棕黑色疣状损害，边界清楚，其大小、形态及分布各不相同。多为单侧发生，有的呈线状排列，如在躯干者则沿肋间神经分布或呈弧形排列，亦可为双侧性，甚至广泛分布于全身。

3. 有少数患者自觉瘙痒，一般无全身症状。

4. 可侵犯黏膜，为乳头状隆起，易误诊为尖锐湿疣。

5. 组织病理学示角化过度，乳头瘤样增生及棘层肥厚。并可见颗粒层增厚及柱状角化不全。其底层黑色素增多但无痣细胞。

【鉴别诊断】

1. 线状苔藓　患者大多为儿童，但亦可发生于成人，女性略多于男性，由苔藓样小丘疹组成，呈多角形或圆形，顶部扁平，红色或灰白，发亮，表面附有少量鳞屑，丘疹迅速增多，群聚后便互相融合，呈连续或断续的线状排列。本病发疹突然，进展迅速，多数在数日或数周内可达最高峰，多在 1 年内自愈。

2. 线状扁平苔藓　线状损害可单独发生，或作为全身泛发性损害的一部分，损害多分布在一侧肢体上，尤以下肢后侧多，也可见于胸部。

3. 银屑病　皮疹为附有银白色云母状鳞屑的红斑，刮去鳞屑后常有点状出血。组织病理学变化有助于诊断。

【治疗方法】

1. 西医治疗

（1）全身治疗　一般不需要全身治疗

（2）局部治疗　损害小而不多者可采用冷冻、激光治疗或外科手术切除，也可考虑采用皮肤磨削术。

2. 中医治疗

（1）辨证施治　气滞血瘀证，治以行气活血，化瘀通络之剂，药用赤芍、丹参、香附各 10g，青皮、桃仁、贝母各 8g，水蛭、地龙各 3g，水煎服。

（2）中成药　瘿瘤丸 10g，3 次 / 日，饭后半小时服。

（3）外治疗法　① 半夏、白芥子等量研末，配成 20% 软膏外用，2 次 / 日；② 刺猬皮、朴硝等量研末，以香油调敷，2 次 / 日；③ 外涂五妙水仙膏或水晶膏点治，2 次 / 日。

【预防与护理】

1. 注意局部皮肤护理，避免摩擦。

2. 对特殊易摩擦部位的疣状角化性损害最好做预防性彻底治疗，以防恶变。

第二节 黑头粉刺痣

黑头粉刺痣又名痤疮样痣、毛囊角化痣，为毛囊局部发育异常所形成的良性肿瘤。多见于 10 岁以前儿童或生时即有。

【诊断要点】

1. 好发于颜面、颈、上臂、胸前和腹部，有时泛发，累及掌、跖。

2. 损害为毛囊性丘疹，大小一致，针头大或稍大，顶部中央有黑色硬韧而角化过度的角质栓，类似黑头粉刺，数目不定，常密集存在，有时可形成脓疱、脓疡，愈后遗留瘢痕，酷似团簇性痤疮。

3. 损害皮损分布呈单侧性，呈线状或带状排列，单侧分布，排列成线形，偶双侧或零乱分布，直径 2cm 大，甚至累及半侧躯干。

4. 组织病理学为一宽而深的表皮凹陷，其内充满角蛋白，类似扩张的毛囊。底部偶有 1 根或数根毛干（残留毛囊）。较下部可见有皮脂腺小叶（1～2 个）的开口。

【鉴别诊断】

1. 线状表皮痣　当粉刺样痣损害呈线状分布时，应与本病相鉴别，本病无黑头粉刺。

2. 寻常痤疮　当黑头粉刺痣在面部发生时应与本病相鉴别。本病为后天的短时间的病变，有明显的炎症症状，损害较多，皮损常散在。

3. 萎缩性毛周角化病　本病的角质栓小而不明显，大多对称分布于颊部。

【治疗方法】

1. 西医治疗

（1）全身治疗　一般不需全身治疗。有继发感染时适当选用抗生素。

（2）局部治疗　有些病例进行手术切除后即可痊愈，但也有复发者。小范围者可行激光、冷冻及高频电刀治疗。

2. 中医治疗

（1）辨证施治　① 肝肾阴虚证，治以滋肝补肾，方用六味地黄汤加减：熟地黄、山药、山茱萸、牡丹皮、茯苓、泽泻各10g，水煎服。② 血燥失养证，治以养血润燥，方用清燥救肺汤加减：石膏20g，桑叶、枇杷叶、人参、甘草、麦冬各10g，杏仁8g，水煎服。③ 脾胃气虚证，治以健脾益气，方用参苓白术散加减：茯苓、人参、白术、山药、莲子肉、薏苡仁、砂仁各10g，桂枝、白扁豆各6g，甘草3g，水煎服。

（2）中成药　① 瘿瘤丸10g，3 次 / 日，饭后半小时服；② 六味地黄丸6g，3 次 / 日，用于肝肾阴虚证。

（3）外治疗法　根据皮损范围大小，可选用五妙水仙膏、水晶膏、祛痣饼及祛痣膏外涂。

【预防与护理】

注意局部的护理，避免摩擦。

第三节　脂溢性角化病

脂溢性角化病又名脂溢性疣、老年疣、基底细胞乳头状瘤，是一种角质形成细胞成熟迟缓所致良性表皮内肿瘤。多发于老年男性，常发生在 50 岁以后。

【诊断要点】

1. 好发于头面部，特别是颞部，其次为头皮、手背、躯干及四肢，但也可发生于体表任何部位。

2. 损害初起为针头大淡黄色斑，大多位于毛孔周围，渐增大变成黄褐至淡褐色略高出皮面之扁平丘疹，最后转为黄褐至黑色覆以油腻性鳞屑。

3. 皮损可为单发，但一般为多发。

4. 一般无自觉症状，偶有痒感。

5. 病情发展缓慢，病程可长达 30 年。

6. 组织病理学显示乳头状瘤样增生，表皮下端界限清楚，表皮突，无向下生长倾向，两侧边缘清楚，好像贴在皮面一样，表皮增生的细胞主要为类似基底细胞的细胞。

【鉴别诊断】

1. 光化性角化病　好发于老年人（户外工作者多见）的面、颈和手背。损害部质地较硬，表面干燥，覆以粘连较紧的鳞屑，鳞屑不易被刮去，如用力去除，基底容易出血。

2. 线形表皮痣　常生后即有，好发于躯干或肢体。皮损质地较硬，表面呈疣状，常呈条形排列。

【治疗方法】

1. 西医治疗

（1）全身治疗　一般不需要全身治疗。

（2）局部治疗　① 对早期损害可外用 3% 氢醌霜搽于患处，1～2 次 / 日；② 必要时可采用激光、液氮冷冻、手术切除或外涂三氯醋酸；③ 如诊断尚未明确，治疗前最好先做活检，以免误诊。

2. 中医治疗

（1）辨证施治　①血热风燥证，治以清热凉血消风，方用凉血消风散加减：石膏 20g，荆芥、防风、生地黄、当归、胡麻仁、牛蒡子、知母各 10g，木通 8g，蝉蜕、甘草各 3g，水煎服。②脾胃湿热证，治以清热利湿，方用龙胆泻肝汤加减：龙胆、黄芩、栀子、泽泻、当归各 10g，柴胡 8g，甘草 3g，水煎服。③阴伤血燥证，治以滋阴除湿，方用滋阴除湿汤加减：川芎、当归、白芍、黄芩、泽泻、知母、熟地黄各 10g，陈皮、地骨皮、贝母各 6g，柴胡 8g，甘草 3g，水煎服。④血虚风燥证，治以养血润燥，方用当归饮子合养血润肤饮加减：当归、生地黄、白芍、川芎、何首乌、荆芥、防风、白蒺藜、黄芪、甘草各 10g，水煎服。

（2）中成药　①瘰疬丸 10g，3 次 / 日，饭后半小时服；②龙胆泻肝颗粒 6g，3 次 / 日；③当归片 5 片，3 次 / 日；④新六味片 5 片，2 次 / 日。

（3）外治疗法　①干性者用颠倒散或润肌膏、摩风膏外涂，2 次 / 日。②油脂多者可采用洗剂，如脂溢洗方外洗，1 次 / 日，还可采用玉肌散、冰射散及翠云散等外涂，2 次 / 日。③用鲜杏仁 15g，桃仁 20g，捣烂如泥，煎水外洗，1 次 /2 日。

【预防与护理】

1. 注意不要滥用外涂药物，以防损伤皮肤，见以颜面部更需慎重。

2. 讲究个人卫生，勤洗澡、勤换衣。

3. 少食荤腥、油腻、甘甜食物，多吃水果、蔬菜等清淡之物。

4. 注意局部护理，避免摩擦。

5. 多发性脂溢性角化病患者，应避免强烈日光照晒。

第四节 表皮内上皮瘤

表皮内上皮瘤的发病男性稍多于女性，多见于中老年人。

【诊断要点】

1. 本病好发于躯干、头部和上臂，可见于皮肤任何部位，但不见于手掌、足心和肛门、生殖器。

2. 以单发为主，病变表浅，一般为鲜红色或蜡样斑块，扁平或微隆起，或仅边缘隆起，有时见色素沉着，有时则如湿疹样。单发病变多在几毫米至3cm，多发病变亦可融合成片。

3. 此病至终伴发身体他处癌症者约占25%，少于鲍温病（51%），故其预后较鲍温病及乳房外湿疹样癌为佳。

【鉴别诊断】

脂溢性角化病　好发于50岁以上男性，多伴有皮脂溢出，常见于颜面，特别是耳前、颞部、手背及胸背部等部位，无自觉症状或有轻度瘙痒。损害部位早期为小而扁平、边界清楚的斑片，表面光滑或略呈乳头瘤样，淡黄褐或茶褐色。皮损上有毛囊角质栓为本病的重要特征之一。

【治疗方法】

1. 西医治疗

（1）全身治疗　一般不需要全身治疗

（2）局部治疗　采用手术切除预后良好，化疗药物敷贴，收效亦佳。

2. 中医治疗

（1）辨证施治　① 血瘀毒聚证，治以清热解毒、活血化瘀、软坚散结，方用菊藻汤加减（经验方）：山慈菇、重楼、金银花、菊花各15g，何首乌、海藻各10g，漏芦6g，蜈蚣、三棱、制马钱子各 3g，水煎服。② 脾胃气虚证，治以健脾益气，方用参苓白术散加减：茯苓、人参、白术、山药、莲子肉、薏苡仁、砂仁各 10g，桂枝、白扁豆各 6g，甘草 3g，水煎服。③ 气血亏虚证，治以补气养血，方用八珍汤加减：人参、白术、茯苓、甘草、当归、川芎、熟地黄、白芍各 10g，水煎服。

（2）中成药　① 菊藻丸 10g，3 次 / 日，饭后半小时服；② 瘿瘤丸 10g，3 次 / 日，饭后半小时服。

（3）外治疗法　可采用白降丹外敷，隔日换药 1 次；五妙水仙膏外涂。

【预防与护理】

1. 讲究个人卫生，注意局部护理，应避免搔抓，及时治疗。

2. 不滥用强刺激外用药物。

第五节　Paget 病

本病又称"乳头湿疹样癌"是一种特殊类型的癌性疾病。多发生于女性乳房，也可发生于男性乳房及其他富有大汗腺的部位，因其临床表现似湿疹，常易误诊。属中医"乳疳"的范畴。

【诊断要点】

1. 好发于 40～60 岁中老年妇女。

2. 一般发生于女性单侧乳头、乳晕及其周围，亦可见于乳房外其他大汗腺分布区，如腋下、肛门及外阴等，呈湿疹样外观。

3. 皮损初起发红、糜烂及渗出，干燥后结黄褐色痂皮或角化脱屑，乳头内陷，触之坚硬，部分形成溃疡。后期有乳头瘤样增殖。

4. 自觉瘙痒、麻木、刺痛，病情发展，可侵及全部乳房至胸壁，可向附近淋巴结及内脏转移。1/3 患者的腋部可触及肿大淋巴结。

5.组织病理学显示表皮可见散在或成堆的 Paget 细胞。

【鉴别诊断】

1.湿疹 多对称性发生,乳头无变形,皮疹多形性,有红斑、丘疹、水疱、糜烂、渗出及结痂,无浸润,不坚硬,自觉瘙痒。

2.皮肤原位癌 极少见于乳头,损害常较隆起,大多略呈疣状。

3.浅表型基底细胞癌 此病皮损的边缘较窄,如细线状,组织病理学上两者容易区别。

【治疗方法】

1.西医治疗

(1)局部治疗 确诊后应迅速做乳房单纯切除术,如合并乳腺癌时,则应做根治术。本病用放射治疗效果差。有报道用氟尿嘧啶治疗对某些病例有效。

(2)全身治疗 一般不需全身治疗。

2.中医治疗

(1)辨证施治 ① 肝郁气滞证,治以疏肝解郁、理气散结,方用逍遥散加减:柴胡 8g,白芍、当归、白术、茯苓各 10g,甘草、薄荷、生姜各 3g,水煎服。② 血瘀毒聚证,治以清热解毒、活血化瘀,方用菊藻丸:重楼、菊花、何首乌、山慈菇、金银花各 15g,漏芦、海藻各 8g,三棱、制马钱子、蜈蚣各 3g,水煎服。③ 肝郁化火证,治以清肝解郁、降火解毒,方用清肝解郁汤合丹栀逍遥散加减:柴胡 8g,白芍、当归、白术、茯苓、栀子各 10g,牡丹皮 6g,薄荷、甘草、生姜各 3g,水煎服。④ 气血两虚证,治以补益气血、软坚散结,方用八珍汤合人参养营汤加减:人参、白术、茯苓、甘草、当归、川芎、熟地黄、白芍各 10g,

水煎服。

（2）中成药　①菊藻丸 10g，3 次 / 日，饭后半小时服；②瘰瘤丸 10g，3 次 / 日，饭后半小时服；③龙胆泻肝颗粒 6g，3 次 / 日；④逍遥丸 6g，3 次 / 日；⑤人参健脾丸 5g，3 次 / 日。

（3）外治疗法　①渗出少者，可用青黛散调麻油外搽，2 次 / 日；②渗出较多者，可选用苦参、黄柏、苍术、枯矾、孩儿茶等煎水外洗或湿敷，1～2 次 / 日，还可用马齿苋煎水湿敷，后外敷藜芦膏或珠红散，1～2 次 / 日。

【预防与护理】

1. 注意皮肤护理，及时清洁创面，保持引流通畅。

2. 手术后增加营养，促进伤口愈合。

3. 定期复查，以防复发，以达早期发现、早期治疗的目的。

第六节　基底细胞癌

本病又名基底细胞上皮瘤，系基底细胞恶性增殖。本病属于中医"癌疮"的范畴。

【诊断要点】

1. 常在中年以后发生。

2. 好发于常暴露于日光的头面部（眼眶周围）、鼻翼、鼻唇沟和颊部等处，但浅表型则以躯干部多见。

3. 根据临床形态可分为以下 5 型。

（1）结节溃疡型　较常见，损害一般为单个，初为蜡样小结节，中央易溃破，溃疡面扁平，边缘卷起，伴似毛细血管扩张，中心有棕色痂，将痂剥去后，基底易出血，愈后形成瘢痕。

（2）色素型　同结节溃疡型，但有明显褐色素沉着。

（3）局限型硬皮病样或硬化型　局部皮肤硬化，呈白或淡黄色，边界不十分清楚，略高出皮面，最后破溃、结痂。

（4）浅表型 多见于躯干，损害为一或数片鳞屑性红斑，表面有糖状鳞屑，扪之有轻度浸润感，外围有线型蜡样边缘，可部分破溃，形成浅表溃疡，愈后形成瘢痕。

（5）纤维上皮瘤型 常见于背部，损害为一或数个高出皮面的结节，质地中等，表面光滑，淡红色，常略带蒂，偶或破溃。

4. 生长缓慢，但日久可局部破坏，很少转移。

5. 在组织病理学上瘤实质主要由基底样细胞组成，边缘部分瘤细胞排列成栅状，瘤实质与间质之间有对 PAS 染色呈阳性反应的基底膜带。

【鉴别诊断】

1. 鳞状细胞癌 易转移，转移后常侵犯附近淋巴结，组织病理学检查可以鉴别。

2. 盘状红斑性狼疮 表面角质增殖，毛囊口扩大，内含角栓，有萎缩斑，不形成溃疡，常在颜面以蝴蝶状分布，组织病理学检查可以鉴别。

3. 寻常性狼疮 呈深褐红色，有狼疮结节，易破坏面容，结核分枝杆菌检查及结核菌素反应均呈阳性，组织病理学为结核性肉芽肿。

4. 角化棘皮瘤 本病与基底细胞癌的结节型相似，但本病常为红色半球状结节，中央有大角质栓，在数日内生长迅速，并可自行消退。

【治疗方法】

1. 西医治疗

（1）局部治疗 可选用放射疗法及手术疗法；癌瘤较小，在皮下尚可活动者可行冷冻疗法、电凝固法或激光疗法等。

（2）全身治疗 采用博来霉素（争光霉素）静脉注射，每次

15mg，2次/周，总量可达2000mg。

2. 中医治疗

（1）辨证施治　①血热湿毒证，治以清热凉血、除湿解毒，方用除湿解毒汤加减：滑石、大豆黄卷、薏苡仁、金银花、连翘各15g，栀子10g，牡丹皮、紫花地丁、木通各8g，甘草3g，水煎服。②火毒瘀结证，治以清热解毒、化瘀散结，方用解毒化瘀汤加减：当归、黄芪、金银花、赤芍、黄柏、玄参、丹参各10g，乳香、没药、桃仁各6g，红花3g，水煎服。③肝郁血燥证，治以疏肝理气、养血活血，方用丹栀逍遥散加减：柴胡8g，白芍、当归、栀子、白术、茯苓各10g，牡丹皮6g，甘草、生姜、薄荷各3g，水煎服。④气血亏虚证，治以补益气血，方用八珍汤加减：人参、白术、茯苓、甘草、当归、川芎、熟地黄、白芍各10g，水煎服。⑤血瘀痰结证，治以活血化瘀、软坚散结，选用活血逐瘀汤：丹参10g，乌药、白僵蚕、三棱、莪术、白芥子、厚朴、橘红、土贝母、沉香各6g，水煎服。

（2）中成药　①菊藻丸10g，3次/日；②肿节风片5片，3次/日；③小金片4片，3次/日；④平消片5g，3次/日；⑤西黄丸1丸，2次/日。

（3）外治疗法　①未溃破者，用五虎丹糊剂外敷，以万应膏贴盖，待癌瘤逐渐坏死，脱落后再改用红升丹祛腐生肌，长皮收口；②已溃者，用五虎丹钉剂、饼剂外敷，方法同糊剂。

【预防与护理】

1. 讲究个人卫生，注意体表皮肤、黏膜的清洁。

2. 要保持性格开朗，注意劳逸结合。

3. 注意饮食，进食容易消化且有营养的食物。

4. 防止过度的日光暴晒。

5. 对各种慢性皮肤病应积极治疗，防止发生癌变。

第七节　鳞状细胞癌

鳞状细胞癌通常简称鳞癌，又名表皮样癌、棘细胞癌。是一种赘生在人体肌肤上的一种恶性肿瘤，恶性程度较基底细胞癌高。属中医"翻花疮"的范畴。

【诊断要点】

1.好发于暴露部位，多见于手背、前臂、头皮、颜面及耳郭等处，亦可见于龟头，或继发于某些皮肤病，如光线性角化病、慢性放射性皮炎、寻常狼疮、红斑狼疮、慢性溃疡、烧伤瘢痕以及黏膜白斑病等的基础上。

2.皮损初起为米粒至黄豆大坚硬的丘疹或小结节，颜色淡红或鲜红，疮形根盘散漫，继而在疮顶或边缘出现迅速增长、表面粗糙、高低不平的肿块，色泽晦暗，或者顶透紫色，推之不动。数月之后，疮面渐溃烂，四周高起，形如菜花，稍触动即流脓液或血水，并有腥臭味。

3.浸润明显，后期侵犯附近淋巴结。

4.组织病理学示类似表皮基底癌细胞组成，边缘部分癌细胞呈栅状排列。

【鉴别诊断】

1.基底细胞癌　损害发展甚慢，溃疡边缘卷起，组织病理可见癌细胞，呈深嗜碱性，癌细胞与周围间质之间有空隙。

2.疣状狼疮　有狼疮结节，结核菌检查培养及结核菌素试验阳性，组织病理学有结核样结构。

3.角化棘皮瘤　生长迅速，并可自愈，但偶尔也有临床表现很像角化棘皮瘤，但实际上已进展为鳞癌，故病理学检查十分必要。

【治疗方法】

1. 西医治疗

（1）局部治疗　在淋巴转移前，争取尽早广泛切除，切除后施植皮术。本病对放疗中度敏感，有内脏转移者，可考虑使用。

（2）全身治疗　可用博来霉素（争光霉素）15mg，静脉注射，2次/周，总量不超过2000mg，注意不良反应。

2. 中医治疗

（1）辨证施治　① 脾虚证，治以健脾利湿、软坚化痰，方用参苓白术散加减：白扁豆、茯苓、人参、白术、山药、莲子肉、薏苡仁、砂仁各10g，桂枝6g，甘草3g，水煎服。② 肝郁证，治以疏肝理气，通经活络，化痰散结，方用逍遥散加减：柴胡8g，白芍、当归、白术、茯苓各10g，薄荷、甘草、生姜各3g，水煎服。③ 肝肾亏损证，治以滋补肝肾、扶正固本、方用人参养荣汤加减：茯苓、远志、白芍、党参、黄芪、白术、甘草、熟地黄各10g，五味子、陈皮各6g，水煎服。④ 瘀毒互结证，治以清热解毒、活血化瘀、软坚散结，方用菊藻汤加减：菊花、重楼、山慈菇、何首乌各15g，海藻、三棱、制马钱子、金银花、漏芦、马钱子、蜈蚣各3g，水煎服。

（2）外治疗法　① 菊藻丸10g，3次/日，饭后半小时服；② 西黄丸1丸，3次/日；③ 肿节风5片，3次/日；④ 小金丹1丸，2次/日，用黄酒适量温服。

（3）外治疗法　① 初期阶段，选用藜芦膏外敷患处，1次/日，有缩小病变范围及移毒由深出浅的功效；② 若疮腐溃，状如菜花，时流污秽脓血，可酌情选用五虎丹（经验方）、皮癌净、消癌散、单猪尿豆碱等，以上4药可直接外掺布于疮面，亦可用植物油或糯糊调成糊状，外敷后贴上万应膏，1次/2～4日，待瘤体组织完全腐蚀脱落后，再用生肌长皮药收口；③ 信枣散，麻油调成糊状，外敷患处，间隔 2～3 周换药；④ 砒矾散，掺布于创面，每日或隔日换药 1 次，直至癌组织脱尽。

【预防及护理】

1. 讲究个人卫生，注意体表皮肤、黏膜的清洁。

2. 保持心情舒畅。

3. 注意劳逸结合，节制房事。

4. 注意饮食，进食容易消化且有营养的食物。

5. 防止强烈的日光照射。

第八节　表皮囊肿

表皮囊肿又名角质囊肿、角质蛋白囊肿。是一种真皮内含有角质的囊肿。属中医"痰核"的范畴。

【诊断要点】

1. 好发于颜面、头皮、颈部及躯干，多见于中年以上患者。

2. 直径 0.5～2cm 大小的圆形隆起性皮内肿物，柔韧而富有弹性，皮色正常或淡黄、淡青色，常与皮肤粘连，而基底可活动。

3. 生长缓慢，常单发，无自觉症状，在面部可继发感染。

4. 组织病理学见囊壁系由表皮构成，从内向外可见颗粒细胞、棘细胞及基底细胞，晚期囊壁常部分或完全萎缩，仅有 1～2 层扁平细胞组成。囊内充满多层排列的角质。

【鉴别诊断】

1. 多发性脂囊瘤　往往有家族史，多见于 10 多岁的男孩或青年，好发于前胸中下部，也可侵犯面、额、耳、眼睑、头皮及臂等处，少则数个，多者达数百个，直径数毫米乃至 1～2cm，肤色正常，通常隆起，可移动。

2. 脂肪瘤　可发生于任何年龄，女性多见，肿瘤可单发或多发，质地柔软可以移动，基底较宽，圆形或分叶状。主要见于颈、肩、背及腹部的皮下组织。表面皮肤正常，多无自觉症状。

【治疗方法】

1. 西医治疗

（1）全身治疗　一般不需全身治疗。若合并感染时，可选用抗生素，如青霉素及先锋霉素类、螺旋霉素及罗红霉素等。

（2）局部治疗　① 早期行手术切除，手术时必须将囊壁完全剥出；② 若合并感染，先用抗生素，待炎症消退后再行手术治疗。

2. 中医治疗

（1）辨证施治　① 脾虚气滞，痰浊凝结证，治以健脾益气、理气化痰，方用二陈汤加味：茯苓 15g，陈皮、半夏各 6g，甘草 3g，水煎服。② 痰凝气结证，治以行气化痰、软坚散结，方用瘿瘤汤加减：煅牡蛎、玄参、山豆根各 15g，漏芦、海藻各 3g，商陆、三棱、莪术、天葵子、黄连各 3g，水煎服。

（2）中成药　① 瘿瘤丸 10g，3 次 / 日，饭后半小时服；② 小金丹 1 丸，3 次 / 日。

（3）外治疗法　① 取山慈菇，醋磨浓汁，外涂患处，3～5 次 / 日，直至肿瘤消失；② 瘤消膏外敷于肿瘤表面，每周换药 2 次，直至肿瘤消失；③ 已成脓溃破者，可用红升丹粘于棉花上，轻而均匀地填塞在创面内，使包囊腐蚀脱落，后用消炎生肌散换药收口，方能根治，不再复发。

【预防与护理】

注意保护好皮肤，防止外伤，预防囊肿的发生。

第九节　纤维上皮瘤

本病少见，可作为独立疾病，但也有人将其列为基底细胞癌的一种类型。属于中医"翻花疮"的范畴。

【诊断要点】

1. 多发生于腰腹部。

2. 肿物表面呈圆顶状，硬固，肉色至淡红色或棕褐色，可同时伴发脂溢性角化病或基底细胞瘤。

3. 损害如增大时，进展放缓慢，故临床上多误诊为纤维瘤。

4. 在组织病理学上肿瘤主要由基底样细胞的细长束条，彼此分支与互相吻合而成，间质具有丰富的纤维组织，肿瘤实质即埋藏其中，肿瘤的浅表束条多与表皮有联系。

【鉴别诊断】

纤维瘤　甚常见，男女均可发生，一般发病于30～50岁，无遗传倾向，可自然发生或外伤后引起，通常单发，少数可多发，为硬的结节，好发于四肢伸侧，但也可见于面部及胸背部，一般皮色正常，无自觉症状，但有时可引起轻度痒感或不适。

【治疗方法】

1. 西医治疗

（1）全身治疗　一般不需全身治疗。

（2）局部治疗　手术切除。

2. 中医治疗

（1）辨证施治　本病多为瘀毒互结之证，治以清热解毒、活血化瘀，佐以软坚散结，方用菊藻汤加减：重楼、金银花、菊花、山慈菇、何首乌各10g，海藻、三棱、制马钱子、漏芦、马钱子、蜈蚣各3g，水煎服。

（2）中成药　①菊藻丸 10g，口服，3 次 / 日，饭后半小时服；②瘿瘤丸 10g，口服，3 次 / 日，饭后半小时服；③平消片，5 片，口服，3 次 / 日。

（3）外治疗法　①用五虎丹糊剂外敷患处，以万应膏密封，每隔 3～5 日换药 1 次，以提脓祛腐、清热消肿，待肿块完全脱落后，外用红升丹以祛腐生肌，隔日换药 1 次，疗效甚佳；②用白降丹糊剂外患处，其使用方法同五虎丹，疗效显著；③用血竭、蒲草根各 30g，水蛭、地鳖各 15g，松香 120～150g，麝香、蓖麻子适量，制膏贴于肿瘤表面，每周换药 2 次，麝香可撒于膏药上使用；④千足虫（马陆）、麻根各 6g，蓖麻仁 2g，陈石灰、烟叶粉各 1g，将千足虫用 95% 乙醇浸泡捣烂，加其他药调和，加捣烂的麻根心及少许二甲基亚砜制成膏，外涂患处，隔日换药 1 次，1～2 个月为 1 个疗程，疗效显著。

【预防与护理】

讲究个人卫生，注意体表皮肤的清洁。

第十节　粟丘疹

粟丘疹是一种发生在表皮或其附属器的良性肿物或潴留性囊肿。可发生于任何年龄及性别。中医属"粟疮"的范畴。

【诊断要点】

1. 原发性者好发于青年妇女，常见于面部，尤其是眼睑、颊及额部，也可发生于生殖器，婴儿通常发于眼睑及颞部，继发性者往往发生在擦伤后或大疱性表皮松解症及天疱疮的基础上。

2. 皮疹为 1～4mm 直径大小坚实的丘疹，色白或黄白色，表面光滑，似粟粒埋于皮内，不溃破，不会自行消失，不相融合。

3. 无自觉症状。

4.组织病理学见真皮上层有单层或2～3层扁平上皮组织的小囊壁，其中含有剥离的角质、胆脂素及脂酸盐，呈胶样或玻璃样变性，着色不良。

【鉴别诊断】

表皮囊肿生长缓慢，呈圆形隆起的硬固肿物，有弹性，正常皮色，直径为0.5～5cm，可以移动，好发于头皮、面部、颈部及躯干。

【治疗方法】

1. 西医治疗

（1）全身治疗　一般不需内治。

（2）局部治疗　可用激光或高频电针烧灼。

2. 中医治疗

（1）辨证施治　本病无须内治。

（2）外治疗法　挑治法，即用消毒针头挑破表皮挤出颗粒状物，再用碘酊外涂即可；点治法，用五妙水仙膏外点患处，使其自行脱落。

（3）其他疗法　中药外洗，药物选用：板蓝根、地骨皮、贯众、茵陈及孩儿茶适量，煎水外洗。

【预防与护理】

讲究个人卫生，注意局部清洁。

第十一节　毛囊瘤

本病又名毛囊痣。是一种来源于毛囊组织的附属器肿瘤。以孤立单发在中年男性面部，瘤体中央凹陷处能发现棉絮状毛发为特征。

【诊断要点】

1. 好发于面部特别是鼻侧，偶见于头皮或颈部。

2. 肿瘤一般为单个半球形隆起的小结节，呈皮肤色或淡红色，生长缓慢，直径为 4mm 左右，中央凹陷，凹陷处可见成簇的羊毛样或棉絮状细毛，可排出皮脂样物质。

3. 通常无自觉症状。

4. 组织病理学示在真皮内有大的囊性空腔，腔内充满角质物或毛干碎片，周围绕以多层鳞状上皮细胞并向外放射分布，连接着许多小的继发性小毛囊，有较少的皮脂腺细胞。

【鉴别诊断】

1. **基底细胞瘤** 本病损害发展缓慢，边缘呈珍珠状或堤状隆起，一般无炎症反应，多发生于面部和颈部，本病在组织学上虽也可含角质囊肿，但无发育不全的毛囊。

2. **传染性软疣** 为粟米至黄豆大的半球形丘疹，有蜡样光泽，微红或正常皮色，顶有脐窝，可从中挤出豆渣样物质，可数个或数十个不等，好发于躯干、肩胛、臀及四肢等。

3. **汗管瘤** 损害为小而硬固的丘疹，一般为多发，正常皮色、红色或棕褐色，常见于下眼睑及颊上部，通常无自觉症状，本病可发生于任何年龄，女性多于男性。

【治疗方法】

1. **西医治疗**

（1）全身治疗 一般不需要全身治疗。

（2）局部治疗 可用激光、电灼或手术切除。

2. **中医治疗**

（1）辨证施治 治以清热解毒、软坚散结，方用中成药瘰疬丸 10g，口服，3 次 / 日。

（2）外治疗法 ① 用五妙水仙膏点治，使其肿物自行脱落而愈；② 可采用水晶膏（石灰、浓碱水，加糯米浸泡而成）外点局部，经过 3～4 天后，黑痣可自然结痂脱落。

【预防与护理】

1. 讲究个人卫生，勤洗澡、勤换衣。

2. 注意局部护理，避免摩擦，及时治疗。

第十二节　皮脂腺毛囊瘤

此瘤为毛囊瘤的一种异型。

【诊断要点】

1. 损害好发于皮脂腺丰富的毛囊部位，如鼻部。

2. 表现为正常皮色、呈半球状隆起的小结节，中央凹陷，有一瘘管样开口，从中露出末端毛发和毫毛。

3. 组织病理学示真皮内可见一大而不规则形囊腔，腔由鳞状上皮围成。周围有与囊腔相连的很多高分化的皮脂腺小叶、皮脂腺导管和含有末端毛发及毫毛的毛囊。

【鉴别诊断】

毛囊瘤　多见于中年以后，好发于面部，损害为单个，稍高出皮面的坚实性肿块，顶部往往呈脐窝形，中央有火山样开口，其中含有角质，偶可从开口处露出成簇的毛发细丝，组织病理学显示真皮内有中央扩大的毛囊，其外围有与之相连的多数未成熟的毛囊，皮脂腺极少，立毛肌常缺如。

【治疗方法】

1. 西医治疗

（1）全身治疗　一般不需全身治疗。

（2）局部治疗　采用激光、电灼及手术切除。

2.中医治疗

（1）辨证施治　热毒互结证，治以清热解毒、软坚散结，方用中成药方瘰瘤丸 10g，3 次／日；气滞血瘀证，治以行气活血，方用龙蛇消瘤丸 10g，每日 3 次。

（2）外治疗法　① 用"五妙水仙膏"点治或用改良卤砂散外搽，1 次／日；② 可采用水晶膏外敷局部。

【预防与护理】

1.注意局部清洁。

2.避免局部摩擦，以防感染。

3.多食蔬菜及清淡食物。

第十三节　毛发上皮瘤

本病又名囊性腺样上皮瘤、多发性良性囊性上皮瘤，是一种向毛发结构方向分化的肿瘤，其分化程度较基底细胞癌高。可分为单发及多发两型。

【诊断要点】

1.多发型

（1）通常多发病于 20 岁以前，呈显性遗传，女性较多见。

（2）常对称分布于面部特别是鼻唇沟处，偶见于头皮、颈和躯干上部。

（3）为球形或卵圆形坚实的透明结节，直径 3～10mm，黄或粉红色，有的中央稍凹陷，较大结节表面可见毛细血管扩张，偶见结节形成斑块并发圆柱瘤。

（4）通常无自觉症状，但有时有轻度烧灼感或痒感。

2.单发型

（1）无遗传史，较少见。

（2）多见于成人面部。

（3）损害同多发型，一般为单个，偶或数个，比多发型的大，直径常＜2cm，可并发大汗腺腺瘤。

3. 组织病理学见肿瘤位于真皮内，1/3 病例与表皮连接，主要是由向毛乳头、毛球分化的基底样细胞团和纤维性间质组成，常有较多特殊的角质囊肿。

【鉴别诊断】

1. 结节性硬化症　除有毛发上皮瘤的部分特点外，本病常有其他并发症，对鉴别诊断有帮助。

2. 汗管瘤　主要发生于眼周围，也可发生于颈部、前胸及后背，通常损害较小，大小比较一致。

3. 基底细胞痣　也有发生于面部者，但该病无好发部位，并能早期破溃。如做病理学检查，则鉴别更为可靠。

【治疗方法】

1. 西医治疗

（1）全身治疗　尚无满意的治疗方法。

（2）局部治疗　单发型者可以手术切除。但多发者亦无满意治疗方法，较小损害可试用电干燥或电凝以及激光治疗。

2. 中医治疗

（1）辨证施治　① 瘀毒内结证，治以解毒化瘀，方用活血散瘀汤加减：川芎、当归尾、赤芍各 10g，苏木、牡丹皮、枳壳、瓜蒌子（去壳）、桃仁（去皮、尖）、槟榔各 6g，大黄（酒炒）3g，水煎服。② 正虚邪实证，治以补气养血，佐以解毒散结攻邪，方用香贝养荣汤或十全大补汤加减：白术、人参、茯苓、白芍、熟地黄、川芎、当归、贝母各 10g，陈皮、香附、桔梗各 6g，甘草 3g，水煎服。

（2）中成药　① 瘿瘤丸 10g，口服，3 次 / 日，饭后半小时服；② 大黄䗪虫丸 3g，口服，3 次 / 日。

（3）外治疗法　① 单发型的可用白降丹、20% 蟾酥软膏外敷，1 次 / 日，待结节自行脱落后，改用生肌收口药，多发型用农吉利粉剂或糊剂外敷，或五妙水仙膏点治；② 可用水晶膏外敷。

【预防与护理】

1. 注意局部清洁，避免局部摩擦。

2. 宜食清淡食物及新鲜蔬菜等。

3. 有多发型毛发上皮瘤的患者最好不要生育。

第十四节　皮脂腺痣

皮脂腺痣又名先天性皮脂腺增生、皮脂腺错构瘤，是一种头皮和面部边缘清楚的淡黄色疣性痣。

【诊断要点】

1. 本病少见，生时即有或在生后不久发生，偶在成年期发生。

2. 好发于头皮或面部。

3. 损害常为单个，偶或多发，表现为略高出皮面的淡黄至黄色蜡样、圆形、卵圆形或带状斑块，边缘不整齐，表面平滑或呈颗粒状，无毛发，至发育期时，明显隆起，因皮脂腺成分增加而黄色愈明显，成年期后，变成疣状或乳头状，质地坚实。

4. 可并发眼畸形和动眼神经功能减退，部分患者可并发其他新生物，最常见者为基底细胞癌，其次为乳头状汗管囊腺瘤、皮脂腺上皮瘤、透明细胞汗腺癌及汗管瘤等。

5. 组织病理学示真皮浅层有大量皮脂腺，毛囊发育不成熟或缺如。

【鉴别诊断】

1. 汗管瘤 好发于两下眼睑、胸及外阴部。女性多见，常于青年期发病。损害为针头至豌豆大、半球形丘疹，皮肤色或淡棕色，表面常有蜡样光泽，质地中等，数个至百个以上，常密集而不融合，组织病理学示真皮上部有上皮细胞索和囊状导管。

2. 大汗腺素腺瘤 最常见于面部及头皮，多发于成年男性，无自觉症状，皮损单发，呈半球状、单叶或分叶状半透明结节，表面光滑，淡灰色乃至暗蓝色，色素仅限于肿瘤本身，病理组织系大汗腺囊性腺瘤状增生，囊壁为高柱状大汗腺分泌上皮组成，并做乳头瘤样增生突入腔内。囊腺瘤周围有纤维间质包裹。

【治疗方法】

1. 西医治疗

（1）全身治疗 不需全身治疗。

（2）局部治疗 以早期激光、电切或手术切除为佳。

2. 中医治疗

（1）辨证施治 ① 血虚风燥证，治以养血润燥，方用当归饮子加减：当归、生地黄、白芍、川芎、何首乌、荆芥、防风、白蒺藜、黄芪各10g，生甘草3g，水煎服。② 热毒瘀结证，治以清热解毒、化瘀散结，方用瘰瘤汤加减：煅牡蛎、玄参、山豆根各15g，漏芦、海藻各3g，商陆、三棱、莪术、天葵子、黄连各3g，水煎服。③ 肝热气郁证，治以清热疏肝，方用丹栀逍遥散加减：柴胡8g，白术、当归、栀子、芍药、茯苓各10g，牡丹皮6g，甘草3g，水煎服。

（2）中成药 ① 瘰瘤丸10g，口服，3次/日；② 大黄䗪虫丸3g，口服，3次/日。

（3）外治疗法 用五妙水仙膏点治，使其萎缩结痂，自行脱落。也可用20%蟾酥软膏外敷，3天后局部组织坏死脱落，约20

天基本愈合。农吉利外敷，农吉利研末油调外敷，或做成浸膏外涂，换药每日1次。

（4）其他疗法　刮除术。

【预防与护理】

1. 注意局部清洁，避免摩擦。

2. 宜食清淡食物，多食新鲜蔬菜及水果。

3. 平素注意对皮肤的保护。

第十五节　皮脂腺腺瘤

本病为一良性器官样肿瘤，由分化不完全的皮脂腺增生所引起。男性多于女性。

【诊断要点】

1. 常在中年以后发生。

2. 可分为孤立性和多发性，孤立性常见于面部或头发，高出皮面，呈半球形，丘疹直径常＜1mm，表面光滑，质硬，底部常略带蒂状，多发性，常见于躯干，表现为多个肿瘤，可与内脏癌并发。

3. 组织病理学见瘤组织边界清楚，由大小及形状不一的多个皮脂腺小叶形成，后者周边为多层未分化基底样细胞，可见轻度异型，有核分裂象。

【鉴别诊断】

1. 老年性皮脂腺增生　本病的中央导管短而粗，其周围绕以成熟皮脂腺小叶。

2. 皮脂腺上皮瘤　接近于基底细胞癌的特点，而不像皮脂腺腺瘤分化好。

3. 皮脂腺癌　癌细胞有两型：① 未分化癌细胞，与基底细胞相比，胞质较多，嗜酸性，细胞和胞核的大小及形状不一，核分裂象多见；② 较分化癌细胞，胞质丰富，有小空泡，胞核明显异型。

【治疗方法】

1. 西医治疗

（1）全身治疗　不需全身治疗。

（2）局部治疗　局部可采用手术切除、电灼及激光等治疗。

2. 中医治疗

（1）辨证施治　① 胃火结毒证，治以清胃火、散结毒，方用清胃散加减：当归、生地黄各 10g，牡丹皮各 6g，黄连、升麻各 3g，水煎服。② 肝肾阴虚证，治以滋补肝肾，方用六味地黄汤加减：熟地黄、山药、山茱萸、牡丹皮、茯苓、泽泻各 10g，水煎服。

（2）中成药　① 瘰瘤丸 10g，口服，3 次 / 日，饭后半小时服；② 六味地黄丸 6g，口服，3 次 / 日。

（3）外治疗法　① 初起无内证者用蟾酥饼以陈醋调敷瘤体处，隔日换药 1 次；② 用密陀僧膏贴敷，1 次 /2 日，日久萎缩渐消；③ 用农吉利、皮癌净外敷；④ 孤立的肿瘤用五虎丹（经验方）调成糊状外敷，每 3～5 日换药 1 次，待肿瘤坏死脱落后，再上生肌散生肌收口；⑤ 用马钱子、蜈蚣、天麻粉、北细辛、生蒲黄、紫草、雄黄、白芷、麻油及白醋适量，熬调成膏，外敷患处，2～3 次 / 日。

【预防与护理】

1. 注意局部清洁，避免摩擦、搔抓，以防感染。

2. 早期发现、及时治疗。

第十六节　汗腺癌

汗腺癌系来源于汗腺特别是大汗腺的恶性肿瘤。本病少见，男女无差异，多发病于中年以后。

【诊断要点】

1. 可发于身体各部位，以头皮、颈部、胸部、腋窝、会阴和下肢较多见。

2. 肿瘤常单发，偶或多发，质地坚实，直径多在 2cm 以上，可 20cm 或更大，呈不规则分叶，常与表面皮肤粘连。表面皮色正常或略红，有时伴有毛细血管扩张，可溃破成菜花状。

3. 常在长期良性肿瘤基础上发展而来。切除后易复发，常有区域性淋巴结转移。

4. 组织病理学见肿瘤位于真皮内，大多为实质性肿块，无包膜，与周围组织分界不清，癌细胞来源于汗腺，可分为未分化型、分化型、腺型、黏液表皮样型和湿疹样癌样型。

【鉴别诊断】

1. **纤维肉瘤**　多见青壮年男性，损害最初为皮下不规则、坚实性肿块，表面皮肤正常，肿块迅速增大，表面皮色变紫红色，最后破溃，周围并有卫星状损害，一般转移较迟。组织病理学显示瘤内成纤维细胞多而胶原纤维细胞较少，甚或完全缺如。

2. **隆突性皮肤纤维肉瘤**　常见于中年男性，肿瘤为隆起硬固肿块，有时呈多叶状，生长缓慢。常与表皮粘连，好发于躯干。组织病理学通常可找到典型病变，其中纤维母细胞产生网状纤维，而胶原纤维排列或漩涡状或车轮状，真皮乳头往往受肿瘤侵犯，表皮及附属器萎缩。

【治疗方法】

1. 西医治疗

（1）局部治疗　目前仍以手术切除为主，手术范围宜距肿瘤周围3～5cm。本病一般对放射治疗不敏感，但对较晚期，不宜手术者可使用。

（2）全身治疗　无特殊治疗方法。

2. 中医治疗

（1）辨证施治　① 痰湿证，治以理气化痰、活血散结，方用温胆汤加减：半夏、竹茹、枳实、陈皮、生姜各6g，甘草3g，水煎服。② 气滞血瘀证，治以行气活血、化瘀散结，方用桃红四物汤加减：桃仁8g，红花3g，当归、赤芍、生地黄、川芎各10g，水煎服。③ 血瘀毒聚证，治以活血化瘀、软坚散结、扶正祛邪，方用成药验方菊藻汤加减：菊花、何首乌、重楼、金银花、山慈菇、海藻各10g，三棱、制马钱子、漏芦、蜈蚣各3g，水煎服。

（2）中成药　① 菊藻丸10g，口服，3次／日，饭后半小时；② 瘿瘤丸10g，口服，3次／日；③ 大黄䗪虫丸3g，口服，3次／日。

（3）外治疗法　① 肿瘤未溃者，用五虎丹糊剂外敷，以万应膏外贴密封，1次／2～3日，使瘤体完全坏死，自行脱落后再用红升丹提脓祛腐，消炎生肌散生肌收口；② 肿瘤已溃者，用拔毒钉直接插入肿瘤底部，方法同糊剂，如肿瘤3cm以上者，应分次上药；③ 皮癌灵外敷，1次／3～5日；④ 皮癌净或蚀癌膏外敷有效。

【预防与护理】

1. 注意局部护理，避免摩擦，避免搔抓。

2. 尽早发现，及时治疗。

3. 忌食辛辣食物。

第十七节　汗管瘤

汗管瘤为向小汗腺表皮内导管分化的肿瘤，多见于青春期后的成年女性，可能与内分泌因素有关。

【诊断要点】

1. 主要见于中青年女性，常有家族史。

2. 常好发于两眼睑、颊部和颈部，男性多见于前胸下部。

3. 损害表现为针头至豌豆大的半球形丘疹，通常直径为1～2cm，呈正常肤色、淡棕黄色以至棕黄色，质地中等，常为多发性，密集而不融合。

4. 一般无自觉症状，发于女性阴部则剧痒。少数患者每于夏季出汗多时稍痒或轻度肿胀感。慢性病程，很少自行消退。

5. 组织病理学显示，真皮浅层基底样细胞形成的囊腔样结构，腔内含无定形物质。最特征性表现是一端呈导管状，另一端为实体条索，形如逗号或蝌蚪状。

【鉴别诊断】

1. 扁平疣　丘疹顶部扁平，表面光滑，质地坚硬，疏散分布，好发于面部和手背。

2. 毛发上皮瘤　丘疹略大而坚实，表面有时可见毛细血管扩张，好发于鼻唇沟处，组织病理检查见角质囊肿，有时可与本病并发。

3. 粟丘疹　皮疹坚实，呈白色或黄白色，挑破后可挤出小米粒样物。

【治疗方法】

1. 西医治疗

（1）全身治疗　一般不需全身治疗。

（2）局部治疗　损害数目少时可采用电解法、激光、液氮冷冻或化学剥脱术治疗。

2. 中医治疗

（1）辨证施治　① 湿热上泛证，治以清热利湿，方用茵陈虎杖汤加减：茵陈、紫花地丁、栀子、虎杖、黄柏、龙胆各 10g，苍术、大黄、甘草各 3g，水煎服。② 肝胆风热证，治以清肝泻火，方用龙胆泻肝汤加减：龙胆、黄芩、栀子、泽泻、当归各 10g，柴胡 8g，甘草 3g，水煎服。③ 肾气不荣，治以滋补肾水，方用六味地黄汤加减：熟地黄、山药、山茱萸、牡丹皮、茯苓、泽泻各 10g，水煎服。

（2）中成药　① 龙胆泻肝丸 6g，3 次 / 日；② 六味地黄丸 6g，3 次 / 日；③ 瘿瘤丸 10g，3 次 / 日，饭后半小时服。

（3）外治疗法　点治法，以五妙水仙膏外敷，使其自行脱落；腐蚀法，以千金散或鸦胆子油外点瘤体上，2～3 日 1 次。

【预防与护理】

1. 讲究个人卫生，避免局部摩擦，以防感染。

2. 注意皮肤健康，保护皮肤，如有皮损应及早诊治。

第十八节　皮肤纤维瘤

皮肤纤维瘤，又名结节性表皮下纤维化或组织细胞瘤。本病为良性真皮内结节，是一种结缔组织增生性疾病。

【诊断要点】

1. 男女均可发生，青年女性多见，可自然发生或外伤后引起。

2. 皮损好发于四肢伸侧，但也可见于胸背及面部，常为单发，有 20% 的患者可见多发性损害。

3. 早期为淡褐色斑丘疹，以后增大形成小结节，0.5～1.0cm 大小，质硬，表面呈红褐色，与表皮粘连，外缘常有沟状凹陷。

4. 局部有轻度瘙痒或刺痛。

5. 组织病理学见真皮浅中层纤维母细胞和胶原纤维增生而形成肿瘤团块，细胞和胶原相互交错排列，表皮突延伸，棘层肥厚，基层色素增加。

【鉴别诊断】

1. 隆突性皮肤纤维肉瘤　瘤细胞核呈异型，可见核分裂象，表皮无明显增生，有溃疡形成。

2. 结节性黄瘤　黄瘤细胞内无含铁血黄素沉积，依损害部位、数目及血脂升高与否，可以鉴别。

3. 幼年黄色肉芽肿　主要发生在婴儿期，损害内可见肉芽肿，其中巨细胞的核排列成完整的花环状。

【治疗方法】

1. 西医治疗

（1）全身治疗　一般不需全身治疗。

（2）局部治疗　如有刺痛者可行手术切除、CO_2 激光及液氮冷冻等治疗。

2. 中医治疗

（1）辨证施治　① 气滞血瘀证，治以活血化瘀、软坚散结，方用菊藻丸加减：金银花、山慈菇、海藻、何首乌、菊花各 15g，三棱、重楼、制马钱子、漏芦、蜈蚣各 3g，水煎服。② 肝肾亏虚证，治以养肝滋肾为主，方用大补阴丸加减：熟地黄、知母（盐炒）、黄柏（盐炒）各 10g，水煎服。

（2）中成药　瘿瘤丸 10g，口服，3 次 / 日，饭后半小时服。

（3）外治疗法　初期阶段选用藜芦膏外敷患处，1 次 / 日，有缩小范围、移毒由深浅出的功效。也可将白降丹用米饭调成糊状外敷，外贴万应膏，1 次 /2～3 日，使瘤体坏死脱落后，再用生肌散生肌收口。

（4）其他疗法　中药熏洗法，用苍耳子草1把，荆芥、苦参、白芷各 100g，水煎，先熏后洗，洗至水冷为止。

【预防与护理】

注意局部护理，避免摩擦。

第十九节　软纤维瘤

软纤维瘤又名皮赘，它是纤维组织的一种赘生物，是有蒂的良性肿瘤。常见于女性妊娠期及绝经期。属中医"软瘊"的范畴。

【诊断要点】

1. 多发性

（1）好发于颈部侧面或腋窝。

（2）损害为小而有沟纹的丘疹，质软有蒂，但 1～2mm 长和宽，可呈丝状增长成柔软突起，呈皮色。

（3）组织病理学示丘疹的病变处真皮乳头瘤样增殖及胶原纤维疏松，常有很多毛细血管。表皮角化过度，棘层肥厚，偶见角质囊肿。

2. 孤立性

（1）好发于面部、躯干部及腹股沟等处。

（2）损害一般为单个，有蒂，质软无弹性，呈息肉样突起。呈皮色或色素增多。

（3）组织病理学见息肉样突起的病变处主要为真皮胶原纤维，中央处常有成熟脂肪细胞。

【鉴别诊断】

神经纤维瘤　好发于躯干，常伴有智力发育不全，基本损伤有两种：① 大小不等的淡褐色色素斑；② 大小不等的半球状或有蒂的疝状肿瘤，用指尖可将瘤顶压入皮内。组织病理学有明显界限，但无包膜。瘤细胞排列成波形或条束状。

【治疗方法】

1. 西医治疗

（1）全身治疗　不需全身治疗。

（2）局部治疗　液氮冷冻效果极佳，亦可用电凝固破坏基底部，电烙刮除，或以三氯醋酸点灼等治疗均可。

2. 中医治疗

（1）辨证施治　① 痰热互结证，治以清热解毒、化痰散结，方用黄连解毒汤合二陈汤加减：黄芩、黄柏、栀子、茯苓各 10g，陈皮、半夏各 6g，黄连、甘草各 3g，水煎服。② 肝热气郁证，治以清肝解郁，方用丹栀逍遥散加减：柴胡 8g，白芍、当归、白术、茯苓各 10g，甘草、薄荷、生姜各 3g，水煎服。

（2）中成药　① 瘿瘤丸 10g，口服，3 次 / 日，饭后半小时服；② 逍遥丸 6g，口服，3 次 / 日。

（3）外治疗法　① 用五妙水仙膏点治，直至脱落；② 也可用水晶膏、除痣膏等外涂患处；③ 可用石灰面碱（生石灰及食用碱等份用生理盐水调匀）点治，直至脱落。

【预防与护理】

注意局部清洁，避免搔抓、摩擦，以防感染。

第二十节　指节垫

指节垫系指关节伸侧皮肤纤维性增生所致的纤维角化斑片，

好发于 15～30 岁。

【诊断要点】

1. 好发于近端指（趾）间关节面，但亦有侵至掌骨关节面。

2. 本病为大小不等的扁平或隆起的局限性角化损害，呈椭圆形或圆形，皮肤色、淡黄色或棕色，表面粗糙、干燥而无鳞屑，与深部组织不粘连，可自由移动。

3. 病程发展缓慢，一般无自觉症状。

4. 组织病理学显示表皮角化过度和棘层肥厚，真皮结缔组织增殖并伴有单个胶原纤维明显肥大。

【鉴别诊断】

本病因临床表现特殊，根据发病部位及损害特点，临床上即可作出诊断，故无须与其他病种相鉴别。

【治疗方法】

1. 西医治疗

（1）全身治疗　一般不需全身治疗。

（2）局部治疗　尚无满意治疗方法。可试用液氮冷冻疗法或 X 线照射。

2. 中医治疗

（1）辨证施治　一般无须内治。

（2）外治疗法　① 用五妙水仙膏点治，直至脱落；② 也可上五虎丹糊剂，即将五虎丹糊剂直接搽在肿物上，用万应膏药密封，3～5 日换药 1 次，待其组织坏死脱落后，用生肌散生肌收口；③ 视病情选用陈皮、金毛狗脊各 30～60g，香附 15～30g，加水适量，浓煎取汁，先熏后洗，2～3 次 / 日，每次 15min，有软化硬皮的作用。

【预防与护理】

注意保护局部，避免摩擦。

第二十一节　瘢痕疙瘩

瘢痕疙瘩系指皮肤在创伤后，由于大量结缔组织增殖和透明变性而形成的瘢痕过度增长，超出原有损害范围。属中医"黄瓜痈""肉龟疮""锯痕证"的范畴。

【诊断要点】

1. 常继发于外伤、烧伤、烫伤、注射、种痘或手术后以及化脓性损害。

2. 好发于胸骨前区，其次为头皮、肩胛部、面或颈部等。

3. 皮损开始为一小的、坚硬的粉红色丘疹，渐增大呈圆形、椭圆形或不规则形，有的为蟹足状，不规则地向外周扩展。

4. 自觉局部瘙痒、刺痛或知觉减退。

5. 组织病理学显示由排列成涡纹状、致密的胶原纤维束组成，其前后束间含丰富的黏蛋白。皮肤附属器萎缩，常夹有炎性细胞反应，没有包膜。

【鉴别诊断】

1. 肥大性瘢痕　与原有损害范围相同。损害可在皮肤受到创伤后 3～4 周内发生，皮损范围不超过外伤部位，且在 1～2 年内可缩小变软，组织病理学上与瘢痕疙瘩仅有程度上的不同。

2. 纤维瘤　无原发性损害。

【治疗方法】

1. 西医治疗

（1）全身治疗　口服曲尼司特治疗有效，需要大剂量，200mg，3 次/日，连续口服半年以上，可止痒止痛，使瘢痕变薄，不良反应很少，也可用青霉胺或 N- 乙酰羟脯氨酸。

（2）局部治疗　① 音频电疗可部分或完全消除痒、痛，使瘢痕不同程度变软、变平、变薄和缩小，功能障碍亦可有不同程度的消除；② 放射治疗能使瘢痕缩小、变软；③ 用曲安奈德混悬液或倍他米松（得宝松）2ml、1% 普鲁卡因 2ml、氟尿嘧啶（5- 氟尿嘧啶）2ml，加玻璃酸酶（透明质酸酶）1500U，要求注射于瘢痕组织内，重点注射蟹足肿的前端，阻止其向外伸展，1次/周，一般 3～5 次即可，使其变软、萎缩。手术配合放射疗法。维 A 酸霜局部治疗。瘢痕软化止痒膏或积雪苷乳膏，外用，一天2 次。

2. 中医治疗

（1）辨证施治 气滞血瘀证，治以活血散结，方用桃红四物汤加减：桃仁 8g，红花 3g，当归、赤芍、生地黄、川芎各 10g，水煎服。

（2）中成药 ① 瘿瘤丸 10g，口服，3 次 / 日；② 菊藻丸10g，口服，3 次 / 日；③ 散结灵 5 片，口服，3 次 / 日；④ 小金丹 5 片，口服，3 次 / 日；⑤ 大黄䗪虫丸 3g，口服，3 次 / 日。

（3）外治疗法 ① 选用积雪草（落得打）30g，五倍子 15g，加水适量煎，先熏后洗，然后外敷黑布膏、苦参或瘢痕软化膏，1 日 1 换，如敷药后皮损上出现水疱、糜烂者，仍可继续使用；② 中药用五倍子 800g，蜈蚣 10 条、老陈醋 2500ml，蜂蜜 100g，冰片 3g，诸药混合敷涂（厚）患处后包扎之，每次包扎需保持2～3 日。

【预防与护理】

1. 避免不适当的治疗或摩擦。

2. 保护皮肤，防止外伤。瘢痕体质者接受手术治疗后配合照射放射线能预防瘢痕疙瘩的发生。

第二十二节 纤维肉瘤

纤维肉瘤是一种最常见的纤维母细胞恶性肿瘤，以皮下坚硬的形状不规则的斑块为特征。属于中医的"肉瘤"范畴。

【诊断要点】

1.常见于青壮年男性。

2.好发于四肢及躯干的关节周围，其次为躯干与头颈部等处。

3.损害初为皮下不规则、坚实性肿瘤，表面皮肤正常，以后肿瘤迅速增大，表面皮肤变成紫红色，最后溃破，周围常有卫星状损害。

4.晚期易形成红色突出的大肿疡。破溃及出血时，局部感疼痛。

5.可侵及附近淋巴结，并由淋巴转移。若发生血行播散，多累及肺部，亦可见有肝及骨转移。

6.组织病理学见瘤体由梭形的纤维母细胞构成，分化良好的肿瘤细胞形态均匀，方向一致，核分裂象较少。分化不良的肿瘤细胞，细胞较肥胖，核较粗短，染色质增多，并有轻度异形，核分裂象多。

【鉴别诊断】

隆突性皮肤纤维肉瘤　多见于中年男性，损害为隆起硬固肿块，有时呈多叶状，生长缓慢。常与表皮粘着，而很少与深部组织粘着，个别有轻度疼痛，好发于躯干，常见于胸前。晚期出现肺或附近淋巴结转移。

【治疗方法】

1.西医治疗

（1）局部治疗　早、中期患者以手术治疗为主。

（2）全身治疗　酌情施行放射或化学药物疗法。

2.中医治疗

（1）辨证施治　①气滞血瘀证，治以理气活血、化瘀散结，方用柴胡疏肝散合桃红四物汤加减：柴胡、桃仁各 8g，白芍、川芎、炙甘草、当归、赤芍、生地黄、川芎各 10g，陈皮、枳壳各 6g，红花、香附各 6g，水煎服。② 痰湿结聚证，治以化痰燥湿，方用二陈汤加减：陈皮、半夏各 6g，茯苓 15g，甘草 3g，水煎服。③ 血瘀毒聚证，治以清热解毒、活血化瘀、软坚散结，方用菊藻汤加减：菊花、重楼、何首乌、山慈菇、金银花、海藻各 15g，三棱、制马钱子、漏芦、蜈蚣各 3g，水煎服。④ 气血亏虚证，治以补益气血，扶正祛邪，方用八珍汤加减：人参、白术、茯苓、甘草、当归、川芎、熟地黄、白芍各 10g，水煎服。

（2）中成药　① 瘿瘤丸 10g，口服，3 次 / 日；② 大黄䗪虫丸 3g，口服，3 次 / 日。

（3）外治疗法　① 用五虎丹糊剂外敷，肿块较大者需分次敷，1 次 /3～5 日，皮癌净调麻油外敷，1～2 次 / 日；② 血竭、紫草根各 30g，水蛭、土鳖虫各 15g，松香 120～150g，麝香和蓖麻子适量，马线子 5g，蜈蚣 3 条，将紫草根用麻油炸透，水蛭、蜈蚣、马钱子炒焦加其他药研末，蓖麻子油加热熔化，摊涂成膏药，贴敷于肿瘤表面，1 次 / 周，麝香可撒于膏药上使用。

【预防与护理】

1. 注意局部护理，避免摩擦。

2. 尽早发现，及时治疗。

3. 忌食辛辣发物之品。

第二十三节　血管瘤

血管瘤是起源于皮肤血管的良性肿瘤，多见于头颈部皮肤，但黏膜、肝脏、脑和肌肉等外可发生，常在出生时或出生后不久发现。在婴儿期增长迅速，以后可逐渐停止生长，有时可自行消退，男性多见，属中医"血瘤"的范畴。

【诊断要点】

血管瘤一般分为以下三型。

1. 鲜红斑痣（葡萄酒样痣）

（1）出生时即有或生后不久发生，好发于面部及后颈部，多为单侧。

（2）表现为 1 个或数个大小不等，形状不一的鲜红或暗紫色斑片，表面平滑，指压退色，有时其表面有小结节状增生，无自觉症状。

（3）组织病理检查可见真皮毛细血管数目增多，扩张，无明显内皮细胞增生。

2. 毛细血管瘤（草莓状痣、单纯性血管瘤）

（1）常在生后数周出现：1 岁内长到最长，好发于面部。

（2）损害为一个或数个、鲜红色分叶状肿块，表面不平似草莓状，质地柔软，压之不易退色，无自觉症状。

（3）组织病理学显示毛细血管增生，伴血管内皮细胞增生。

3. 海绵状血管瘤

（1）出生时或生后不久发生，好发于头面部，亦可累及口腔或咽部黏膜。

（2）损害为圆形不规则形隆起性皮下肿块，结节状或分叶状，质软而有弹性，呈浅紫色或紫蓝色，特点为挤压后可以缩小。

（3）组织病理学示由多个血管组成。

【鉴别诊断】

血管痣 血管痣的多数皮损局限在数毫米至 3cm 内，指压时大小和色泽均无变化。

【治疗方法】

1. 西医治疗

（1）全身治疗 一般无须全身治疗。

（2）局部治疗 ① 硬化剂注射，适于草莓状血管瘤，常用药物有 5% 鱼肝油酸钠液加 2% 利多卡因等体积混合，95% 乙醇、消痔灵注射液与 1%～2% 普鲁卡因按（1～2）：1 混合等。② 糖皮质激素疗法，醋酸曲安奈德或得宝松加 1% 普鲁卡因注射治疗草莓状血管瘤。③ 手术切除，适于范围较大的海绵状血管瘤。④ ^{32}P 或 ^{90}Sr 敷贴、X 线照射、放射介入法；⑤ 激光治疗，Nd-YAG 激光、氩离子激光等用于鲜红斑痣的治疗。

2. 中医治疗

（1）辨证施治 ① 血络瘀阻证，治以活血化瘀，方用桃红四物汤加减：桃仁 8g，红花 3g，当归、赤芍、生地黄、川芎各10g，水煎服。② 气虚血瘀证，治以益气凉血、滋阴通络，方用四物汤加减：当归 10g，川芎 8g，白芍、熟地黄各 12g，水煎服。③ 血热瘀滞证，治以凉血活血、滋阴抑火，方选芩连二母丸：黄芩、知母、贝母、川芎、当归、白芍、生地黄、熟地黄、蒲黄各10g，羚羊角、地骨皮、黄连、甘草各 3g，水煎服。④ 寒凝血瘀证，治以温经补气、活血行瘀，方用通窍活血汤加减：大枣、赤芍、川芎各 10g，桃仁 8g，红花、老葱、鲜姜各 3g，麝香 0.1g，水煎服。

（2）中成药 ① 菊藻丸 10g，3 次 / 日，饭后半小时服；② 瘿瘤丸 10g，3 次 / 日；③ 芩连二母丸 4.5g，2 次 / 日。

（3）外治疗法 ① 血瘤体积不大者，可以针穿刺抽出血液，压迫止血后，外敷清凉膏，并加压包扎固定，可以使瘤体消失；② 初起而表浅者，可用银锈散外搽，使其脱落；③ 根蒂细者，可用五妙水仙膏点治，或用银烙匙烧红烙之，使其脱落，有止血、不溃、不复发之效；④ 亦可用消痔灵注射液行瘤体内注射，使其硬化脱落，皮损部外敷紫色消肿膏，1 次 / 日；⑤ 对瘤体较大者，可试用甘草缩瘤法，用笔蘸甘草煎膏涂瘤体四周，再用另一支毛笔蘸甘遂膏（甘遂、大戟、芫花等份为末，醋调）涂在瘤体上，二膏之间必须相距一线，3～4 次 / 日，直至萎缩脱落。

【预防与护理】

1. 注射保护局部皮肤，避免摩擦出血。

2. 尽早发现，及时治疗。

第二十四节　血管球瘤

血管球瘤又名球状血管瘤，系起源于正常血管球或其他动静脉吻合处的一种血管性错构瘤。可单发或多发，多发生于男性儿童及青年女性。

【诊断要点】

1. 单发性血管瘤

（1）男性多见，好发于上肢，特别是甲板下。

（2）损害为淡红色或紫色结节，直径为数厘米。

（3）常有自发疼痛或触痛，受冷时疼痛尤为明显。

（4）患肢肌肉可萎缩，骨质疏松，局部皮肤发白和神经过敏等。

（5）组织病理学见瘤体于真皮或皮下组织内，周围有纤维组织包膜，瘤内有多少不等的小血管，内膜正常，周围有多层排列整齐的血管球细胞，大小、形态相当一致，肿瘤尚有少量结缔组织间质和丰富的无髓鞘神经纤维，血管球细胞由网状纤维包绕。

2. 多发性损害　可分为局限型和泛发型。

（1）局限型　肿瘤多发生于上肢，其次为下肢，少数见于面部和躯干，亦可有触痛或阵发性疼痛，可伴有多汗、局部皮温增加、血压增高及患肢骨发育障碍。

（2）泛发型 肿瘤不规则地广泛发于全身，可多达400余个，部分群集或散在分布，常无疼痛，可并发血小板减少症，压脉带试验可呈阳性，肿瘤位置较深，可在皮下或筋膜下，甚至累及骨骼，还可累及口腔和内脏，也有并发畸胎瘤者。

（3）组织病理学 局限型大多同于单发性血管球瘤，泛发型位于真皮深层或真皮与皮下组织，无结缔组织包膜，颇似海绵状血管瘤，血管壁的血管球细胞层较单发性血管球瘤少，无髓鞘神经纤维极少或缺如。

【鉴别诊断】

1.神经鞘瘤 多见于成年女性，好发于躯干上部，如头、颈、面、躯干和上肢，肿瘤大多为单个，沿周围神经分布，可左右移动，但不能上下移动，常伴有疼痛，组织病理学示此瘤有两种颇为特殊的结构，即致密区和疏松区，由神经鞘细胞组成。

2.神经瘤 多发于成年男性，常见于躯干或四肢近端，损害为单个或多个疼痛性或无痛的淡红色小结节，表面皮肤干燥，并有鳞屑，组织病理学显示真皮内有很多伸向不同方向的有髓神经束，每个神经束的周围绕以纤维组织。

3.蓝痣 女性多见，好发于臀部、手背及足背。损害为灰蓝色或蓝黑色增厚的片块，有时为圆锥形相当结实的结节，组织病理学示真皮深层有自神经嵴移行至表皮途中而停留的黑色素细胞的聚集。

【治疗方法】

1.西医治疗

（1）全身治疗 本病无全身治疗方法。

（2）局部治疗 完全切除是唯一可靠的方法，切除不完全易复发，其次为激光治疗及冷冻，也可采用舒痛宁外贴敷。

2. 中医治疗

（1）辨证施治　①气滞血瘀证，治以活血化瘀、行气止痛，方用活血逐瘀汤或桃红四物汤加减：丹参、当归、赤芍、生地黄、川芎各 10g，厚朴、橘红、土贝母、沉香、乌药、桃仁各 6g，白僵蚕、三棱、莪术、白芥子、红花各 3g，水煎服。②肝郁血热证，治以凉血清热，方用凉血地黄汤合丹栀逍遥散加减：柴胡、栀子、白芍、当归、白术、茯苓各 10g，生姜、牡丹皮各 6g，甘草、薄荷各 3g，水煎服。

（2）中成药　①瘿瘤丸 10g，口服，3 次 / 日，饭后半小时服；②散结灵 5 片，口服，3 次 / 日；③大黄䗪虫丸 3g，口服，3 次 / 日。

（3）外治疗法　①五妙水仙膏点治，用消毒棉签蘸药点在瘤体上；②冰狮散，冰片 0.3g，大田螺 5 个，取肉晒干，加矾砒 3g 研末外敷；③白降丹外敷，以白降丹用糊糊或米饭调成糊状外敷患处，用外科膏药覆盖，每 3～5 日换药 1 次，待瘤体坏死脱落后用生肌散生肌收口；④用干漆 30g，巴豆 3 枚，炭皮 30g，雄黄 30g，白矾 30g 研末调鸡蛋清外敷患处；⑤虻虫为末，用姜醋调，或郁金、三棱磨醋外搽，每日数次。

【预防与护理】

1. 注意保护局部皮肤，以免触破出血。

2. 尽早发现，及时治疗。

第二十五节　疣状血管瘤

疣状血管瘤是血管瘤的一种变型，伴有继发性表皮角化过度，为一种先天性血管瘤。在以后的发展中继发棘细胞层增厚及乳头瘤样改变。在临床上和组织学上都显示出一种血管畸形的特点。

【诊断要点】

1. 多在出生时或幼童时期出现。

2. 多位于腿、足或股部，亦可发生于胸部和前臂。

3. 损害为孤立的蓝红色结节，表面呈不规则的疣状及乳头瘤样增殖。

4. 病程缓慢，有时形成卫星状结节。

【鉴别诊断】

临床上常易与局限性血管角皮瘤相混淆，需做病理学检查来确诊。

【治疗方法】

1. 西医治疗

（1）全身治疗　一般不需全身治疗。

（2）局部治疗　行手术切除或选用激光和电灼疗法。

2. 中医治疗

（1）辨证施治　① 血热证，治以清热凉血，方用芩连二母汤加减：黄芩、川芎、当归、知母、白芍、生地黄、熟地黄各10g，贝母、地骨皮各6g，黄连、蒲黄、羚羊角、甘草各3g，水煎服。② 气滞血瘀证，治以活血化瘀、行气散结，方用桃红四物汤加减：桃仁8g，红花3g，当归、赤芍、生地黄、川芎各10g，水煎服。

（2）中成药　① 瘿瘤丸10g，口服，3 次/日，饭后半小时服；② 散结灵5 片，口服，3 次/日。

（3）外治疗法　① 用五妙水仙膏点治；桃花散外敷，白石灰240g，生大黄45g，炒至石灰变成红色为度，去大黄，取石灰，筛细掺之；② 血管癌触破流血者，血竭适量研为细末，用黄酒调后外敷，以止血；③ 触破流血者还可用花蕊石散（花蕊石 15g，草乌、胆南星、白芷、乳香、没药、轻粉、煅龙骨、蛇含石、当归、降香各 6g，麝香 1g）共研细末，罐收备用，外撒患处。

【预防与护理】

注意保护局部皮肤，避免外伤出血。

第二十六节　卡波西肉瘤

本病原称多发性特发性出血性肉瘤，是一种多中心性血管性恶性肿瘤。主要表现为多发性结节或斑块，可发生于皮肤或其他器官，以中老年多见，可发生转移。

【诊断要点】

1. 常见于中老年，好发于下肢特别是末端。

2. 损害为深红色或紫红色结节和斑块，质硬，可自行消退，但发展缓慢。

3. 常有淋巴水肿，病变常累及胃肠和口腔黏膜、黏膜下组织及淋巴结，晚期有发热及贫血。

4. 临床上分经典型、非洲型、艾滋病相关型和医源性免疫抑制型（如与移植有关的）卡波西肉瘤。

5. 组织病理学示真皮中可见成团的肿瘤组织，其中有不规则的裂隙，内衬内皮细胞，可见核形细胞，有异型性。

【鉴别诊断】

1. 化脓性肉芽肿　多见于儿童和青年，好发于手（特别是手指）、足、唇、头部和躯干，日久往往破溃、结痂，并易出血，组织病理学示带蒂的局限性毛细血管增生。

2. 淋巴血管肉瘤　大多发生于乳腺癌根治术后的妇女，肿瘤发生于术后数年内，常发生于手术同侧的臂部慢性水肿区，损害为暗蓝色或红色结节，生长迅速，附近出现新起散在结节，临床上颇似卡波西肉瘤，在组织病理学上肿瘤由大而不典型的细胞团块或由此种细胞所产生的毛细血管和腔隙构成。

【治疗方法】

1. 西医治疗

（1）全身治疗　① 化疗通常单独或联合使用长春新碱、阿霉素、紫杉醇等；② 免疫疗法，以干扰素肌内注射。

（2）局部治疗　早期可手术切除，对放射线敏感，可采用放射治疗。

2. 中医治疗

（1）辨证施治　① 痰热互结证，治以化痰清热，方用二陈汤加减：陈皮、半夏各 6g，茯苓 15g，甘草 3g，水煎服。② 瘀毒内结证，治以解毒化瘀、软坚散结，方用菊藻汤加减：金银花、重楼各 15g，菊花、漏芦、何首乌、海藻各 10g，三棱、制马钱子、山慈菇、蜈蚣各 3g，水煎服。③ 气血双亏证，治以益气养血，方用八珍汤加减：人参、白术、茯苓、甘草、当归、川芎、熟地黄、白芍各 10g，水煎服。

（2）中成药　① 菊藻丸 10g，3 次 / 日，饭后半小时服；② 瘿瘤丸 10g，3 次 / 日，饭后半小时服；③ 平消片 5 片，3 次 / 日。

（3）外治疗法　① 五虎丹糊剂、钉剂（经验方）外用，适用于单个或已溃者，分次敷在瘤体上或插入瘤体的基底部，外贴外科膏药，3～5 日 1 次；② 蟾酥饼，以陈醋调敷肿瘤处，适用于初起无内证者；③ 密陀僧膏（密陀僧、赤芍、当归、乳没、赤石脂、百草霜、银黝、桐油、香油及血竭等制成膏药）贴敷，日久可渐消。

【预防与护理】

平素应对皮肤注意保护，发现有异常应及时治疗。禁止不洁性交及吸毒．严格控制血清制品。

第二十七节　脂肪瘤

脂肪瘤是由成熟的脂肪细胞构成的一种常见的良性肿瘤。病因不明，少数人有家族史或生后即有，以中年男性多见。属中医的"痰核""肉瘤"范畴。

【诊断要点】

1.以颈、肩、背、乳房、腹及臀部多见。

2.损害为大小不一、质地柔软的圆形分叶状斑块，表面肤色正常，可推动，可单发或多发。

3.单发肿瘤发生较迟，发展缓慢，多发肿瘤发生较早，常对称分布。

4.一般无自觉症状。

5.组织病理学见皮下成熟的脂肪细胞群集成小叶状，周边有完全的结缔组织膜。

【鉴别诊断】

血管脂肪瘤　大多发生于青壮年，好发于前臂、腰部和腹部。表现为圆球形或分叶状结节，一般约板栗大小，边缘清楚，质地较软，扪之有囊性感。有轻度疼痛和压痛感，组织病理学显示有明显包膜的分叶状脂肪组织肿瘤，其特点为有毛细血管增生，内皮细胞亦增生。

【治疗方法】

1.西医治疗

（1）全身治疗　一般不需全身治疗，多发性者可试用甲状腺素内服或注射。

（2）局部治疗　对肿瘤较大者可行手术切除。

2. 中医治疗

（1）辨证施治　① 气滞痰凝证，治以行气散结、燥湿化痰，方选二陈汤加减：陈皮、半夏各6g，茯苓15g，甘草3g，水煎服。② 气虚痰浊证，治以健脾益气、宽中化痰，方选顺气归脾汤加减：人参、茯神、白术、黄芪、当归、酸枣仁、远志各10g，甘草、木香各3g，水煎服。③ 肝脾不和证，治以疏肝和脾、理气活血，方选十全流气饮：陈皮、赤茯苓、乌药、川芎、当归、大枣、生姜、白芍各3g，香附2.4g，青皮1.8g，甘草1.5g，木香0.9g，水煎服。④ 瘀毒内结证，治以清热解毒、化痰散结，方用菊藻汤加减：金银花、重楼各15g，菊花、漏芦、何首乌、海藻各10g，三棱、制马钱子、山慈菇、蜈蚣各3g，水煎服。

（2）中成药　① 菊藻丸10g，3次/日，饭后半小时服；② 顺气归脾丸9g，3次/日；③ 瘿瘤丸10g，3次/日，饭后半小时服。

（3）外治疗法　① 初起可外敷瘤消膏，研细调白醋和白酒外敷患处，1次/日；② 阳和解凝膏掺黑退消外敷；③ 破溃后外用五虎丹糊剂，3～5日1次，待肿块坏死脱落后，再用生肌散生肌收口；④ 用回阳散撒在万应膏上外贴，1次/3日。

【预防与护理】

避免用力挤压碰撞。

第二十八节　脂肪肉瘤

本病为软组织中常见的未分化的间叶细胞向脂肪细胞转变的一种恶性肿瘤。男性较多，常发生于中老年。属于中医"肉瘤"

范畴。

【诊断要点】

1. 常发生于中年以上成人的股部、腘窝或臀部。

2. 损害呈大结节状或分叶状肿瘤，最大可重达 3kg，边缘不清，硬固，除非晚期患者，一般皮肤很少受累。

3. 容易向肺及肝转移，预后不良。

4. 组织病理学显示由分化程度不一的异形脂肪细胞组成。

【鉴别诊断】

纤维肉瘤　多见于青壮年，损害最初为皮下不规则的坚实性肿块，表面皮肤正常，以后肿块迅速增大，表面皮肤变成紫红色，最后溃破，周围有卫星状损害，一般转移较迟，组织病理学示瘤内成纤维细胞多，而胶原纤维较少，甚或完全缺如。成纤维细胞大多不典型，大小、染色不一，核分裂象多见。

【治疗方法】

1. 西医治疗

（1）全身治疗　无特殊的治疗方法。

（2）局部治疗　外科手术广泛切除。本病对放射线较敏感，可选用 X 线或 ^{60}Co 照射，一般剂量应在 6～7 周内给 50～60Gy。

2. 中医治疗

（1）辨证施治　① 气滞痰凝证，治以行气散结、燥湿化痰，方选二陈汤加减：陈皮、半夏各 6g，茯苓 15g，甘草 3g，水煎服。② 气虚痰浊证，治以健脾益气、宽中化痰，方选顺气归脾汤加减：人参、茯神、白术、黄芪、当归、酸枣仁、远志各 10g，木香 6g，甘草 3g，水煎服。③ 肝脾不和证，治以疏肝和脾、理气活血，方选十全流气饮：陈皮、赤茯苓、乌药、川芎、当归、大枣、生姜、白芍各 3g，香附 2.4g，青皮 1.8g，甘草 1.5g，木香 0.9g，水煎服。④ 瘀毒内结证，治以清热解毒、化痰散结，方用菊藻汤加减：金银花、重楼各 15g，菊花、漏芦、何首乌、海藻各 10g，三棱、制马钱子、山慈菇、蜈蚣各 3g，水煎服。

（2）中成药　① 菊藻丸 10g，口服，3 次 / 日，饭后半小时服；② 顺气归脾丸 9g，口服，3 次 / 日；③ 瘿瘤丸 10g，口服，3 次 / 日，饭后半小时服。

（3）外治疗法　① 初起可外敷瘤消膏，研细调白醋和白酒外敷患处，1 次 /3～5 日；② 阳和解凝膏掺黑退消外敷；③ 破溃后外用五虎丹糊剂，3～5 日 1 次，待肿块坏死脱落后，再用生肌散生肌收口；④ 用回阳散撒在万应膏上外贴，1 次 /3 日。

【预防与护理】

保持心情舒畅，避免挤压碰撞。

第二十九节　神经纤维瘤病

神经纤维瘤病是一种遗传性全身性神经外胚叶异常性疾病。以皮肤色素斑和多发性神经纤维瘤为特征。男性多见。属于中医的"气瘤""瘤赘"范畴。

【诊断要点】

1. 多自幼发生，逐渐增大，数目增多，至成人期始停止生长，家族中常有相同患者。

2. 损害为米粒、豌豆至鸡卵或儿头大柔软疝状结节，散全身，可达数百个，一般无自觉症状，可用指尖将瘤顶压入皮内，当压力去后则恢复原状，表面皮肤正常。

3. 常伴发雀斑、色素痣及大小、形态不一的咖啡色斑，有的患者可显示精神异常及发育迟缓。

4. 组织病理学为神经纤维及结缔组织增殖，呈淡嗜酸性，疏松平行排列呈弯曲波浪状或条索状，边界不清。两端有明显的或长或短的丝状突起。

【鉴别诊断】

1. 皮肤纤维瘤 损害为皮肤内坚韧不痛的单个或多个半球形或扁平结节，大小如绿豆至指头大不等，多呈淡红色、红褐色或淡蓝黑色，皮下可移动，无自觉症状，女性多见，好发于四肢，组织病理学为胶原纤维的局限性增殖。

2. 神经瘤 常发生于成人男性，好发于躯干或四肢近端，损害为单个或多个疼痛性或无痛的淡红色小结节，表面皮肤干燥，伴有鳞屑，组织病理学显示真皮内有很多向不同方向伸展的有髓神经束，每个神经束的周围绕以纤维组织。

【治疗方法】

1. 西医治疗

（1）全身治疗 一般无须内治。

（2）局部治疗 对发于面部而损害容貌，或长得太大而妨碍身体活动或引起疼痛，或有恶变趋势的瘤体，可手术切除。

2. 中医治疗

（1）辨证施治 ① 痰气凝结证，治以宣肺调气、化痰散结，方选通气散坚丸 9g，3 次 / 日，吞服。② 气滞血瘀证，治以行气化瘀、软坚散结，方选菊藻丸（经验方）：金银花、重楼各 15g，菊花、漏芦、何首乌、海藻各 10g，三棱、制马钱子、山慈菇、蜈蚣各 3g，水煎服。③ 正虚邪郁证，治以扶正补气、开郁散结，方选华佗治气瘤神方加味：白芍、白术、茯苓、天花粉、人参各 10g，枳壳、槟榔各 6g，蒲黄、沉香、木香、香附、附子各 3g，水煎服。

（2）外治疗法 ① 对头大蒂小者，可用芫花线（芫花煮细扣线）或双套结结扎处理；② 外敷法，可以用南星散敷贴（用生南星大者 1 枚，细研烂入陈醋，杵成膏），先以细针刺患处令气透，再以膏药摊贴，觉痒则频换取效。

（3）其他疗法　①针灸疗法：外扣以枳壳，以艾灸之。②熏洗法：药用苍耳草1把，荆芥、苦参、白芷各100g，水一大锅，煎汤倾在浴盆内，外用席围而遮之，热则熏，温则洗，洗至水冷而止。

【预防与护理】

注意保护局部，避免摩擦。

第三十节　恶性黑色素瘤

恶性黑色素瘤是一种程度较高的黑色素细胞肿瘤。多发生于皮肤，好发于30岁以上的成年和老人，青年发病者少，儿童罕见。属于中医"黑砂瘤"范畴。

【诊断要点】

1. 好发于头、颈及四肢，约半数发生于原有痣细胞处。

2. 损害为＞6mm的斑丘疹，边缘不规则，不对称，界限不清，色泽不均匀，可有黑、褐、蓝、白等色，结节可破溃，单发或多发，转移者多发。

3. 损害可局限在表皮内多年，称原位黑色素瘤，表现为斑，一旦侵入真皮，则表现为丘疹、斑块或结节，此时可向远处转移，故肿瘤侵犯深度与预后密切相关。

4. 组织病理学示异性的黑色素细胞，大小、形态不一，胞内含黑色素量不一致，核大，不规则，有分裂象。

【鉴别诊断】

1. 基底细胞瘤　多见于老年人，好发于暴露部位，特别是面部，病变平坦，边缘陡齐，生长缓慢，无转移倾向。

2. 蓝痣　自婴儿开始，蓝色或蓝黑色，组织上表皮无病变，细胞多为索形，无异型性与丝状分裂，也无炎症反应。

3. 交界痣　病变限于交界部位，细胞不侵及整个表皮，细胞较小，形态一致，无异型，无分裂象。

【治疗方法】

1. 西医治疗

（1）全身治疗　① 晚期已转移者用放线菌素 D 与长春新碱联合化疗；② 放射治疗，宜大剂量，短间隔；③ 生物治疗，可选用转移因子、干扰素、白细胞介素等。

（2）局部治疗　早期手术切除，不能手术或早期表浅型、雀斑型可用冷冻疗法、激光疗法。

2. 中医治疗

（1）辨证施治　① 气滞血瘀证，治以行气化瘀、软坚散结，方用菊藻汤加减：金银花、重楼各 15g，菊花、漏芦、何首乌、海藻各 10g，三棱、制马钱子、山慈菇、蜈蚣各 3g，水煎服。② 痰气郁结证，治以疏肝理气、化痰散结，方用舒肝溃坚汤加减：石决明、夏枯草各 15g，当归、川芎、白芍各 10g，陈皮、柴胡各 8g，僵蚕、香附子、红花、姜黄、甘草各 3g，水煎服。③ 血燥风热证，治以养血润燥、疏风解毒，方用清肝芦荟丸加减：川芎、当归、白芍、神曲、生地黄各 10g，昆布、海蛤粉、甘草、皂角、黄连各 3g，水煎服。④ 肝肾阴虚证，治以滋补肝肾，方用和荣散坚丸加减：当归、熟地黄、茯神、柏子仁、酸枣仁、远志、人参、白术各 10g，牡丹皮、芦荟、橘红、贝母各 6g，香附、天南星、龙齿各 3g，水煎服。

（2）中成药　① 菊藻丸 10g，3 次 / 日；② 瘿瘤丸 10g，3 次 / 日，饭后半小时服；③ 平消片 5 片，3 次 / 日。

（3）外治疗法　① 五虎丹外敷；② 农吉利糊剂、皮癌净油调敷患处；③ 可试用"蚀癌膏""化癌散"等外敷，隔日换药一次。

【预防与护理】

1. 在特殊部位的黑色素痣应做预防性切除。

2. 注意保护皮肤，雀斑、黑色素痣应避免搔抓等刺激，如在短期内色素加深，出现浸润、疼痛或出血等症状，应及时诊治。

3. 临床上怀疑黑色素瘤，手术切除时标本做快速冷冻切片，如为黑色素瘤，应做广范围的彻底切除，以防转移。

4. 避免过度日晒和接触煤焦油类物质。

第三十一节 蕈样肉芽肿

蕈样肉芽肿又名蕈样寄霉菌病或恶性皮肤网状内皮细胞增多病，是原发性皮肤 T 细胞淋巴瘤最常见的一种类型。以辅助 T 细胞增生为特征。

【诊断要点】

1. 根据皮损形态，大致可分 3 期：

（1）斑片期　病程较长，皮损无特异性，可有暗红色斑疹、丘疹，皮肤干燥脱屑，类似银屑病、湿疹、神经性皮炎等。

（2）斑块期（苔藓样期）　由红斑期进展而来，或正常皮肤上发生，呈不规则界限清楚，略高起的浸润斑块，呈暗红色。

（3）肿瘤期　可发生于原有斑块或正常皮肤上，呈褐色隆起性结节，大小形状不一，可破溃。

2. 常伴局部剧烈瘙痒，可有全身浅表淋巴结及脾肿大，后期有内脏损害。

3. 组织病理学所见对浸润期和肿瘤期有诊断价值，其特点如下：① 浸润细胞多形性；② 组织细胞多形性；③ 有单核及异型细胞（蕈样肉芽肿细胞）；④ 浸润细胞向表性，有 Pautrier 微脓疡形成。

【鉴别诊断】

1.神经性皮炎　常先有局部瘙痒，后出现针头大小、不规则或多角形扁平丘疹，呈皮肤色或浅褐色，损害可扩大并融合成片，皮纹加深，呈苔藓样变，好发于颈项部、四肢伸侧及尾骶部。

2.湿疹　急性湿疹皮损常为对称及泛发，呈多形性，以皮肤潮红、红斑、丘疹、水疱、糜烂及渗出为主，边界欠清；慢性湿疹以皮肤肥厚及粗糙为主，伴色素增加或杂有色素减退，好发于面、耳后、外阴及小腿等处，局部瘙痒明显。

【治疗方法】

1.西医治疗

（1）全身治疗　① 化疗，COPP 方案（环磷酰胺、长春新碱、强的松、丙卡巴肼）、MOPP 方案（氮芥、长春新碱、强的松、丙卡巴肼）、博来霉素、放线菌素 D 单独应用或合用糖皮质激素、苯丙酸氮芥 0.1mg/（kg·d），分次口服；② 免疫疗法，可酌情选用转移因子、左旋咪唑、干扰素及卡介苗等；③ 维 A 酸 250mg，3 次 / 日。

（2）局部治疗　① 用 2.5%～5% 氟尿嘧啶软膏，可有短时效果；② 氮芥用生理盐水或蒸馏水稀释（10mg/50ml）后外用，80% 的患者可缓解；③ 用 0.4% 氯乙基亚硝脲软膏，仅用于对氮芥过敏者，65%～70% 可缓解；④ 光化学疗法可使早期皮损消退，但易复发；⑤ 放射治疗，浅层 X 线或小量电子束照射，对早期皮损有效，可缓解 3～14 年。

2.中医治疗

（1）辨证施治　① 血热有毒证，治以清热解毒，方用黄连解毒汤加减：黄连 3g，黄芩、黄柏、栀子各 10g，水煎服。② 气血亏虚，血热兼瘀证，治以扶正固本、活血化瘀、软坚散结，方用菊藻汤加减：金银花、重楼各 15g，菊花、漏芦、何首乌、海藻各 10g，三棱、制马钱子、山慈菇、蜈蚣各 3g，水煎服。

（2）中成药　① 菊藻丸 10g，3 次 / 日，饭后半小时服；② 瘿瘤丸 10g，3 次 / 日，饭后半小时服；③ 小金丹 5 片，3 次 / 日；④ 散结灵片 5 片，3 次 2/ 日。

（3）外治疗法　用五虎丹或白降丹外敷，1 次 /3～5 日，待肿块坏死脱落，再用生肌散生肌收口。

【预防与护理】

对全身皮肤瘙痒、轻度红斑、少许鳞屑性皮肤病，经各种治疗无效的患者，应高度怀疑本病并及时治疗。

皮肤病常用中医方药

一画

一号扫风丸（经验方） 大枫子、薏苡仁、荆芥、苦参、白蒺藜、小胡麻、苍耳子、防风、白花蛇、苍术、白附子、桂枝、当归、秦艽、白芷、草乌、威灵仙、川芎、钩藤、木瓜、菟丝子、肉桂、天麻、川牛膝、何首乌、千年健、青礞石（制）、川乌、知母、栀子。

一号癣药水（经验方） 土槿皮、大枫子肉、地肤子、蛇床子、白鲜皮、苦参、硫黄、枯矾、樟脑、50% 乙醇。

一扫光（《外科正宗》） 苦参、黄柏、烟胶、枯矾、木鳖肉、大枫子肉、蛇床子、点红椒、樟脑、硫黄、明矾、水银、轻粉、白砒。

一贯煎（《柳州医话》） 北沙参、麦冬、当归、生地黄、枸杞子、川楝子。

二画

七三丹（《中医外科学讲义》） 熟石膏、升丹。

七宝美髯丹（《医方集解》） 何首乌、茯苓、怀牛膝、当归、枸杞子、菟丝子、补骨脂。

九一丹（《医宗金鉴》） 熟石膏、升丹。

九华粉洗剂（《朱仁康临床经验集》） 朱砂、川贝母、龙骨、月石、冰片。

二仙汤（经验方） 仙茅、淫羊藿、当归、巴戟天、黄柏、知母。

二号癣药水（经验方） 米醋、百部、蛇床子、硫黄、土槿皮、白砒、白国樟、轻粉（或水杨酸、冰醋酸、醋酸铅）。

二白药膏（经验方） 白及粉、白附子、珍珠粉、紫河车粉。

二白散（《外科大成》） 铅粉、轻粉。

二妙丸（《丹溪心法》） 苍术（炒）、黄柏。

二陈汤（《和剂局方》） 陈皮、半夏、茯苓、甘草。

二矾散（《外科大成》） 白矾、皂矾、孩儿茶、侧柏叶。

二味拔毒散（《医宗金鉴》） 明雄黄、白矾。

人参败毒饮（《小儿药证直诀》） 人参、柴胡、前胡、羌活、枳壳、茯苓、桔梗、甘草、生姜、薄荷、川芎。

人参养营汤（《医宗金鉴》） 白芍、党参、陈皮、黄芪、白术、甘草、熟地黄、五味子、茯苓、远志。

八二丹（《中医外科临床手册》） 煅石膏、升丹。

八珍汤（《正体类要》） 人参、白术、茯苓、甘草、当归、川芎、熟地黄、白芍。

十全大补汤（《医学发明》） 当归、茯苓、熟地黄、黄芪、白术、白芍、甘草、人参、川芎、肉桂。

十全流气饮（《外科正宗》） 陈皮、茯苓、乌药、川芎、当归、白芍、香附、青皮、甘草、木香。

三画

万应膏（《医宗金鉴》） 川乌、何首乌、生地黄、白蔹、白及、象皮、官桂、白芷、当归、赤芍、羌活、苦参、土木鳖、穿山甲、乌药、甘草、独活、玄参、淀粉、大黄。

万灵丹（《医宗金鉴》） 苍术、何首乌、羌活、荆芥、川乌、乌药、川芎、甘草、石斛、全蝎（炙）、防风、细辛、当归、麻黄、天麻、雄黄。

万宝代珍膏（《证治准绳》） 硼砂、血竭、轻粉、金头蜈蚣、蟾酥、雄黄、麝香。

三仙丹（《疡医大全》） 水银、白矾、火硝。

三石水（《朱仁康临床经验集》） 炉甘石、滑石、赤石脂、冰片、甘油。

三石散（经验方） 制炉甘石、熟石膏、赤石脂。

三妙丸（《医学正传》） 苍术、黄柏、怀牛膝。

三妙散（《医宗金鉴》） 苍术、槟榔、黄柏。

三黄石膏汤（《伤寒总病论》） 石膏、黄连、黄柏、黄芩、香豉、栀子、麻黄。

三黄软膏（经验方） 黄连、黄柏、生大黄。

三黄洗剂（经验方） 大黄、黄芩、黄柏、苦参。

三黄散（《疡医大全》） 生地黄、蒲黄、牛黄、冰片。

千金散（经验方） 制乳香、制没药、轻粉、飞朱砂、赤石脂、煅雄黄、醋制蛇含石、煅白砒。

千捶膏（经验方） 松香、蓖麻子肉、生杏仁、铜绿药、血竭、乳香、没药、儿茶、轻粉、冰片。

土茯苓合剂（经验方） 土茯苓、金银花、威灵仙、白鲜皮、生甘草、苍耳子。

土槿皮酊（10%）（经验方） 土槿皮、80% 乙醇。

大补阴丸（《丹溪心法》）　黄柏、知母、熟地黄、龟甲、猪骨髓。

大豆甘草汤（《疡医大全》）　黑豆、生甘草、赤皮葱、槐条。

大定风珠（《温病条辨》）　白芍、阿胶、龟甲、生地黄、麻仁、五味子、牡蛎、麦冬、甘草、鳖甲、

大枫子油（市售）　大枫子、麝香、冰片、硼酸。

大黄散（经验方）　大黄、苍术、黄柏。

大黄䗪虫丸（《金匮要略》）　大黄、黄芩、甘草、桃仁、杏仁、芍药、生地黄、干漆、虻虫、水蛭、蛴螬、䗪虫。

小儿化湿汤（《朱仁康临床经验集》）　苍术、陈皮、茯苓、泽泻、炒麦芽、六一散。

小儿香橘丹（《中药制剂手册》）　茯苓、苍术、橘皮、香附、白术、法半夏、山药、莲子、白扁豆、枳实、薏苡仁、厚朴、山楂、神曲、麦芽、砂仁、泽泻、木香、甘草。

小金丹（《外科证治全生集》）　白胶香、草乌、五灵脂、地龙、马钱子、乳香、没药、当归身、麝香、墨炭。

小青龙汤（《伤寒论》）　麻黄、白芍、细辛、干姜、炙甘草、桂枝、五味子。

小柴胡汤（《伤寒论》）　柴胡、黄芩、半夏、生姜、大枣、党参、甘草。

干葛洗剂（《疡医大全》）　干葛根、枯矾。

马齿苋合剂（《朱仁康临床经验集》）　马齿苋、蜂房、大青叶、生薏苡仁。

四画

丹栀逍遥散（《内科精要》）　柴胡、白芍、当归、薄荷、白术、茯苓、甘草、生姜、牡丹皮、栀子仁。

乌梅丸（《伤寒论》） 乌梅、细辛、干姜、黄连、当归、附子（去皮，炮）、蜀椒、桂枝（去皮）、人参、黄柏。

乌蛇驱风汤（朱仁康经验方） 乌蛇、蝉蜕、荆芥、防风、羌活、白芷、黄连、黄芩、金银花、连翘、甘草。

五五丹（经验方） 熟石膏、升丹。

五妙水仙膏（江苏省灌南县中医院经验方） 五倍子、石碱、生石灰、黄柏、青黛。

五味消毒饮（《医宗金鉴》） 金银花、野菊花、紫花地丁、紫背天葵、蒲公英。

五虎丹（经验方） 水银、牙硝、皂矾、白矾、食盐。

五虎追风散（《晋南史全恩家传方》） 蝉蜕、天南星、天麻、全蝎、僵蚕。

五神汤（《外科真诠》） 茯苓、金银花、牛膝、车前草、紫花地丁。

五香丸（《千金要方》） 豆蔻、丁香、藿香、零陵香、青木香、白芷、桂心、香附子、甘松香、当归、槟榔。

五香汤（《医宗金鉴》） 乳香、藿香、丁香、沉香、木香。

五香散（《外科正宗》） 沉香、檀香、木香、零陵香、藿香。

五倍五石散（经验方） 甘石、沉香、檀香、木香、零陵香、乳香、藿香、丁香、沉香、豆蔻、五倍子、煅石膏、花蕊石。

五淋散（《证治准绳》） 茯苓、芍药、甘草、当归、栀子、灯心草。

六一散（《伤寒标本》） 滑石、甘草。

六味地黄汤（《小儿药证直诀》） 熟地黄、山药、山茱萸、牡丹皮、茯苓、泽泻。

六神丸（雷允上方） 麝香、牛黄、冰片、珍珠、蟾酥、明雄黄。

内消瘰疬丸（《疬医大全》） 夏枯草、玄参、青盐、海藻、浙贝母、薄荷叶、天花粉、海蛤粉、白蔹、连翘、熟大黄、甘草、生地黄、桔梗、枳壳、当归、硝石。

内疏黄连汤（《医宗金鉴》）　黄连、栀子、黄芩、桔梗、木香、槟榔、连翘、芍药、薄荷、甘草、当归身、大黄。

化虫丸（《太平惠民和剂局方》）　鹤虱、芜荑、玄明粉、牵牛子、使君子仁、雷丸、槟榔、苦楝皮、大黄。

化毒散（《赵炳南临床经验集》）　川连面、乳香、没药、贝母、天花粉、大黄、赤芍、雄黄、甘草、冰片、牛黄。

化毒散软膏（《赵炳南临床经验集》）　化毒散、祛湿药膏（或凡士林）。

化斑汤（《温病条辨》）　石膏、知母、甘草、玄参、水牛角、粳米。

化斑解毒汤（《医宗金鉴》）　升麻、石膏、连翘、牛蒡子、人中黄、黄连、知母、玄参。

升麻葛根汤（《医宗金鉴》）　栀子、升麻、葛根、白芍、柴胡、黄芩、黄连、木通、甘草。

双解通圣散（《医宗金鉴》）　防风、荆芥、当归、白芍、川芎、薄荷、麻黄、栀子、黄芩、石膏、桔梗、甘草、滑石。

天王补心丹（《摄生秘剖》）　生地黄、玄参、麦冬、天冬、丹参、五味子、茯苓、远志、酸枣仁、柏子仁、朱砂、桔梗。

天麻钩藤饮（《杂病证治新义》）　天麻、钩藤、生石决明、杜仲、桑寄生、牛膝、栀子、黄芩、益母草、首乌藤、茯神。

太乙膏（《外科正宗》）　玄参、白芷、当归身、肉桂、赤芍、大黄、土木鳖、阿魏、没药、轻粉、柳槐枝、血余炭、东丹、乳香、麻油。

月白珍珠散（《医宗金鉴》）　青红花、轻粉、珍珠。

木萸散（经验方）　木瓜、吴茱萸、防风、全蝎、蝉蜕、天麻、僵蚕、胆南星、藁本、桂枝、蒺藜、朱砂、雄黄、猪胆汁。

止带丸（《万病回春》） 当归（酒洗）、川芎、白术（去芦）、人参（去芦）、山药、香附（醋炒）、杜仲（姜汁、酒炒去丝）、青黛（减半）、牡蛎（火煅）、补骨脂、续断、椿根皮（酒炒）。

止痒扑粉（经验方） 松花粉、薄荷、明矾、冰片、蛇床子。

止痒息风汤（《朱仁康临床经验集》） 生地黄、玄参、当归、丹参、白蒺藜、甘草、煅龙骨、煅牡蛎。

水牛角升麻汤（《证治准绳》） 水牛角、升麻、防风、羌活、川芎、白芷、黄芩、甘草、白附子。

水牛角地黄汤（《千金要方》） 水牛角、生地黄、赤芍、牡丹皮。

水牛角解毒丸（《证治准绳》） 生地黄、荆芥、当归、水牛角、牛蒡子、赤芍、连翘、桔梗、薄荷、黄芩、甘草。

水晶膏（经验方） 石灰末、碱的饱和溶液。

牛皮癣药膏（经验方） 雄黄、硫黄、洋樟、枯矾、明矾、红砒。

牛蒡解肌汤（《疡科心得集》） 牛蒡子、薄荷、荆芥、连翘、牡丹皮、石斛、玄参、夏枯草。

牛角散（《外科大成》） 牛角尖、水龙骨、松香、轻粉。

牛蒡解肌汤（《疡科心得集》） 牛蒡子、薄荷、荆芥、连翘、栀子、牡丹皮、石斛、玄参、夏枯草等。

五画

东方一号药膏（经验方） 莪术、黄柏、防己、木瓜、延胡索、郁金、白及、煅石膏粉、煅炉甘石粉、麻油。

仙方活命饮（《医宗金鉴》） 穿山甲、皂角刺、当归尾、金银花、赤芍、乳香、没药、天花粉、陈皮、防风、贝母、白芷。

冬青膏（经验方） 毛冬膏、冬青子、凡士林、黄蜡。

加减葳蕤汤（《通俗伤寒论》） 生葳蕤、生葱白、桔梗、淡豆豉、薄荷、红枣、炙甘草，加樟丹、官粉、曲面及松香。

去斑膏（《朱仁康临床经验集》） 大枫子仁、杏仁、核桃仁、红粉、樟脑。

右归丸（《景岳全书》） 熟地黄、山药、山茱萸肉、枸杞子、菟丝子、鹿角胶、杜仲、肉桂、当归、熟附子。

四石汤（《千金》卷三） 珍珠母、石决明、代赭石、磁石。

四君子汤（《太平惠民和剂局方》） 人参、白术、茯苓、甘草。

四妙汤（经验方） 黄芪、茯苓、金银花、甘草。

四妙勇安汤（《验方新编》） 玄参、当归、金银花、甘草。

四妙散（《外科精要》）黄芪、当归、金银花、甘草。

四物汤（《太平惠民和剂局方》） 当归、地黄、白芍、川芎。

四物消风饮（《外科证治全书》） 生地黄、当归、赤芍、荆芥、薄荷、蝉蜕、柴胡、川芎、黄芩、甘草。

四逆汤（《伤寒论》） 炙甘草、干姜、生附子。

左归饮（丸）（《景岳全书》） 鹿角胶、熟地黄、山药、山茱萸肉、当归、杜仲、枸杞子、菟丝子、肉桂。

布帛搽剂（经验方） 川槿皮、枯矾、大黄、雄黄、花椒、草乌、樟脑、大枫子、遥竹梢、杏仁、胡黄连。

平胬丹（《外科诊疗学》） 乌梅肉、月石、轻粉、冰片。

归脾汤（《济生方》） 人参、茯神、白术、黄芪、当归、酸枣仁、龙眼肉、甘草、远志、木香。

玉竹四物汤（《实用麻风病学》） 玉竹、当归、川芎、生地黄、芍药。

玉红膏（《外科正宗》） 当归、白芷、白蜡、轻粉、甘草、紫草、血竭、麻油。

玉肌散（《外科正宗》） 绿豆、滑石、白芷、白附子。

玉枢丹（《鹤亭集》） 山慈菇、五倍子、大戟、朱砂、雄黄、麝香。

玉屏风散（《世医得效方》） 黄芪、白术、防风。

玉容散（《外科大成》） 白芷、白术、白及、白茯苓、白扁豆、白细辛、白僵蚕、白莲蕊、白牵牛、白蔹、白鸽粪、甘松、团粉、白丁香、白附子、鹰条各等份，防风减半，荆芥穗减半，羌活减半，独活减半。

玉露散（《药蔹启秘》） 芙蓉叶（晒干）适量。

瓜蒌薤白白酒汤（《金匮要略》） 瓜蒌实、薤白、白酒。

甘麦大枣汤（《金匮要略》） 甘草、小麦、大枣。

甘草油（经验方） 甘草、麻油、人中黄。

甘草泻心汤（《金匮要略》） 甘草、黄芩、生姜、半夏、人参、大枣。

甘露消毒丹（《温热经纬》） 滑石、茵陈、黄芩、石菖蒲、木通、射干、车前子、薄荷、白豆蔻、藿香。

生肌玉红膏（《外科正宗》） 当归、白蜡、甘草、白芷、轻粉、血竭、紫草、麻油。

生肌白玉膏（经验方） 尿浸石膏、制炉甘石。

生肌散（《中医外科学讲义》） 血竭、没药、乳香、橡皮、冰片。

生脉散（《内外伤辨惑论》） 孩儿参、麦冬、五味子。

白头翁汤（《伤寒论》） 白头翁、黄连、黄柏、秦皮。

白杨膏（经验方） 生肌白玉膏、水杨酸。

白驳丸（经验方） 紫草、真降香、紫河车、白药子、白薇、红花、桃仁、生何首乌、龙胆、刺蒺藜、甘草。

白虎汤（《伤寒论》） 石膏、知母、粳米、甘草。

白降丹（《医宗金鉴》） 朱砂、雄黄、水银、硼砂、火硝、食盐、白矾、皂矾。

皮炎汤（《朱仁康经验集》） 生地黄、牡丹皮、赤芍、知母、石膏、金银花、连翘、竹叶、甘草。

皮癌灵（经验方） 威灵仙、石菖蒲、土细辛、黄樟根、大罗伞根、鸡哥香、两面针。

皮癌净（《鹿邑方》） 红砒、指甲、头发、大枣（去核）、碱发白面。

皮癌散（经验方） 红矾、红粉、紫硇砂、花粉、达克罗宁。

皮癣汤（《朱仁康临床经验集》） 生地黄、当归、赤芍、黄芩、苦参、苍耳子、地肤子、白鲜皮、甘草。

石榴皮水洗剂（经验方） 石榴皮、五倍子、威灵仙、陈皮。

石膏解毒汤（经验方） 生石膏、玄参、苍耳子、黄芩、知母、金银花、桔梗。

龙胆泻肝汤（《医宗金鉴》） 龙胆、黄芩、栀子、泽泻、生地黄、当归、车前子、木通、柴胡、甘草。

龙骨散（《小儿药证直诀》） 砒霜、蟾酥、粉霜、龙骨、铅粉、冰片。

龙蛇消瘤丸（经验方） 海龙、白花蛇、水蛭、虻虫、人指甲、全蝎、蜂房、没药、黄连、黄柏、龙胆、雄黄。

六画

全虫方（《赵炳南临床经验集》） 全蝎、皂角刺、猪牙皂角、白蒺藜、槐花、威灵仙、苦参、白鲜皮、黄柏。

冰硼散（《外科正宗》） 玄明粉、硼砂、朱砂、冰片。

冰黛散（《咽喉经验秘传》） 黄连、黄柏、大黄、牛黄、硼砂、青黛、牙硝、朱砂、冰片。

冰黛散（经验方） 冰片、青黛。

冲和膏（《外科正宗》） 紫荆皮、赤芍、独活、白芷、石菖蒲。

华佗治气瘤神方（《华佗神方》） 沉香、木香、白芍、白术、人参、蒲黄、枳壳、槟榔、茯苓、香附、附子、天花粉。

回阳玉龙膏（《外科正宗》） 草乌、干姜、赤芍、白芷、胆南星、肉桂。

回阳散（经验方） 川乌、花椒、细辛、桂枝、草乌、黄柏、姜黄、羌活。

地黄饮子（《宣明论方》） 干地黄、巴戟天、山茱萸、肉苁蓉、茯苓、石菖蒲、远志、肉桂、麦冬、五味子、生姜、大枣、薄荷。

如冰散（《证治准绳》） 朴硝、寒水石、蛤粉、白芷、冰片、樟脑。

如意金黄散（《医宗金鉴》） 大黄、黄柏、姜黄、白芷、厚朴、天花粉、天南星、苍术、陈皮、甘草。

安宫牛黄丸（《温病条辨》） 栀子、雄黄、朱砂、冰片、珠粉。

导赤散（《小儿药证直诀》） 木通、生地黄、竹叶、甘草。

当归四逆汤（《伤寒论》） 当归、桂枝、赤芍、细辛、通草、甘草、大枣。

当归龙荟丸（《丹溪心法》） 当归、龙胆、芦荟、栀子、黄连、黄柏、大黄、木香、麝香。

当归补血汤（《内外伤辨感论》） 当归、黄芪。

当归饮子（《医宗金鉴》） 当归、生地黄、白芍、川芎、何首乌、荆芥、防风、白蒺藜、黄芪、生甘草。

当归拈痛汤（《外科正宗》） 当归、羌活、防风、茵陈、苍术、苦参、升麻、白术、葛根、甘草、知母、泽泻、猪苓、人参、黄芩。

托里消毒散（《医宗金鉴》） 人参、川芎、当归、白芍、白茯苓、白芷、皂角刺、甘草、桔梗、黄芪。

托里散(《外科真诠》) 生黄芪、当归、白芍、茯苓、香附、枸杞子、穿山甲片、金银花、甘草、桂圆。

扫风丸(《麻风病学》) 苍术、附子、桂枝、秦艽、追地风、千年健、白芷、草乌、威灵仙、川芎、钩藤、木瓜、菟丝子、肉桂、天麻、牛膝、何首乌、青礞石、知母、栀子、白花蛇、苦参、白蒺藜、苍耳子、薏苡仁、荆芥。

汗斑擦剂(《朱仁康临床经验集》) 密陀僧、硫黄、白附子。

灰指甲药水1号(经验方) 土槿皮、斑蝥、雄黄、丁香、陈醋。

灰指甲药水2号(经验方) 黄连、百部、蛇床子、白砒、樟脑、轻粉、大蒜头、白酒、米醋。

百部酊(《医宗金鉴》) 百部、高粱酒。

竹叶石膏汤(《伤寒论》) 竹叶、石膏、麦冬、人参、半夏、粳米、甘草。

竹叶黄芪汤(《医宗金鉴》) 人参、黄芪、煅石膏、炙半夏、白芍、川芎、当归、黄芩、生地黄、甘草、竹叶、生姜、灯心草。

红升丹(《医宗金鉴》) 五灵升药、大红升、大升丹、小金丹。

红灵酒(经验方) 当归、红花、花椒、肉桂、樟脑、细辛、干姜、50% 乙醇。

红花霜(经验方) 红花、50% 乙醇。

红油膏(经验方) 九一丹、广丹、凡士林。

芎归汤(《外科正宗》) 川芎、当归、白芷、甘草、龙胆。

血府逐瘀汤(《医林改错》) 桃仁、红花、当归、生地黄、川芎、赤芍、牛膝、柴胡、桔梗、枳壳、甘草。

防风通圣散(《宣明论方》) 防风、荆芥、连翘、麻黄、薄荷、川芎、当归、炒白芍、白术、栀子、大黄（酒蒸）、芒硝、石膏、黄芩、桔梗、甘草、滑石。

阳和汤（《外科全生集》） 麻黄、熟地黄、白芥子、炮姜炭、甘草、肉桂、鹿角胶。

阳和解凝膏（《外科全生集》） 鲜牛蒡草、鲜凤仙、透骨草、生川乌、桂枝、大黄、当归、生附子、地龙、僵蚕、赤芍、白芷、白蔹、白及、川芎、续断、防风、荆芥、五灵脂、木香、香橼、陈皮、肉桂、乳香、没药、苏合香、麝香。

阴毒内消散（《药蔹启秘》） 麝香、肉桂、胡椒、丁香、良姜、制乳香、制没药、牙皂、轻粉、川乌、腰黄、炒穿山甲片、阿魏、樟冰。

阴蚀黄连膏（《赵炳南临床经验集》） 乳香粉、青黛粉、黄连膏。

七画

冻疮膏（经验方） 苍耳子、威灵仙、樟脑、凡士林。

扶元散（《医宗金鉴》） 人参、白术、茯苓、熟地黄、茯神、黄芪、山药（炒）、炙甘草、当归、白芍、川芎、石菖蒲。

杞菊地黄丸（汤）（《中药药典》） 地黄、山药、山茱萸、牡丹皮、枸杞子、菊花。

沙参麦冬汤（《温病条辨》） 沙参、麦冬、玉竹、桑叶、生甘草、天花粉、生扁豆。

芙蓉膏（《中西医结合治疗常见皮肤病》） 芙蓉叶、泽兰叶、黄柏、冰片、黄连。

芦荟丸（《外科正宗》） 胡黄连、黄连、芦荟、白芜荑、青皮、雷丸、鹤虱、麝香、木香。

芩连二母汤（《医宗金鉴》） 黄连、黄芩、知母、贝母、川芎、当归、白芍、生地黄、熟地黄、蒲黄、羚羊角、地骨皮、甘草。

芩连解毒汤（经验方）　黄芩、黄连、知母、苍术、白术、苦参、防风、玄参、茯苓、地肤子、藿香、白鲜皮、生石膏、六一散、蝉蜕、苍耳子、栀子。

花蕊石散（经验方）　花蕊石、西月石、枯矾、滑石粉。

苍术膏（经验方）　苍术、蜂蜜。

苍耳子油（经验方）　苍耳子、植物油。

苍耳子膏（《外科大成》）　鲜苍耳子。

苍肤水洗剂（经验方）　苍耳子、威灵仙、地肤子、艾叶、吴茱萸。

补中益气汤（《东垣十书》）　黄芪、人参、炙甘草、当归身、陈皮、升麻、柴胡、白术。

补心汤（丹）（《赤水玄珠》）　麦冬、远志、石菖蒲、香附、天冬、天花粉、白术、贝母、熟地黄、茯神、地骨皮、木通、人参、当归、牛膝、黄芪、龙眼肉、大枣。

补气泻荣汤（《东垣试效方》）　连翘、升麻、桔梗、黄芩、生地黄、黄连、地龙、当归、黄芪、苏木、全蝎、人参、甘草、白豆蔻。

补阳还五汤（《医林改错》）　黄芪、当归、赤芍、地龙、川芎、桃仁、红花。

补肝汤（《医宗金鉴》）　熟地黄、当归、白芍、川芎、麦冬、酸枣仁、木瓜、甘草。

补肺汤（《永类钤方》）　人参、黄芪、熟地黄、五味子、紫菀、桑白皮。

补肺汤（《备急千金要方》）　黄芪、甘草、钟乳、人参、桂心、干地黄、茯苓、白石英、厚朴、桑白皮、干姜、紫菀、陈皮、当归、五味子、远志、麦冬、大枣。

补骨脂酊（经验方） 补骨脂、60%乙醇。

补益地黄丸（《太平圣惠方》） 熟地黄、车前子（盐制）、菟丝子、诃子肉、枳壳（麸炒）、地骨皮、牛膝、茯苓。

赤小豆当归散（《金匮要略》） 赤小豆、当归。

辛夷清肺饮（《医宗金鉴》） 辛夷、生甘草、石膏、知母、枇杷叶、升麻、百合、麦冬。

还少丹（《医方集解》） 熟地黄、山药、牛膝、枸杞子、杜仲、远志、五味子、楮实、小茴香、巴戟天、肉苁蓉、石菖蒲。

陀柏散（经验方） 密陀僧、黄柏。

附子理中汤（《三因极一病证方论》） 附子、人参、白术、炮姜、炙甘草。

八画

京万红烫伤药膏（经验方） 地榆、栀子、大黄、穿山甲、冰片。

使君子散（《医宗金鉴》） 使君子、苦楝子、白芜荑、甘草。

参苏饮（《太平惠民和剂局方》） 人参、紫苏叶、葛根、前胡、法半夏、茯苓、枳壳、橘红、桔梗、甘草、木香。

参附龙牡救逆汤（经验方） 人参、附子、龙骨、牡蛎。

参附汤（《世医得效方》） 人参、附子（炮）。

参苓白术散（《太平惠民和剂局方》） 莲子肉、薏苡仁、砂仁、桂枝、白扁豆、茯苓、人参、白术、山药、甘草。

取痣饼（经验方） 蟾酥、金头蜈蚣、硼砂、血竭等。

和荣散坚丸（《外科正宗》） 当归、熟地黄、茯神、香附、人参、白术、橘红、贝母、南星、酸枣仁、远志、柏子仁、牡丹皮、芦荟、角沉、龙齿等。

宜毒发表汤（《痘疹活动至宝》） 升麻、葛根、前胡、桔梗、枳壳、荆芥、防风、薄荷、甘草、木通、连翘、牛蒡子、杏仁、竹叶。

拔毒钉（经验方） 五虎丹、蟾酥、斑蝥。

枇杷清肺饮（《医宗金鉴》） 人参、枇杷叶、桑白皮、黄连、黄柏、甘草。

河车大造丸（《医方集解》） 紫河车、龟甲、熟地黄、人参、天冬、麦冬、牛膝、杜仲、黄柏、砂仁、茯苓。

泻黄散（《小儿药证直诀》） 藿香叶、栀子仁、石膏、甘草、防风。

知柏地黄丸（《医宗金鉴》） 知母、黄柏、熟地黄、山茱萸、干山药、牡丹皮、茯苓、泽泻。

肥油膏（《医宗金鉴》） 番木鳖、当归、藜芦、黄柏、苦参、杏仁、狼毒、白附子、鲤血胆、香油。

肾气丸（《金匮要略》） 熟地黄、牡丹皮、山药、泽泻、山茱萸、茯苓、附子、桂枝。

苦参汤（《千金要方》） 苦参、地榆、黄连、王不留行、独活、艾叶、竹茹。

苦参散（经验方） 苦参、大枫子、防风、白芷、荆芥、当归、大胡麻、川芎、独活、刺蒺藜、皂角、川牛膝、牛蒡子、全蝎、白附子、青风藤、羌活、连翘、蔓荆子、天麻、苍术、杜仲、甘草、砂仁、白花蛇、人参。

苦参膏（《朱仁康临床经验集》） 苦参散，祛湿药膏。

参苓白术散（《太平惠民和剂局方》） 莲子肉、薏苡仁、砂仁、桂枝、白扁豆、茯苓、人参、白术、山药、甘草。

金钥匙（《三因极一病证方论》） 硼砂、冰片、雄黄、白僵蚕。

金素膏（经验方） 枯矾、雄黄、凡士林。

金匮肾气丸（《金匮要略》） 熟地黄、山药、山茱萸、牡丹皮、茯苓、泽泻、附子、肉桂。

金黄膏（《朱仁康临床经验集》） 如意金黄散、凡士林。

青白散（《朱仁康临床经验集》） 青黛、海螵蛸、煅石膏。

青吹口散（《中医外科学》） 煅石膏、煅人中白、青黛、三梅、薄荷、川连、黄柏、煅月石。

青胃汤（《疔疮要诀》） 玄参、牛蒡子、黄葶苈、知母、石膏、栀子、贝母、僵蚕。

青蒿鳖甲散（《太平惠民和剂局方》） 人参、肉桂、桔梗、半夏、紫菀、知母、赤芍、黄芪、甘草、桑白皮、天冬、鳖甲、秦艽、茯苓、地骨皮、干地黄、柴胡。

青黛油（经验方） 青黛、黄柏、石膏、滑石、植物油。

青黛洗剂（经验方） 青黛粉、蛤蚧粉、枯矾粉、雄黄粉、炉甘石、冰片、水。

青黛散（《中医外科学讲义》） 青黛、石膏、滑石、黄柏。

青黛散（《朱仁康驻床经验集》） 青黛、海螵蛸、石膏末、冰片。

九画

养血消风散（《朱仁康临床经验集》） 苍术、苦参、麻仁、甘草。

养血润肤饮（《外科证治全书》） 当归、熟地黄、生地黄、黄芪、麦冬、黄芩、桃仁、红花、天花粉。

养血清风散（《朱仁康临床经验集》） 熟地黄、当归、荆芥、白蒺藜、苍术，苦参、麻仁、甘草。

养阴解毒汤（《临证医案医方》） 太子参、麦冬、甘草、玄参、苦参、大青叶、丹参、金银花、红花。

复方土槿皮酊（经验方） 土槿皮、水杨酸、樟脑、甘油、纯乙醇。

复方蛇床子汤（经验方） 蛇床子、苦参、威灵仙、狼毒、艾叶、白鲜皮。

宣痹汤（《温病条辨》） 防己、杏仁、滑石、连翘、栀子、薏苡仁、半夏、晚蚕沙、赤小豆皮。

宣痹汤（《温病条辨》） 防己、杏仁、滑石、连翘、栀子、薏苡仁、半夏、蚕沙、赤小豆皮。

柳花散（《丹溪心法》） 延胡索、黄柏、黄连、密陀僧、青黛。

洗癣方（《外科大成》） 苦参、藜芦、草乌、皮硝、槐枝。

活血祛风汤（《朱仁康临床经验集》） 桃仁、红花、丹参、乌药、僵蚕、三棱、苍术、荆芥、甘草、当归、白蒺藜、赤芍。

活血祛风汤（《朱仁康临庠经验集》） 荆芥、甘草，当归、白蒺藜、桃仁、红花。

活血逐瘀汤（《赵炳南临床经验集》） 丹参、乌药、僵蚕、三棱、苍术、白芥子、厚朴、陈皮、土贝母、沉香。

活血通脉汤（经验方） 当归、赤芍、桃仁、丹参、红花、金银花、牛膝、乳香、没药、穿山甲、延胡索、蜈蚣、甘草。

活血散瘀汤（《医宗金鉴》） 当归、赤芍、桃仁、大黄、川芎、苏木、牡丹皮、枳壳、瓜蒌子、槟榔。

活络流气饮（《医宗金鉴》） 苍术、木瓜、羌活、附子、山楂、独活、怀牛膝、麻黄、黄柏、乌药、干姜、槟榔、枳壳、甘草。

济生肾气丸（《济生方》） 熟地黄、山药、山茱萸、泽泻、茯苓、肉桂、牛膝、附子、牡丹皮、车前子。

独活寄生汤（《千金要方》） 独活、寄生、人参、茯苓、炙甘草、生姜、防风、桂心、杜仲、牛膝、秦艽、细辛、当归、白芍、熟地黄、甘草。

疯油膏（经验方） 轻粉、东丹、飞朱砂、麻油、黄蜡。

祛风换肌丸（《外科正宗》） 天花粉、何首乌、威灵仙、苦参、苍术、牛膝、大胡麻、生甘草、石菖蒲、川芎、当归。

祛斑汤（经验方） 川芎、熟地黄、何首乌、桑椹、墨旱莲、黄精、女贞子、肉苁蓉、石斛、枸杞子、淫阳藿、巴戟天、菟丝子、桃仁、红花、当归、赤芍、柴胡、甘草、黑芝麻。

祛湿散（《赵炳南临床经验集》） 黄连、黄柏、黄芩、槟榔。

神应养真丹（《医宗金鉴》） 羌活、木瓜、天麻、当归、白芍、熟地黄、川芎。

芙蓉膏（《中西医结合治疗常见皮肤病》） 芙蓉叶、大黄、黄芩、泽兰、黄柏、冰片、黄连。

胡麻丸（《外科正宗》） 大胡麻、防风、威灵仙、石菖蒲、苦参、白附子、独活、甘草。

茵陈五苓散（《金匮要略》） 茵陈、猪苓、茯苓、泽泻、白术、桂枝。

茵陈虎杖汤（经验方） 紫花地丁、茵陈、栀子、大黄、茵陈、虎杖、黄柏、苍术、龙胆、甘草。

茵陈蒿汤（《伤寒论》） 茵陈、栀子、大黄。

荆防牛蒡汤（《医宗金鉴》） 荆芥、防风、牛蒡子、金银花、陈皮、天花粉、黄芩、蒲公英、连翘、皂角刺、柴胡、香附子、甘草。

荆防败毒散（《外科理例》） 荆芥、防风、人参、羌活、独活、柴胡、桔梗、枳壳、茯苓、川芎、甘草。

草还丹（《证治准绳》） 地骨皮、生地黄、菟丝子、牛膝、远志、石菖蒲。

蚀癌膏（经验方） 马钱子、蜈蚣、紫草、血竭。

除湿汤（《眼科纂要》） 连翘、滑石、车前、枳壳、黄芩、川甘草、陈皮、荆芥、白茯苓、防风。

除湿胃苓汤（《医宗金鉴》） 苍术、厚朴、陈皮、猪苓、泽泻、白术、滑石、防风、栀子、木通、肉桂、甘草。

除湿解毒汤（《赵炳南临床经验集》） 大豆黄卷、生薏苡仁、栀子、牡丹皮、金银花、连翘、紫花地丁、木通、滑石、甘草。

除痣膏（经验方） 生石灰、面碱、生鸦胆子。

顺气归脾丸（《外科正宗》） 陈皮、贝母、香附、乌药、当归、白术、茯神、黄芪、酸枣仁、远志、人参、木香、甘草（炙）。

香贝养荣汤（《医宗金鉴》） 香附、贝母、人参、茯苓、陈皮、川芎、当归、白芍、白术、桔梗、甘草、生姜、大枣。

香砂六君子汤（《时方歌括》） 人参、茯苓、白术、半夏、陈皮、木香、砂仁。

鸦胆子仁油（《皮肤病学》） 鸦胆子仁、花生油。

十画

凉血五根汤（《赵炳南临床经验集》） 白茅根、瓜蒌根、茜草根、紫草根、板蓝根。

凉血四物汤（《医宗金鉴》） 当归、生地黄、川芎、赤芍、黄芩、赤茯苓、陈皮、红花、甘草。

凉血地黄汤（《兰室秘藏》） 黄芩、荆芥、蔓荆子、黄柏、细辛、川芎、黄连、羌活、柴胡、升麻、红花、防风、生地黄、当归、甘草。

凉血消风散（《朱仁康临床经验集》） 生地黄、当归、人参、白蒺藜、知母、生石膏、甘草。

凉血清肺饮（《朱仁康临床经验》） 生地黄、牡丹皮、知母、生石膏、桑白皮、枇杷叶、甘草。

夏枯草膏（《九散膏丹集成》） 夏枯草、当归、酒炒白芍、玄参、乌药、贝母（去心）、炒僵蚕、昆布、桔梗、陈皮、川芎、甘草、香附、红花。

柴胡清肝饮（《病因脉治》） 柴胡、青皮、枳壳、栀子、木通、钩藤、紫苏梗、黄芩、知母、甘草。

柴胡疏肝饮（《景岳全书》） 柴胡、白芍、川芎、陈皮、枳壳、香附、炙甘草。

桂枝加当归汤（《中医外科临床手册》） 桂枝、芍药、生姜、甘草、大枣、当归。

桂枝加附子汤（《伤寒论》） 桂枝、附子、生姜、大枣、白芍、甘草。

桂枝汤（《伤寒论》） 桂枝、芍药、甘草、生姜、大枣。

桂枝茯苓丸（《金匮要略》） 桂枝、茯苓、牡丹皮、桃仁、赤芍。

桂枝麻黄各半汤（《金匮要略》） 桂枝、甘草、杏仁、麻黄、白芍、生姜、大枣等。

桂附地黄丸（《金匮要略》） 即金匮肾气丸见八画。

桃红四物汤（《医宗金鉴》） 桃仁、红花、当归、赤芍、生地黄、川芎。

桃花散（《医宗金鉴》） 白石灰、大黄。

浮萍醋（经验方） 浮萍、僵蚕、防风、荆芥、生川乌、生草乌、威灵仙、猪牙皂、白鲜皮、羌活、独活、黄精、鲜凤仙花。

海藻玉壶汤（《外科正宗》） 海藻、昆布、贝母、半夏、青皮、陈皮、当归、川芎、连翘、甘草等。

消风散（《医宗金鉴》） 荆芥、防风、生地黄、当归、蝉蜕、胡麻仁、牛蒡子、知母、石膏、甘草、木通。

消瘤膏（《鹿邑方》） 血竭、紫草根、水蛭、炮甲珠、地麻子、麝香。

　　消瘰散（《证治准绳·疡医》）　海藻（酒洗）、海带（酒洗）、昆布（酒洗）、海马（酒炙）、海红蛤（煅）、石燕（煅）、海螵蛸。

　　润肌膏（《外科正宗》）　当归、紫草、麻油、黄蜡。

　　珠黄散（《太平惠民和剂局方》）　人工牛黄、珍珠。

　　益气养荣汤（《证治准绳》）　人参、茯苓、陈皮、贝母、香附、当归、川芎、黄芪、熟地黄、白芍、桔梗、白术、柴胡。

　　益胃汤（《温病条辨》）　沙参、麦冬、生地黄、玉竹、冰糖。

　　真君妙贴散（《外科正宗》）　硫黄、荞麦粉。

　　真武汤（《伤寒论》）　茯苓、芍药、生姜、白术、炮附子。

　　脂溢洗方（《朱仁康临床经验集》）　苍耳子、王不留行、苦参、明矾。

　　逍遥散（《太平惠民和剂局方》）柴胡、白芍、当归、茯苓、炙甘草、生姜、薄荷。

　　透疹凉解汤（《中医儿科学》）　桑叶、甘菊、薄荷、连翘、牛蒡子、赤芍、蝉蜕、紫花地丁、黄连、西红花。

　　透脓散（《外科正宗》）　当归、黄芪、炒穿山甲、川芎、皂角刺。

　　通气散坚丸（《外科正宗》）　陈皮、半夏、茯苓、甘草、石菖蒲、枳实、人参、胆南星、天花粉、桔梗、川芎、当归、贝母、香附、海藻、黄芩。

　　通经逐瘀汤（《朱仁康临床经验集》）　地龙、皂角刺、刺猬皮、桃仁、赤芍、金银花、连翘。

　　通窍活血汤（《医林改错》）　赤芍、川芎、桃仁、大枣、红花、老葱、鲜姜、麝香。

十一画

　　密陀僧散（《医宗金鉴》）　雄黄、硫黄、蛇床子、密陀僧、石黄、轻粉。

　　清心莲子饮（《太平惠民和剂局方》）　石莲肉、茯苓、黄芪、人参、地骨皮、车前子、甘草。

　　清风清热饮（《朱仁康临床经验集》）　荆芥、防风、浮萍、蝉蜕、当归、大青叶、赤芍、黄芩。

　　清风散（《医宗金鉴》）　荆芥、防风、生地黄、当归、苦参、苍术、蝉蜕、胡麻仁、牛蒡子、知母、石膏、甘草、木通。

　　清肌渗湿汤（《医宗金鉴》）　苍术、厚朴、陈皮、甘草、柴胡、木通、泽泻、白芷、升麻、白术、栀子、黄连、车前子。

　　清肝芦荟丸（《外科正宗》）　川芎、当归、白芍、生地黄、昆布、海蛤粉、甘草、皂角、黄连、神曲。

　　清肝活络汤（经验方）　龙胆、栀子、柴胡、川楝子、青皮、桃仁、红花、秦艽、防风、木瓜、甘草等。

　　清肝消肿汤（《尤氏喉科秘书》）　甘草、玄参、前胡、薄荷、牛蒡子、栀子、黄连、石膏、连翘、荆芥、防风、桔梗。

　　清肝益荣汤（《外科枢要》）　柴胡、山栀子、当归、木瓜、茯苓、川芎、芍药、龙胆、白术、熟地黄、炙甘草。

　　清肝解郁汤（《医宗金鉴》）　生地黄、当归、白芍、川芎、贝母、茯神、青皮、远志、紫苏叶、栀子、木通、甘草、香附、生姜。

　　清肝解郁汤（《医宗金鉴》）　生地黄、当归、白芍、川芎、陈皮、贝母、茯神、青皮、远志、紫苏叶、木通、甘草、香附、生姜。

　　清咽利膈汤（《喉科紫珍集》）　荆芥、防风、薄荷、连翘、牛蒡子、金银花、栀子、黄芩、黄连、桔梗、玄参、大黄、芒硝、竹叶、甘草。

　　清咽消肿饮（《尤氏喉科秘书》）　甘草、玄参、前胡、薄荷、栀子、黄连、石膏、连翘、荆芥、防风、桔梗。

清胃汤（《疗疮要诀》） 玄参、牛蒡子、黄芩、知母、石膏、栀子、贝母、僵蚕。

清胃散（《脾胃论》） 黄连、当归、生地黄、牡丹皮、升麻。

清凉膏（《赵炳南临床经验集》） 当归、紫草、大黄、香油、黄蜡。

清营汤（《温病条辨》） 水牛角、生地黄、玄参、竹叶心、金银花、连翘、黄连、丹参、麦冬。

清暑汤（《外科全生集》） 连翘、天花粉、赤芍、甘草、滑石、车前草、金银花、泽泻、淡竹叶。

清脾除湿饮（《医宗金鉴》） 茯苓、白术、苍术、黄芩、栀子、泽泻、甘草、连翘、茵陈、枳壳、玄明粉、竹叶、灯心草。

清解汤（经验方） 桑叶、菊花、金银花、连翘、车前子、大黄、苦参、赤芍、牡丹皮、甘草。

清瘟败毒饮（《疫疹一得》） 石膏、生地黄、水牛角、桔梗、黄芩、知母、赤芍、玄参、连翘、甘草、牡丹皮、竹叶。

清燥救肺汤（《医门法律》） 桑叶、石膏、人参、甘草、麻仁、阿胶、麦冬、杏仁、枇杷叶。

清癌散（经验方） 红矾、红粉、紫硇砂、天花粉、达克罗宁。

理中汤（《伤寒论》） 人参、甘草、白术、干姜。

盒钥匙（《三因极一病证方论》） 硼砂、冰片、雄黄、白僵蚕。

羚羊角散（《本事方》） 羚羊角、独活、防风、薏苡仁、茯神、酸枣仁、杏仁、木香、甘草、生姜、川芎、当归、茯苓。

脚气粉（经验方） 黄柏、枯矾、滑石、樟脑。

脱色拔膏棍（《赵炳南临床经验集》） 本方即黑色拔青棍（见十二画）。

菊藻丸（湖南省中医院经验方） 菊花、海藻、三棱、重楼、制马钱子、金银花、漏芦、马钱子、山慈菇、蜈蚣、何首乌。

茵陈五苓散（《金匮要略》） 茵陈蒿末、五苓散。

茵陈虎杖汤（经验方） 茵陈、虎杖、黄柏、苍术、龙胆、甘草、紫花地丁。

萆薢渗湿汤（《疡科心得集》） 萆薢、薏苡仁、黄柏、赤苓、牡丹皮、泽泻、滑石、通草。

萆薢化毒汤（《疡科心得集》） 萆薢、当归、牡丹皮、牛膝、防己、木瓜。

蛋黄油（经验方） 鲜鸡蛋。

银花甘草汤（经验方） 金银花、甘草。

银花解毒汤（《疡科心得集》） 金银花、紫花地丁、水牛角、赤苓、连翘、牡丹皮、黄连、夏枯草。

银翘散（《温病条辨》） 金银花、连翘、牛蒡子、桔梗、薄荷、竹叶、荆芥、淡豆豉、甘草、芦根。

麻黄汤（《伤寒论》） 麻黄、桂枝、杏仁、甘草。

麻黄桂枝各半汤（《伤寒论》） 桂枝、芍药、炙甘草、麻黄、大枣、杏仁。

黄土汤（《金匮要略》） 伏龙肝、白术、甘草、生地黄、阿胶、附子、黄芩。

黄芪汤（《金匮要略》） 防己、黄芪、甘草、白术、生姜、大枣。

黄芪桂枝五物汤（《金匮要略》） 黄芪、芍药、桂枝、生姜、大枣。

黄芪鳖甲散（《太平惠民和剂局方》） 人参、肉桂、桔梗、半夏、紫菀、知母。

黄连油（经验方） 黄连、植物油。

黄连解毒汤（《外科秘要》） 黄连、黄芩、黄柏、栀子。

黄连膏（《医宗金鉴》） 黄连、黄柏、姜黄、当归、生地黄、麻油、白蜡。

黄柏溶液（10%）（经验方） 黄柏流浸膏、蒸馏水、尼泊金。

黄柏溶液（20%）（经验方） 黄柏、硼酸、普鲁卡因。

黄柏霜（经验方） 硬脂酸、单硬脂酸甘油酯、石蜡油、凡士林、尼泊金、苯甲酸钠、吐温80、三乙醇胺、二甲基亚砜、黄柏液。

黄精水洗剂（经验方） 藿香、黄精、大黄、皂矾、徐长卿。

十二画

散结灵（《赵炳南临床经验集》） 白胶香、草乌、五灵脂、莲子肉、乳香、当归、没药、菖蒲膏。

普济消毒饮（《东垣十书》） 黄芩、黄连、陈皮、甘草、玄参、连翘、板蓝根、马勃、牛蒡子、薄荷、僵虫、升麻、柴胡、桔梗。

温胆汤（《千金要方》） 半夏、竹茹、枳实、陈皮、生姜、甘草。

滋阴除湿汤（《外科正宗》） 川芎、当归、白芍、熟地黄、陈皮、知母、贝母、泽泻、地骨皮、甘草、生姜。

滋燥养荣汤（《医方集解》） 当归、生地黄、熟地黄、芍药、黄芩、秦艽、防风、甘草。

犀角地黄汤（《外台秘要》） 水牛角、生地黄、赤芍、牡丹皮。

疏风清热饮（《医宗金鉴》） 荆芥、防风、白蒺藜、牛蒡子、蝉蜕、生地黄、丹参、赤芍、栀子、黄芩、金银花、连翘、甘草。

硫黄膏（《中医外科临床手册》） 硫黄、凡士林。

　　稀释拔膏（《赵炳南临床经验集》）　组成同黑色拔膏棍，唯药油中加樟丹、官粉、药面及松香。

　　紫色消肿膏（《赵炳南临床经验集》）　紫草、紫荆皮、防风、草红花、羌活、荆芥穗、荆芥、儿茶、神曲、升麻、贯仲、赤芍、当归、白芷。

　　紫色疳疮膏（《赵炳南临床经验集》）　轻粉、红粉、琥珀、血竭、冰片、蜂蜡、麻油、珍珠粉。

　　紫色溃疡膏（《中医外科学》）　红花、琥珀、血竭、乳香、蜂蜡、香油、黄连、珍珠粉。

　　紫金锭（《外科正宗》）　山慈菇、五倍子、大戟、千金霜、麝香、雄黄、朱砂。

　　紫草油（经验方）　紫草、黄芩、麻油。

　　紫铜消白片（经验方）　丹参、刺蒺藜、核桃肉、豨莶草、郁金、紫草、大枣、红花、浮萍、紫铜、鸡血藤、铁锈。

　　紫铜消白酊（经验方）　核桃、甘草、藿香、蒺藜、鸡血藤、丹参、浮萍、红花、大枣、紫苏、豨莶草、紫铜、乙醇。

　　紫雪丹（《太平惠民和剂局方》）　滑石、石膏、寒水石、磁石、羚羊角、青木香、水牛角、沉香、丁香、升麻、玄参、甘草、芒硝、朱砂、麝香、黄金。

　　腋香散（经验方）　密陀僧、生龙骨、红粉、冰片、木香、白芷。

　　舒肝溃坚汤（《医宗金鉴》）　柴胡、龙胆、黄柏、知母、天花粉、海带、桔梗、甘草、三棱、莪术、连翘、当归、白芍、葛根、黄连、升麻、黄芩、海藻。

　　葛布袋剂（《救急奇方》）　花椒、雄黄、煅白矾、蛇床子、水银、轻粉、樟脑、杏仁、大枫子、木鳖子、胡桃仁。

　　葛根汤（《疡医大全》）　葛根、赤芍药、赤茯苓、甘草。

　　蛤粉散（《外科精义》）　蛤壳（烧赤）。

雄黄软膏（经验方）　雄黄、氧化锌、羊毛脂、凡士林。

雄黄解毒散（《证治准绳》）　雄黄、寒水石、生白矾。

雄黄膏（《中医外科临床手册》）　雄黄、硫黄、氧化锌、凡士林。

鹅黄散（《外科正宗》）　石膏、黄柏、轻粉。

鹅掌风药水（经验方）　土槿皮、苦参、百部、雄黄、醋。

鹅掌风浸泡剂（经验方）　大枫子、烟膏、花椒、五加皮、地骨皮、鲜凤仙草、皂荚、蝉蜕、明矾、米醋。

黑布膏（经验方）　黑蜡、五倍子末、蜈蚣、蜂蜜。

黑色拔膏棍（《赵炳南临床经验集》）　鲜羊蹄根梗叶、大枫子、百部、皂角刺、鲜凤仙花、羊踯躅花、透骨草、马钱子、苦杏仁、银杏、蜂房、苦参子、穿山甲、川乌、草乌、全蝎、斑蝥、金头蜈蚣、硇砂面。

黑油膏（经验方）　煅石膏、枯矾、轻粉、煅龙骨、五倍子、寒水石、蛤粉。

十三画

新订八将丹（经验方）　全蝎、蜈蚣、土鳖虫、蜣螂、樟脑、冰片子、麝香。

槐花散（《本事方》）　槐花、侧柏叶、荆芥、枳壳。

痱子粉（经验方）　绿豆粉、梅片、滑石粉。

解毒化瘀汤（经验方）　乳香、没药、桃仁、红花、当归、黄芪、金银花、赤芍、黄柏、玄参、丹参。

解毒养阴汤（《赵炳南临床经验集》）　西洋参、南沙参、北沙参、石斛、玄参、佛手参、生黄芪、生地黄、丹参、金银花、蒲公英、天冬、麦冬、玉竹。

解毒清营（《赵炳南临床经验集》）　金银花、连翘、蒲公英、生地黄、白茅根、玳瑁、牡丹皮、赤芍、黄连、绿豆衣、茜草根、栀子。

锡类散（《盒匣翼》）　青黛、牛黄、人指甲、珍珠、冰片。

十四画

碧云散（《医宗金鉴》）　川芎、鹅不食草、细辛、辛夷、青黛。

碧霞挺子（《证治准绳》）　铜绿、硇砂、石胆矾。

翠云散（《医宗金鉴》）　轻粉、煅石膏、胆矾、铜绿。

膈下逐瘀汤（《医林改错》）　当归、川芎、五灵脂、桃仁、牡丹皮、乌药、香附、红花、延胡索、枳壳、甘草。

十四画以上

增液汤（《湿病条辩》）　玄参、麦冬、生地黄。

摩风膏（《医宗金鉴》）　麻黄、羌活、升麻、防风、当归、白及、白檀香、香油、黄蜡。

瘤消膏（《抗癌中药方选》）　血竭、紫草根、水蛭、穿山甲、土鳖虫、松香、麝香、蓖麻子。

镇肝息风汤（《医学衷中参西录》）　怀牛膝、赭石、龙骨、龟甲、白芍、玄参、天冬、川楝子、麦芽、茵陈、甘草。

瘰疬丸（经验方）　金银花、何首乌、漏芦、海藻、玄参、山豆根、商陆、三棱、莪术、天葵子、牡蛎、黄连、黄芪、党参。

薄肤膏（《朱仁康临床经验集》）　密陀僧末、白及末、轻粉、枯矾、凡士林。

颠倒散（《医宗金鉴》）　大黄、硫黄。

颠倒散洗剂（经验方）　硫黄、生大黄、酒精。

藜芦膏(《医宗金鉴》) 藜芦、苦参、猪脂。

藿朴夏苓汤(《医原》) 藿香、厚朴、半夏、茯苓、杏仁、薏苡仁、猪苓、豆豉。

蟾酥丸(《外科正宗》) 蟾酥、雄黄、轻粉、麝香、枯矾、寒水石、乳香、没药、铜绿、胆矾、蜗牛、朱砂。

蟾酥软膏(经验方) 蟾酥、磺胺软膏。

蟾酥饼(《外科医案》) 蟾酥、轻粉、麝香、枯矾、寒水石、制乳香、制没药、铜绿、胆矾、雄黄、蜗牛、朱砂。

参考文献

[1] 赵辨 . 中国临床皮肤病学 [M]. 2 版 . 南京：江苏科学技术出版社，2017.

[2] 张学军，郑捷 . 皮肤性病学 [M]. 9 版 . 北京：人民卫生出版社，2019.

[3] 赵炳南，张志礼 . 简明中医皮肤病学 [M]. 北京：中国中医药出版社，2014.

[4] 刘辅仁 . 实用皮肤科学 [M]. 3 版 . 北京：人民卫生出版社，2005.

[5] 李斌，陈达灿 . 中西医结合皮肤性病学 [M]. 10 版 . 北京：中国中医药出版社，2019.

[6] 陈德宇 . 中西医结合皮肤性病学 [M]. 北京：中国中医药出版社，2012.

[7] 杨志波 . 中医皮肤性病学 [M]. 上海：上海科学技术出版社，2020.

[8] 何清湖，秦国政 . 中医外科学 [M]. 3 版 . 北京：人民卫生出版社，2016.

[9] 吴军，王波 . 中西医临床外科学 [M]. 北京：中国医药科技出版社，2012.

[10] 李凯，周小勇 . 当代中医皮肤科临床家丛书第三辑段逸群 [M]. 北京：中国医药科学技术出版社，2022.

[11] 刘红霞 . 皮肤病中医外治技法 [M]. 北京：人民军医出版社，2012.

[12] 杨志波 . 当代中医皮肤科临床家丛书欧阳恒 [M]. 北京：中国医药科技出版社，2014.

[13] 杨志波，王畅，刘科林 . 实用皮肤病诊疗手册 [M]. 5 版 . 郑州：河南科学技术出版社，2018.

[14] 刘忠恕 . 现代中医皮肤病学 [M]. 天津：天津科技翻译出版公司，1997.

[15] 李红毅，欧阳卫权 . 当代中医皮肤科临床家丛书禤国维 [M]. 北京：中国医药科技出版社，2014.